Bridgette Shea

Gesund und ausgeglichen mit TCM und AYURVEDA

Bibliografische Information der Deutschen Nationalbibliothek:
Die Deutsche Nationalbibliothek verzeichnet diese Publikation in der Deutschen Nationalbibliografie; detaillierte bibliografische Daten sind im Internet über http://d-nb.de abrufbar.

Für Fragen und Anregungen:
info@rivaverlag.de

Wichtiger Hinweis
Dieses Buch ist für Lernzwecke gedacht. Es stellt keinen Ersatz für eine individuelle medizinische Beratung dar und sollte auch nicht als solcher benutzt werden. Wenn Sie medizinischen Rat einholen wollen, konsultieren Sie bitte einen qualifizierten Arzt. Der Verlag und die Autorin haften für keine nachteiligen Auswirkungen, die in einem direkten oder indirekten Zusammenhang mit den Informationen stehen, die in diesem Buch enthalten sind.

1. Auflage 2020
© 2020 by riva Verlag, ein Imprint der Münchner Verlagsgruppe GmbH
Nymphenburger Straße 86
D-80636 München
Tel.: 089 651285-0
Fax: 089 652096

Die amerikanische Originalausgabe erschien 2018 bei Healing Arts Press unter dem Titel *Handbook of Chinese Medicine and Ayurveda – An Integrated Practice of Ancient Healing Traditions.* © 2018 by Bridgette Shea. All rights reserved. Published by Arrangement with Inner Traditions International Ltd., Rochester, VT USA. Dieses Werk wurde vermittelt durch die Literarische Agentur Thomas Schlück GmbH, 30161 Hannover.

Alle Rechte, insbesondere das Recht der Vervielfältigung und Verbreitung sowie der Übersetzung, vorbehalten. Kein Teil des Werkes darf in irgendeiner Form (durch Fotokopie, Mikrofilm oder ein anderes Verfahren) ohne schriftliche Genehmigung des Verlages reproduziert oder unter Verwendung elektronischer Systeme gespeichert, verarbeitet, vervielfältigt oder verbreitet werden.

Übersetzung: Marion Zerbst
Redaktion: Dr. Frauke Bayer
Umschlaggestaltung: Manuela Amode, München
Umschlagabbildung: shutterstock/Daniela Barreto, shutterstock/MarShot
Layout und Satz: Daniel Förster, Belgern
Druck: GGP Media GmbH, Pößneck
Printed in Germany

ISBN Print 978-3-7423-1349-2
ISBN E-Book (PDF) 978-3-7453-1041-2
ISBN E-Book (EPUB, Mobi) 978-3-7453-1042-9

Weitere Informationen zum Verlag finden Sie unter

www.rivaverlag.de

Beachten Sie auch unsere weiteren Verlage unter www.m-vg.de

Bridgette Shea

Gesund und ausgeglichen mit TCM und AYURVEDA

Wie Sie durch fernöstliche Heilkunst
Körper und Geist ganzheitlich stärken

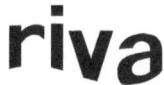

Inhalt

Vorwort

    Zu innerer Ruhe finden
    Dr. John Douillard 6

    Eine Brücke schlagen
    Kim Beekman 11

Einführung 13

TEIL I
Grundlagen 25

1 Der Zauber jahrtausendealter Heiltraditionen 26

2 Am Anfang …
    Die Wurzeln des Ayurveda und der chinesischen Medizin ... 44

3 Die fünf Elemente 79

4 Konstitution 108

5 Anatomie, praktische Grundlagen und Geistesblitze 137

6 Bewusstsein 186

TEIL II
Sich und andere Menschen heilen 205

7 Ungleichgewichte und Behandlungsmodalitäten verstehen ... 206
8 Vorbeugung und Gesunderhaltung 230
9 Ernährung und Geschmacksrichtungen 292
10 Entgiftung im Wechsel der Jahreszeiten 319

TEIL III
Klinische Praxis 367

11 Integration von Ayurveda und chinesischer Medizin 368
12 Klinische Praxis – und darüber hinaus 384

Anhang 428
    Glossar 428
    Quellenverzeichnis 436
    Literaturverzeichnis 438
    Register 441
    Über die Autorin 448

Vorwort

Zu innerer Ruhe finden

Dr. John Douillard

Die in *Gesund und ausgeglichen mit TCM und Ayurveda* beschriebenen, auf jahrtausendealtem Wissen basierenden medizinischen Ansätze haben ihre Wurzeln in der Beobachtung der Natur – eine bewährte Vorgehensweise, zu der unsere westliche Kultur mittlerweile leider weitestgehend den Bezug verloren hat.

Die beiden traditionellen Medizinsysteme TCM und Ayurveda haben sich im Laufe von Jahrtausenden aus dem Studium der Natur (sowohl Mutter Natur als auch der menschlichen Natur) heraus entwickelt und kamen dabei zu dem Ergebnis, dass die tiefgründigsten Elemente des menschlichen Körpers und die wirkmächtigsten Faktoren der Natur nicht unbedingt die offenkundigsten, sondern im Gegenteil die subtilsten sind. Gerade in diesen entdeckten Wissenschaftler das eigentliche System, das dem menschlichen Körper und dem Leben selbst zugrunde liegt.

Die moderne Wissenschaft sagt uns zum Beispiel, dass die Gene des menschlichen Mikrobioms, die wir mit dem bloßen Auge nicht sehen können, weitaus zahlreicher sind als die Gene des menschlichen Genoms, und zwar im Verhältnis von ungefähr 100 zu 1, und dass 90 Prozent aller Zellen im menschlichen Körper, die heimlich, still und leise all unsere physiologischen Funktionen steuern, in Wirklichkeit von Mikroben stammen. Den Naturwissenschaften früherer Zeiten war klar, dass sanfte Manipulation oder therapeutische Korrekturen an den subtilsten Eigenschaften des Körpers die durchschlagendste Heilung und letztendlich eine tief greifende Veränderung bewirken können.

In beiden Medizinsystemen, also sowohl in der traditionellen chinesischen Medizin als auch im Ayurveda, waren Heilung und Optimierung unserer Gesundheit stets ein wichtiges Thema, aber niemals das eigentliche Ziel. Das Ziel bestand vielmehr darin, den Körper zunächst wieder ins Gleichgewicht zu bringen, damit der Geist den Bewusstseinszustand erlangen kann, der für eine tief greifende geistige, emotionale und spirituelle Veränderung notwendig ist. Heilung war also ein Mittel zu einem höheren Zweck. Die Schöpfer dieser Medizinsysteme waren auf der Suche nach der Wahrheit: derselben unveränderlichen, verlässlichen Wahrheit, die sie in der Natur erlebten – Jahreszeit für Jahreszeit, Jahr für Jahr, Generation für Generation.

Während die Natur einen sicheren, verlässlichen Hintergrund für das Schauspiel des Lebens bot, nutzte das Leben selbst die vorhersehbaren Kreisläufe der Natur, um sich in jeder Hinsicht – von der sublimsten bis zur offenkundigsten Ebene – weiterzuentwickeln. Auch der menschliche Körper entwickelte sich weiter und das Potenzial dafür war unbegrenzt. Ein Großteil der menschlichen Evolution ging mit einem wachsenden Grad an Bewusstheit einher. Und so wurde es uns Menschen möglich, das, was der Ayurveda als Krankheitsursache bezeichnet, und die Hindernisse, die der Verwirklichung unseres vollen menschlichen Potenzials entgegenstehen, zu überwinden. Im Ayurveda wurde die Krankheitsursache als *Pragya Parad* bezeichnet, was man aus dem Sanskrit wohl am ehesten mit »fehlgeleiteter Intellekt« übersetzen kann: An diesem Punkt beginnt der Verstand, sich selbst als besser, separat und losgelöst von dem Intelligenz- oder Bewusstseinsfeld zu betrachten, aus dem wir kommen.

Dasselbe Intelligenzfeld, das die Menschen früherer Zeiten in der Natur wahrnahmen, erlebten sie auch im menschlichen Körper und kamen zu dem Schluss, dass es sich dabei auf subtilster Ebene überall um dasselbe

Feld handelte. Eine Verbindung zu diesem Intelligenz- oder Bewusstseinsfeld herzustellen und sich seiner bewusst zu werden, war der Schlüssel zur Tragfähigkeit der Welt der Natur, zur Heilung des menschlichen Körpers und zur Weiterentwicklung unseres menschlichen Potenzials.

Um diesen intellektuellen Fehler zu beheben, müssten wir zunächst unser Bewusstsein auf eine höhere Stufe emporheben und als Nächstes dazu fähig sein, möglichst wirksame Veränderungsmaßnahmen oder Therapien (beispielsweise Ernährungsumstellungen, Lebensstiländerungen und die Nutzung von Heilpflanzen und Energieheilverfahren) einzuleiten. Genauer gesagt, würden wir durch diese Weiterentwicklung unseres Bewusstseins die subtilen zirkadianen Zyklen, also die innerhalb von 24 Stunden ablaufenden Rhythmen eines Organismus, wahrnehmen, die sowohl dem menschlichen Körper als auch der Natur selbst zugrunde liegen. Wissenschaftliche Erkenntnisse deuten darauf hin, dass wir nur dann einen optimalen Gesundheitszustand erreichen können, wenn wir mit diesen zirkadianen Rhythmen im Einklang leben. Und viele Experten sind der Ansicht, dass das Fachgebiet der »Chronomedizin« die heutige Medizin revolutionieren wird. Die Grundlage der chinesischen Medizin und des Ayurveda ist ein Lebensstil, der mit den täglichen, monatlichen und jahreszeitlichen zirkadianen Hell-dunkel-Zyklen in ausgewogenem Einklang steht. Das sind wichtige Voraussetzungen für unsere spirituelle Weiterentwicklung.

In der Antike ebenso wie in der Moderne wurden die Menschen durch ihre Sinne abgelenkt: Sie suchten außerhalb ihrer selbst nach Wegen, zufriedener zu sein, weniger Hunger zu haben und sich vor der Illusion von Reichtum und materiellem Gewinn zu schützen. Chinesische Medizin und Ayurveda wurden entwickelt, um die Kulturen, in denen diese beiden Disziplinen entstanden sind, wieder mit etwas Realerem in Verbindung zu bringen. Es lag auf der Hand, dass die Faszination, die Sinnesreize auf uns ausüben, der Ursprung von Pragya Parad und der Ausgangspunkt geistiger, körperlicher und emotionaler Krankheiten ist. Die vedische Wissenschaft, die chinesische Medizin, Kung-Fu, Tai-Chi und viele andere fernöstliche Kampfkunstarten beruhten darauf, in der Wahrheit zu leben. Das Wort *Veda* bedeutet »Wahrheit« und *Ayus* bedeutet »Leben«. Die genaueste

Definition von Ayurveda lautet also: ein Medizinsystem, das Ihnen die »Wahrheit Ihres Lebens« offenbaren soll.

Was die Heilung von Krankheiten anbelangt, glauben sowohl die chinesische als auch die ayurvedische Medizin daran, den Körper in seinen Selbstheilungsfähigkeiten zu unterstützen, statt ihm den Heilungsprozess abzunehmen, wie es heute in der westlichen Medizin und auch in vielen Formen der Naturheilkunde geschieht. Wenn wir die Selbstwahrnehmungsfähigkeit des Körpers wiederherstellen und stärken, kann er gesundheitliche Beeinträchtigungen eindeutig als Probleme erkennen und sich spontan und mühelos selbst heilen.

Der Mensch kann sein Potenzial maximieren, indem er sich an ein Naturgesetz hält, das als »Koexistenz der Gegensätze« bezeichnet wird – ein Zustand, in dem ein tiefes Bewusstsein für die Stille mit dynamischer Aktivität von Körper und Geist koexistiert. In der Natur zeigt sich diese Koexistenz der Gegensätze oft in besonders eindrucksvoller Form – man denke nur an die Atome und Sonnensysteme mit einem unbeweglichen Zentrum, um das sich Elektronen beziehungsweise Planeten drehen. Bei einem Orkan gilt: Je größer das Auge, umso stärker die Winde – was darauf hindeutet, dass die Kraft des Orkans aus seinem ruhigen, stillen Zentrum herrührt. Sturm und Ruhe müssen Seite an Seite existieren, damit der Orkan seine volle Kraft erreichen kann. Ebenso müssen die Menschen inmitten ihres geschäftigen, stressigen Lebens ein Bewusstsein für Ruhe und inneren Frieden entwickeln, um ihr volles menschliches Potenzial ausschöpfen zu können.

Im Ayurveda und in der chinesischen Medizin wird mit Kampfkunsttechniken gearbeitet, bei denen die Beherrschung von Pfeil und Bogen im Mittelpunkt steht. Der Bogen ist ein Symbol für die Koexistenz von Gegensätzen: Man muss ihn so weit zurückziehen, wie es geht, und die Bogensehne in einem tiefen Empfinden innerer Ruhe und Stille in die richtige Position bringen, um einen präzisen, transformierenden Flug des Pfeils zu ermöglichen. Jede noch so kleine Bewegung oder Abweichung der zurückgezogenen Bogensehne bringt den Flug des Pfeils in exponentiellem Verhältnis von seiner gewünschten Richtung ab. Je vollständiger Sie den Bogen zurückziehen und in einem Zustand körperlicher und geistiger Ruhe und

Gelassenheit in die richtige Position bringen können, umso präziser wird Ihr Schuss sein. Und je öfter Sie in Ihrem Leben aus diesem ruhigen Zentrum heraus handeln, umso transformierender wird Ihre Erfahrung des Lebens sein.

Im Grunde genommen helfen uns diese jahrtausendealten Medizinsysteme, die Bridgette Shea in ihrem Buch *Gesund und ausgeglichen mit TCM und Ayurveda* so eloquent beschreibt, nicht nur dabei, uns von physischen Verletzungen und Ungleichgewichten zu heilen, sondern bieten uns auch eine Chance, die uns von Grund auf verändern kann: nämlich uns von der Unwissenheit eines Geistes zu befreien, der sich nur allzu leicht an die materielle Welt hängt, welche uns von der Wahrheit und der Verwirklichung unseres vollen Potenzials abhält, ohne dass uns dies bewusst ist. Also schließen Sie die Augen, ziehen Sie den Bogen zurück, werden Sie innerlich ganz ruhig, atmen Sie tief ein und aus, treten Sie mit der Natur in Kontakt – und dann öffnen Sie aus dieser inneren Einstellung heraus die Augen und handeln Sie!

Dr. John Douillard ist Autor der Bestseller *Esst Weizen!* und *The 3-Season Diet,* früherer Ernährungsberater der National Basketball Association und Begründer der Website LifeSpa.com, auf der er uralte Weisheiten anhand moderner wissenschaftlicher Erkenntnisse beweist. Er hat über sechs Millionen YouTube-Views.

Eine Brücke schlagen

Kim Beekman

Ich hatte das große Glück, über zehn Jahre lang Klientin und Schülerin von Bridgette Shea zu sein und von ihr zu lernen. Dadurch habe ich viel Weisheit gewonnen – zum Beispiel habe ich die lebensverändernde Fähigkeit entwickelt, meine Atmung wahrzunehmen, und ich bin in die Tiefen der Theorie und Praxis von Ayurveda und Reiki vorgedrungen. Bridgettes Fähigkeit, die höhere Weisheit des Ayurveda in das praktische Wissen zu verwandeln, wie man im täglichen Leben zu mehr Wohlbefinden gelangt, war für mich stets beeindruckend und von unschätzbarem Wert. Nicht jeder hat das Glück, in derselben Stadt zu leben wie sie; daher ist es ein großes Geschenk an alle Menschen, dass sie ihr praktisches Wissen in diesem Buch der Allgemeinheit zugänglich macht.

Mit diesem praxisorientierten Vergleich zwischen traditioneller chinesischer Medizin und Ayurveda hat Bridgette ein einmaliges Werk geschaffen. Keiner anderen Autorin ist es bisher in vergleichbarer Weise gelungen, eine Brücke zwischen den fundamentalen Aspekten der chinesischen Medizin und des Ayurveda zu schlagen und dabei zugleich detailliert auf die Ähnlichkeiten zwischen diesen beiden uralten Traditionen einzugehen. Sie hat einen leicht verständlichen Leitfaden erstellt, der Ärzten, Therapeuten, Studenten und Klienten, die mit einem dieser beiden Medizinsysteme in Berührung kommen, den Nutzen der beiden sich überschneidenden Heiltraditionen nahebringt.

Ich persönlich habe die Zusammenhänge zwischen Ayurveda und chinesischer Medizin früher gar nicht erkannt. Obwohl ich mich schon seit vielen Jahren mit der Yogaphilosophie beschäftige und Ayurvedaberaterin,

Yogalehrerin, Reiki-Meisterin, Meditationslehrerin und Autorin spiritueller Bücher bin, wusste ich nie eine Antwort, wenn meine Schüler mich fragten: »Wie lässt sich Ayurveda mit der chinesischen Medizin vergleichen?« Da beide Systeme sich in ihrer Sichtweise der Elemente, des Bewusstseins und des *Prana* beziehungsweise *Qi*, also der Lebensenergie, die permanent durch unseren Körper, aber auch durch das Universum fließt, voneinander unterscheiden, war mir nie klar, wie ich die Grundlagen dieser beiden Traditionen herausarbeiten und ihre gemeinsamen und unterschiedlichen Aspekte darstellen sollte. Alle anderen Quellen schienen eher die Unterschiede zwischen den beiden Systemen zu betonen und weniger ihre Ähnlichkeiten in Theorie und Therapie aufzuzeigen.

Doch Bridgettes Vergleich liefert eine leicht verständliche Gegenüberstellung und rückt die Ähnlichkeiten zwischen diesen beiden Wissenschaften in den Mittelpunkt, sodass es mir gelungen ist, eine Brücke zwischen meinen Ayurvedakenntnissen und der chinesischen Medizin zu schlagen. Dadurch hat sich mein Verständnis des Ayurveda vertieft und gleichzeitig habe ich mich innerlich dafür geöffnet, was die chinesische Medizin zu bieten hat.

Dieses Buch ist eine Pflichtlektüre für jeden, der chinesische Medizin oder Ayurveda, Yoga, Reiki oder irgendeine andere Heilkunst studiert oder praktiziert. Heilen bedeutet zu wissen, wie man den Körper und seine Energien wieder ins Gleichgewicht bringt. Ein Verständnis der beiden profundesten Heilwissenschaften liefert jedem Heiler eine Basis dafür, Menschen wieder mit ihrem höheren Bewusstsein in Einklang zu bringen – sei es auf körperlicher, energetischer, geistiger oder spiritueller Ebene. Die Art und Weise, wie Bridgette diese jahrtausendealte Weisheit darstellt, wird Ihr Bewusstsein für ein tieferes Verständnis Ihres Körpers, Ihrer Energie und der phänomenalen Intelligenz der Natur öffnen. Bridgettes Sichtweise wird Ihnen neue Einsichten in die Fähigkeit der Natur vermitteln, Menschen zu heilen und wieder ins Gleichgewicht zu bringen.

Kim Beekman ist Ayurvedaberaterin, Yogalehrerin und -ausbilderin, Reiki-Meisterin, Meditationslehrerin und Autorin des Buches *Awaken Your Potency: A Practical Guide to the Law of Attraction, Ayurveda & Meditation*.

Einführung

Was finden wir interessanter, wundersamer und magischer als unser eigenes Innenleben? Was wir sind, wer wir sind, warum wir hier sind und worin unser Lebenszweck besteht? Was für unglaubliche Fähigkeiten die Natur besitzt! Wenn wir uns geschnitten haben, heilt die Wunde von alleine wieder. Wenn wir emotional in Aufruhr geraten, dringen wir tiefer in das Warum unseres Daseins vor, schwingen uns zu geistigen Höhenflügen auf, bei denen uns die Wahrheit eines größeren Ganzen klarer wird, und gehen als stärkerer, ganzheitlicherer Mensch aus diesem Gefühlschaos hervor. Chinesische Medizin und Ayurveda – zwei der ältesten Heilsysteme der Welt – bieten uns konkrete und doch oft transzendente Erkenntnisse über die größeren Zusammenhänge des Lebens – darüber, wer wir als Individuen, als Lebewesen, in Beziehung zu uns selbst, zu anderen, zu unserem Umfeld, zur Welt und zur Existenz im Allgemeinen sind. Und beide Systeme leisten nach wie vor einen immer wichtigeren Beitrag zur Gesundheit und zum Wohlbefinden von Menschen auf der ganzen Welt.

Aufgrund der allgemein bekannten positiven Ergebnisse, die ihre bekannteste Form der Körpertherapie – die Akupunktur – bewirkt, ist die chinesische Medizin im Laufe der Zeit immer populärer geworden. Mit Akupunktur kann man Schmerzen lindern, das emotionale Wohlbefinden steigern, die Fruchtbarkeit fördern, Stress abbauen und eine ganze Reihe anderer Probleme behandeln, unter denen Millionen von Menschen weltweit leiden. In den USA wird Akupunktur mittlerweile von vielen Krankenversicherungen als erstattungsfähiges Therapieverfahren anerkannt und viele Menschen haben die Möglichkeit, sich damit behandeln zu lassen – sei es auf Methadonstationen, in Kinderwunschzentren, in Militärstützpunkten, auf Kreuzfahrtschiffen, Katastrophenschauplätzen, in der Arztpraxis oder in der Privatpraxis eines Akupunkteurs. Auch in Deutschland übernehmen seit 2007 alle gesetzlichen Krankenkassen unter bestimmten Voraussetzungen die Kosten einer klassischen Körperakupunktur: Vor allem bei Arthrose des Kniegelenks und bei Schmerzen der Lendenwirbelsäule ist die Akupunktur mittlerweile Kassenleistung, wenn die Beschwerden chronisch sind und seit mindestens sechs Monaten bestehen.

Das Interesse daran, wie Akupunktur funktioniert, nimmt immer mehr zu – selbst bei Menschen, die noch nicht in den Genuss der positiven Wirkungen dieser Behandlungsmethode gekommen sind. Sie ist faszinierend und entwickelt sich immer mehr zu einem festen Bestandteil unseres täglichen Lebens.

Auch Ayurveda gewinnt erstaunlich schnell an Popularität, da diese Heiltradition – ähnlich wie Yoga – immer stärker ins Mainstream-Bewusstsein rückt. Sicherlich haben Beiträge über Ayurveda in der *Dr. Oz Show*, einer populären amerikanischen Fernseh-Talk-Serie mit einem Schwerpunkt auf medizinischen Themen, und zahlreiche Erwähnungen dieser jahrtausendealten Tradition von so angesehenen Experten auf dem Gebiet der Geist-Körper-Medizin wie Deepak Chopra und Andrew Weil einen Beitrag zu seiner Verbreitung geleistet. Der Ayurveda füllt die Lücken der chinesischen Medizin, vor allem im Bereich der Ernährung und Entgiftung. Viele Menschen sind total fasziniert vom Thema Ernährung und Diäten und Ayurveda bietet hier das umfassendste, bewährteste System zum Verständnis von Nahrung auf der Ebene des Bewusstseins ebenso wie auf der Ebene des physischen Körpers. Ayurveda eignet sich naturgemäß ganz besonders für alle Menschen, die ernsthaft daran interessiert sind, mithilfe von Ernährung, Entgiftung und einfachen Lebensstiländerungen abzunehmen und zu größerem Wohlbefinden zu gelangen.

In meiner eigenen Behandlungspraxis arbeite ich mit einer Mischung aus chinesischer und ayurvedischer Medizin, wobei ich die Möglichkeiten, wie diese beiden Traditionen sich gegenseitig ergänzen und verbessern können, optimiere. Die meisten Bücher auf dem Markt decken jedoch nur eines dieser beiden Medizinsysteme ab; und die wenigen, die beide behandeln, heben dabei nicht unbedingt ihre Ähnlichkeiten oder

Kombinationsmöglichkeiten in der klinischen Praxis hervor. Außerdem bieten Einführungsbücher in die chinesische Medizin zwar oft viele gute Informationen, vereinfachen die Sachverhalte aber entweder viel zu sehr oder sind (wie beispielsweise viele Bücher über Ayurveda) für den Anfänger zu kompliziert und zu esoterisch. Ich habe es während meiner beruflichen Laufbahn stets als frustrierend empfunden, dass es kein einziges gutes Buch über dieses Thema gibt, das ich meinen Patienten empfehlen kann. Stattdessen riet ich ihnen notgedrungen immer wieder zur Lektüre von Büchern, von denen ich weiß, dass sie ihren Bedürfnissen eigentlich nicht gerecht werden. Außerdem habe ich unzählige Informationsblätter erstellt und an meine Patienten verteilt; und ich kenne viele andere Therapeuten, die es letzten Endes genauso gehandhabt haben.

Es besteht also durchaus Bedarf an einer klaren, einfachen Darstellung des profunden Wissens über die menschliche Gesundheit, das uns in diesen beiden Systemen erhalten geblieben ist, in Kombination mit leicht verständlichen, sofort umsetzbaren Empfehlungen für eine gesunde Ernährung und Lebensweise. Dieses Werk ist ein solches Handbuch für Ärzte, Therapeuten, Patienten und alle Menschen, die sich entweder für chinesische Medizin oder Ayurveda oder aber für beide Medizinsysteme interessieren. Ich stelle dieses Material so dar, dass die Ideen beider Traditionen klar werden, ohne es weder zu sehr zu vereinfachen noch zu verkomplizieren.

Egal, aus welcher Richtung Sie kommen – dieses Buch wird Ihnen helfen, die Theorie hinter den Verfahrensweisen dieser beiden Medizinsysteme zu verstehen. Das Besondere daran ist, dass es eine Mischung aus beiden Systemen bietet, dabei aber gleichzeitig den Wurzeln beider Disziplinen treu bleibt. Es enthält auch Ernährungsempfehlungen, Lebensmittellisten und einen Fragebogen zur Selbstanalyse Ihrer Konstitution, der Ihnen helfen wird, die wichtigsten Konzepte dieser beiden Medizinsysteme so zu nutzen, dass Sie Ihr geistiges, emotionales und körperliches Gleichgewicht stärken können. Dem Arzt oder Therapeuten, der in ein komplementärmedizinisches System einsteigen möchte, um das Leben und die Medizin aus einer anderen und doch vertrauten, hilfreichen Perspektive zu betrachten, bietet dieses Buch eine Einführung, die beide Traditionen nahtlos miteinander verbindet.

Mein offizielles Interesse an alten Heilmethoden begann im Jahr 1992 bei einem Besuch des ehemaligen Asklepieions (eines dem altgriechischen Gott der Heilkunst, Asklepios, geweihten Heiltempels) im antiken Epidaurus in Griechenland. Da ich schon immer sehr lebhafte Träume gehabt hatte, faszinierten mich die alten Traumheilungsstätten der Antike. Bei meinem Aufenthalt in Epidaurus sah ich Stelen (Steinplatten oder -säulen) mit Darstellungen von Priesterinnen, die ihre Hände über kranke Menschen hielten. Und nur ein paar Jahre später praktizierte und unterrichtete ich selbst Reiki, Qigong, Yoga und andere energetische Heilverfahren. Während ich mit einem Energieheilverfahren namens *Zero Balancing* behandelt wurde, gab man mir die »Hörversion« des Wortes *Ashtanga*, das »achtgliedrig« bedeutet und mit dem bestimmte Yogaschulen bezeichnet werden. Im engeren Sinn ist Ashtanga der Name der grundlegenden Yogaphilosophie, die der alte indische Weise Patanjali, der vermutlich in der Zeit zwischen dem 2. Jahrhundert vor und dem 4. Jahrhundert nach Christus lebte, zusammengestellt hat. Dies brachte mich dazu, das Yoga des Patanjali zu studieren und später nach Indien zu reisen, um mich intensiv mit *Asana* (Haltung) und *Pranayama* (Atemkontrolle), *Mudras* (rituellen Gebärden), *Sanatana Dharma* (der ewigen Wahrheit), Sanskrit und auch ein bisschen mit Ayurveda zu befassen. Während dieses Indienaufenthalts erhielt ich dank der oben erwähnten Energiearbeitsmodalität des Zero Balancing eine Anleitung für meine Tätigkeit als Akupunkteurin.

Zero Balancing ist eine Körper-Geist-Therapie, die durch gezielte Berührungen eines geschulten Therapeuten die Beziehung zwischen Körperenergie und -struktur ins Gleichgewicht bringt, um das Wohlbefinden zu steigern. Sanatana Dharma ist die eigentliche Bezeichnung für das, was allgemein als hinduistische Religion bezeichnet wird; das Wort *Hindu* war ursprünglich lediglich ein Slangausdruck für die Völker, die im Gebiet des Indus-Tals lebten.

Anderthalb Jahre später landete ich in Seattle und studierte dort chinesische Medizin am Seattle Institute of Oriental Medicine (SIOM, heute SIEAM, Seattle Institute of East Asian Medicine), einer der strengsten Ausbildungsstätten für chinesische Medizin in den USA. Arzt oder Ärztin für chinesische Medizin (einschließlich Pflanzenheilkunde und Akupunktur) zu werden, ist ein kompliziertes und anspruchsvolles Unterfangen. Nach drei bis vier Jahren Grundstudium und Erfüllung ähnlicher Voraussetzungen, wie man sie für ein Medizinstudium mitbringen muss, kann man sich für das Studium an einer Schule für chinesische Medizin bewerben. Die Lehrpläne umfassen ein mindestens dreijähriges Vollzeitstudium ohne Semesterferien, an dessen Ende man einen Master-Abschluss erwerben kann.

Das Programm, an dem ich teilnahm, ist das einzige in den USA, das ein umfassendes Studium der chinesischen Sprache erfordert. Am SIOM (heute SIEAM) lernt man, sowohl vereinfachte als auch klassische chinesische Schriftzeichen zu übersetzen. Das bedeutet, dass die Teilnehmer nicht nur die Ausgangstexte studieren, die dieser Medizin zugrunde liegen, sondern sie auch übersetzen, um sich nicht ausschließlich auf die Interpretation von jemand anderem stützen zu müssen. So etwas ist in der westlichen Welt der Akupunktur sehr selten und bietet den Studenten einen Einblick in die chinesische Medizin, die nicht jedem auf so direkte Art und Weise zuteilwird.

Durch diese eingehende Auseinandersetzung mit der chinesischen Medizin habe ich festgestellt, dass die ihr zugrunde liegende Theorie sehr vage und oft verwirrend ist. Ich hatte das Gefühl, dass es diesem Material an Kontinuität mangelte und dass die Grundprinzipien darin auch nicht richtig erklärt wurden. Daher fiel es mir schwer, eine innere Beziehung zur Seele dieser Medizin aufzubauen und ein auf Erfahrung beruhendes Verständnis für ihre Grundlagen zu entwickeln. Am Ende hatte ich mehr Fragen als Antworten und irgendwie kam es mir so vor, als habe mein Verständnis für diese Medizin kein festes Fundament, weswegen ich zunächst wieder zu meiner früheren Beschäftigung mit Ayurveda zurückkehrte.

Es gibt ein enormes Wissen über die ayurvedische Medizin, das ebenfalls jahrtausendealt ist – aber ohne die Lücken, die ich in der chinesischen Tradition wahrgenommen hatte. Das bedeutet nicht, dass nicht auch der chinesischen Medizin die gleiche Weisheit innewohnt. Nur sind die Informationen über die Grundprinzipien des Ayurveda viel leichter verständlich und sie kommen mir auch vollständiger vor. Ich begann, die alten ayurvedischen Texte – einschließlich der grundlegenden Schriften der indischen Ärzte Charaka und Sushruta, die 300 beziehungsweise 800 vor Christus geboren wurden – zu lesen und darüber nachzudenken. Diese Werke und auch die Darstellungen ihrer Lehren in Büchern moderner Autoren lesen sich sehr flüssig, sodass ich mir Gedanken darüber zu machen begann, was ich an der Schule für chinesische Medizin eigentlich lernte, und es mir dann wie Schuppen von den Augen fiel: »Ach, *so* ist das gemeint.«

Während ich mein Studium am SIOM fortsetzte, besuchte ich Workshops von Dr. Vasant Lad. Dr. Lad ist wohl der bekannteste und beliebteste indische *Ayurveda-Vaidya* (ayurvedische Arzt), der im Westen lebt. Sein Ayurvedic Institute veröffentlicht viele der Lehrbücher, mit denen Studenten nicht nur in den USA, sondern auch in anderen westlichen Ländern arbeiten. Wenn er nicht gerade an seinem Heimatstandort in New Mexico unterrichtet oder Studenten nach Indien mitnimmt, damit sie die klinische Praxis der ayurvedischen Medizin aus erster Hand erfahren können, reist Dr. Lad durch die ganze Welt, um Ayurveda zu lehren. Neben meiner Teilnahme an verschiedenen Workshops von Dr. Lad habe ich mich – wann immer möglich – intensiv mit den alten Texten und Lehren des Ayurveda befasst und eine Ausbildung bei einer in Seattle ansässigen ayurvedischen Ärztin, Kumudini Shoba, begonnen, die der Beziehung zwischen Lehrling und Meister ähnelte.

Zusätzlich zu dem, was ich aus Büchern und durch Ausbildungen lernte, beschäftigte ich mich tagtäglich mit Gedankenexperimenten. Ich verinnerlichte die Konzepte des Ayurveda so weit wie möglich und nutzte sie, um die verschlüsselten Lehren der chinesischen Medizin zu enträtseln. Hin und wieder überkam mich ein enormes Erfolgserlebnis, wenn ein angesehener Lehrer die Schlussfolgerungen, zu denen ich durch selbstständiges Denken gekommen war, bestätigte. Das gab mir die Kraft, die ich brauchte, um nicht aufzugeben. Ich nutzte mein Wissen über Ayurveda, um die chinesische Medizin auf einer tieferen Ebene zu verstehen, und verband schließlich beide Systeme zu einer umfassenden traditionellen medizinischen Praxis.

Ohne diesen Einfluss des Ayurveda würde ich die chinesische Medizin heute mit einem weniger tiefen Verständnis ihrer Grundprinzipien praktizieren. Die Art und Weise, wie die Wahrheit der Medizin aus Indien dargestellt wird, sprach mich mehr an – sie bescherte mir zumindest am Anfang mehr Aha-Erlebnisse. Meine Fähigkeit, dieses Wissen anzuwenden, nachdem ich es mir angeeignet hatte, half mir, die Sichtweise der Chinesen in einem neuen Licht zu betrachten. Statt das Gefühl zu haben, lediglich am Rand der chinesischen Medizin zu stehen, konnte ich ihre Konzepte und Wahrheiten jetzt leichter in meine praktischen klinischen Erfahrungen und ganz allgemein ins Leben integrieren. Ehrlich gesagt, wäre ich mir beim Erlernen und Praktizieren der chinesischen Medizin ein bisschen wie ein Roboter vorgekommen, wenn ich mir nicht frühzeitig ein Verständnis des Ayurveda erworben und dieses auch in der Praxis angewendet hätte. Ich bin sicher, dass das nicht für alle Menschen gilt; manche haben vielleicht sogar die umgekehrte Erfahrung gemacht: Sie haben das Gefühl, Ayurveda dank der chinesischen Theorie besser verstehen zu können. Ich habe viele Ärzte für chinesische Medizin kennengelernt, die naturgemäß eine tiefe innere Verbindung zu ihrer Heilkunst aufgebaut und diese Erfahrung in ihre tägliche Praxis übernommen haben.

Trotzdem gehören Ayurvedatherapeuten, die die ayurvedischen Lehren in ihrem täglichen Leben anwenden, zu den bemerkenswertesten, beherztesten und zufriedensten Menschen, die ich je kennengelernt habe. Das hat mich zum Nachdenken darüber angeregt, wie die chinesische Medizin – zumindest in der westlichen Welt – von Generation zu Generation weitergegeben wird und was für Auswirkungen das möglicherweise auf die tägliche Anwendung ihrer Lehren durch die Ärzte und Therapeuten haben kann. Obwohl viele dieser Ärzte Freude an ihrer Arbeit haben, scheint es in der chinesischen Medizin weniger Anleitung und Hilfestellung im Hinblick auf die Lebensführung zu geben. Vielleicht trifft das vor allem auf Kleinstädte und abgelegenere Regionen zu, wo es weniger Ärzte für chinesische Medizin gibt, die sich treffen und Fälle miteinander besprechen oder sich gegenseitig auf andere Weise unterstützen können, zum Beispiel durch Erfahrungsaustausch zu Behandlungsmethoden oder durch die Teilnahme an internen Heilpflanzenanbau-Sitzungen. Dies könnte ein Grund dafür sein, warum die Verbleibquote von Akupunkteuren in der Arbeitswelt fünf Jahre nach Abschluss der Ausbildung erstaunlich niedrig ist. Das beobachte ich immer wieder und es gibt eine ganze Reihe von Gründen dafür. In der Tat ist die Art und Weise, wie sich die Akupunkturszene hier im Westen gestaltet, nicht unbedingt jedermanns Sache. Aber das wird den Therapeuten oft erst dann klar, wenn sie bereits alle Stationen – von der Ausbildung über die dafür notwendigen Kredite bis hin zum Schritt ins Kleinunternehmertum – durchlaufen haben. Bei den Menschen, die Ayurveda studiert haben, sehe ich dagegen – zumindest im Westen – ein tiefes Erfahrungswissen und eine große Wertschätzung für dieses Medizinsystem. Den meisten ayurvedischen Ärzten ist bewusst, dass die Ausübung dieser Heiltradition kein Beruf, sondern eher eine Lebensweise ist. Tatsächlich kann man das Wort *Ayurveda* mit »die Weisheit des Lebens« übersetzen.

Die Bedeutung des Wortes *Taoismus* (der Taoismus ist die grundlegende kosmologische Philosophie der chinesischen Medizin) ist nicht allzu weit davon entfernt: Taoismus bedeutet, grob übersetzt, »nicht in den natürlichen Ablauf der Ereignisse eingreifen«. Um diesen Prozess nicht zu stören, müssen wir den natürlichen Ablauf der Ereignisse kennen. Beide Modalitäten betonen in ihren Wurzeln das Wissen um die Natur oder das Leben. Doch egal, um welches System es sich dabei handelt – wenn jemand ein inneres, aus der Erfahrung kommendes Bewusstsein für die Konzepte hat, die der Medizin und somit auch dem Leben innewohnen, macht ihn das nicht nur zu einem besseren Arzt oder Therapeuten, sondern schafft auch eine natürliche Resonanz des Vertrauens zwischen Behandler und Patient. Umgekehrt kann es ein Hindernis für die Therapie darstellen, wenn dieses Bewusstsein nicht vorhanden ist.

Dieses Buch bietet einen klaren Blick auf die Grundzüge dieser beiden Systeme, um den Anfänger nicht zu überfordern. Es eignet sich aber auch hervorragend als Handbuch für Patienten, weil es alle Informationen enthält, die sie brauchen, um zu verstehen, warum und wofür sie behandelt werden, und weil es mehr Detailinformationen liefert, als wir unseren Patienten in den Behandlungssitzungen aus Zeitgründen normalerweise bieten können. Dieses Basiswissen kann ein unentbehrliches Hilfsmittel sein, das es den Menschen ermöglicht, zwischen den Behandlungen in einem ausgewogenen Zustand zu bleiben.

Gleichzeitig ist dieses Werk ein fundiertes Handbuch für den erfahrenen Arzt oder Therapeuten, der in einem dieser beiden Medizinsysteme tätig ist und sich in den Komplexitäten verliert, die beim Nachdenken darüber oder bei der Betrachtung eines bestimmten Patientenfalls entstehen können. Und es bietet Ayurvedaärzten und Ärzten für chinesische Medizin hilfreiche Informationen aus der jeweils anderen Disziplin, die vielleicht manchmal sogar der Schlüssel zur Beantwortung offener Fragen sind oder den Weg zu einem anderen Hilfsmittel für die Eigentherapie oder die Behandlung eines Patienten weisen können. Das Buch kann aber auch Ärzten helfen, die in ihrer Praxis beide Systeme miteinander kombinieren, denn es bietet ein festes Fundament für das Verständnis aller wichtigen Konzepte der beiden Traditionen.

Teil 1 dieses Buches stellt die chinesische Medizin und Ayurveda in den Kontext anderer alter Heilsysteme und ermöglicht dem Leser ein besseres Verständnis für die Komplexität und den wissenschaftlichen Charakter von Medizinsystemen, die Jahrtausende vor unserer eigenen Medizin entstanden sind. Von diesem Ausgangspunkt beginne ich dann, chinesische Medizin und Ayurveda parallel zueinander zu erläutern. Ich kenne kein anderes Buch, das die wichtigsten Lehren dieser beiden Systeme nebeneinanderstellt. Diese Vorgehensweise zeigt die Ähnlichkeiten zwischen den grundlegenden Theorien beider Systeme auf und erleichtert es dem Leser, den Konzepten dieser beiden Heiltraditionen zu folgen.

So gibt es beispielsweise nur ein einziges Kapitel über die fünf Elemente (die für beide Traditionen von zentraler Bedeutung sind) und ich bespreche diese Elemente dann Idee für Idee, statt zwei separate Elementetheorien zu präsentieren. Diese Vorgehensweise bietet sich an, weil diese beiden Sichtweisen eines Aspekts, der für unser Wohlbefinden eine wichtige Rolle spielt, eng miteinander verzahnt sind. Außerdem macht es dieser Ansatz dem Leser leicht, an ein und derselben Stelle mehr über ein bestimmtes Thema zu erfahren, statt auf der Suche nach Antworten das ganze Buch durchblättern zu müssen.

Teil I enthält auch Kapitel, die sich auf die Themen Konstitution, Anatomie und Bewusstsein konzentrieren, und zwar wiederum so, wie sie in beiden Systemen verstanden werden. In Kapitel 4 finden Sie einen einfachen Selbsttest zur Beurteilung Ihrer Konstitution oder Ihres derzeitigen Körper-Geist-Typs. Anhand dieses Tests und der in Teil II vorgestellten Gesundheitsempfehlungen für die verschiedenen Konstitutionstypen können Sie für sich selbst oder für Ihre Klienten klarere Entscheidungen darüber treffen, welche Vorgehensweise für eine bestimmte Konstitution empfehlenswert ist.

Teil II bietet Informationen darüber, wie man sich selbst ins Gleichgewicht bringen kann. Er enthält Ausführungen zu den verschiedenen Geschmacksrichtungen und darüber, welche Lebensmittel für welchen Körper-Geist-Typ optimal geeignet sind, sowie grundlegende Ernährungsempfehlungen, die praktisch und leicht umzusetzen sind, über die der Durchschnittsmensch sich aber wahrscheinlich noch nie Gedanken gemacht hat. Einige der hier enthaltenen Informationen sind vielleicht sogar für Ärzte und Therapeuten neu. Das ist das Schöne an einer Kombination dieser beiden Disziplinen zum Wohl unserer Patienten. In diesem Teil des Buches finden Sie übrigens auch ein Kapitel über eine einfache, sichere und wirksame Entgiftungskur, die man in den eigenen vier Wänden durchführen kann.

Teil III wendet sich an Ärzte und Therapeuten. Das bedeutet zwar nicht, dass medizinische Laien nicht auch einen Nutzen daraus ziehen können; aber es ist in einem etwas anderen Stil geschrieben und setzt eher voraus, dass der Leser sich zumindest in einer der beiden Disziplinen gut auskennt. Dieser Teil beinhaltet Behandlungsempfehlungen für Ärzte und Therapeuten vieler verschiedener Disziplinen, die auch ein bisschen chinesische Medizin oder Ayurveda in ihre Praxis einbeziehen, sowie allgemeine Empfehlungen für die Anwendung von Heilpflanzen, Akupressuranleitungen und disziplinübergreifende Behandlungsprotokolle.

Am Ende dieses Buches finden Sie ein Glossar mit häufig verwendeten Begriffen aus beiden Traditionen.

Ich habe mich bemüht, in diesem Handbuch das Beste aus beiden medizinischen Überlieferungen darzustellen und hervorzuheben, was ich zum Zeitpunkt meiner Arbeit an diesem Buch für die nützlichsten Aspekte beider Systeme gehalten habe. An manchen Stellen habe ich mir die Freiheit genommen, bestimmte Konzepte ein bisschen zu stark zu vereinfachen oder lieber auf ein allgemeines Thema einzugehen, statt tiefer in die Materie einzudringen. Viele Details habe ich weggelassen, um eine allgemeine, nicht zu komplizierte Einführung in beide Systeme zu bieten. An manchen Stellen habe ich auch aus meiner eigenen Sichtweise und Erfahrung geschöpft, statt mich an traditionelle oder wortwörtliche Erklärungsweisen bestimmter Konzepte zu halten. Manche Fachbegriffe könnten vielleicht anders oder vollständiger dargestellt werden ebenso wie die gesamte Theorie und sämtliche Konzepte. Doch das wäre ein Unterfangen, das noch viele Jahre der Praxis, des Nachdenkens, Studierens und Schreibens erfordern würde. Mögen andere meine Arbeit fortsetzen und weiterführen.

Trotz alldem möchte ich Ihnen mit diesem Buch helfen, Ihr Leben zum Besseren zu verändern, wobei es so aufgebaut ist, dass Sie diesen Prozess auch genießen können. Die häufigsten Fragen von Therapeuten, Patienten und Studenten, denen ich im Laufe der Zeit begegnet bin, werden hier behandelt, und zwar in leicht verständlicher Form. Dieses Buch kann für Sie eine lebenslange Quelle von Basisinformationen über chinesische Medizin und Ayurveda sein. Es enthält eine Fülle an Wissen, das man nutzen kann, um sich sein Wohlbefinden zu erhalten und seinen Körper und Geist in ein harmonischeres Gleichgewicht zu bringen.

In einem der grundlegenden medizinischen Texte Indiens, der *Charaka Samhita*, heißt es: »Gute Gesundheit ist der Ursprung tugendhafter Handlungen, des Erwerbs von Reichtum, der Befriedigung von Wünschen und letztendlich auch der Erlangung von Freiheit und Selbstständigkeit«.[1] Möge dieses Buch Ihnen, Ihren Angehörigen und den Menschen, die auf Sie vertrauen, zu mehr Gesundheit und Wohlbefinden verhelfen und Sie alle auf Ihrem Weg der Heilung unterstützen.

TEIL I
GRUNDLAGEN

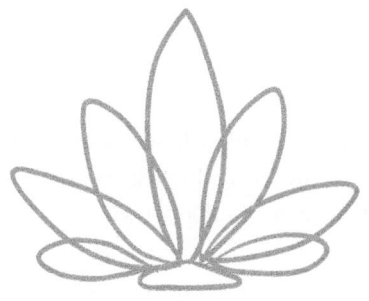

1

Der Zauber jahrtausendealter Heiltraditionen

Die Geschichte der Medizin ist ein faszinierendes Thema, weil sie *unsere* Geschichte ist. Wenn man sich überlegt, wie die Menschen früherer Zeiten die komplexen Medizinsysteme entwickelt haben, über die wir heute verfügen, sieht man, dass das eine Geschichte voller Geheimnisse, voller Schrecken und Magie ist. Stellen Sie sich vor, Sie wären einer unserer uralten Vorfahren, die in der Steinzeit oder noch früher lebten und einen Zahnabszess ohne Antibiotika überstehen oder ein Baby ohne Schmerzmittel zur Welt bringen mussten. Stellen Sie sich vor, Sie würden sich einen Knochen brechen, sich eine Fleischwunde zuziehen oder Fieber bekommen und wären dabei den Elementen ausgesetzt, wie die Menschen der Naturvölker früherer Zeiten es waren. Oder stellen Sie sich vor, Sie würden in einem Dorf leben und müssten sich mit schwankenden Ernteerträgen, rauer Witterung und unhygienischen sanitären Verhältnissen herumschlagen, und einer Ihrer Angehörigen würde unter solchen Bedingungen gegen eine geheimnisvolle, vielleicht tödliche Krankheit ankämpfen. Woher wussten die Menschen früher, was in solchen Situationen zu tun war? Sie konnten es nur durch Versuch und Irrtum, Beobachtung, Intuition und Herumexperimentieren herausfinden. So wie wir es zu einem großen Teil auch heute immer noch tun.

Lange bevor medizinische Lehren in schriftlicher Form festgehalten wurden, lernten die Menschen, wie man sich gegenseitig pflegt und verarztet. Die Medizin entwickelte sich aus den Erkenntnissen von intuitionsbegabten, weisen Männern und Frauen, Schamanen und Barfußärzten (die es in China übrigens bis ins späte 20. Jahrhundert gab, womit in TCM ausgebildete Personen gemeint waren, die von Dorf zu Dorf zogen) und wurde im Laufe der Jahrtausende immer wieder von Arzt zu Lehrling weitergegeben. Die Menschen früherer Zeiten glaubten, dass äußere pathogene Faktoren, Geister, Ahnen, innere Faktoren wie geistige und emotionale Probleme und ursächliche Faktoren aus früheren Existenzen oder früheren Handlungen im jetzigen Leben zur Entstehung einer Vielzahl von Symptomen und Krankheitsprozessen beitragen.

Unsere Vorfahren konnten viele Informationen darüber, wie der Körper funktioniert und wie er zu seinem Umfeld in Beziehung steht, anhand logischer Schlussfolgerungen ableiten: Details über den grobstofflichen, physischen Körper ebenso wie über die geistigen, emotionalen, spirituellen und energetischen Dimensionen eines Lebewesens. Die alten medizinischen Traditionen betrachteten den Menschen als in sich abgeschlossenes Ganzes und doch untrennbar mit der übrigen Existenz verbunden. Die Menschen früherer Zeiten erkannten Ursache und Wirkung – die Wechselwirkungen zwischen dem Lebensumfeld und der Lebensweise eines Menschen und seinem guten oder schlechten Gesundheitszustand. Dieses Wissen entwickelten sie so lange weiter, bis sie eine genaue Vorstellung davon hatten, wie das Universum funktioniert und welche Rolle wir darin spielen. Die Kosmologie erstreckte sich nicht nur bis zum Anbeginn der Zeit, sondern auch bis zum Augenblick der Empfängnis. Zumindest eine frühere Kultur besaß ein umfassendes Verständnis der Embryologie und kannte sich auf diesem Gebiet in mancherlei Hinsicht sogar besser aus, als wir es heute tun.

Die Fachgebiete früherer Ärzte überschnitten sich häufig mit denen von Künstlern, Kalligrafen, Astrologen, Handlesern, Auguren und Exorzisten. Viele waren große Denker und Wissenschaftler, die eine Brücke zwischen ihrem Glauben und rationalem Denken schlagen konnten. Die Ärzte und Therapeuten früherer Zeiten entwickelten komplizierte Modelle von Krankheitsentstehung, Diagnostik, Prognose und Behandlungsstrategien. Sie systematisierten die medizinische Ausbildung und spezialisierten sich auf bestimmte Fachgebiete. Sie sezierten Leichen, entwickelten Körperarbeitsmodalitäten, führten Operationen durch und verschrieben Arzneimittel.

Einige dieser alten Überlieferungen werden auch heute noch häufig genutzt; andere haben uns ein zeitloses Vermächtnis von Hilfsmitteln oder Behandlungsmethoden hinterlassen. Zwei der ausgeklügeltsten und allgemein zugänglichen Traditionen stammen aus Indien und China. Bevor wir uns mit diesen komplexen, auch heute noch lebendigen Traditionen beschäftigen, wollen wir zunächst einmal auf ein paar andere Formen prähistorischer Medizin eingehen, die in verschiedenen Teilen der Alten Welt – beispielsweise Mesopotamien, Ägypten und Griechenland – gleichzeitig entstanden sind. Wahrscheinlich hat sich keines dieser traditionellen Medizinsysteme in völliger Abgeschiedenheit entwickelt. Welches zuerst da war, lässt sich bei Betrachtung der heutigen griechischen, indischen und chinesischen Medizin nur noch schwer feststellen. Die ältesten schriftlich überlieferten medizinischen Texte, die Informationen über die Säfte und Elemente enthalten, stammen aus Griechenland und werden auf die Zeit um 400 vor Christus datiert, während man die medizinischen Kanons Indiens und Chinas auf ungefähr 250 bis 100 vor Christus datiert. Die Medizinsysteme aus Indien und China sind jedoch viel komplexer und besser dokumentiert als die griechischen.

Alte medizinische Traditionen aus Mesopotamien und Ägypten

Die Sumerer in Mesopotamien sind weithin als erste Zivilisation anerkannt, die eine Schriftsprache (die sogenannte Keilschrift) entwickelt hat. Auch heute sind noch viele Keilschrifttafeln erhalten, von denen mehrere Hundert etwas mit Medizin zu tun haben. Das alte sumerische Medizinsystem umfasste Diagnose, Prognose und Therapie. Bei vielen Behandlungen, die auf den alten sumerischen Tafeln dargestellt sind, handelt es sich um Verfahren, die auch heute noch üblich sind. Zu den gesundheitlichen Problemen, um die es dabei ging, gehören Hautkrankheiten, Blutungen, Würmer und Egel, neurologische Erkrankungen und Fieber.

Es wurden mehrere altägyptische Medizinpapyri entdeckt, wie zum Beispiel der *Gynäkologische Papyrus* von Kahun aus der Zeit zwischen 2100 und 1900 vor Christus, in dem es um Frauenheilkunde und Geburtshilfe geht. Der *Edwin-Smith-Papyrus* wird auf 1600 vor Christus datiert, doch es gibt Hinweise darauf, dass es sich dabei lediglich um eine Kopie eines Originaltexts aus dem Jahr 2500 vor Christus handelt, also aus der Zeit, um die vermutlich die Pyramiden von Gizeh erbaut wurden. Der Papyrus enthält eine Beschreibung des Gehirns, der Pulsdiagnose und 48 chirurgische Fallbeispiele und bietet außerdem einen Überblick darüber, welche Krankheiten behandelt werden können und welche nicht.[2] Diagnose und Prognose sind nur zwei der Kompetenzen, die die ägyptischen Ärzte mit ihren chinesischen und indischen Kollegen gemeinsam hatten.

Der *Papyrus Ebers* stammt aus dem Jahr 1555 vor Christus. Er beschreibt 876 Arzneimittel und 500 Arzneistoffe und erwähnt auch das Aufschneiden des Körpers und die Kauterisation, also das Zerstören von Gewebe mithilfe von Brenneisen oder Ätzmitteln. Außerdem behandelt er Erkrankungen von Magen, Leber, Herz, Gefäßen, Ohren, Zunge und Zähnen und beinhaltet Informationen über die Therapie von Husten, Erkältungen, Bisswunden, Unfällen, Kopfkrankheiten, Verbrennungen, Juckreiz, Erkrankungen des Bewegungsapparats und Geschwülsten. Ferner enthält er einen Abschnitt über Frauenheilkunde und Schönheitsmittel für Frauen.[3]

Die alten Ägypter hielten Säfte für die Hauptursache körperlicher Erkrankungen. Sie bezeichneten sie als Luft, Blut, Urin, Schleim, Sperma und Kot und glaubten, dass all diese Säfte in Kanälen vom Herzen aus durch den Körper flossen und am After endeten.[4] Diese Vorstellungen stimmen mit der medizinischen Theorie der alten Griechen ebenso überein wie mit der des Ayurveda und der chinesischen Medizin, die allesamt ein Säftesystem und Kanäle beschreiben, welche Energie, Nahrung, Essen, Flüssigkeiten und Informationen im Körper verteilen.

Zu den medizinischen Werkzeugen der alten Ägypter gehörten Leinen (Klebematerial/Nähte), Kupfernadeln, Metallscheren, chirurgische Messer, Sägen, Sonden, Spatel, Haken, Zangen, Brenneisen und Skalpelle.[5] Wie man aus dieser Information schließen kann, hat die ägyptische Heilkunde unsere heutige Medizin stark beeinflusst.

Altgriechische Medizin

Die Wurzeln der modernen allopathischen Medizin, also dessen, was wir heute unter »Schulmedizin« verstehen, sollen in der altgriechischen Medizin, vor allem bei Hippokrates und Galen, liegen. Hippokrates, der um 460–377 vor Christus lebte, wird die Lehre zugeschrieben, dass der Mensch im Mittelpunkt der Medizin stehen sollte. Die meisten Menschen haben schon einmal etwas vom hippokratischen Eid gehört, der (in abgewandelter Form) von unseren heutigen Ärzten noch immer geleistet wird. Ursprünglich handelte es sich dabei um einen religiösen Eid, der sicherstellen sollte, dass der Arzt für das Wohl der Allgemeinheit tätig war. Seine Werte – vor allem Respekt vor den eigenen Lehrern und ärztliche Schweigepflicht – gelten auch heute noch.

In ihren Anfängen bestand die griechische Medizin zu einem großen Teil aus Aberglauben. Ein guter Gesundheitszustand wurde als Geschenk der Götter und Krankheit als eine Art göttlicher Strafe angesehen. Um 400 vor Christus fand in der griechischen Medizin ein Paradigmenwechsel in Richtung Vernunft, Nachforschung und der Beurteilung von Ursache und Wirkung statt. Man beobachtete, dass Lebensstil, Hitze, Kälte sowie psychische und physische Beeinflussungen zu Gesundheit und Krankheit beitragen können. Die Menschen begannen, sich mit dem Thema Ernährung und mit der Behandlung von Krankheiten zu beschäftigen. Hippokrates hob die Bedeutung von Ernährung und Luftqualität hervor. Er war der Meinung, dass wir nicht zu stark eingreifen sollten, wenn wir den Körper wieder gesund machen, und glaubte an das Prinzip »Weniger ist mehr«: Er propagierte, dass man überschüssige Säfte ausleiten und alles Übrige dem Körper überlassen sollte. Hippokrates' Schrift *Über die Heilkunst* liest sich fast wie ein Vortrag über Ayurveda oder über die chinesische Medizintheorie und betont, welch wichtige Rolle die Ernährung für Gesundheit und Krankheit spielt.

Weitere interessante Parallelen zwischen griechischer und fernöstlicher Medizin sind die Vorstellungen von *Inanitas*, wörtlich am ehesten mit »leerer Raum« zu übersetzen, also einer energetischen Schwäche, und dessen Gegenteil *Repletio*, einer energetischen Überladung. Diese Schwäche oder

Überladung betrifft zudem die Umweltfaktoren »Hitze«, »Kälte«, »Feuchtigkeit« und »Trockenheit«, die auch im Körper vorhanden sind und diesem schaden können. »Bitter«, »salzig«, »süß«, »sauer«, »scharf« und »mild« sind die Geschmacksrichtungen der griechischen Medizin. Auch im Ayurveda gibt es sechs Geschmacksrichtungen, in der chinesischen Medizin fünf. Die Griechen glaubten, dass die Geschmacksrichtungen miteinander vermischt werden müssen, da ein reiner Geschmack Schaden verursachen könnte. Zu den diagnostischen Verfahren der griechischen Medizin gehörten Fragen nach Ernährung, Stuhlgang und Schlafgewohnheiten des Patienten sowie die Puls- und Gesichtsdiagnose. Häufige Behandlungsmethoden waren Heilpflanzen, Amulette, Niestherapie, Einläufe und Aderlass.[6] Der Aderlass wurde im antiken Griechenland in maßvoller Form durchgeführt als in späteren Jahren (beginnend im Mittelalter und bis ins 18. Jahrhundert hinein), in denen er im Übermaß angewendet wurde und schädlich war.

Galen von Pergamon ist nach Hippokrates der zweite wohl bekannteste griechische Arzt und Philosoph, der die westliche Medizin in ihren Ursprüngen maßgeblich beeinflusst hat. Er lebte von ungefähr 129 bis 216 nach Christus. Im Gegensatz zu früheren Denkern erkannte Galen, dass ein Säfte-Ungleichgewicht auch in den inneren Organen vorliegen kann. Sein Hauptinteresse galt der Anatomie. Damals war das Sezieren von Tieren gerade in Mode gekommen. Auf diesem Weg entdeckte Galen die sieben Hirnnerven und die Herzklappen. Er stellte fest, dass die Arterien in Wirklichkeit Blut und keine Luft durch den Körper transportieren, und band den Kehlkopfnerv ab, um zu beweisen, dass unser Körper nicht vom Herzen, sondern vom Gehirn gesteuert wird.[7]

Galen beschrieb drei körperliche Systeme: Damals glaubte man, dass Gehirn und Nerven unsere Empfindungen und unser Denken steuern, dass Herz und Arterien für die lebensspendende Energie und Leber und Venen für Ernährung und Wachstum verantwortlich seien. Diese Einschätzungen sind gar nicht so weit von unseren heutigen Vorstellungen entfernt. Man glaubte, dass Blut und Luft am meisten verfeinert sind, wenn sie *Pneuma*, das feinstoffliche »Material, welches das Medium der Sinneseindrücke ist«, erzeugen.[8] Pneuma war gleichbedeutend mit den Konzepten von Atem, Geist oder Seele und wurde als in Bewegung befindliche Luft oder innerer Wind verstanden.

Dieses Pneuma ist in der chinesischen Medizin und im Ayurveda ein sehr reales Phänomen – es wird *Qi* beziehungsweise *Prana Vayu* genannt und mit Atem, Luft und Sinneseindrücken in Verbindung gebracht. (*Vayu* ist das Sanskrit-Wort für »Wind«.) Dieses Qi oder Prana Vayu ist die primäre Substanz oder Kraft, die mit Vitalität und Wohlbefinden, aber auch mit dem Ursprung und der Entstehung von Krankheiten in Zusammenhang steht. Die griechische Medizin weist jedoch nicht nur starke Parallelen zum Ayurveda und zur chinesischen Medizin auf, sondern hatte auch Einfluss auf die tibetische Medizin und ist außerdem die Grundlage von *Unani*, einem weiteren Medizinsystem, auf das wir im nächsten Abschnitt eingehen werden.

Unani

Unani – auch als islamische oder arabische Medizin bekannt – wurde im 7. Jahrhundert weitgehend aus der griechischen Medizin abgeleitet und stützte sich stark auf die Lehren von Galen, einschließlich seiner Säftetheorie. Die Ärzte zielten darauf ab, das Gleichgewicht zwischen den Säften wiederherzustellen, das im Körper existiert hatte, bevor der Patient in einen unausgewogenen Krankheitszustand geraten war. Die Unani-Medizin ist in mehrere Zweige untergliedert. Manche Ärzte sind Experten in Anatomie und Physiologie, andere in Chirurgie und wieder andere in Augenheilkunde und innerer Medizin. Die Unani-Ärzte glaubten damals (und viele tun es wahrscheinlich auch heute noch), dass die Astrologie in direktem Zusammenhang mit der Gesundheit und dem Wohlbefinden eines Menschen stand beziehungsweise steht.

Abu Zaid Hunain ibn Ishaq war ein berühmter Unani-Arzt aus dem späten 19. Jahrhundert. Er war der Erste, der belegte, dass Bilder in die Augenlinse gelangen. Früher glaubte man, dass die Augen Licht ausstrahlen, das aus ihnen heraustritt und von dem Gegenstand, den man sieht, wieder an sie zurückreflektiert wird.[9] Die Kataraktchirurgie, bei der die getrübte Linse durch eine Nadel abgesaugt wird, wurde in der arabischen Medizin bereits im 9. und 10. Jahrhundert praktiziert und in Europa erst 1000 Jahre später eingesetzt. Die Unani-Medizin existiert auch heute noch, vor allem auf dem indischen Subkontinent, umfasst aber inzwischen moderne Diagnoseverfahren wie Röntgen und Ultraschall. Unani ist durch seine erfolgreiche Behandlung von Leukodermie, Rheuma, Arthritis, Sinusitis, Gelbsucht und Elefantiasis bekannt geworden.[10] Genau wie die chinesische Medizin und Ayurveda ist auch Unani eine noch heute lebendige Tradition.[11]

Chinesische Medizin

Die chinesische Medizin hat ihre Wurzeln in prähistorischer Zeit, doch über ihren Ursprung und ihre Einflüsse auf andere im Altertum entstandene Medizinsysteme ist nichts bekannt. Zur Entstehung der chinesischen Medizintheorie gibt es verschiedene Vorstellungen. Die Entdeckung eines 5300 Jahre alten gefrorenen Leichnams in den Alpen im Jahr 1991 hat gezeigt, dass es bereits gewisse Kenntnisse über Akupunktur gab, bevor diese schriftlich formuliert wurden, und dieser Leichnam wurde außerhalb Chinas gefunden! Der unter dem Namen »Ötzi, der Eismann« bekannte Mann war vermutlich ein Bauer gewesen, der mit über 40 Jahren starb und an vielen Krankheiten litt. Sein Körper wies mehr als 50 Tätowierungen auf, die Akupunkturpunkten entsprechen, welche man heute für die Behandlung seiner Erkrankungen nutzen würde.[12] Diese uralten Informationen aus China, die man an einem Alpenbewohner entdeckte, der Jahrtausende vor der schriftlichen Dokumentation dieser Informationen gelebt hat, sind nur ein Beispiel dafür, wie mehrere Kulturen sich ihr Wissen miteinander teilten, und zeigen, dass die Ursprünge der Akupunktur für uns nach wie vor ein Rätsel sind.

Viele Ärzte spekulieren darüber, wie ein so detailliertes Wissen über den Körper und seine feinstofflichen inneren Kanäle und Abläufe entstanden sein könnte. Einige halten dieses Wissen für ein Ergebnis von Ursache und Wirkung. Wenn zum Beispiel jemand unter Kopfschmerzen litt, mögen die Menschen früherer Zeiten erkannt haben, dass Drücken auf bestimmte Punkte zur Linderung dieser Schmerzen beitrug. Aber höchstwahrscheinlich ist diese zufällige Entdeckung keine vollständige Erklärung für die Entstehung dieser

Medizin. Eine andere Theorie mag vielen modernen Lesern weit hergeholt erscheinen, ist aber für Menschen, die sich mit esoterischen Wissenschaften, inneren Kampfkünsten oder Meditation beschäftigen, absolut plausibel. Diese Theorie besagt, dass ein Mensch in verändertem Bewusstseinszustand – sei er nun durch Meditation oder auf anderen Wegen dorthin gelangt – in der Lage ist, die unsichtbaren Kanäle der Energie oder des Qi, die allen Körpergeweben Lebenskraft verleihen, zu visualisieren; und es gibt tatsächlich viele alte medizinische Diagramme, die diese Kanäle darstellen.

Manche Chinesen früherer Zeiten haben zu diesem Thema vielleicht eine andere Geschichte erzählt, die mit göttlicher Intervention zu tun hat. Es gibt drei Hauptgottheiten, von denen es heißt, dass sie unter anderem für den Ursprung des chinesischen Medizinsystems verantwortlich sind. Wann sie gelebt haben, weiß man nicht, da ihre mythische Existenz in einem kulturellen Gedächtnis abgespeichert ist, das jenseits ihrer ersten schriftlichen Erwähnungen liegt. Die Elementelehre und die Yin-Yang-Theorie gehen auf Fu Xi, den Begründer des *Bagua* (oder *Pa-Kua*) zurück, die Acht Trigramme oder Orakelzeichen, die zu Weissagungszwecken genutzt werden. Ein Bagua ist eine kreisförmige Anordnung von acht Trigrammen, die in der taoistischen Kosmologie die acht Grundprinzipien der Realität – auch unter der Bezeichnung »die acht Naturkräfte« bekannt – repräsentieren. Shennong wird die Entwicklung der Pflanzenheilkunde zugeschrieben; und Huáng Di soll Akupunktur und diagnostische Verfahren in der chinesischen Medizin etabliert haben.

In der chinesischen Medizin sind Akupunktur und Pflanzenheilkunde zwei gesonderte Disziplinen. Die erste schriftliche Abhandlung über Akupunktur stammt aus der Zeit, bevor die ersten schriftlichen Werke über Pflanzenheilkunde entstanden sind. Dies könnte darauf hindeuten, dass die Akupunkturtheorie sich zuerst entwickelt hat. Es kann aber auch einfach nur bedeuten, dass uns bisher noch kein älterer Text über Pflanzenheilkunde vorliegt. Das *Nei Jing* (Buch des Gelben Kaisers zur Inneren Medizin) wird auf etwa 250 vor Christus datiert. Es enthält die frühesten Erläuterungen, die uns zur Akupunktur, zur Meridiantheorie, zu den fünf Elementen und zu Yin und Yang überliefert sind. Dieses Werk ist in Form eines Gesprächs zwischen dem göttlichen Kaiser Huáng Di (dem Gelben Kaiser) und seinem Hofarzt

Qi Bo abgefasst. Es gibt zahlreiche Übersetzungen der beiden wichtigsten Bücher dieses Textes. Einige der darin enthaltenen Informationen sind ziemlich leicht verständlich, wenn man sich in der chinesischen Medizintheorie auskennt. Doch das meiste davon ist entweder vage oder völlig unklar und erfordert entweder eine vollständige Kenntnis der chinesischen Sprache zur Zeit der Abfassung dieses Textes und ein umfassendes Wissen über das taoistische Denken oder eine langjährige Anleitung durch einen erfahrenen Arzt der chinesischen Medizin.

Neben dem Werk dieser beiden mythischen Figuren sind uns Schriften verschiedener Ärzte überliefert. So ist Zhang Zhongjing beispielsweise berühmt für sein *Shang Han Lun*, eine Abhandlung über Kältekrankheiten, die die Differenzierung von Syndromen über sechs Stadien hinweg beschreibt. Dieser arme Mann musste sich mit der Behandlung einer Epidemie herumschlagen, an der ein Teil der Bevölkerung seines Dorfes, einschließlich vieler enger Angehöriger von ihm, litt und schließlich starb. Er entwickelte die Theorie der Kältekrankheitserreger: wie sie in den Körper eindringen, in welchen Bereichen sie sich manifestieren können und wie man sie mit Heilpflanzen und teilweise auch mit Akupunktur behandelt. Bis zum heutigen Tag setzen Ärzte, die chinesische Medizin praktizieren, die Rezepturen von Zhang Zhongjing erfolgreich für die Behandlung von harmlosen Krankheiten wie Erkältung, aber auch schwerwiegenden Erkrankungen wie Grippe sowie für ruhrähnliche Leiden und andere lebensbedrohliche Krankheitsbilder ein.

Ein weiterer wichtiger Beitrag zur Geschichte und Praxis der chinesischen Medizin ist das Werk von Wen Bing Xue (Theorie der Wärmekrankheiten). Die wichtigsten Ärzte, denen wir die Entwicklung und Kodifikation dieser Theorie verdanken, sind Wu You Ke, Ye Tian Shi, Xue Sheng Bai, Wu Ju Tong und Wang Meng Ying. Wärmekrankheiten haben einen anderen diagnostischen Parameter (nämlich *Wen Bing*, auch als die »vier Schichten« bekannt) als Kältekrankheiten. Diese Denkrichtung lehrt, dass übertragbare Krankheiten in erster Linie warmer Natur sind oder sich erwärmen, sobald sie in den Körper eingedrungen sind. Was wir heute als Krankheitserreger bezeichnen, wurde von den ursprünglichen Wen Bing praktizierenden Ärzten, aber auch von den heutigen Ärzten der chinesischen Medizin als *Pestilenz-Qi* bezeichnet. Die Begründer dieser Theorie gingen davon aus, dass das Pestilenz-Qi durch Mund und Nase in den Körper eindringt und je nachdem, wo es landet, eine ziemlich genau vorhersehbare Verwüstung im jeweiligen System anrichtet. Die Vier-Schichten-Theorie erklärt die Krankheitsmanifestation in Form von oberflächlichen Qi-Schichten und dem Eindringen in Körperflüssigkeiten und Organsysteme. Es ist eine hoch entwickelte Theorie, mit der auch heute noch gearbeitet wird.

Auch die Pflanzenheilkunde ist ein hoch entwickelter Zweig des chinesischen Medizinsystems; wahrscheinlich beruhen die meisten chinesischen Behandlungsprotokolle weltweit darauf. Die traditionelle chinesische Medizin ist in China ein Wirtschaftszweig von enormer Bedeutung. Die Jahresumsätze allein für chinesische Heilpflanzenpräparate wurden auf 17 Milliarden Dollar geschätzt und voraussichtlich wird sich dieser Betrag bis zum Jahr 2025 fast verdreifachen.[13] Im Jahr 2012 erklärte Bin Li von Morgan Stanley, dass in China selbst Ärzte, die im Westen ausgebildet wurden, in 30 Prozent aller Fälle chinesische Medizin als Erstlinientherapie einsetzen. Und 46 Prozent aller westlichen Ärzte arbeiten entweder mit chinesischer statt westlicher Medizin oder behandeln ihre Patienten mit beiden Systemen. Bin Li führt aus, dass immer mehr Menschen in China chinesische Medizin zur Behandlung chronischer Krankheiten nutzen.[14] Außerdem hat sich die taiwanesische Regierung dazu verpflichtet, Millionen für die Förderung der chinesischen Medizinbranche in Taiwan auszugeben, unter anderem durch Einführung von Teststandards und Gewährleistung der Reinheit von Heilpflanzen.

In China haben manche Krankenhäuser einen gesonderten Gebäudeflügel für traditionelle Medizin. Ich weiß noch, wie eine meiner Professorinnen an der Schule für chinesische Medizin darüber sprach, dass es während ihres Studiums in China zu ihren liebsten, berührendsten Erfahrungen mit dieser Medizin gehört habe, die Lieferung von Heilpflanzen ans Krankenhaus zu beobachten: Da seien jede Woche riesige Ladungen in Fahrzeugen angekommen, die wie Kipplaster aussahen und enorme Mengen von Heilpflanzen vor dem Krankenhaus abluden – ein Vorgang, den wir im Westen so vielleicht niemals erleben. Sie habe sich sehr darüber gewundert und auch über die tief greifenden Wirkungen dieser Medizin auf die Patienten der Onkologie in dem Krankenhaus gestaunt.

Die chinesische Medizin erfreut sich auch in der westlichen Welt rasch wachsender Beliebtheit. Im Jahr 2014 hat Bayer AG das chinesische Medizinunternehmen Dihon Pharmaceutical Group für über eine halbe Milliarde Dollar aufgekauft.[15] Pflanzliche Heilmittel aus China mögen aufgrund von Pestizidrückständen, Verfälschungen und Giftigkeit einen schlechten Ruf haben; doch viele angesehene westliche Hersteller chinesischer Pflanzenheilmittel aus den USA produzieren sichere, saubere und wirksame Präparate für Kunden im Westen. Die chinesische Pflanzenheilkunde kam erst kürzlich in die Schlagzeilen, als die chinesische Pharmakologin Tu Youyou im Jahr 2015 für die Verwendung des chinesischen Pflanzenheilmittels Artemisin bei der Entwicklung eines Arzneimittels gegen Malaria mit dem Nobelpreis ausgezeichnet wurde.[16]

In China gilt die chinesische Medizin als eine andere Disziplin als die Akupunktur. Ärzte, die chinesische Medizin praktizieren, sind in erster Linie Ärzte für Pflanzenheilkunde und haben eine ähnliche Stellung inne wie westliche Internisten. Akupunkteure üben ein anderes Handwerk aus: Im Mittelpunkt ihrer Tätigkeit steht nicht die Organtheorie, sondern die Meridiantheorie. Heutzutage haben Akupunkteure im Westen nicht unbedingt eine Ausbildung in Pflanzenheilkunde absolviert; doch die meisten Ärzte, die chinesische Medizin praktizieren, haben eine Ausbildung in Akupunktur.

Ayurveda

Die ayurvedische Medizin ist die führende traditionelle medizinische Praxis in Indien. Im Gegensatz zur chinesischen Medizin hat der Ayurveda eine jahrtausendelange strenge Zensur überlebt. Er umfasst ein vollständiges System aus Pathogenese, Diagnostik und Therapie, wie es auch in der chinesischen Medizin existiert; doch obwohl es durchaus vorkommen kann, dass einzelne Ärzte hier und da Einwände gegen eine Interpretation der Originaltexte erheben, scheint es in der ayurvedischen Medizin nicht ganz die gleichen Kontroversen über wichtige Konzepte zu geben wie in der chinesischen Medizin. Ich würde sagen, dass die Hauptsorge gut ausgebildeter Ayurvedaärzte der

Verwestlichung, Missverständnissen und der Vereinfachung wichtiger medizinischer Konzepte mit dem Ziel der Anpassung an den Massengeschmack gilt. Wir werden an späterer Stelle noch näher auf diese Problematik eingehen.

Die älteste Erwähnung irgendeiner Form von Medizin in indischen Texten findet sich im *Atharvaveda* (dem »Wissen um alltägliche Abläufe«), das in der Zeit zwischen 1500 und 900 vor Christus entstanden ist. Der *Atharvaveda* enthält Tränke, Zaubersprüche und Beschwörungsformeln, die zur Behandlung verschiedener Krankheiten und zum Aufladen von Gegenständen dienen, die für die Behandlung von Krankheiten verwendet werden.[17] Die nächste große ayurvedische Schrift waren die *Charaka Samhita* und die *Sushruta Samhita* aus der Zeit um 200 vor Christus.

Bei den meisten alten medizinischen Abhandlungen liegen uns nur vage Daten zu ihrer Entstehung vor. Um Manuskripte zu datieren, untersuchen Wissenschaftler die Wahl bestimmter Wörter, Schriftzeichen oder Ausdrücke. Genau wie heute gab es auch in früheren Zeiten Redewendungen wie »sich ins eigene Fleisch schneiden« oder »Mein Fehler!«, die in Mode kamen und dann wieder veralteten.

Oft stellen Wissenschaftler dann fest, dass solche zeitsensiblen Ausdrucksweisen in Wirklichkeit viel älter (manchmal sogar Jahrhunderte älter) waren als das Verfassungsdatum, das einem Text zugeschrieben wird. Deshalb ist es sehr schwierig herauszufinden, wann genau ein Medizinsystem oder ein Buch darüber entstanden ist. Außerdem wurde dieses Wissen oft über Generationen hinweg in mündlicher Form weitergereicht: Der Informationsgehalt ganzer Texte wurde an die Schülerinnen und Schüler weitergegeben, die ihn dann auswendig lernten. Deshalb wurden Verse auf eine bestimmte Art und Weise gebildet. Ähnlich wie ein Reim uns hilft, uns bestimmte Dinge einzuprägen, hatten die in Sanskrit abgefassten Lehren einen bestimmten Sprechrhythmus, der es den Menschen erleichterte, sie auswendig zu lernen.

Also war Charaka vielleicht nicht der einzige Autor der *Charaka Samhita* und Sushruta war auch nicht der einzige Verfasser der *Sushruta Samhita*. Wie dem auch sei – Charaka galt als begnadeter Arzt und Sushruta als meisterhafter Chirurg. Ihre beiden Texte bilden die klinische Grundlage der ayurvedischen Medizin und beinhalten alle möglichen Ausführungen zum Thema Gesundheit und Leben. Dazu gehören – aber nicht nur – eine angemessene

Tagesgestaltung, die Abstimmung unseres Körpers auf die Welt der Natur, Vorbeugung, Krankheitsursachen und -behandlung, verschiedene Erkrankungen, Operationsverfahren, die Entwicklung des ungeborenen Kindes, Entbindung und medizinische Betreuung von Frauen im Wochenbett, Verjüngungs- und Entgiftungsverfahren, Krankheitsentstehung, Prognose und Therapie sowie die Anwendung von Nahrungsmitteln zur Harmonisierung von Körper, Verstand und Geist.

Sushruta, ein versierter Chirurg, ging sogar so weit, zu erläutern, welche *Marmani* (Marma-Punkte oder Vitalpunkte) beim Operieren nicht durchtrennt werden sollten, da eine Verletzung dieser Punkte ernsthafte Komplikationen verursachen und die Heilung erheblich erschweren könnte. Er beschrieb über tausend Krankheiten, Heilpflanzen und Rezepturen. In der *Sushruta Samhita* werden unter anderem Kataraktoperation, Kaiserschnitt, die Entfernung der Prostata und die Behandlung von Darmverschlüssen beschrieben. Die *Ashtanga Hridaya*, ein späterer Text, wird auch als Lehrbuch für die ayurvedische Erziehung eingesetzt.

Heute ist die Ausbildung zum ayurvedischen Arzt mit dem Abschluss Bachelor of Ayurvedic Medicine and Surgery (BAMS) in Indien ein staatlich reguliertes Programm, das fünfeinhalb Jahre dauert und ein praktisches Jahr an einer Klinik beinhaltet. Vor der Aufnahme in ein BAMS-Programm müssen die Bewerber Biologie, Chemie und Physik studieren und in einer Vorprüfung mit »gut« darin abschneiden. Ayurveda-Ärzte in Indien sind normalerweise in Privatpraxen oder an Kliniken oder ayurvedischen Krankenhäusern tätig. Andere lehren oder arbeiten in Indiens milliardenschwerer ayurvedischer Pharmaindustrie.

Wieder andere Ayurvedaärzte sind in Panchakarma-Zentren angestellt. *Panchakarma* – ein weltweit wachsender Industriezweig – ist ein ganz besonderes Spezialgebiet der ayurvedischen Medizin und vielleicht das, was den Ayurveda am meisten von jeder anderen Medizin auf der Welt unterscheidet. *Panchakarma* bedeutet »fünf Handlungen«. Damit sind fünf verschiedene Reinigungskategorien gemeint, die man möglicherweise durchlaufen muss, um sich zu entgiften, zu heilen und zu verjüngen. Die Panchakarma-Praktiken umfassen viele Ölbehandlungen, darunter eine spezielle Zwei-Personen-Massage, Ölgüsse auf die Stirn, *Vamana* (therapeutisches Erbrechen),

Schwitztherapie und Abführen. Eine mildere Panchakarma-Form, die sich auf die angenehmeren der oben beschriebenen Praktiken beschränkt, erfreut sich in westlichen Wellnesseinrichtungen auf der ganzen Welt großer Beliebtheit.

Nach Angaben von *Frontline World* nutzen zwei Drittel der indischen Landbevölkerung Ayurveda als medizinische Grundversorgung. Und auch im Westen wird Ayurveda immer beliebter. In den Vereinigten Staaten hatten sich beispielsweise bis zum Jahr 2004 über 750 000 Menschen irgendeiner Form von ayurvedischer Behandlung unterzogen.[18] Die meisten von uns finden vor allem eines der wichtigsten ayurvedischen Prinzipien faszinierend: dass jeder Mensch einem bestimmten Konstitutionstyp angehört. Wenn man seinen Typ kennt, kann man seinen Körper und Geist theoretisch eher so pflegen, dass man besser aussieht, sich wohler fühlt und – hoffentlich – auch länger lebt. Im Ayurveda wird für diesen Konstitutionstyp der Begriff *Dosha* verwendet. Das Wort *Dosha* bedeutet, dass etwas fehlerhaft ist oder schiefgehen kann.

Es gibt drei Doshas: *Vata, Pitta und Kapha*. Einige setzen Vata mit kinetischer Energie (Bewegungsenergie), Pitta mit thermischer Energie (Wärmeenergie) und Kapha mit potenzieller Energie gleich. Dieses Konzept kann man sich am leichtesten verständlich machen, indem man sich vor Augen hält, wie die alten Seher die Existenz betrachteten. Im Sanatana Dharma (der »ewigen Weisheit«) gibt es drei fundamentale Kräfte, die an den zyklischen Prozessen des Universums mitwirken und sich nicht nur auf kosmischer, sondern auch auf lokaler und innerer Ebene manifestieren. Diese sind in der indischen Religion in Gestalt von Brahma, Vishnu und Shiva personifiziert. Brahma ist die kinetische Energie der Schöpfung. Shiva ist die Kraft, die in einem Transformationsprozess das Alte niederreißt, um für das Neue Platz zu schaffen. Und Vishnu ist die potenzielle Energie des Erhalters. Im Ayurveda werden sie mit Vata, Pitta beziehungsweise Kapha bezeichnet. Vata wird mit dem universellen Prinzip der Bewegung, Pitta mit dem universellen Prinzip der Transformation und Kapha mit dem universellen Prinzip der Stabilität und Nachhaltigkeit assoziiert. Diese drei Kräfte sind im Ayurveda nicht einfach nur Prinzipien oder vage Konzepte, sondern Naturgesetze.

Politischer Einfluss auf die Entwicklung der chinesischen und ayurvedischen Medizin

Einer der Gründe, warum ich glaube, dass es eine große Synergie zwischen chinesischer Medizin und Ayurveda geben kann, ist der Einfluss, den die Politik auf die Entwicklung unserer heutigen chinesischen Medizin genommen hat. Bis zum Beginn des 19. Jahrhunderts war die chinesische Heilkunde die offizielle Medizin des chinesischen Volkes. Mit der nationalistischen Bewegung begannen die Menschen zu glauben, dass die alten Sitten des isolierten chinesischen Volkes sie in ihren wissenschaftlichen Fortschritten behinderten. Deshalb wurde es verboten, chinesische Medizin zu praktizieren.[19]

Später begannen die Kommunisten diese Medizin nach und nach wieder zu erlauben, weil das Volk nach Maos »großem Sprung nach vorn« in schlechter Verfassung war. Doch in den 1960er-Jahren beschloss Mao, die Probleme seines Landes auf die alten chinesischen Sitten zu schieben. Als Folge davon entstand die Kulturrevolution. In dieser Zeit wurde die traditionelle Medizin wieder geächtet und viele meisterhafte Ärzte der chinesischen Medizin wurden verhaftet oder umgebracht. Dadurch ging die Anzahl der Menschen, die in traditioneller Medizin ausgebildet waren, drastisch zurück.[20]

Als die Regierung beschloss, eine Form der traditionellen chinesischen Medizin wiedereinzuführen, legte sie dabei Wert darauf, diese mit der westlichen Medizintheorie zu kombinieren. Dadurch veränderte sich sogar die Akupunkturtheorie, da die westliche Anatomielehre übernommen und die esoterische feinstoffliche Anatomie verworfen wurde. Laut Angaben der Association for Traditional Studies (ATS) bestanden die Kommunisten darauf, dass nur die mit der westlichen Anatomie übereinstimmende anatomische Lehre (insbesondere die westlichen Vorstellungen vom Nervensystem) in den Lehrplan aufgenommen werden durfte. Alle Informationen, die nicht den von den Kommunisten gebilligten Lehren entsprachen, wurden aus den chinesischen Medizinlehrbüchern gestrichen.[21]

Dies führte zu einer massiven Veränderung, in deren Rahmen man widersprüchliche medizinische Paradigmen miteinander kombinierte, wodurch die westliche Medizin an Einfluss gewann und die traditionellen Lehren stark verwässert wurden. Doch nach einiger Zeit wurde der Regierung klar, wie effektiv in traditioneller Medizin ausgebildete Ärzte arbeiteten, und sie forderte diese dazu auf, die nachwachsende Studentengeneration zu unterrichten. Nach Angaben der ATS gab es landesweit nur 500 in traditioneller Medizin ausgebildete Lehrer, die bereit oder in der Lage waren, Schüler anzunehmen. Aus vielen logistischen Gründen scheiterte dieses Programm und die Hybridisierung von chinesischer und westlicher Medizin dauert bis heute an.[22] Sie ist das, was wir im Westen als »traditionelle chinesische Medizin« kennen.

Bei der traditionellen chinesischen Medizin (TCM) handelt es sich um eine standardisierte Form der chinesischen Medizin, die sich in der Diagnostik und Therapie konsequent an spezifische Richtlinien hält. Damit unterscheidet sie sich von dem, was viele Ärzte und Therapeuten einfach als »chinesische Medizin« bezeichnen. Die standardisierte TCM ist eher buchstabengetreu und berücksichtigt die Feinheiten, die einem Individuum und dessen Erscheinungsbild von Natur aus innewohnen, nicht immer vollständig. Im Gegensatz zur TCM arbeitet die chinesische Medizin stärker mit unkonventionellen, »über den Tellerrand hinausschauenden« diagnostischen und therapeutischen Verfahren, mit Erfahrungswissen und dem Wissen der Vorfahren. Obwohl sie immer noch Medizin ist, handelt es sich dabei eher um eine Kunst der Intuition.

Glücklicherweise gibt es in der westlichen Welt viele Menschen, die genügend Begeisterung für die ursprünglichen Lehren der Medizin mitbringen und über die nötigen finanziellen Mittel verfügen, um nach China, Taiwan, Korea oder Japan reisen und einen dieser wirklich in der alten Tradition ausgebildeten Ältesten oder einen ihrer direkten Schüler/Studenten aufsuchen zu können. Diese Anhänger aus der westlichen Welt tragen zusammen mit einigen chinesischen Schülern dieser Ärzte, die China verlassen und sich im Westen niedergelassen haben, zur allmählichen Wiederbelebung der ursprünglichen Lehren dieser uralten Medizin bei.

Aus dieser Hybridisierung ist aber auch eine positive Entwicklung hervorgegangen: Wahrscheinlich hat sie dazu beigetragen, dass die chinesische Medizin als Behandlungsmodalität, der man sich unterziehen oder die man praktizieren kann, den Menschen im Westen überhaupt erst zugänglich gemacht wurde und bei ihnen auf größere Akzeptanz stieß. Die Einbeziehung westlicher medizinischer Konzepte in ihre Ausbildung hat den Ärzten geholfen, Krankheiten und Ergebnisse von Laboruntersuchungen besser zu verstehen; außerdem lernten sie dadurch, mit einem westlichen Ärzteteam zu kommunizieren. Darüber hinaus hat sie das Gesicht der chinesischen Medizin insofern beeinflusst, als das Ausbildungsmodell und somit auch die medizinische Praxis klinischen Charakter hat, womit wir im Westen im Allgemeinen gut vertraut sind und was wir in medizinischen Einrichtungen auch erwarten. Das hat dazu geführt, dass die chinesische Medizin für die amerikanische, aber auch europäische und deutsche Mentalität sehr viel glaubwürdiger geworden ist als andere ganzheitliche oder energetische Behandlungsmethoden.

Die ayurvedische Medizin wurde nicht ganz so stark ausgeweidet wie die chinesische; doch auch sie wurde unterdrückt – in manchen Bereichen stärker, in anderen weniger stark. Im Mittelalter brannten muslimische Invasoren indische Institutionen, darunter auch Ayurvedauniversitäten, nieder. Zu jener Zeit wurde hauptsächlich Unani praktiziert; doch die Inder hörten niemals auf, mit ayurvedischer Medizin zu arbeiten, und das traditionelle Wissen darüber ging nie verloren. Glücklicherweise konnten die muslimischen Invasoren in den gebirgigen Regionen des Nordwestens, in Assam oder im tiefen Süden nicht die ganze Macht an sich reißen. In Goa unterdrückten die Portugiesen und später die Briten die traditionelle Medizin für einige Zeit; doch heute unterstützen die Menschen im Westen die Popularität des Ayurveda in Indien und im Ausland. Da die ayurvedische Medizin in unversehrterer Form weitergegeben wurde als die chinesische, besitzt sie einen Wesenskern und eine Vollständigkeit, die die Praxis der chinesischen Medizin erweitern und verbessern kann. Die chinesische Medizin weist konzeptionelle Lücken auf, die wir mit Ayurveda füllen können. Umgekehrt hat die Praxis der chinesischen Medizin dem modernen ayurvedischen Arzt außerhalb Indiens viel zu bieten, da die Ärzte, die im Westen chinesische Medizin praktizieren, eine klinische Ausbildung durchlaufen, die den westlichen Ausbildungsprogrammen für ayurvedische Medizin fehlt. Außerdem bietet die chinesische Medizin eine Ausbildung in der Zusammenstellung von Heilpflanzenrezepturen an, die es in der Ayurvedaausbildung außerhalb der BAMS-Programme nicht gibt.

2

Am Anfang …
Die Wurzeln des Ayurveda und der chinesischen Medizin

Sowohl die chinesische Medizin als auch der Ayurveda beruhen auf mehrere Jahrtausende alten kulturellen Glaubenssystemen und Philosophien. Obwohl sich diese Theorien zu den Grundprinzipien des Lebens in ihrem Ton und ihrer Schwerpunktsetzung voneinander unterscheiden mögen, gibt es doch ein paar allgemeine Themen, die sich durch die Wurzeln beider Traditionen ziehen. Beiden gemeinsam sind eine Kosmologie, eine Konstitutionstheorie, ein Elemente-Konzept, eine Wissenschaft der Geschmacksrichtungen und der Ernährung sowie diagnostische Beobachtungsinstrumente wie die Zungen- und Pulsdiagnose. Worin sich diese Medizinsysteme voneinander unterscheiden, ist die Perspektive, durch die ihre Schöpfer die Welt wahrnehmen – und zwar sowohl in ihren sichtbaren als auch in ihren unsichtbaren Aspekten. Dieser Fokus hat die Entwicklung beider Systeme beeinflusst. In diesem Kapitel werden wir uns daher zunächst mit den Überzeugungen und Kosmologien befassen, die den beiden Medizinsystemen zugrunde liegen.

Interessanterweise sind beide Systeme aus einer primären Kosmologie hervorgegangen, die für alles Leben und – über das Leben hinaus – für alles gilt, was existiert. Die Kosmologie jedes dieser beiden Systeme umfasst die Entstehung und Funktion unseres Universums, unseres Geistes und unserer

Zellen. Die Ursprungstheorie, die der chinesischen Medizin zugrunde liegt, ist der Taoismus. Das ist die Philosophie, die dem Studium und der Praxis von Systemen zur Energiekultivierung wie beispielsweise Tai-Chi, Qigong und den chinesischen Kampfkünsten zugrunde liegt und auch den Künsten der Kalligrafie, des Feng-Shui, der Musik und Meditationspraxis innewohnt.

Ayurveda basiert weitgehend auf der *Sankhya*-Philosophie, einem der wichtigsten grundlegenden Denksysteme in Indien. Sie ist die Basis eines Großteils der heute in ganz Indien und im Westen so populären Yogaphilosophie und -praxis und gleichzeitig die Theorie, die dem Verständnis von Materie in vielen indischen Disziplinen wie beispielsweise *Vastu* (einer traditionellen indischen Architekturwissenschaft, ähnlich wie Feng-Shui), vedischer Astrologie, Meditation und Yoga zugrunde liegt.

Philosophie

Die Ursprünge jeder Medizin sind ein Ergebnis von langjährigem Versuch und Irrtum, Beobachten, Lernen, Nachdenken, von Gedankenaustausch mit anderen Menschen, Erfahrung und Übung. Unsere Wahrnehmungsweise – und die der Menschen vor uns – ist stark davon durchdrungen, woran wir glauben; und diese Überzeugungen sind wiederum im vorherrschenden philosophischen Paradigma der jeweiligen Zeit verwurzelt. Im Folgenden möchte ich kurz auf die vorherrschenden Philosophien eingehen, die die Entwicklung der chinesischen Medizin und des Ayurveda, so wie wir sie heute kennen, beeinflusst haben.

Taoismus

Der Taoismus ist als eine der sechs Hauptreligionen in China anerkannt. Man nimmt an, dass er aus einer vortaoistischen schamanistischen Tradition oder einem Konglomerat aus mehreren solchen Traditionen hervorgegangen ist. Sein Ausgangstext ist das *Tao Te King* von Laotse, das vermutlich im 5. oder 6. Jahrhundert vor Christus verfasst wurde. Anhänger des Taoismus würden ihn wahrscheinlich eher als Philosophie und Lebensweise und nicht so sehr als Religion einstufen. Seine Grundprämisse besteht darin, dass jedes Individuum seiner wahren eigenen Natur, dem *Tao*, gemäß leben sollte. *Tao* (oder *Dao*) bedeutet »Weg« oder »Pfad«; doch darüber hinaus ist es eigentlich nicht definierbar. Wie es im ersten Vers des *Tao Te King* heißt, ist der Weg, der sich aussprechen lässt, nicht der Pfad im Sinne des Tao. Er ist vielmehr namenlos, formlos und ewig. Er ist der Ursprung von allem, was ist, und gleichzeitig alles, was ist. Er ist nichts und alles. Er ist Tun und Nicht-Tun. Hier eine direkte Übersetzung dieses Verses:

體 道	Der SINN,
道可道	der sich aussprechen lässt,
非常道	ist nicht der ewige SINN.
名可名	Der Name, der sich nennen lässt,
非常名	ist nicht der ewige Name.
無名天地之始	»Nichtsein« nenne ich den Anfang von Himmel und Erde,
有名萬物之母	»Sein« nenne ich die Mutter der Einzelwesen.
故常無欲	Darum führt die Richtung auf das Nichtsein
以觀其妙	zum Schauen des wunderbaren Wesens,
常有欲	die Richtung auf das Sein
以觀其徼	zum Schauen der räumlichen Begrenztheiten.
此兩者	Beides ist eins dem Ursprung nach
同出而異名	und nur verschieden durch den Namen.
同謂之玄	In seiner Einheit heißt es das Geheimnis.
玄之又玄	Des Geheimnisses noch tieferes Geheimnis
衆妙之門	ist das Tor, durch das alle Wunder hervortreten.

Vers 1 des *Tao Te King*
(aus dem Chinesischen übersetzt von Richard Wilhelm)

Das höchste, ultimative Tao manifestiert sich als zwei polare Energien, Yin und Yang, deren Fluktuationen als Ursache des Universums angesehen werden. Ihre konkreten Manifestationen sind Erde und Himmel. Aus der Vermischung von Yin und Yang entstehen fünf Elemente, die wiederum die Grundlage aller Erscheinungen (auch bekannt als die »Zehntausend Dinge«) darstellen. Wenn man nicht mit dem Tao im Einklang lebt, sind Geist und Körper unausgewogen. Dann können Krankheiten entstehen. Wenn man sich über das Tao wieder mit dem Tao in Resonanz bringt, können die inneren Kräfte sich selbst regulieren und eine Homöostase (einen Gleichgewichtszustand) schaffen. Der Taoismus ehrt die Natur und spricht von der Beziehung zwischen Erde und Himmel. In der chinesischen Medizin wohnen Erde und Himmel auch den Lebewesen inne und sollten in einer guten Wechselwirkung und Verbindung zueinander stehen, damit alle Aspekte des Menschen harmonisch ausgewogen sind.

Konfuzianismus

Konfuzius war ein chinesischer Philosoph, von dem man annimmt, dass er zwischen 551 und 479 vor Christus gelebt hat. Manche sagen, seine Leidenschaft galt der Tradition, da er sich stark für die Wiederbelebung der kulturellen Überzeugungen, Einstellungen und Praktiken aus dem alten China einsetzte und letztlich auch für deren Wiederentdeckung verantwortlich war. Dabei wurde großes Gewicht auf die Familie, auf die Harmonie innerhalb der Gesellschaft sowie auf die Ehrfurcht vor den Vorfahren gelegt. Konfuzius' Lehren beinhalten einen Ethikkodex, ähneln aber eher einem kulturellen Wertesystem als einer organisierten Religion. Die meisten Menschen kennen die *Gespräche* oder *Analekten* des Konfuzius, eine Zusammenstellung seiner Zitate und Lehren, in denen sich seine allgemeine Botschaft widerspiegelt.[23] Die Neue-Kultur-Bewegung in China versuchte, den Konfuzianismus in der Versenkung verschwinden zu lassen,[24] doch Konfuzius' Ehrfurcht vor der Tradition als kulturellem Wert hat Jahrtausende überdauert und zeigt sich auch in der Renaissance der chinesischen Medizin.

Sankhya

Sankhya ist eines der sechs orthodoxen philosophischen Systeme in Indien. Es ist anzunehmen, dass diese Philosophie irgendwann zwischen 1500 und 300 vor Christus entstanden ist. Die Sankhya-Kosmologie erläutert die Reise des Bewusstseins in die Materie, die Eigenschaften der Materie, die Sinne und den Geist. Viele andere indische Traditionen, wie beispielsweise Yoga, haben ihre Wurzeln in der Sankhya-Philosophie. Sankhya ist eine rationale Philosophie, derzufolge es drei Wege gibt, Wissen zu erwerben: Wahrnehmung, Inferenz (logische Schlussfolgerung) und die Aussagen anderer Menschen. Diese drei Beweise werden im Ayurveda bei der Untersuchung und Diagnostik eingesetzt. Sankhya ist auch für das Studium des Ayurveda von Bedeutung, weil es das erste System ist, das die Grundprinzipien der materiellen Natur beschreibt.

Sankhya ist eine Philosophie des kosmischen Dualismus. Durch Reibung zwischen zwei völlig voneinander getrennten Prinzipien entsteht die gesamte Existenz. Diese Vorstellung hat Ähnlichkeit mit dem Yin-Yang-Prinzip der taoistischen Kosmologie. Der Sankhya-Philosophie zufolge haben sich zwei Ur-Entitäten – *Purusha* (Bewusstsein) und *Prakriti* (Urmaterie) – aus einem unmanifestierten Zustand heraus manifestiert. Durch Interaktion zwischen diesen beiden Entitäten ist ein feinstoffliches Material namens *Mahat* oder universelle Intelligenz entstanden und aus Mahat entwickelte sich wiederum die Substanz des individuellen Ich-Bewusstseins und der Differenzierung, *Ahamkara* oder Ich beziehungsweise Ego. Alle manifestierten Objekte setzen sich aus drei Eigenschaften oder *Gunas* zusammen: *Sattva* (Klarheit, Reinheit), *Rajas* (Turbulenz, Aktivität) und *Tamas* (Unbeweglichkeit, Unwissenheit). Die drei Gunas entsprechen auch unseren Geisteszuständen. Wenn wir uns in einem sattvischen Zustand befinden, sind wir friedlich, ruhig, mitfühlend, weise und klar. In einem rajasischen Zustand sind wir unruhig, aufgeregt und unzufrieden. Und wenn ein Tamas-Zustand herrscht, sind wir lethargisch, wie »benebelt« und uns unserer selbst kaum bewusst.

Nach der Sankhya-Kosmologie entstehen aus der Schwingung von Sattva drei Produkte: die fünf Sinne (Sehen, Hören, Riechen, Schmecken, Tasten), die fünf Handlungen (Sprechen, Greifen, Gehen, Fortpflanzung und Ausscheidung) und der Geist. Aus Tamas entstehen die fünf *Tanmatras*, die Objekte unserer Fähigkeiten der Sinneswahrnehmung: Klang, Berührung, Gestalt, Geschmack und Geruch. Und aus diesen Tanmatras gehen wiederum die fünf Elemente hervor: Äther, Luft, Feuer, Wasser und Erde. Dies sind die Bausteine der Materie.

Yoga

Yoga, ein altindisches Sanskrit-Wort, das »anschirren« oder »verbinden« bedeutet, basiert weitgehend auf der Sankhya-Philosophie. Sein Haupttext trägt den Titel *Die Yogasutras von Patanjali* und umfasst ein vollständiges System der Yogaphilosophie und -psychologie sowie eine Beschreibung der verschiedenen Stufen der Meditationspraxis. Die Yogasutras beschreiben die acht Glieder (Ashtanga) des Yoga. Dazu gehören *Yamas* und *Niyamas* (die Disziplinen eines ethischen und reinlichen Lebens), *Asana* (die ideale Meditationshaltung), *Pranayama* (Atmung zur Lenkung von *Prana* oder Lebenskraft), *Pratyahara* (Rückzug der Sinne von äußeren Objekten), *Dharana* (Konzentration), *Dhyana* (Meditation) und *Samadhi* (Erleuchtung).

Diese Philosophie ist für die grundlegenden Praktiken des Ayurveda von Bedeutung. Um gesund zu sein, muss man sich an Yamas und Niyamas halten. Darüber hinaus sagt Charaka, dass der Hauptzweck des Ayurveda darin besteht, einen optimalen Gesundheitszustand zu schaffen, damit die Wesen zur Erleuchtung gelangen können. Yogahaltungen oder Asanas bereiten den Körper, vor allem das Nervensystem, auf lange Meditationen im Sitzen vor. Was viele Menschen heutzutage als Yoga praktizieren, ist eher eine Art körperliche Aktivität oder Training. Der Rhythmus und die Absicht hinter den Asanas sind nicht mehr unbedingt so, wie sie früher einmal waren, sondern variieren von Yogalehrer zu Yogalehrer, was aber nicht bedeutet, dass sie keinen Nutzen bringen.

Lange Zeit zu sitzen und sich auf etwas anderes als seinen physischen Körper oder seinen unruhigen Geist zu konzentrieren, ist unmöglich, wenn die Elemente des Körpers nicht im Gleichgewicht sind und seine mentale Energie und seine Lebenskraftenergie nicht optimal fließen – ohne

Blockaden, Einschränkungen oder Fehlleitungen. Wenn wir unsere Aufmerksamkeit darauf richten, tief zu atmen, trägt dies – zusätzlich zu den positiven Auswirkungen unserer modernen Yogapraktiken auf den Bewegungsapparat – dazu bei, Blockaden im Bindegewebe und Nervensystem zu lösen, und ermöglicht eine bessere Assimilation der Lebenskraft bei minimalem Energieaufwand. Die Informationen, die während der Deep-Yoga-Praktiken Pratyahara, Dharana, Dhyana und Samadhi aufsteigen, erfordern ein »gut geschmiertes«, straffes Bindegewebssystem und einen kräftigen Körper, ein starkes Nervensystem, ein starkes Energiesystem und einen starken Geist.

Selbst wenn man nicht zur Erleuchtung zu gelangen versucht, fühlt man sich vielleicht trotzdem zu Yoga oder Ayurveda hingezogen, weil man dadurch einfach nur sein Wohlbefinden steigern möchte. In diesem Kontext wirken Ayurveda und Yoga hervorragend und auf sehr praktische Art und Weise zusammen. Eine aus dem Yogasystem abgeleitete und der individuellen Konstitution angepasste regelmäßige körperliche Aktivität ist ein sehr wertvolles Hilfsmittel, um körperliche und geistige beziehungsweise emotionale Gesundheit und Balance zu erlangen und aufrechtzuerhalten.

Mimamsa

Nein, das ist kein Cocktail! Bei *Mimamsa* handelt es sich um eine Philosophie, die großes Gewicht auf die Schriften, nämlich die sogenannten Veden, legt. Das sind die schriftlichen Grundlagen der indischen Philosophie. Interessanterweise meint man, wenn man in Indien von Religion spricht, nicht nur ein bestimmtes Glaubenssystem beziehungsweise persönliche Vorlieben für die Verehrung eines oder mehrerer Götter oder Gottheiten, sondern auch die diesem zugrunde liegenden Philosophien. Eine der ältesten Philosophien Indiens, Mimamsa, wird den Lehren des Weisen Jaimini zugeschrieben. Mimamsa lehrt die Wichtigkeit der Schriften und ihre richtige Deutung im Hinblick auf den Glauben, die rituellen Praktiken und das Verständnis der Veden.

Diese Philosophie hat den Ayurveda vor allem deshalb stark beeinflusst, weil sie *Karma* (was »Handlung« bedeutet) stark in den Vordergrund rückt.

In einer stark vereinfachten Interpretation entspricht Karma einem Gesetz aus der Newton'schen Physik, das besagt, dass es zu jeder Aktion eine gleich große entgegengerichtete Reaktion gibt. Hinter Karma steckt die Vorstellung, dass alles, was wir tun, im Gefüge von Zeit und Raum einen Welleneffekt erzeugt, der – ob vorhergesehen oder unvorhergesehen – Konsequenzen in unserem Leben und dem Leben anderer verursacht. Diese Welleneffekte erzeugen Eindrücke im Gefüge unseres innersten Wesens, das als unser *Atman* oder unsere »individuelle Seele« bezeichnet wird.

Diese Wellen oder Eindrücke können vollständige Aktionen sein, die bis zum Abschluss und bis zur Vollendung durchgeführt werden, oder sie können so etwas wie Samen potenzieller Energie sein, die auf die richtige Zeit und den richtigen Raum warten, um keimen zu können. Karma hängt eng mit Reinkarnation zusammen und ist eine der Erklärungen, die der Ayurveda für die Entstehung mancher unheilbarer Krankheiten hat. Bewusste oder unbewusste frühere Handlungen – sei es in diesem oder einem anderen Leben – schaffen nach dem Gesetz des Karmas unser Jetzt, im Guten wie im Schlechten. Es ist wichtig, sich der Tatsache bewusst zu sein, dass dies kein System von Sünde und Bestrafung, sondern von Ursache und Wirkung ist. Normalerweise müssen karmische Leiden erlebt werden, damit das Karma sich erschöpfen kann. Das kann bedeuten, dass die betreffende Person vielleicht geheilt wird, vielleicht aber auch nicht. Wie dem auch sei – es gibt nur einen einzigen Weg, manche dieser Krankheiten zu heilen, nämlich durch »spirituelle oder religiöse Reinigungsmethoden«.[25] An diese Methoden muss man sich genau halten, und zwar unter Beachtung der korrekten Durchführung der Rituale, wie sie in den Veden beschrieben ist. Dem richtigen Verständnis und der richtigen Durchführung dieser Rituale kommt in der Mimamsa-Lehre eine hohe Bedeutung zu.

Die richtige Interpretation der Veden und die Befolgung ihrer Anleitungen für die Rituale spielt auch im Ayurveda eine wichtige Rolle. Ärzte und Therapeuten können sich sicherlich gut vorstellen, mit einem komplizierten Fall konfrontiert zu sein und Anleitung zu benötigen. Diese Anleitung verschafft man sich oft selbst, indem man zu den Wurzeln der medizinischen Lehren zurückkehrt, unabhängig davon, mit welchem Modell man arbeitet. Wir ziehen unsere Erfahrung und das, was wir von unseren Lehrern gelernt haben, zurate und stützen uns letztendlich auf die einfachsten Lehren der Ausgangstexte, um bei der Lösung der schwierigsten, kompliziertesten und oft verwirrenden Fälle weiterzukommen. Das ist ein Grund, warum Mimamsa für den Ayurveda eine so wichtige Rolle spielt. Wenn wir unsere Ausgangstexte eindeutig und richtig verstehen, können wir uns vertrauensvoll durch den Dschungel der Zeichen, Symptome, Krankheitsbilder, Diagnosen und Behandlungsstrategien hindurchbewegen. Es ist von äußerster Wichtigkeit, die Ausgangstexte so zu verstehen, wie sie gemeint sind, denn eine falsche Deutung kann zu fehlerhafter Wahrnehmung und Entscheidungsfindung und letztendlich zu einer falschen Diagnose und Behandlung führen.

Nyaya

Der Haupteinfluss der *Nyaya*-Philosophie auf den Ayurveda liegt in dem großen Gewicht, das diese Philosophie auf die Logik zur Erkennung der Wahrheit eines Objekts legt. Nyaya legt großen Wert darauf, die ultimative Wahrheit einer Sache zu erkennen und sich selbst auf kognitive Fehler bei der Beschäftigung mit einem bestimmten Thema hin zu überprüfen. Laut Nyaya gibt es vier Hauptmöglichkeiten, eine Situation zu analysieren: Wahrnehmung, Inferenz, Vergleich und Aussagen anderer Menschen. Diese Methoden sind für einen Arzt sehr wichtig, um zu einer richtigen Diagnose zu gelangen und einen korrekten Behandlungsplan zu erstellen.

Vaisheshika

Die *Vaisheshika*-Philosophie gewann um das 2. Jahrhundert vor Christus an Popularität und wird dem Weisen Kanada zugeschrieben. Die Theorie der *Pramanus* ist ein wichtiger Beitrag zum wissenschaftlichen Verständnis des Wesens der Materie. Dabei handelt es sich im Grunde um eine Prä-Atomtheorie. Pramanus gelten als unteilbare kleine Teilchen, aus denen alles besteht, was existiert. Wenn ein Objekt so weit wie möglich zerlegt wird, bleibt ein *Anu* übrig. *Anu* lässt sich mit dem Begriff »Atom« übersetzen.

Es gibt fünf elementare Atome, die unsere materielle Realität ausmachen: Erde, Luft, Feuer, Wasser und Äther. Sie kombinieren sich auf vielfältige Art und Weise miteinander, um alle materiellen Objekte, Gase und so weiter zu bilden.

Vaisheshika listet folgende sechs Realitätskategorien auf:

1. *Dravyas* (Substanzen), zu denen Pramanus, Zeit, Raum, Geist und Verstand gehören.
2. *Gunas* (Eigenschaften), die in einem Spektrum, das dem Yin und Yang der taoistischen Kosmologie ähnelt, Gegensätze bilden.
3. *Karma* oder Handlungen, die ebenso wie die Gunas Dravyas benötigen, um existieren zu können.
4. *Samanyas* sind Ähnlichkeiten zwischen zwei oder mehr Objekten, die es erlauben, sie in dieselbe Klasse einzuordnen.
5. *Vishesha* ist eine besondere Eigenschaft, die ein Objekt aus einer Gruppe heraushebt.
6. *Samavaya* zeigt an, dass bestimmte Dinge untrennbar miteinander verbunden sind.

Samanya und Vishesha sind Konzepte, die mit den spezifischen Wirkungen von Heilpflanzen und deren Klassifikation in Zusammenhang stehen.

Vedanta

Vedanta ist ein philosophisches System, in dessen Mittelpunkt die Selbstreflexion steht. Es hat seinen Ursprung bei dem Weisen Shankara aus dem 8. Jahrhundert und lehrt, dass es eine nicht manifeste, absolute Realität namens *Brahman* gibt. Dieses Brahman ist unveränderlich, unbeschreiblich und zeitlos und manifestiert sich als *Maya* oder Illusion. Diese illusorische Welt befindet sich in ständigem Fluss und ist eine Widerspiegelung unseres Geistes. Zu den Werkzeugen der Selbstreflexion gehören selbstloser Dienst, Studium, Hingabe, Meditation und Yogapraktiken. Vedanta vertritt die Auffassung, dass es nur eine einzige ultimative Wahrheit gibt, die sich aber dennoch auf vielerlei Arten ausdrücken kann – daher die vielen verschiedenen Glaubenssysteme. Die Grundlage des Vedanta bildet eine Reihe von Schriften, die *Upanishaden*.

Vedantisten glauben, dass unsere individuelle Seele (oder Atman) ein Teil des größeren transzendenten Ganzen (oder Brahman) ist und dass einem durch empirische Erkenntnis der Wahrheit der Seele die Einheit der Existenz und ihre persönliche Illusion des Getrenntseins von dieser Einheit bewusst wird. Laut Vedanta ist es unsere Verantwortung, unser Bewusstsein zu erweitern und auf ein höheres Niveau emporzuheben, damit wir die ultimativen Wahrheiten der Existenz richtig wahrnehmen können, was auch bedeutet, die Realität und die Medizin so zu verstehen, dass wir ein Individuum richtig erkennen, diagnostizieren und behandeln können. Um das zu erreichen, müssen wir nach Disziplin, Nicht-Anhaftung, gesundem Urteilsvermögen, Befreiung von Unwissenheit oder Nichtwissen und dem Gebrauch unseres inneren Werkzeugs der Meditation streben.

In der *Katha Upanishade* heißt es: »Für die Seele gibt es zu keiner Zeit Geburt oder Tod. Sie entsteht zu keiner Zeit, sie ist ungeboren, ewig und urzeitlich. Sie stirbt nicht, wenn der Körper zu Tode kommt.«[26] Der Ayurveda hat den Vedanta in seinen Grundkanon aufgenommen und dieses Konzept ist Teil der Lebenssicht eines ausgebildeten ayurvedischen Arztes oder Therapeuten. Ayurveda ist die Wissenschaft, die Weisheit oder das Wissen vom Leben und seiner Funktionsweise. Da dieses Wissen in den Veden begründet liegt, würde daraus laut Vedanta naturgemäß folgen, dass es die ultimative Wahrheit des Lebens repräsentiert, von der die Medizin einen Teilaspekt darstellt. Diese Medizin ist etwas Universelles, da sie auf der Grundlage der ultimativen Wahrheit der Existenz beruht und von der wahren, ultimativen Wirklichkeit herkommt.

Karma, Reinkarnation und Ahnenkult

Ayurveda ist für viele, die ihn praktizieren, zu einer eigenständigen spirituellen Praxis geworden. Gute Ayurvedaärzte werden als Weise verehrt. Ich habe schon beobachtet, wie sich Menschen jeden Alters und Hintergrunds vor solchen Ärzten verneigt haben. Für einen Menschen westlicher Herkunft ist dies ein Akt der Demut vor der dieser Medizin innewohnenden Weisheit. Das bedeutet nicht, dass Ärzte für chinesische Medizin nicht genauso verehrt werden. Allerdings haben sich diese beiden Medizinsysteme in der westlichen Welt auf sehr unterschiedliche Weise entwickelt. Ayurveda wirkt eher wie eine spirituelle Disziplin, die oft mit Yoga kombiniert und als Hilfsmittel dazu eingesetzt wird, auf vielen verschiedenen Ebenen Wohlbefinden zu erlangen. Die chinesische Medizin hat sich dagegen eher zu einer Ergänzung der Schulmedizin entwickelt, nach deren Vorbild die Ausbildung von Ärzten für chinesische Medizin gestaltet ist. Üblicherweise kannten Ärzte für chinesische Medizin sich in den inneren Kampfkünsten, im Tao und im Leben nach den Naturgesetzen gut aus. Beide Systeme umfassen traditionsgemäß lange Lehrzeiten bei erfahrenen Meistern. Wenn man heute eine solche Ausbildung machen möchte, muss man nach Asien reisen und sich an den richtigen Lehrer wenden in der Hoffnung, als Schüler aufgenommen zu werden.

Reinkarnation, Karma und Ahnenkult hatten und haben Einfluss darauf, wie diese beiden Medizinsysteme praktiziert werden und wo ihr energetischer Schwerpunkt liegt. Eigentlich tun beide sehr ähnliche Dinge, nur auf unterschiedliche Weise. Das zeigt sich zum Beispiel in ihrem Verständnis der fünf Elemente. Alle Elemente der chinesischen Medizin sind greifbar und spürbar: Sie können mit den fünf Sinnen direkt wahrgenommen werden. Ich glaube, dass dies auf das Tao und auf das große Gewicht zurückgeht, das die Chinesen auf ererbte kulturelle Überzeugungen legen: auf den Glauben an die Vernetzung zwischen Mensch und Natur, auf eine so enge Beziehung zu ihren Vorfahren, als ob diese immer noch unter ihnen weilten, und schließlich auf die Wichtigkeit des Lebens, das sie derzeit führen. In der chinesischen Medizin scheint es ein ausgeprägteres irdisches »Hier und Jetzt« zu geben, das in dem indischen System nicht ganz so stark präsent ist.

Im Ayurveda überschreiten die fünf Elemente die Grenze von grobstofflicher Körperlichkeit zur ätherischen Existenzebene. Ein Beispiel dafür, wie sich das mit der chinesischen Sichtweise der fünf Elemente vergleichen lässt, findet sich in den Konzepten von Holz und Raum. Das Holzelement in der chinesischen Medizin besitzt viele Eigenschaften des Raumelements im Ayurveda. In beiden Systemen sind sie die expansivsten, weiträumigsten Elemente. Doch Holz ist etwas Greifbares: Es lässt sich direkt zu den Bäumen in Beziehung setzen, die wir sehen und berühren können. Raum dagegen ist etwas, worüber man nachdenken muss. Er ist unermesslich, leer und doch voll, und der Begriff bezieht sich auch auf sämtliche Räume im Körper. Normalerweise stellen wir uns den Körper nicht als etwas vor, das Räume hat. Raum ist gleichzeitig auch die Substanz *Akasha* – laut Ayurveda das ursprüngliche Element, von dem sich alle anderen herleiten. Das unterscheidet sich in seiner Konzeption stark von dem praxisorientierteren Hier-und-jetzt-Element Holz. Zumindest auf den ersten Blick.

In vielen asiatischen Kulturen, auch in China und Indien, gibt es irgendeine Form der Ahnenverehrung oder Verehrung von Verstorbenen, die in manchen Fällen mit dem Glauben daran einhergeht, dass die Ahnen oder Verstorbenen auch nach ihrem Tod weiterhin Einfluss auf die Lebenden haben. Viele Menschen glauben heute, dass Erinnerungen an unsere Vorfahren über die DNA an uns weitervererbt werden – dass wir Überzeugungen und Überreste von Emotionen von früheren Generationen unserer Familie erben, die wir vielleicht nicht einmal gekannt haben. Menschen, die an so etwas glauben, denken, dass einer oder mehrere ihrer Vorfahren Erfahrungen durchgemacht haben könnten, die auf molekularer oder zellulärer Ebene an sie weitergegeben worden sind. Diese gespeicherten Erfahrungen oder Erinnerungen, die meist emotionaler Natur sind, können sich auf unsere eigene DNA auswirken und sich in einem physischen, geistigen und emotionalen Ungleichgewicht in unserem heutigen Leben niederschlagen. Infolgedessen gibt es – vor allem unter Alternativmedizinern und Therapeuten, die Energiemedizin praktizieren – eine wachsende Bewegung, in der es darum geht, Klienten dabei zu helfen, diese gespeicherten Informationen freizusetzen und davon geheilt zu werden. Vielleicht haben die Menschen früherer Zeiten diesen Einfluss ja auf irgendeiner Ebene gespürt, wobei davon auszugehen ist, dass dieses Bewusstsein zumindest ein Faktor war, der zur Ausübung von Ahnenkult geführt hat.

Der Reinkarnationsglaube hat die ayurvedische Sichtweise von Leben und Tod definitiv beeinflusst. Statt sich auf die Bedeutung seines jetzigen Lebens zu konzentrieren, als gäbe es kein anderes, betrachtet man Leben und Tod als Kontinuum, in dem das eine ständig ins andere übergeht. Aus ayurvedischer Sicht beeinflussen das Umfeld und die Vorfahren zwar die Veranlagung, die ein Mensch im Augenblick seiner Empfängnis mitbekommt; doch auch sein individuelles Karma hat Einfluss darauf. In der chinesischen Medizin ist das anders. Die Chinesen richten ihr Augenmerk stärker auf das Familienkarma, da sie dem Kollektiv mehr Wert beimessen als dem Individuum. Das ist vielleicht ein weiterer Grund, warum Ayurveda und Yoga die Menschen in der westlichen Welt stärker ansprechen als fernöstliche Praktiken. Das Ideal des Individuums ist tief in unserer kulturellen Psyche verwurzelt.

In sich hineinhorchen

Und nun möchte ich Sie zu einem kleinen Gedankenexperiment einladen. Setzen Sie sich einfach einmal kurz hin und konzentrieren Sie sich darauf, wie es sich für Sie körperlich anfühlt, Ihre Gesundheit und Ihr Wohlbefinden im Kontext von jemandem zu betrachten, der glaubt, dass das, was Sie jetzt tun, der Mensch, der Sie jetzt sind (und vielleicht auch in Zukunft sein werden), und das, was Sie nach Ihrem Tod hinterlassen, das Einzige ist, was es gibt. Nehmen Sie sich einen Moment Zeit, um sich das zu vergegenwärtigen.

Und dann atmen Sie einmal tief durch und denken Sie über Ihr innerstes Selbst nach – Ihr tiefstes Wesen jenseits aller Vorlieben und Abneigungen – und stellen Sie sich vor, dass dieses Selbst niemals stirbt. Stellen Sie sich vor, dass Sie tatsächlich unsterblich sind – dass Sie etwas, das nur Sie selbst ist, aus der Vergangenheit in dieses jetzige Leben und in alle zukünftigen Leben, die Sie führen werden, hineintragen. Achten Sie darauf, wie es sich in Ihrem Körper anfühlt, zu denken, dass Ihre Gesundheit und Ihr Wohlbefinden ein Teil dieses ewigen Selbst sind. Atmen Sie in diese Vorstellung hinein.

Das sind zwei sehr unterschiedliche Lebensauffassungen, die schon immer Einfluss darauf hatten, wie wir unser Leben führen, wie sich die Theorien der Existenz entwickelt haben, wie wir den Sinn des Lebens auf persönlicher Ebene verstehen, wie wir Gesundheit und Krankheit wahrnehmen, was für Anschauungen wir über Gesundsein haben und wie Medizin praktiziert wird.

Der Ayurveda bezieht den Tod als Teil des Rades des Lebens und als potenziellen Teil der Heilungsreise eines Menschen mit in die Medizin ein. Wenn es ein Karma gibt, das ein unheilbares Ungleichgewicht schafft, dann wird dieses Karma weggebrannt, um nicht in der kontinuierlichen Existenz unseres Selbst in einem anderen Körper wiederholt zu werden. Das soll nicht heißen, dass Karma eine Ausrede für alles ist. Nur jemand, der die Definition und die Tiefgründigkeit von Karma nicht kennt, würde es auf diese Weise wahrnehmen. Karma nimmt uns weder unsere Entscheidungsfreiheit noch unseren freien Willen.

Kosmologie

Die Kosmologie kann als grundlegendes Denksystem verstanden werden, mit dem im Grunde alles erklärt wird, was existiert. Vom Altertum bis hin zur Gegenwart haben Menschen immer wieder an die eine oder andere Kosmologie geglaubt. Heute beruht unsere Kosmologie auf Naturwissenschaft, nämlich auf der Physik. Die Newton'sche Physik ist die Grundlage unserer heutigen Kosmologie; doch wir stehen zurzeit an der Schwelle zu einem Paradigmenwechsel. Die Quantenphysik ist ein sehr reizvolles neues Paradigma: Wenn man sie mit der Newton'schen Physik kombiniert, ergibt sich eine Kosmologie, die den Vorstellungen der Menschen früherer Zeiten sehr ähnlich ist.

Wahrscheinlich liegt es an der neuen Akzeptanz von Dingen wie alternativen Realitäten, alternativen Dimensionen und Fernheilung, dass wir jetzt offen für uralte Sichtweisen der Welt und für die damit einhergehenden Techniken sind, die es gibt, um mit der Komplexität dieser Welt umzugehen. Wir neigen dazu, die Legitimität mystischer oder anderweitig unerklärlicher persönlicher Erfahrungen infrage zu stellen. Wenn solche Erfahrungen nicht durch eine äußere Autorität bestätigt und allgemein akzeptiert sind, neigen wir dazu, sie zu ignorieren oder zu negieren; und diese Autorität ist für viele Menschen die Welt der Wissenschaft. Durch Entdeckungen in der Quantenphysik holt die Wissenschaft nun auf fundamentaler Ebene das auf, woran Menschen, die mit dem Herzen und dem Verstand denken, schon seit Jahrtausenden glauben.

Die Wahrheit überdauert normalerweise alle Zeiten. Wenn etwas wahr ist, so ist es vielleicht nicht unbedingt immer bequem oder willkommen, aber wir fühlen es in unserem Inneren und es ist unveränderlich. Die Medizin früherer Zeiten beinhaltete Ordnungsprinzipien und Konzepte, die in unserer heutigen Zeit parallel zur westlichen Medizin eingesetzt werden können. Jede Form von Medizin kann als Kunst und Wissenschaft zugleich betrachtet werden. Dank neuer medizinischer Entwicklungen wie beispielsweise der genetischen Typisierung mit dem Ziel, die Behandlung auf den individuellen Patienten abzustimmen, wird es immer wahrscheinlicher, dass wir die uralten diagnostischen Theorien mit der westlichen Medizin verschmelzen können.

Die Kosmologie früherer Zeiten

Sowohl für die Sankhya-Philosophie als auch für den Taoismus ist die Existenz aus dem Nichtsein, dem Nichts (»Kein-Ding-Sein«), dem nicht manifestierten Sein, der Grenzenlosigkeit, der Leere oder Einheit entstanden. Von dort aus entwickelte sich die Dualität, aus der Dualität ist die Vielfalt der Eigenschaften hervorgegangen, aus der Vielfalt der Eigenschaften entstand Qi oder Prana und aus Qi oder Prana resultierte die Form. Beide Traditionen lehren, dass es vor dem »Urknall« oder dem Funken der Schöpfung ein undifferenziertes Ganzes, ein »Nichts, das nicht nichts war«, gegeben hat. Dieses Nichts differenzierte sich dann zur Dualität, die unter den Namen *Yin* und *Yang* oder *Purusha* und *Prakriti* bekannt ist. In der taoistischen Kunst wird es als leerer Kreis dargestellt, weil man es einfach nicht beschreiben kann. Unser Gehirn kann nicht begreifen, was dieses Nichts war beziehungsweise ist, weil wir zu seinem Verständnis die Dinge heranziehen, die danach, davor und daraus entstanden sind. Dieses »Kein Ding, das nicht nichts ist« wird in der Pinyin-Aussprache des Mandarin *Wu Chi* und im Sanskrit *Avyakta* genannt.

Die Schöpfung ist das Ergebnis einer anfänglichen Regung innerhalb dieses Wu Chi oder Kein-Ding-Seins. Die moderne Wissenschaft besagt, dass Raum und Zeit zu Anbeginn ungestört waren und dass die Schöpfung – egal ob man nun an die Urknalltheorie oder die Stringtheorie glaubt – ein Ergebnis der Störung dieses Raum-Zeit-Gleichgewichts ist.

Die taoistische und die Sankhya-Kosmologie beschreiben diesen Anfang auf ähnliche Weise: als etwas, das durch eine Störung des Wu Chi oder Avyakta verursacht wurde und woraus dann Raum und Zeit entstanden sind. Nach der Sankhya-Kosmologie befanden sich die drei Kräfte Sattva, Rajas und Tamas anfangs im Gleichgewicht. Eine Störung des Gleichgewichts zwischen diesen drei Ureigenschaften führte zur Differenzierung von Purusha und Prakriti aus der Leere. Ähnlich wie in der Yin-Yang-Theorie des Taoismus repräsentieren Purusha und Prakriti die polaren Gegensätze der Existenz.

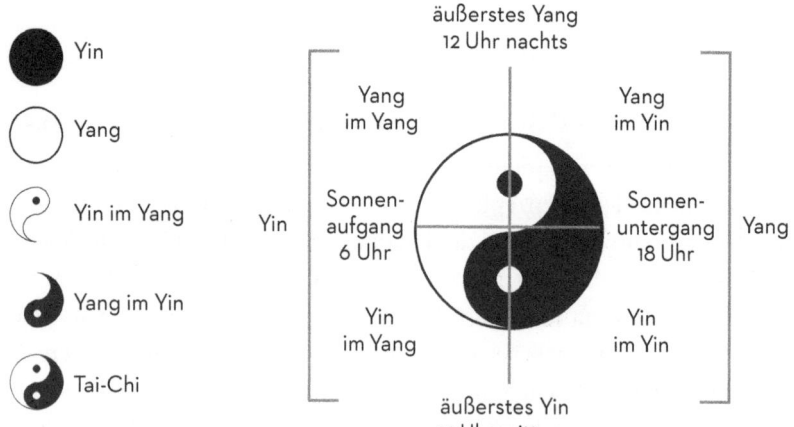

Das Tai-Chi-Symbol

Das eine ist nicht besser als das andere, da beide wechselseitig voneinander abhängig sind und sich in ständigem Austausch miteinander befinden. Wenn eines von beiden bevorzugt wird, dann nur im Hinblick auf bestimmte Objekte oder auf unsere Vorstellungen davon. Vielleicht kennen Sie das Tai-Chi-Symbol: jenen halb weißen, halb schwarzen Kreis mit einem weißen Punkt in der schwarzen und einem schwarzen Punkt in der weißen Hälfte (siehe Abbildung links). Der Kreis symbolisiert die Gesamtheit der Existenz. Was sich außerhalb des Kreises befindet und den Kreis umschließt, ist Wu Chi, die Leere, das Nicht-Manifeste. Die rechte Hälfte (schwarz) ist Yin; die linke Hälfte (weiß) ist Yang. Yang ist in Yin und Yin ist in Yang enthalten. Es liegt immer ein Körnchen vom einen im anderen, was durch die beiden Punkte in dem Symbol dargestellt ist. Eine Möglichkeit, dies zu verstehen, besteht darin, zu sagen, dass das Universum aus Energie und Materie besteht und dass diese beiden sich ineinander verwandeln können, wie die Theorie der modernen Physik es beschreibt. Alles wird als Wechselbeziehung zwischen Yin und Yang betrachtet. Man kann sich Yin und Yang sehr gut veranschaulichen, indem man sich das Sonnenlicht an einem Berghang vorstellt: Tagsüber, wenn die Sonne auf den Berg scheint, gibt es eine Schattenseite und eine Sonnenseite. Die Schattenseite ist Yin, das als kalt, dunkel, feucht, zusammenziehend wie manche Pflanzen und sich ansammelnd und herabsteigend wie Tau beschrieben wird. Die Sonnenseite wird als Yang bezeichnet – hell, heiß, trocken, aufsteigend wie verdampfter Tau oder Nebel und sich ausdehnend wie Pflanzen, die sich öffnen, um die Strahlen der Sonne zu empfangen. Wenn die Sonne sich durch den Nachmittag bewegt und am Horizont untergeht, ist der Berg mehr Yin. Wenn die Sonne aufgeht und sich auf den Mittag zubewegt, wird der Berg mehr Yang.

Die Sonne ist Yang und der Mond ist Yin. Ein bewölkter oder regnerischer Tag ist mehr Yin als Yang. Die Wüste ist mehr Yang als Yin. Weiträumigkeit ist Yang, Dichte ist Yin. Energie ist Yang, Materie ist Yin. Doch beide stehen in Beziehung zueinander. Sie sind relativ, je nach dem Kontext, auf den man sich bezieht. Zum Beispiel kann Materie mehr Yin sein als Energie; doch Feuer gilt als ein Element der Materie und ist mehr Yang als beispielsweise Wasser, das im Kontext der Elemente Yin ist.

Männer sind mehr Yang, Frauen mehr Yin. Kinder sind in energetischer Hinsicht mehr Yang und Erwachsene mehr Yin. Die Weite des unendlichen Raums ist mehr Yang; die Zeit und der Einfluss, den sie auf uns hat, ist mehr Yin. Verstand und Geist sind mehr Yang, der Körper ist Yin. Aktive Menschen mit hoher Stoffwechselrate, deren Körper sich auf natürliche Weise erwärmt, sind mehr Yang. Menschen mit langsamerem Stoffwechsel und beständigem Charakter sind mehr Yin.

Ähnlich ist in der Sankhya-Philosophie Purusha männlich und Prakriti weiblich. Purusha repräsentiert sämtliche Yang-Qualitäten (Energie oder Bewegung und Bewusstsein) und Prakriti die Yin-Eigenschaften (Stabilität, Struktur, Stille und Materie). Purusha wird auch als die Seele und das Bewusstsein selbst betrachtet, Prakriti als Natur und Schöpfung. In der indischen Religion und Kultur gibt es viele Synonyme für diese Dualität, deren beide Pole in enger Wechselbeziehung zueinander stehen: *Shiva/Shakti, Narayan/Lakshmi* und *Krishna/Radha*, um nur einige zu nennen. Die indische Kosmologie hat einen göttlichen, künstlerischen, emotionalen Charakter. Sie ist wunderschön in ihrer Einfachheit, aber auch in der Art und Weise, wie sie mit ihrer sorgfältig durchdachten Wortwahl und Metaphorik potenziell alltägliche, profane Konzepte verschönert und heiligt.

Qi und Prana

Die zwei Hälften des Tai-Chi-Symbols sind durch eine Wellenlinie voneinander getrennt. Das symbolisiert Bewegung: Die beiden Seiten stehen in ständiger Wechselwirkung miteinander. Die Reibung, die durch ihre Interaktion entsteht, wird Qi genannt. Qi ist eines und alles. Es ist Energie oder Schwingung, die das Leben antreibt. Es ist das, woraus alles besteht und wie alles funktioniert und es kann viele verschiedene Formen annehmen, theoretisch sogar alle. Es gibt bestimmte Arten von Qi, die für verschiedene Funktionen in der Schöpfung und im Körper zuständig sind. Wind ist *Wind-Qi*, Nahrungs-Qi ist *Gu-Qi*, das Qi, das Krankheitserreger abstößt, ist *Wei-Qi* und so weiter.

In der Sankhya-Philosophie wird das Qi Prana genannt. Nach der Entstehung der kosmischen Intelligenz (Mahat) aus Purusha und Prakriti und der Entwicklung des kosmischen Ichs (Ahamkara) haben sich die drei Gunas (kosmischen Eigenschaften) weiter differenziert. Aus Sattva (Gleichmut) entstand die Qualität des Geistes, aus Tamas (Trägheit) der Körper und aus Rajas (Aktivität) das Prana. Prana ist nicht nur Form, es ist nicht nur Funktion, es ist nicht nur Vitalität und es ist auch nicht nur der Kommunikator zwischen den Zellen und dem Geist und Körper eines Individuums, sondern es ist all das gleichzeitig. Dieses Buch ist Prana, Ihr Sehvermögen ist Prana, Ihr Gehirn, das diese Worte interpretiert, ist Prana, Ihr Verstand, der diese Konzepte verarbeitet und in sein bisheriges Wissen integriert und dem neue Gedanken, Urteile und Fragen dazu einfallen, ist Prana. Wenn Sie sich unwohl fühlen, weil Sie beim Lesen zu lange oder in zu großer Kälte oder Hitze sitzen, ist diese Unannehmlichkeit, Kälte oder Hitze Prana, ebenso wie Ihre Wahrnehmung davon.

Es gibt eine alte Geschichte über die Bedeutung von Prana. Sie besagt, dass fünf unserer Fähigkeiten sich darüber stritten, welche für den Körper am wichtigsten ist: Sehen, Hören, Sprache, Geist oder Prana. Sehen, Hören, Sprechen und Geist verließen den Körper der Reihe nach und der Körper litt unter jedem dieser Ungleichgewichte: Er wurde zuerst blind, dann taub, dann stumm und schließlich bewusstlos – aber er überlebte. Doch als das Prana ihn verließ, geschah etwas Schreckliches: Der Körper verlor nicht nur sein Augenlicht, sein Gehör, seine Sprache und seinen Geist, sondern begann auch zu sterben. Alle anderen Fähigkeiten flehten Prana an, zurückzukommen, und als es das tat, kehrten auch Vitalität und Kraft zu ihnen und in den Körper zurück.

Nadis und Meridiane

Alle Dinge bestehen aus Prana, selbst leblose Objekte wie beispielsweise Leichen; doch wenn Prana in seiner vitalen Form im Körper zirkuliert, dann ist ein Wesen lebendig. Man sagt, dass dieses vitale Prana sich entlang bestimmter Bahnen in unserem Körper bewegt, die *Nadis* genannt werden.

In der chinesischen Medizin werden Nadis als Kanäle oder Meridiane bezeichnet. Egal ob Meridian oder Nadi – an diesen Bahnen gibt es Schnittpunkte, die in der chinesischen Medizin als »Akupunkte« und im Ayurveda als Marmani bezeichnet werden. Diese Punkte ermöglichen eine Kommunikation zwischen verschiedenen Körpergeweben und eine Kommunikation zwischen tieferen Körperbereichen mit dem Prana sowohl innerhalb als auch außerhalb des Körpers. Einige dieser Schnittpunkte können durch Platzierung einer Akupunkturnadel oder durch Druck manipuliert werden, um den Fluss des Qi/Prana entlang seiner jeweiligen Leitbahn zu verstärken oder zu zerstreuen. Manchmal funktionieren diese Punkte wie Eisenbahnweichen, indem sie den Fluss des Qi/Prana auf einen anderen Weg freigeben, so wie Züge die Gleise wechseln. Dann wieder werden diese Punkte stimuliert, um den Fluss zu einem bestimmten Meridian wiederherzustellen, wo vorher eine Blockade bestand, die Disharmonie verursacht hat.

Manchmal werden die Punkte entlang dieser Bahnen aber auch stimuliert, um Veränderungen an inneren Organen oder Vorgängen im Körper zu bewirken oder um Emotionen und Hormone ins Gleichgewicht zu bringen. Sie können auch aktiviert werden, um den Körper behutsam dazu zu bewegen, mehr lebenswichtiges Qi/Prana aus der Außenwelt aufzunehmen oder dieses besser zu absorbieren, damit es im ganzen Körper und Geist verteilt werden kann.

Die Nadis oder Meridiane korrelieren nicht hundertprozentig mit irgendwelchen Systemen im Körper wie beispielsweise dem Blutkreislauf-, Lymph- oder Nervensystem, obwohl sie sich in manchen Bereichen mit diesen überschneiden. Stattdessen hat man festgestellt, dass sie an bekannten Bindegewebsbahnen für elektromagnetische Energie im Körper entlangführen. Das Qi/Prana bewegt sich entlang dieser Bahnen und zirkuliert bis in die kleinsten Verzweigungen wie beispielsweise die Kapillaren hinein. Qi/Prana ist für die Vitalität im Organismus und auch für die Kommunikation zwischen den einzelnen Teilen des Körpers wie beispielsweise den Zellen zuständig. Nach der chinesischen Akupunkturlehre und der ayurvedischen Theorie der Marma-Therapie liegt immer dann eine Krankheit vor, wenn die Weiterleitung von Informationen zwischen Zellen, Organen und Geweben blockiert oder gestört ist. Diese Störung manifestiert sich als Abweichung des Qi/Prana von seinem normalen Fluss. Der reibungslose, optimale Fluss von Qi/Prana durch den Geist-Körper-Komplex ist die Grundlage eines friedvollen Geistes und gesunden Körpers. Deshalb ist es wichtig, einen starken, biegsamen Körper mit geschmeidigen Bewegungen und gesunder Atmung und eine positive mentale Einstellung zu haben, in der die Gedanken und Emotionen fließen, statt sich wie eine kaputte Schallplatte ständig zu wiederholen. Da sich im Bindegewebe in Zeiten von Verletzungen, Krankheit oder Stress leicht Abfallprodukte des Zellstoffwechsels ansammeln, sollte man fernöstliche Übungsformen praktizieren. Am besten eignen sich Tai-Chi, Qigong und therapeutische Yogastile. Wenn das Bindegewebe gut hydriert und durchblutet ist und keine Blockaden aufweist, fließt das Qi/Prana reibungslos, die Kommunikation zwischen den Geweben und die Entgiftung der Gewebe wird optimiert und das Leben fühlt sich wieder richtig gut an.

Formen von Qi und Prana

Es gibt viele unterschiedliche Funktionen und Arten von Qi. Die Beschreibungen dieser verschiedenen Formen können aus klinischer Sicht ähnlich sein, sich in bestimmten Details bezüglich der Anzahl der Formen jedoch voneinander unterscheiden, je nachdem, welches Werk Sie lesen oder mit wem Sie über dieses Thema sprechen. Wie bereits erwähnt, ist – allgemein gesprochen – alles Qi. Im engeren Sinn gibt es jedoch mehrere Hauptformen von Qi, die für die Erhaltung des Lebens zuständig sind. Aus chinesischer Sicht erfüllt das Qi verschiedene Funktionen im menschlichen Körper. Dazu gehören Kommunikation, Bewegung, Umwandlung, Stabilisation, Abwehr äußerer Krankheitserreger und Erwärmung. Im Ayurveda werden diese Rollen grob mit den Funktionen der drei oben erwähnten Doshas assoziiert: Bewegung ist Vata, Umwandlung und Erwärmung sind Pitta und Stabilisation und Schutz sind Kapha.

In der chinesischen Medizin gibt es zwei Hauptkategorien von Qi: pränatales und postnatales Qi. Das pränatale Qi oder *Yuan* wird von den Eltern ererbt und geht nach der Empfängnis auf den Fötus über. Wie viel das

Kind davon erhält, steht bereits bei der Geburt fest und ändert sich danach nicht mehr. Das ist so etwas Ähnliches wie unser Treibstofftank fürs ganze Leben. Alle anderen Qi-Formen sind postnatal. Wenn uns das Yuan-Qi ausgeht, ist es mit uns vorbei. Deshalb müssen wir, statt unser lebenswichtiges pränatales Qi zu erschöpfen und zu verbrauchen, eine erneuerbare Qi-Ressource nutzen. Wir können unsere ursprüngliche Energiequelle, das Yuan-Qi, ergänzen und schützen, indem wir die Qualität und Quantität unseres postnatalen Qi erhöhen – zum Beispiel, indem wir richtig atmen, gesunde Luft atmen, für eine optimale Blutzirkulation sorgen, intensiv unsere transformative Verdauungsfunktion erhalten und gesunde Lebensmittel zu uns nehmen, die zu unserer Konstitution passen. Wir können auch Techniken zur Qi-Kultivierung praktizieren, die darauf abzielen, postnatales Qi in den Körper hereinzuholen, in Umlauf zu bringen und zu speichern.

Das Yuan-Qi ist dafür verantwortlich, die Umwandlung der anderen Qi-Formen anzutreiben. In klinischer Hinsicht sprechen wir neben dem Yuan-Qi am häufigsten von *Zong*-Qi, *Ying*-Qi, *Wei*-Qi, *Zheng*-Qi, Milz-Qi, Leber-Qi, Lungen-Qi, Nieren-Qi und *Yang*-Qi. Zong-Qi ist das Qi der Brust. Es erleichtert die Atmung und ist für das Hereinholen von gutem *Kong*-Qi, also guter Luft, zuständig. Gu-Qi ist das Qi unserer Nahrung – das Qi, das aus dem Milz-Qi erzeugt und (mit dem Kong-Qi vermischt) zu Zheng- oder »wahrem« Qi wird. Dieses untergliedert sich wiederum in Yin- und Yang-Aspekte. Das Yin des Zheng-Qi ist Ying-Qi oder Nahrung; das Yang des Zheng-Qi ist Wei-Qi, ein Aspekt des Immunsystems oder dessen, was wir als »Abwehr-Qi« bezeichnen. Yuan-Qi und Nieren-Qi unterstützen diese Prozesse und heizen sie an.

Obwohl chinesische Medizin und Ayurveda sich im Grunde sehr ähnlich sind, ist es schwierig, eine genaue Korrelation zwischen den Konzepten und dem Vokabular dieser beiden Systeme zu finden. Das liegt daran, dass sie unterschiedliche Ordnungsprinzipien haben. Wie bereits erwähnt, verwenden die Chinesen das Wort *Qi* für viele verschiedene Funktionen im Körper: Bewegung, Erwärmung, Umwandlung, Stabilisation und Schutz. Im Ayurveda gelten diese Funktionen nicht als Domäne des Qi oder Prana, sondern als spezifische Aktivitäten der drei Doshas und ihrer Subdoshas, zusammen mit anderen Faktoren wie den sieben *Dhatus*

(Körpergewebe-Arten). In den nächsten Kapiteln werde ich noch ausführlicher auf diese Unterscheidungen eingehen.

Aus ayurvedischer Sicht nimmt das kosmische Prana im Grunde die Form der drei wichtigsten physiologischen Kräfte an, die es gibt: Bewegung, Umwandlung und Stabilität. Im menschlichen Körper sind diese Kräfte für die Aufrechterhaltung der Homöostase, also für das Gleichgewicht der verschiedenen physiologischen Körperfunktionen, verantwortlich. Man geht davon aus, dass sie auf bestimmte Art und Weise funktionieren, bestimmte Vorgänge, chemische Substanzen und Gewebe regulieren und sich in bestimmten Körperregionen konzentrieren. Prana bewegt sich auf fünf verschiedene Arten im Körper: inspirierend und vorwärts (*Prana Vayu*), nach oben (*Udana Vayu*), nach innen (*Samana Vayu*), nach unten (*Apana Vayu*) und sich zerstreuend und ausbreitend (*Vyana Vayu*). Seine umwandelnde Funktion wird in fünf Kategorien unterteilt: Verdauung, Blutbildung, Emotionen, Sehvermögen und Temperaturregulation. Seine stabilisierende Funktion wird in Hunger oder Appetit und frühe Verdauungsphase, Kraft, Geschmack, Ernährung und Schmieren beziehungsweise Einfetten differenziert.

Diese Triade aus Bewegung, Umwandlung und Stabilität ist gleichermaßen im Atom, im Kosmos und in unserem Körper am Werk. Wir sind ein Mikrokosmos des kosmischen Makrokosmos – gewissermaßen ein Hologramm. Wie oben, so unten. Wir sind das in ständigem Wandel begriffene Zusammenspiel von Yin und Yang und des Ausdrucks von Yin und Yang durch die Form und Funktion der fünf Elemente über das Vehikel des Qi. Im Inneren des Körpers, der höchstwahrscheinlich den Ursprung aller Dinge widerspiegelt, setzen sich die Konzepte von Purusha und Prakriti in die beiden Haupt-Nadis um, die sich um die zentrale Achse des Körpers herumwinden und mit der Funktion der rechten und linken Gehirnhälfte in Zusammenhang stehen, wie wir später noch näher untersuchen werden.

Qi-Prana-Resonanz

Für Qi oder Prana gilt das Resonanzprinzip: Gleiches verstärkt Gleiches und Gegensätze gleichen sich bis zu einem gewissen Grad aus. Das ist die

Qi-Prana-Resonanz. Diese Resonanz ist ein Teil dessen, worauf sich Menschen beziehen, die das Gesetz der Anziehung predigen oder praktizieren. Das Gesetz der Anziehung ist im Grunde der Glaube, dass das, was man in geistiger, emotionaler, energetischer oder körperlicher Hinsicht ausstrahlt, sich direkt auf die Erfahrungen auswirkt, die man im Leben macht, und auch Einfluss auf materiellen Gewinn haben kann.

Diese Qi-Prana-Resonanz funktioniert aufgrund von Schwingungen. Die Quantenphysik geht davon aus, dass im Grunde alles aus Schwingungen besteht. Eichen haben eine bestimmte Schwingungsfrequenz, Hauskatzen eine andere. Auch leblose Objekte senden Schwingungen aus, ebenso wie Gedanken und Emotionen. Diese Schwingung ist Qi/Prana. Auch die spezifischen Eigenschaften eines Dings besitzen jeweils eine feinstoffliche Schwingung, die eine einzigartige Signatur erzeugt. Wir sagen: Gleiches verstärkt Gleiches, oder Gleiches verstärkt sich gegenseitig. Gleiche Schwingungen treten nicht nur in Resonanz zueinander, sondern können auch auf natürliche Weise zueinander hingezogen werden. Auf diesem Prinzip beruht die Pflanzenheilkunde, wenn man beispielsweise eine Substanz oder Eigenschaft im Geist und Körper durch Heilpflanzen anregt oder verstärkt.

Alles hat eine Schwingung. Jeder Mensch besitzt seine eigene individuelle Schwingung. Diese Schwingung ist eine Kombination aus seiner DNA (welche Gene aktiviert oder deaktiviert sind), aus den Auswirkungen der Nahrungsmittel, die er zu sich nimmt, seiner Lebensweise, seiner Art, die Realität wahrzunehmen und Erlebnisse zu verarbeiten, seinen Wünschen und Abneigungen und den energetischen Rückständen, die sich aus früheren Handlungen angesammelt haben, dem, was in seinem Körper abläuft, und dem, was er denkt und fühlt. Dieses Denken und Fühlen können sich auf den jetzigen Augenblick, auf die Zukunft oder Vergangenheit beziehen und es kann bewusst, unbewusst oder unterbewusst ablaufen. Wir wollen uns nun einmal anschauen, wie es funktioniert, wenn wir uns die Welt in Form von Schwingungen vorstellen und das Gesetz der Anziehung anwenden.

Wenn wir ein Verlangen nach bestimmten Dingen entwickeln – uns also beispielsweise ein lebloses Objekt wie etwa ein Schmuckstück wünschen –, schwingen wir genauso wie dieses Objekt oder stehen mit seiner

Schwingung in Resonanz. Wir projizieren es und hängen uns innerlich daran, weil wir es visualisieren, fühlen, was es für uns repräsentiert oder bedeutet, und die Schwingung dieses Gefühls (welche die Schwingung des betreffenden Objekts beinhaltet) aussenden. Wir stimmen uns auf die Schwingung dieses Objekts ein und strahlen sie tatsächlich aus. Das, was dieses Objekt für uns persönlich bedeutet, ist die Resonanz, die wir projizieren, und die Bedeutung, die wir dem Objekt zuschreiben. Es besteht eine natürliche Resonanz der Gleichheit zwischen der anfänglichen Schwingung des Wünschens oder Verlangens und dem Objekt unseres Verlangens. In gewisser Weise senden wir tatsächlich die Schwingung dieses Dings aus.

Diese Schwingung bringt uns auf einen Weg, mit dem Objekt in Interaktion zu treten. Angenommen, es ist ein Diamantring: Dann würden wir über diesen Ring nachdenken, ihn uns wünschen (unser Qi emotional damit aufladen) und ihn dann vielleicht tatsächlich ein oder zwei Wochen später bei einem Händler auf einem Flohmarkt entdecken, an dem wir eigentlich nie vorbeigehen wollten. Vielleicht sind wir auf diesen Flohmarkt gestoßen, weil wir an diesem Tag spontan einen anderen Weg gegangen sind als sonst. Diese wahrgenommene Spontaneität ist in Wirklichkeit eine Folge der Schwingung, mit der wir in Resonanz standen. Diese Resonanz hat uns zusammengebracht. Es fühlt sich wie Magie an – und das ist es auch, wenn Sie in der Welt um sich herum immer noch Wunder entdecken oder tiefe Dankbarkeit und Ehrfurcht vor den Abläufen der Natur empfinden können.

Dieses Prinzip gilt für alle Wünsche. Es ist der Weg der Resonanz, das Tao der Resonanz, wenn man so will. Das Tao zeigt ein natürliches Existenzmuster und einen Weg. Der Geist und das Ich können in diese Qi-Resonanz eingreifen, da es sich um einen Mechanismus des freien Willens handelt. Aber es ist ein freier Wille, der auf niedriger Ebene ausgeübt wird. Angenommen, es gibt ein Ziel, das Sie gern erreichen möchten. Das kann zum Beispiel eine bestimmte Punktzahl oder eine Beförderung an Ihrem Arbeitsplatz sein. Vielleicht wollen Sie dieses Ziel wirklich erreichen und arbeiten hart dafür, aber es scheint sich trotzdem einfach nicht zu erfüllen. Obwohl Sie es sich bildlich vorstellen und seine Schwingung ausstrahlen, haben Sie vielleicht auf einer bestimmten Ebene eine unterschwellige Schwingung, die die Erreichung dieses Ziels nicht zulässt: vielleicht die Überzeugung, dass Sie es ja doch niemals schaffen werden, oder irgendein anderes unterschwelliges Muster oder eine andere unterschwellige Schwingung, an der Sie festhalten und die Sie daran hindert, Ihr Ziel zu manifestieren.

Dem Universum, der Existenz – oder wie auch immer Sie »Alles, was ist« bezeichnen möchten – ist es nicht unbedingt wichtig, was wir wollen oder nicht wollen; diese Entscheidung liegt bei uns. Qi ist eine Schwingung und dieses Gesetz der Resonanz ist unparteiisch. Der gleiche Prozess läuft auch bei einer Heilung ab: Bestimmte pflanzliche Heilmittel werden ausgewählt, um die Schwingung zu erzielen, die notwendig ist, um den Patienten wieder ins Gleichgewicht zu bringen, je nachdem, welche Schwingungen im betreffenden Gewebe vorhanden sind. Wenn das Problem mit Hitze oder Entzündung zusammenhängt, wird eine eher kühlende Substanz verordnet. Im Ayurveda und in der chinesischen Medizin werden mit großer Sorgfalt mehrere verschiedene Heilpflanzen ausgewählt, um das Schwingungsmuster des Patienten zu heilen. Das ist ein raffinierter Einsatz von Pflanzen, um Krankheitserreger oder -prozesse zu »überlisten«: Statt eine ähnliche Substanz zu verwenden, die die Manifestation des Problems verstärken würde, greifen wir zu etwas Entgegengesetztem. Zusätzlich verwenden wir – oft in ein und derselben Rezeptur – Substanzen zur Stärkung der gesunden Schwingungen, um den Patienten insgesamt zu kräftigen, sodass er diese Substanzen irgendwann nicht mehr benötigt.

Auf einer feinstofflicheren oder weniger dichten Manifestationsebene kann man Gleiches aber auch verwenden, um Gleiches zu schwächen. Die Homöopathie ist ein Beispiel dafür, ebenso manche Impfungen. Die Homöopathie nutzt die energetische Qualität einer Substanz, die ein Ungleichgewicht im Körper oder Geist verursacht, um dieses Ungleichgewicht zu behandeln. Ein Lebendimpfstoff enthält genau die Substanz, gegen die der Körper sich immunisieren soll, in einer Form, die der Körper gut verkraften kann. Das Einbringen dieser Substanz aktiviert das Immunsystem, damit es die Krankheit bekämpfen und eine Erinnerung daran erzeugen kann, sodass der Körper seine eigene Abwehr gegen diese Substanz richten kann, falls er erneut mit ihr in Berührung kommen sollte.

Aurafeld

Das Prana jedes Lebewesens erstreckt sich in den Luftraum hinein, der es umgibt. Dieser leuchtende Schimmer der fünften Dimension und höherer Dimensionen wird Aura genannt. Manche Menschen, wie beispielsweise der 1945 verstorbene amerikanische »schlafende Prophet« Edgar Cayce, der im 19. und 20. Jahrhundert als Medium tätig war, besitzen eine natürliche Gabe, diese Aura nur scheinbar mit ihren Augen wahrzunehmen. Von einem solchen Menschen würde man sagen, dass der Akupunkt oder Marma zwischen seinen Augen geöffnet ist, was eine feinstofflichere Wahrnehmung in der Art eines sechsten Sinns ermöglicht.

Dieses Aurafeld ist wie ein Bioplasma, das mit der Umwelt interagiert. Seine Farbe, sein Leuchten und seine Intensität spiegeln geistige/emotionale und physische innere Prozesse, aber auch die Interaktion des betreffenden Wesens mit der Außenwelt wider. Diese Außenwelt umfasst die Einstellungen und Energien anderer Menschen ebenso wie das Wetter und andere Sinnesreize. Die Aura kann auch ein diagnostisches Werkzeug für den Arzt oder Therapeuten sein. Geschulte Hände spüren Störungen im Fluss des Prana in diesem Feld, das den Körper umgibt und durchdringt. Äußere Krankheitserreger, zum Beispiel Erkältungen, existieren oft zuerst in diesem Energiefeld, bevor sie durch einen seiner Kanäle in den Körper eindringen und sich in diesem Kanal niederlassen oder in ein tieferes Organ oder eine tiefere Bahn eindringen und Krankheiten verursachen. Ein geübter Therapeut kann solche Erreger tatsächlich aus dem Aurafeld herausholen, bevor sie tiefer eindringen, und die Krankheit auf diese Weise verhindern oder zumindest dafür sorgen, dass sie weniger heftig verläuft.

Die Prana-Matrix

Wir sind eine Prana-Matrix und *bestehen* aus einer Prana-Matrix. Wir sind ein Tropfen im pranischen Ozean. So wie jedes Wassermolekül an das nächste gebunden ist, sind wir alle in diesem Netz miteinander verbunden.

Alles, was existiert, steht mit allem anderen in Verbindung. Diese Verbindung mag null Grad oder eine Million Grad stark sein, aber sie ist da. Fernheilung ist ein Beispiel dafür. Wie faszinierend, dass ein Mensch seine Absicht auf jemanden, der ein paar Zentimeter oder meilenweit von ihm entfernt ist, richten und eine Heilungsreaktion bei ihm hervorrufen kann! Das Prana weiß, wo es hingehen muss. Ein gutes Beispiel dafür ist eine der ersten Erfahrungen, die ich als Reiki-Therapeutin gemacht habe, bevor ich die Akupunkturschule besuchte.

Bei der Arbeit im Lager des Esoterikladens meiner Freundin Veronica, des Magic Moon, *begegnete ich einer Frau, die gerne eine Reiki-Heilung erleben wollte. Sie war dünn, wirkte aber nicht zerbrechlich, und ihre Haut hatte eine rötliche Farbe. Sie war über 30 und erzählte mir, dass sie wegen ihres systemischen Lupus unter Gelenkschmerzen litt. Der Lagerraum war sehr klein, also musste ich auf einen Behandlungstisch verzichten und mich mit einem simplen Klappstuhl begnügen. Wohlgemerkt: Das war im Jahr 1996, als die meisten Leute Yoga noch »Joghurt« nannten und noch nie etwas von Reiki gehört hatten; also stellte niemand große Erwartungen an den Behandlungsraum. Die Frau setzte sich hin und sofort fühlten meine Hände sich zu ihrem Hals hingezogen.*

Da ich wusste, was Lupus für eine Krankheit ist und dass sie unter systemischen Schmerzen litt, dachte ich: Wenn ich meine Hände nicht auf verschiedene Stellen ihres Körpers lege, wird sie das Gefühl haben, ich hätte ihr nicht zugehört oder wüsste nicht, was ich tue. Also arbeitete ich an einigen anderen Stellen, fühlte mich aber immer noch zu ihrem Hals hingezogen. Schließlich gab ich diesem Drang nach und führte meine Hände dorthin. Ich hielt sie ungefähr 15 Zentimeter von ihrem Körper entfernt, die eine Hand ihrem Hals, die andere ihrem Nacken zugewandt. Da begann ich einen kalten Windhauch in meinen Handflächen zu spüren.

Da ich ein ziemlich rational denkender Mensch mit gesunder Skepsis bin, dachte ich, dass dieser Luftzug vielleicht durch einen schmalen Schlitz unterhalb der Tür von der Klimaanlage des Esoterikladens herkam. Langsam arbeitete ich mich mit meinen Händen nach unten vor, wobei ich stets 15 Zentimeter vom Körper der Frau entfernt in ihrer Aura blieb; und als ich bei ihren Füßen angelangt war, prüfte ich heimlich, ob unter der Tür ein Luftzug hervorkam.

Nichts. Also kehrte ich wieder zum Hals der Frau zurück. Als ich dort ankam, wurde der kalte Luftzug stärker und ich konnte mich auf nichts anderes mehr konzentrieren. Ich wusste nicht, was das war oder was ich tun sollte; also tat ich einfach das, was sich für mich richtig anfühlte, und blieb in dieser Position. Innerhalb von ungefähr einer Minute war ein lautes Knacken zu hören! Es klang, wie wenn ein Spieler beim Baseball einen Homerun schlägt. Und laut! Wir zuckten beide zusammen und meine Patientin stand nervös auf und setzte sich dann wieder hin. »Ich glaube, Sie haben gerade mein Schleudertrauma geheilt!« Was? Sie hatte von Lupus und nicht von einem Schleudertrauma gesprochen! Wie sich herausstellte, hatte diese Frau vor einem halben Jahr einen Unfall gehabt und war danach mehrmals im Monat, manchmal sogar mehrmals pro Woche, zu einem Chiropraktiker gegangen.

Es liegt auf der Hand, dass ich hier unbedingt auf ein paar Punkte hinweisen muss. Einer dieser Punkte ist, dass ich nichts geheilt habe. Diese Frau war einfach zur richtigen Zeit unter den richtigen Umständen am richtigen Ort gewesen und ihr Körper hatte die Möglichkeit erhalten, das zu tun oder zu bekommen, was er brauchte, um sich selbst zu heilen. Auf diese Art und Weise kommen solche »Heilungen« oft zustande. Aber es ist auch nicht so, dass all die chiropraktischen Korrekturen bei ihr gar nicht geholfen hatten. Vielleicht würde die Frau ohne diese Behandlungen immer noch unter ihrem Schleudertrauma leiden. Wir wissen es einfach nicht. Das hat der

Klinikdirektor, Dr. Wang, uns während einer unserer Schichten einmal erklärt: Wir wissen nicht, was vor uns da war. Nur weil jemand während oder nach einer Sitzung »geheilt« wird, können wir noch lange nicht die Lorbeeren dafür beanspruchen.

In diesem Zusammenhang spielt auch die klinische Bedeutung von Kälte eine Rolle. In der chinesischen Medizin ist die Rede davon, wie Kälte sich tatsächlich im Körper einnisten und krankhafte Veränderungen hervorrufen kann. Ehrlich gesagt, glaube ich, dass das bei dieser Frau der Fall war und dass ich förmlich spürte, wie die Kälte ihren Körper verließ. Denken Sie einmal darüber nach, was das für Menschen bedeutet, die sich operieren lassen müssen! Im Operationssaal ist es aus gutem Grund eiskalt – aber die Wärme im Körperinneren wird nicht vor dieser Kälte geschützt.

Und schließlich braucht man nicht einmal jemanden zu berühren, um eine Heilungsreaktion zu bewirken. Das Qi weiß, wohin es gehen und was es tun muss; wir brauchen ihm nur zuzuhören, so wie ich zuhören und danach handeln musste, als meine innere Stimme mir sagte, ich solle mit den Händen zum Hals und Nacken dieser Frau gehen. Der innere Dialog, der sich dabei in mir abspielte, ist ein Beispiel dafür, wie der rationale Verstand sich beinahe einer spontanen Heilungsreaktion in den Weg gestellt hätte.

In einer anderen Sitzung beseitigte ich eine Form von Qi, die wir in der chinesischen Medizin »Pflaumenkern-Qi« nennen, was im Grunde nichts anderes ist als das Gefühl, ständig einen Kloß im Hals zu haben. Eine Freundin von mir hatte jahrelang das Gefühl, dass ihr jemand eine Hand an die Kehle hielt. Ich habe ein paar Sitzungen mit ihr durchgeführt und bei der letzten drang ich ziemlich tief bis zur Ursache ihres Problems vor. In der Energieheilung gibt es eine Technik namens »spirituelle Chirurgie«. Dabei entfernt der Behandler, manchmal mit Unterstützung des Patienten, etwas Feinstoffliches aus seinem Körper. In diesem Fall war es ein dunkler Klumpen von der Größe eines Tennisballs an der Kehle der Patientin.

Ich kann Ihnen sagen, dass der Schleim, von dem in der chinesischen Medizin und im Ayurveda gesprochen wird, nicht nur feinstofflich, sondern fest ist! Ich spürte tatsächlich sein Gewicht und seine Klebrigkeit in meinen Händen, als ich diesen Klumpen aus ihrem Hals herausholte. Es fühlte sich an wie ein runder Klumpen aus klebrigem Matsch, aber ich konnte ihn nicht sehen, sondern nur spüren. Und er wog auch einiges. Ich wusste nicht, was ich damit tun sollte. So etwas war mir noch nie zuvor passiert und es war etwas ganz Reales. Ich konnte ihn nicht einfach an meiner Hose abwischen oder auf den Boden werfen.

Als ich mich im Raum umschaute, sah ich eine Pflanze. Der Klumpen in meinen Händen fühlte sich so an, als bräuchte er die Erde, um sich aufzulösen, und als könnte er die Pflanze ernähren wie eine Art Dünger. Also visualisierte ich, ihn in die Erde der Pflanze zu legen, und bat meine Freundin, der Massagetherapeutin, der die Pflanze gehörte, nichts davon zu sagen. Denn der Klumpen war so dunkel, schwer und klebrig, dass ich dachte, er könnte das Wachstum der Pflanze ersticken. Ein paar Wochen später sah ich beide Frauen wieder. Meine Freundin hatte den Knoten seit unserer Sitzung nicht mehr gespürt und die Massagetherapeutin sagte, dass ich ihr Zimmer gerne öfter benutzen dürfe, weil ihre Pflanzen seit dem Beginn meiner Arbeit dort besser zu gedeihen schienen!

Diese Erfahrung half mir dabei, mich auf die Diskussion über Schleim oder Feuchtigkeit in der chinesischen Medizin und über Kapha-Schleim oder *Ama* (Gift, Feuchtigkeit) im Ayurveda einzustimmen. Diese Dinge existieren sowohl im energetischen oder feinstofflichen Feld als auch in der greifbaren dreidimensionalen Welt. Nur wenn sie sich in den Arterien oder woanders ansammeln, schenken wir ihnen Aufmerksamkeit. Aber ich glaube, dass man diese Qi-Formen gut wahrnehmen und möglicherweise auch behandeln kann, bevor sie sich als Krankheit manifestieren.

Prana/Qi als Kommunikator

Die meisten von uns haben die kommunikative Funktion von Prana, die meine nächste Geschichte veranschaulicht, schon einmal erlebt. Es ist kein bloßer Zufall, wenn man an jemanden denkt und dieser Mensch einen kurz danach anruft oder eine E-Mail oder SMS schreibt. Es gibt eine Verbindung oder Kommunikation zwischen Ihnen beiden auf einer energetischen, gedanklichen oder Qi-Prana-Ebene, die dieses Phänomen hervorruft.

Als ich noch aufs Gymnasium ging, saß ich einmal mit meiner Freundin Jill in meinem Zimmer. Wir beschlossen, mit geschlossenen Augen miteinander zu kommunizieren. Jede von uns sollte sich auf eine bestimmte Sache konzentrieren und sehen, ob die andere erraten konnte, was es war. Ich weiß noch, wie ich mich während dieser Konzentrationsaufgabe zu entspannen begann. Ich fing an, mich auf das Objekt zu fokussieren, das ich Jill gedanklich übermitteln wollte. Dabei wurde ich immer entspannter und sah nichts als Dunkelheit vor meinem geistigen Auge. Als ich gerade einschlafen wollte, hörte ich meinen Namen. Er klang ziemlich komisch, wie wenn eine Musikkassette sich verzogen hat oder die Batterie ausgelaufen ist und ihr Inhalt sich ins Kassettenfach ergießt (ja, an diesem Vergleich erkennen Sie, wie alt ich bin!). Es hörte sich an wie ein dämonisches »Brrrrriiiiiidgeeeeette«. Total geschockt riss ich die Augen auf. Ich weiß zwar nicht mehr, was für eine innere Botschaft ich Jill damals geschickt habe; doch als ich sie fragte, woran sie gerade gedacht habe, sagte sie: »An deinen Namen.«

Die überpersönlichen Experimente eines Teenagers sind natürlich kein wissenschaftlicher Beweis für irgendetwas. Aber wenn Menschen Erfahrungen machen, die die Richtigkeit uralter Konzepte bestätigen, dann ist das stärker als jede Zustimmung von einem Professor oder Guru.

Prana als Kommunikator und Verbinder spielt auch bei der Fernheilung und Fernwahrnehmung eine Rolle. Ich war bei vielen Fernheilungssitzungen dabei, bei denen der Patient gebeten wurde, sich am Schluss noch ein paar Minuten Zeit zu nehmen, und eine Gruppe von Studenten sich versammelte, um ihm heilende Energie zu senden. Hier ein weiteres Beispiel:

Eine Gruppe von Energieheilern, die ich für Reiki Stufe 3 ausbildete, traf sich, um eine Fernheilung an einer Freundin durchzuführen. Sie war zu Hause und ruhte sich auf ihrer Couch aus. Die Gruppe und ich saßen ungefähr 30 Kilometer von der Frau entfernt in meiner Praxis und bildeten einen Kreis. Wir stellten uns vor, wie die Patientin inmitten dieses Kreises auf ihrer Couch lag. Das Komische daran ist, dass keiner von uns jemals bei ihr zu Hause gewesen war, und wir hatten ihr auch keine Fragen nach ihrer Einrichtung gestellt. Wir arbeiteten etwa 10 oder 15 Minuten lang auf Prana-Ebene an ihr. Gegen Ende der Sitzung nahm ich, obwohl die Frau in meiner Visualisierung innerlich ganz ruhig zu sein schien, eine sehr dunkle Wolke in dem Bereich wahr, in dem sie ihr körperliches Leiden hatte, was mir zu jenem Zeitpunkt aber noch nicht klar war. Ich spürte nur, dass ich mich davon fernhalten sollte. Wir beendeten die Heilungssitzung und ich sah die Frau später in derselben Woche wieder. Dabei berichtete sie mir von Empfindungen, die einige Wahrnehmungen anderer Mitglieder unserer Gruppe bestätigten. Außerdem stellte sich als richtig heraus, was jeder in meiner Gruppe gesehen hatte: die Farben der Kleidung, die sie an jenem Tag angehabt hatte, das Zimmer, in dem sie gelegen hatte, und wie ihre Couch aussah. Leider hat diese Frau mir auch bestätigt, was es mit der schwarzen Wolke auf sich hatte. Die Krankheit war nicht verschwunden und sie ist später sogar daran gestorben. Ich denke noch oft an sie und stehe dem, was viele Menschen als eher »esoterische« Erklärungen für bestimmte Krankheitsursachen (wie beispielsweise Karma oder Geister) abstempeln würden, nicht ganz so skeptisch gegenüber.

Als klinisch ausgebildeter Arzt oder Therapeut bekommt man einen Sinn für die Dinge, die in den alten Texten erwähnt werden. Es gibt Beschreibungen, die sich am Rande dessen bewegen, was wir für rational halten würden. Das soeben berichtete Erlebnis war eines dieser Phänomene. Diese Frau hatte keine erklärbare Krankheit und sie war noch sehr jung. Meine beste Beschreibung für das Gefühl, das mit der Wahrnehmung dieser Schwingung einer dunklen Wolke verbunden ist, lautet »böses Qi«. Chinesische Medizin und Ayurveda haben viele Namen für die Art und Weise, wie Qi sich manifestieren kann. »Böses Qi« ist eine dieser Bezeichnungen. Dabei handelt es sich um ein tief greifendes, starkes, bedrohliches Qi, das in den Körper eindringt und in vielen Systemen gleichzeitig Verwüstung anrichtet.

Diese Geschichten dienen mir als empirische Bestätigung dafür, dass die Konzepte des Ayurveda und der chinesischen Medizin keine esoterischen, weltentrückten Volksmärchen sind. Qi/Prana und seine vielen Formen sind etwas ganz Reales. Qi/Prana ist Schwingung, bewegt sich aber auch in einer bestimmten Richtung entlang einer Leitbahn in einem Lebewesen. Es ist ein Kommunikator, ein Verbinder, eine belebende Kraft – der Mechanismus, der die Rhythmen des Atmungssystems und des Herzens steuert. Es erlaubt uns, Informationen wahrzunehmen, und ist selbst diese Informationen. Es kann Eigenschaften annehmen und – wenn es geschwächt ist, falsch fließt, blockiert ist oder stagniert – Schmerzen oder Krankheiten verursachen; doch wenn es in der richtigen Geschwindigkeit, der richtigen Richtung, der richtigen Menge und ohne das, was wir als negativ aufgeladene Emotionen bezeichnen würden, fließt, kann es Gesundheit erzeugen.

3

Die fünf Elemente

Sowohl die chinesische Medizin als auch der Ayurveda betrachten die fünf Elemente (FE) als Kombination aus einem gekürzten Periodensystem und einer Erklärung der Art und Weise, wie sämtliche Naturkräfte sich manifestieren. Die Quantität und Qualität der unzähligen Kombinationen dieser Elemente entscheidet darüber, was für Objekte entstehen oder wie etwas funktioniert oder sich bewegt. Irgendwann vor langer Zeit besaßen die beiden Traditionen wahrscheinlich dasselbe Grundwissen über dieses Thema, schwenkten aber dann in leicht unterschiedliche Richtungen aus. So sind die Unterschiede zwischen Ayurveda und chinesischer Medizin entstanden, wie wir sie heute kennen. Die Fünf-Elemente-Theorien dieser beiden Medizinsysteme korrelieren vielleicht nicht genau miteinander. Doch wenn wir berücksichtigen, in welchen Bereichen sie sich überlappen oder dass sie sich eigentlich nur in ihrer Terminologie und ihrem grundlegenden Kontext voneinander unterscheiden, besagen im Grunde genommen beide dasselbe. Wie könnte es auch anders sein? Ayurveda bedeutet schon allein aufgrund seines Namens »Wissenschaft« oder »Weisheit vom Leben«; und es gibt nur dieses eine Leben, das wir uns alle miteinander teilen. Die chinesische Medizin nennt sich vielleicht nicht »Wissenschaft vom Leben«; doch der Taoismus, aus dem sie erwachsen ist, ist »der Weg«. Er ist *der* Weg, genauso wie Ayurveda *die* Weisheit vom Leben ist. Beide Systeme beschreiben ein und dieselbe Existenz, nur mit leichten Abweichungen bezüglich der Art und Weise, wie sie von unserem begrenzten Verstand beschrieben und wahrgenommen wird.

Sowohl in der chinesischen Medizin als auch im Ayurveda erfasst der Begriff »fünf Elemente« nicht deren ganze Bedeutung. In der chinesischen

Medizin lautet eine genauere Bezeichnung für die fünf Elemente *Wu Xing* oder Fünf-Phasen-Theorie. Der Begriff »fünf Phasen« deutet darauf hin, dass es sich dabei nicht einfach nur um statische Entitäten, sondern um aktive Prozesse handelt. Es gibt einen kleinen Unterschied in der Sichtweise der Elemente in den beiden Systemen. Im chinesischen System basieren die Elemente auf dem Planeten, da es die Elemente des Planeten sind, die die Hülle des Körpers bilden. Diese Elemente sind: Holz, Feuer, Erde, Metall und Wasser.

Die chinesische Wu-Xing-Elemente-Theorie konzentriert sich stärker darauf, was ein Element tut, als darauf, was es eigentlich ist. Natürlich gibt es Assoziationen zwischen den Elementen und bestimmten physischen Strukturen, wie Sie später bei meinen Ausführungen zu den einzelnen Organen noch erfahren werden. Die ayurvedische Fünf-Elemente-Theorie, die sich von der Sankhya-Philosophie herleitet, beschreibt die Entstehung der Elemente eines nach dem anderen und konzentriert sich dabei gleichermaßen auf ihre Form und ihre Funktion. Diese Funktion wird in der Dosha-Theorie, die wir im nächsten Kapitel erläutern werden, näher ausgeführt.

Der Ayurveda betrachtet die Elemente als etwas, das zu Beginn der Existenz, sozusagen beim Urknall, entstanden ist. Deshalb gilt für den Raum als das erste Element. Er besitzt viele Eigenschaften des Holzelements in der chinesischen Medizin. Auch die ayurvedischen *Pancha Mahabhutas* (fünf großen Elemente) sind nicht nur statische Prinzipien, sondern aktive Kräfte, die eifrig damit beschäftigt sind, das Leben ins Gleichgewicht zu bringen. Diese Elemente sind: Raum, Luft, Feuer, Wasser und Erde.

Der Einfluss des jeweiligen kulturellen Weltbilds auf die Entwicklung der chinesischen Medizin und des Ayurveda zeigt sich besonders deutlich in den Fünf-Elemente-Theorien dieser beiden Systeme. Da die Chinesen eine andere Sichtweise im Hinblick auf die Fortsetzung des Lebens nach diesem Leben haben und dabei auch andere Schwerpunkte setzen, tendieren sie eher dazu, sich auf das Hier und Jetzt und darauf zu konzentrieren, was man mit seinen fünf Sinnen wahrnehmen kann. Im Gegensatz dazu steht der grundlegende indische Glaube an die Reinkarnation und die Rolle des Karmas. Viele indische Philosophien konzentrieren sich nicht einfach nur darauf, mit dem Strom zu schwimmen, sondern auch darauf, über ihn hinauszuwachsen. Das führt natürlich zu sehr unterschiedlichen Sichtweisen des Lebens und erzeugt eine Kluft zwischen den ideologischen Grundlagen beider Systeme.

Jedes Element ist zu einem großen Teil konkret erfahrbar. Erde, Feuer und Wasser haben in beiden Systemen viele identische und damit vergleichbare Qualitäten; doch die Sichtweise der beiden anderen Elemente und die dafür verwendeten Terminologien unterscheiden sich ein bisschen voneinander. Die Elemente, die in den beiden Systemen unterschiedliche Namen tragen, sind Holz und Metall in der chinesischen Medizin und Raum und Luft im Ayurveda. Natürlich ist es sehr verlockend, zu sagen, dass Holz Raum und Metall irgendwie Luft ist und damit basta. Es stimmt zwar, dass Holz und Raum viele Eigenschaften gemeinsam haben, ebenso wie Metall und Luft – aber sie korrelieren eben nicht exakt miteinander.

Wu Xing: Fünf Phasen

Die chinesische Fünf-Phasen-Theorie beinhaltet die fünf Elemente Holz, Feuer, Erde, Metall und Wasser und deren Wechselwirkungen miteinander. Diese Interaktionen umfassen zwei Zyklen, die die Homöostase im Universum und im Körper aufrechterhalten: einen Kontrollzyklus, der die Elemente unter Kontrolle hält, und einen Erzeugungszyklus, der die Elemente unterstützt und nährt. Diese beiden Zyklen liegen der Diagnostik und Therapie der Fünf-Elemente-Akupunktur zugrunde. Obwohl es auch andere Interaktionsmuster gibt, durch die Ungleichgewicht entsteht, wollen wir uns hier auf diese beiden konzentrieren. Die Chinesen beschreiben die Elemente in ihren individuellen Eigenschaften, aber auch in ihrer Beziehung zueinander, ähnlich wie Yin und Yang. Die chinesischen Elemente sind sozusagen die Endkategorie in der Differenzierung von Materie, da man von ihnen als Attributen der Konstitutionen spricht. Dies unterscheidet sich insofern vom Ayurveda, als die Energetik der fünf Elemente im ayurvedischen System noch weiter in drei Doshas ausdifferenziert wird. Darauf werde ich im nächsten Kapitel eingehen.

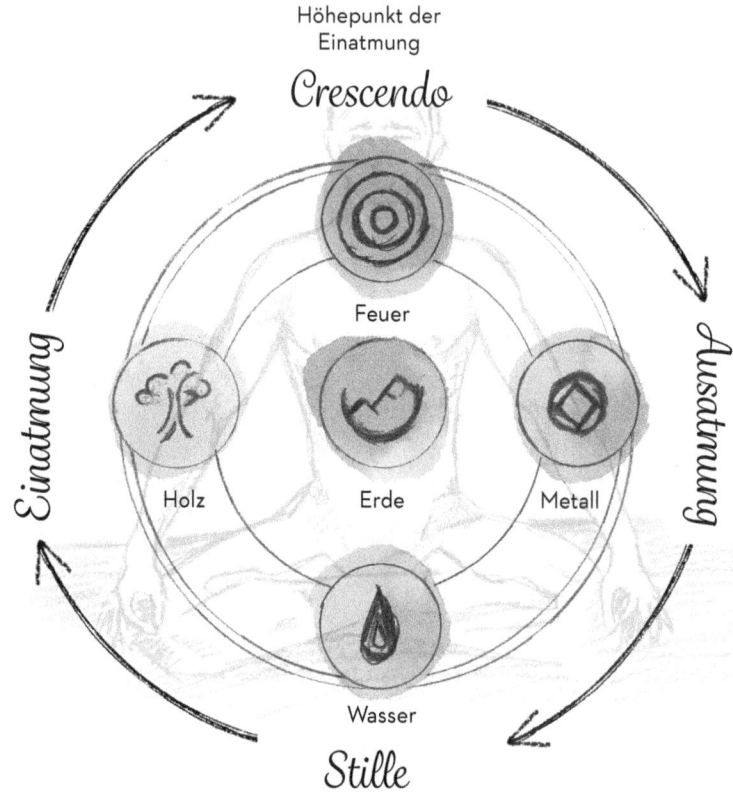

Der Atemzyklus und die ihm zugeordneten Elemente

Eines meiner letzten Projekte an meiner Schule für chinesische Medizin war eine Forschungsarbeit über den Atem und seine Nützlichkeit als Werkzeug für Heilung und Transformation in der alten Medizin. Für dieses Projekt interviewte ich den langjährigen praktizierenden Zen-Buddhisten Paul Karsten, der zu den Ausbildungsleitern und Begründern der Schule gehörte und mir daraufhin seine Arbeit mit dem Atemzyklus unter Bezugnahme auf die fünf Elemente erläuterte (siehe Abbildung oben). Wie er mir erklärte, entspricht jede Phase des Atemzyklus einer Phase der Fünf-Elemente-Theorie. Damit hat Paul Karsten eine Plattform geschaffen, von der aus Meditationsschüler die Anomalien in ihrem eigenen Atemmuster anhand des Atemzyklus und der Fünf-Elemente-Theorie besser verstehen können. Dieses diagnostische Fünf-Elemente-Modell ist hilfreich für Menschen, die an ihrem eigenen Heilungsprozess interessiert sind, aber auch für Mediziner und Körperarbeitstherapeuten, die mit Klienten arbeiten. Eine Meditation über dieses Modell kann dazu beitragen, den energetischen, emotionalen und physischen Körper von angesammelten Giftstoffen, Blockaden und festgefahrenen emotionalen Mustern zu befreien. Karsten hat einen Atemzyklus, mit dem ich bei meinem Yogastudium schon seit über zehn Jahren gearbeitet hatte, auf eine Art und Weise beschrieben, auf die ich noch nie gekommen war. Und doch erschien mir das alles ganz natürlich. Etwas machte Klick.

Vielleicht wird Ihnen das besser verständlich, wenn Sie diesen Absatz zunächst einmal durchlesen und dann ganz langsam noch einmal lesen und diese Informationen während des Atmens »sacken lassen«. Der Atemzyklus umfasst vier Phasen und es gibt fünf Elemente. Das Erdelement sind Sie selbst im Atemzyklus – im Mittelpunkt dieses Zyklus. Der Atmende ist Erde und die anderen Elemente fließen um ihn herum und durch ihn hindurch. Die Einatmung steht mit Beginn, Geburt und Wachstum in Zusammenhang. Wenn Sie einmal auf diesen Atem achten, der in Sie hineinfließt, werden Sie feststellen, dass ihm jedes Mal etwas Neues, Frisches innewohnt. Das ist Holz. Der Übergang am Höhepunkt der Phase des Einatmens repräsentiert ultimative Ausdehnung, Ausdruck, Crescendo oder Höhepunkt und fühlt sich auch so an. Das ist Feuer. Dem Ausatmen wohnt eine Art Loslassen inne. Das ist Metall. Die Pause zwischen dem Ende der Phase des Ausatmens und dem Beginn der nächsten Phase des Einatmens ist die Stille des Seins, die Leere. Das ist der Tod des Atemzyklus, das ultimative Ende vor der Geburt des neuen Einatmens. Das ist Wasser. Und nun wollen wir uns ein bisschen intensiver mit der Seele dieser fünf Elemente befassen.

Holz

Holz ist die Qualität des Wachstums. Es ist wie ein keimender Same. Es ist die schwangere Mutter in freudiger Erwartung ihres Babys und gleichzeitig der wachsende Fötus. Es ist die Energie der Pflanze, die die Erde durchbricht und sich der Sonne entgegenreckt. Es ist die Morgendämmerung eines neuen Tages und steht mit dem Vorgang des Erwachens in Zusammenhang. Holz ist stark und biegsam: Es dehnt sich, breitet sich aus, strebt nach außen. Gleichzeitig ist es expansiv und raumhaltig. Denken Sie an den Raum im hohlen Bambus oder an das poröse Holz der Bäume. Dieses Konzept ist mit dem ayurvedischen Akasha (Äther, Raum) verwandt. Holz enthält Luft, die es drückt oder in Bewegung versetzt. Deshalb wird Holz im indischen System auch mit Vayu (Luft) in Verbindung gebracht. Im Atemzyklus wird es mit dem Beginn des Einatmens assoziiert – jener Phase, die die Einatmung einleitet, eröffnet und sich deren Höhepunkt entgegenstreckt, während das Zwerchfell sich nach unten schiebt und die Leber zusammendrückt.

In der chinesischen Medizin wird die Leber mit dem Element Holz assoziiert. Sie ist für den reibungslosen Fluss von Qi und Blut zuständig und wir wissen, dass sie sich unter bestimmten Umständen teilweise regenerieren kann. Sie hat eine sich ausbreitende Funktion und ihre Energie tendiert dazu, nach oben oder quer durch den Körper aufzusteigen wie die Äste eines Baumes oder wie eine Rebe, die nach oben klettert und sich nach außen verzweigt. Die Leber wird außerdem mit dem Wind und dem Frühling in Verbindung gebracht. Der Frühling ist die Zeit, in der alles sprießt, entsteht, geboren wird –, in der ein Gefühl der Vorfreude und des Neuen in der Luft liegt. All das sind Holzeigenschaften. Auch die grüne Farbe, ein Symbol des Frühlings, wird mit Holz und der Leber assoziiert. Viele Menschen verspüren im Frühjahr das Bedürfnis nach einer Lebereinigung und verwenden dafür Frühlingskräuter wie beispielsweise Löwenzahn.

Im Körper sollte ein raumgreifendes, unbehindertes Gefühl herrschen, das mit der Ausdehnung, dem Sich-Ausstrecken und der Vorwärtsbewegung des Holzes in Zusammenhang steht. Wenn unser Streben mit einem Gefühl der Verzweiflung oder Frustration einhergeht, ist die

Funktion von Holz aus dem Gleichgewicht geraten. Wenn Hindernisse das Wachstum des Holzes blockieren, wird es sehr frustriert, reizbar, unglücklich und wütend. Diese Emotionen und Gefühle stören den reibungslosen Fluss von Qi und Blut und es heißt, dass sie die Leber schädigen, wenn sie stark sind und länger anhalten. Tatsächlich ist nicht analysierter, unterdrückter oder chronischer Ärger die Hauptemotion, von der es heißt, dass sie der Leber schadet. Dieser Ärger ist frustrierte oder blockierte Holzenergie, die weiterhin eine sich ausdehnende, expansive Dynamik hat, welche sich hinter der Blockade anstaut. Diese stagnierende Energie kann verheerende Auswirkungen auf den Qi-Fluss und auf unseren Geist haben und aus Sicht der chinesischen Medizin nicht nur Ungleichgewicht, sondern auch Krankheiten verursachen.

Feuer

Feuer ist das Crescendo in jedem Muster, jeder Situation und jedem Lebenszyklus. Es ist das Gipfelerlebnis, das Leben in seiner Blüte – das volle Erblühen einer Blume, die explosive Kraft auf dem Höhepunkt eines Vulkanausbruchs und die Manifestation des kreativen Ausdrucks. Diesem Element wohnt ein Element der Aufwärtsbewegung inne, wie das Aufsteigen von Rauch und Hitze. Feuer ist Verbrennung und steht mit allen Verbrennungsprozessen in der Natur und im Körper in Zusammenhang. Feuer ist Mittag, wenn die Sonne am höchsten Punkt des Himmels steht, und repräsentiert Wachheit. Im Atemzyklus ist Feuer der Höhepunkt der Phase des Einatmens und der Übergang zwischen Ein- und Ausatmung, bevor das Ausatmen erfolgt. Es wird mit Wärme, Hitze, Begeisterung, Kreativität und Dynamik assoziiert. Wenn Feuer in seiner Blüte steht, wohnt dem Leben ein Gefühl der Freude inne.

Wenn Feuer aus dem Gleichgewicht geraten ist, brennt es. Dann kommt es zu entzündlichen Zuständen, die durch verdrängte oder überschüssige Hitze im Körper und Nervosität des Geistes entstehen. Solches Feuer kann Schlafstörungen und Herzklopfen verursachen. Das Feuerelement wird mit Herz und Dünndarm, Blutgefäßen, der Zunge und dem Teint, aber auch mit dem *Shen* oder Geist, einem der Drei Schätze der chinesischen Medizin, in Verbindung gebracht. Natürlich wird Feuer auch mit Rot assoziiert, der Farbe, in der Feuertypen sich am wohlsten fühlen und die sie am liebsten tragen. Der mit Feuer assoziierte Geschmack ist bitter und seine Jahreszeit ist der Sommer. Im Sommer ist das Qi schwach und die Verdauung träge. Ein Eindringen von Kälte oder Wind in den Körper ist tatsächlich eher im Sommer wahrscheinlich. Daher ist es am besten, in dieser Jahreszeit kaltes Essen, kalte Getränke und Zugluft zu vermeiden. Da der Körper und sein Verdauungsprozess im Sommer am schwächsten sind, empfiehlt es sich in dieser Zeit, lieber öfters kleine, leicht verdauliche Mahlzeiten zu sich zu nehmen.

Erde

Man kann Erde als Zentrum, Dreh- und Angelpunkt, Übergangszeit und -raum des Wechsels von einer Phase zur nächsten begreifen. Sie ist der Augenblick genauen Gleichgewichts zwischen zwei Phasen, das Medium, in dem eine Pflanze existiert und aus dem sie ihre Nahrung und Stabilität bezieht. In der Akupunktur gibt es einen Punkt auf dem Magenmeridian neben dem Nabel, der »himmlischer Drehpunkt« genannt wird. Er repräsentiert das Gleichgewicht zwischen den oberen und unteren Aspekten des Körpers und entspricht der Erde in ihrer Funktion der Regulation von Milz und Magen. Erde ist Yin. Sie ist dicht, schwer und feucht und hat aufgrund ihrer Beziehung zu Milz und Magen viel mit der Verdauung zu tun.

Wenn Stress und Sorgen überhandnehmen, wirken Holz oder die Leber oft zu stark gegen das Element Erde und können die Verdauung negativ beeinflussen. Eine Erdschwäche entspricht der Unfähigkeit, Nahrung, Flüssigkeiten und Informationen aufzunehmen, aufzuspalten und zu absorbieren. Laut Erkenntnissen der modernen Naturwissenschaft gibt es eine Verbindung zwischen Gehirn und Darm. Diese Verbindung ist ziemlich wörtlich zu verstehen, wobei es in der westlichen Wissenschaft um Nervenimpulse und in der östlichen Medizin um Verdauungs- und Denkvermögen und geistige Leistungsfähigkeit geht.

Erde ist in der Fünf-Phasen-Theorie das stabilisierende Prinzip. Sie steht mit dem Spätnachmittag und der feuchten Übergangszeit zwischen Sommer und Herbst in Zusammenhang. Aufgrund ihrer festen, stabilen, konstanten, nassen, nährenden Eigenschaften ist sie mehr Yin als Yang. Ohne Nahrung von der Erde können die übrigen Elemente ihre physiologischen Funktionen nicht erfüllen und dann trennt Yang sich vom Yin. Diese Trennung führt letzten Endes zum Tod des Organismus, wenn der Geist (Yang) das Fleisch (Yin) verlässt.

Metall

Metall wird mit der Dämmerung, der Zeit des Sonnenuntergangs in Verbindung gebracht. Es ist die Zeit des Dahinschwindens, der Degeneration und des Loslassens, der Loslösung und Beruhigung der Aktivitäten des Lebens sowie des Ausatmens und Loslassens. Dieses Element steht mit dem Herbst und dem Fallen der Blätter in Zusammenhang. In dieser Übergangsphase liegt eine Schönheit. Vielen Aspekten des Loslassens wohnt ein bittersüßes Gefühl inne.

In der chinesischen Medizin wird Metall mit Lunge und Dickdarm in Verbindung gebracht. Die Lungen sind für die Verarbeitung von Kummer zuständig, werden durch übermäßigen, angestauten oder unbewältigten Kummer jedoch geschädigt. Es ist nicht ungewöhnlich, dass wir uns Husten, eine Erkältung oder Lungenentzündung holen, wenn wir den Tod eines geliebten Menschen zu verkraften haben. Oft kommt es bei diesen Erkrankungen dann auch zu einer entsprechenden Störung der Dickdarmfunktion.

Wasser

Wasser ist das Element der Stille. Es repräsentiert die Leere, aus der wir kommen und in die wir schließlich wieder zurückkehren. Dieses Element ist der Höhepunkt der Mitternacht, dunkel und kühl, das ultimative Yin.

Es wird mit Winter und Winterschlaf, aber auch mit hohem Alter und Tod in Verbindung gebracht. Manche betrachten es auch als die Yin-Zeit der Schwangerschaft, das im Samen enthaltene Potenzial. Es ist die Pause am Tiefpunkt des Ausatmens und repräsentiert völlige Stille, Leere, das Nichts (»Kein-Ding-Sein«).

Wasser gleicht Feuer aus. Ohne dieses Element würde das Feuer des Herzens unkontrolliert wüten. Wasser ist den Nieren und der Harnblase zugeordnet. Es gibt eine introspektive Energie, die mit dem Element Wasser in Zusammenhang steht, und wenn man nicht genug davon hat, kann das zu Entzündungen im Denken und in den Geweben sowie zu Schlaflosigkeit, Reizbarkeit, Überhitzung, Nervosität und Angst führen. Abnehmendes Nieren-Yin wird ebenfalls durch eine Erschöpfung des Wasserelements verursacht. In der Menopause steht Wasser mit dem Gleichgewicht des weiblichen Hormonhaushalts in Zusammenhang. Wenn der Spiegel der Hormone, die die Befeuchtung fördern, sinkt, treten viele Hitzesymptome auf. Hitzewallungen sind ein gutes Beispiel dafür. Genau wie Rauch und Hitze in der Natur aufsteigen, so steigen sie auch im Körper auf.

Die fünf Elemente in der ayurvedischen Medizin

Um es noch einmal zu wiederholen: Die Sankhya-Kosmologie liegt der Manifestation der fünf Elemente in der ayurvedischen Medizin zugrunde. Aus der eher statischen Tendenz des kosmischen Bewusstseins der Unbeweglichkeit (Tamas) entstanden die Tanmatras oder Sinnesobjekte und aus diesen Objekten sind wiederum die fünf Elemente entstanden, und zwar in der Reihenfolge vom feinstofflichsten zum grobstofflichsten Element. Zuerst bildete sich das feinstoffliche Sinnesobjekt des Klangs und daraus entstand das materiellere Element des Raumes. Aus der Berührung kam die Luft. Aus Licht oder etwas Sichtbarem entsprang Feuer und aus etwas, das einen Geschmack besitzt, entstand etwas, das man schmecken kann und zum Schmecken braucht, nämlich Wasser. Aus Raum, Luft, Feuer und Wasser entsprang das feinstoffliche Sinnesobjekt des Geruchs und der Stoff, um dieses zu erfüllen: Erde.

Jedes Element beinhaltet die Elemente, die vor ihm kamen. Daher nimmt jedes im Vergleich zu den vorigen Elementen an Dichte zu. Zum Beispiel wird der Raum dichter, wenn er zu Luft wird. Man kann sagen, dass Luft das Element Raum ist, nur eben mit größerer Dichte. Sie ist das, was mit dem Raum passiert, wenn er grobstofflicher wird oder aus dem feinstofflichen in einen grobstofflicheren Zustand der festen Materie hinabsteigt.

Wie Nikola Tesla einmal geschrieben hat: »Alle wahrnehmbare Materie entstammt aus einer Ursubstanz oder Dünnheit jenseits des Begriffsvermögens, die den gesamten Raum erfüllt, aus der Akasha oder dem lichtspendenden Äther, auf den das lebensspendende Prana (oder kreative Kraft) einwirkt, die in niemals endenden Zyklen alle Dinge und Erscheinungen ins Leben ruft.«[27]

Akasha – Raum oder Äther

Raum ist das erste Element, das entsteht. Wie Sie sich vielleicht noch erinnern, sind die Elemente die Bausteine der Materie und besitzen sowohl funktionelle als auch statische, materielle Eigenschaften. Der Anteil jedes Elements innerhalb eines bestimmten Dings macht seine physische Gestalt aus. Jedes Element hat bestimmte Eigenschaften oder Gunas, die mit ihm assoziiert werden. Diese unterscheiden sich von den drei Gunas *Sattva*, *Rajas* und *Tamas*. Sattva, Rajas und Tamas sind Eigenschaften des Geistes. Die Gunas, um die es hier geht, werden zwar von manchen Autoren als metaphorische Bezeichnungen für geistige oder emotionale Zustände oder Persönlichkeitsmerkmale verwendet, sind aber eigentlich als Bezeichnungen für Eigenschaften der materiellen Natur, der Körperlichkeit, gedacht. Diese Gunas sind sozusagen die Persönlichkeit des physischen Elements. Raum wird auch als Äther oder Akasha bezeichnet. Sie haben vielleicht schon von dem Begriff »Akasha-Chronik« gehört. Der im 20. Jahrhundert lebende amerikanische Prophet Edgar Cayce bezeichnete damit den Ort, auf den er sein Bewusstsein während seiner Trancezustände richtete, um seine Prognosen abzugeben. Er glaubte, dass es eine Existenzebene gäbe, auf der alles gespeichert sei, was je geschehen ist, je geschehen wird und jetzt gerade geschieht. Laut Edgar Cayces *Readings* ist dieser Ort wie eine große Bibliothek, die das Leben jedes Einzelnen, die Geschichte des Kosmos (einschließlich der Erde) und potenzielle Zukunftsszenarien in Abhängigkeit von den derzeitigen Umständen und den Entscheidungen der Gesellschaft beinhaltet. Als Raum ist Akasha unendlich. Etwas, das ein so enormes Wissen – einschließlich unausgesprochener Gedanken – enthält, muss zweifellos riesengroß und unendlich sein. Das vermittelt einen guten Eindruck davon, was Raum in seiner Eigenschaft als Element ist.

Raum ist im Körper als Substrat des Geistes vorhanden, auf dem und durch das unsere Gedanken fluktuieren. Denken Sie auch daran, dass das Atom hauptsächlich aus Raum und nur aus sehr wenig Materie besteht. Die Wissenschaft hat bewiesen, dass Festigkeit im Ursprung der Dinge – auf atomarer Ebene – eine Illusion ist. Raum befindet sich auch in allen offenen und leeren Räumen im Körper wie beispielsweise im Alveolarraum der Lungen, im Darm und in porösen Knochen. Ohne Raum können die anderen Elemente nicht existieren; doch ein Überfluss an Raum führt zu einem Abbau von notwendigem Gewebe und einem Mangel an Nahrung für den Organismus. Wie alle anderen Elemente besitzt auch der Raum Gunas, aber diese Gunas können weitgehend als Fehlen des entgegengesetzten Guna betrachtet werden. Zum Beispiel ist Raum feinstofflich, weil er absolut keine Dichte besitzt. Er ist kalt, weil ihm jeder Anschein von Wärme fehlt. Er ist unbeweglich, weil ihm die Bewegung der Luft fehlt.

Shabda oder Klang wird mit dem Element Raum assoziiert. Deshalb sagt man, dass es am Anfang den Klang *OM* gab und dass sich daraus alle Dinge der Schöpfung manifestieren. Es ist der Klang des Raums. Schallwellen bewegen sich durch den Raum. Seine Wellen und seine Bewegung sind auf das Vorhandensein von Luft zurückzuführen.

Vayu – Luft

Nach der ayurvedischen Sankhya-Kosmologie ist Luft das zweite Element, das sich manifestiert. Im Gewebe des Schwingungsraums kommt es zu einer Art Berührung. Es ist eine leichte Differenzierung, eine Beziehung zwischen Schwingungen, eine Kontraktion oder Ausdehnung. Diese Bewegung ist der Ursprung des Elements Luft.

Luft ist trocken, rau, feinstofflich, beweglich, klar, kühl und leicht. Jede Bewegung, die es gibt, ist auf das Vorhandensein von Luft zurückzuführen. Luft heißt auf Sanskrit Vayu; sie ist eine Kombination aus Raum und Luft. Die besondere Kraft, die die Eigenschaften dieser Elemente in Kombination miteinander bilden, ist das Dosha Vata, was ich im nächsten Kapitel noch näher erläutern werde.

Tejas – Feuer

Die Reibung, die durch die Bewegung der Luft gegen sich selbst und gegen den Raum entsteht, erzeugt Hitze oder Feuer. Das Element Feuer steht mit dem Sehen und den Augen in Verbindung. Aufgrund des feinstofflichen Sehvermögens hat sich das Element Feuer manifestiert. Die Eigenschaften von Feuer sind: heiß, scharf, trocken, nicht schleimig und leicht. Wir wissen, dass Feuer Luft oder Sauerstoff braucht, um zu überleben. Daher könnte man sagen, dass Feuer durch das Vorhandensein oder die Existenz von Luft genährt wird oder gedeiht. Denken Sie daran, dass Holz im chinesischen System das raumhaltigste aller Elemente ist und viele Ähnlichkeiten mit den Eigenschaften der Luft im indischen System aufweist. In der chinesischen Medizin heißt es, dass Holz Feuer nährt. Wenn man diese Beziehung personifizieren würde, könnte man sagen, dass Holz die Mutter des Feuers ist. Im Ayurveda sind Raum und Luft im Element Feuer enthalten.

Feuer ist für alle Transformationen im Kosmos verantwortlich. Es wird als Strahlungswärme und Kernreaktion betrachtet. In gewissem Sinn fungiert Feuer als Brücke zwischen den feinstofflicheren Elementen Raum und Luft und den grobstofflicheren Elementen Wasser und Erde. Es ist wie ein

Wendepunkt in der Schöpfung. Feuer kann die grobstofflicheren Elemente in feinstofflichere umwandeln und in diesem Sinn ist es von Natur aus in den dichteren Elementen Metall, Erde und Wasser vorhanden. Es verwandelt Erde zu Asche. Die Eigenschaften dieser Asche sind denen von Luft sehr ähnlich: Sie wird mehr wie Luft, sobald die Luft selbst auf sie einwirkt, sie zu feinstem Staub und dann zu bloßen im Wind vorhandenen Molekülen zersetzt. Die Wirkung von Feuer auf Wasser führt zur Verdunstung des Wassers und zu dessen Rückverwandlung in Luft.

Die Manifestation des Feuers im Körper heißt auf Sanskrit *Agni*. Agni ist im Verdauungstrakt und Zellstoffwechsel vorhanden und für die Umwandlung von Rohmaterialien in Nahrung und Nährstoffe zuständig. Wenn das Agni oder Stoffwechselfeuer schwach ist, können unzählige Krankheiten und Beschwerden auftreten, von Appetitlosigkeit bis hin zu mangelnder Begeisterung für das Leben. Wenn Agni aus dem Gleichgewicht ist, kann Sodbrennen aufgrund von Säurereflux entstehen, und wenn es geschädigt ist, kann es zum Hauptfaktor werden, der zu vielen Krankheitsprozessen beiträgt. Agni beinhaltet sämtliche Säuren, Enzyme und die Galle. Beachten Sie, dass dieses Feuer nicht einfach nur trocken ist, sondern auch eine flüssige Qualität besitzt. Denken Sie zum Beispiel an Galle: eine heiße, durchdringende Flüssigkeit. In der Dosha-Theorie entspricht dies dem Dosha Pitta, das eine Kombination aus Feuer und Wasser – dem als viertes entstehenden Element – darstellt.

Jala - Wasser

Wenn Feuer immer dichter wird, verflüssigt es sich, und aus dieser Flüssigkeit manifestiert sich Wasser. Wenn Wasser an Dichte gewinnt, beginnt es sich gleichzeitig auch abzukühlen. Die Eigenschaften von Wasser sind: flüssig, weich, beweglich, kalt, schwer, zähflüssig, stumpf und dicht. Wir brauchen Wasser, um zu überleben und zu gedeihen. Wasser (oder *Jala* auf Sanskrit) wird mit Geschmack und daher auch mit der Zunge assoziiert. Ohne Wasser entsteht kein Geschmack. Ohne Geschmack gibt es keine Nahrung und die Erde kann nicht erhalten werden. Das Sanskrit-

Wort für »Geschmack« ist *Rasa*. Rasa bedeutet gleichzeitig auch »Genuss« und »Verbindung«.

In der chinesischen Medizin wird Wasser mit Fließen oder mit der Hauptaktion von Luft – Bewegung – in Verbindung gebracht. Aber es besitzt auch eine haltende, nährende Qualität und eine Atmosphäre der Stille, wie ein tiefer Teich mit unbewegter Oberfläche. Im Ayurveda ist Verbindung ein Hauptprinzip des Wasserelements, vor allem durch den Prozess des Zusammenhalts. Zwei nah beieinanderliegende Wassertropfen versuchen naturgemäß, sich miteinander zu verbinden und zu verschmelzen. Das ist Zusammenhalt. Deutsche Wissenschaftler haben erst kürzlich entdeckt, dass Wasser die Schwingung von allem annimmt, womit es in Berührung kommt. Dazu gehört auch die Form. Sie konnten beobachten, dass, wenn eine Blüte in einen Bottich mit Wasser gelegt wird, jeder einzelne Wassertropfen unter dem Mikroskop die Form dieser Blüte zeigt.[28]

Im Ayurveda wird diese Aufnahmefähigkeit bis zu einem gewissen Grad mit Wasser, im engeren Sinn jedoch mit dem Dosha Kapha in Verbindung gebracht.

Im Zen wird empfohlen, wie Wasser zu sein und mit dem Strom zu schwimmen. Wasser nimmt auch bereitwillig die Form jedes Gefäßes an, in das man es hineingießt. Aufgrund der Informationen, die die wissenschaftliche Untersuchung aus Deutschland uns geliefert hat, könnte man auch sagen, dass wir insofern wie Wasser sind, als wir naturgemäß zu dem werden, was in uns eingebracht wird: Wir werden zu der Nahrung, die wir essen, und zu den Gedanken, die wir denken, und assoziieren unsere Identität mit dem, was wir fühlen.

Gedächtnis ist eine Form von Zusammenhalt und die deutsche Studie weist auf das Vorhandensein eines Gedächtnisses in Wassertropfen hin. In Japan hat Dr. Masaru Emoto eine Studie über Wasser auf molekularer Ebene durchgeführt und festgestellt, dass mit Emotionen aufgeladenes Wasser unter dem Mikroskop jeweils unterschiedliche kristalline Formen aufweist. Das traf sogar auf Wasser in Behältern zu, die mit Wörtern wie »Liebe« oder »Idiot« beschriftet waren. Die Wassermoleküle in den mit angenehmen, aufbauenden Wörtern versehenen Behältern wiesen die Symmetrie und Schönheit perfekt geformter Schneeflocken auf. Die

Wassermoleküle, die mit Wörtern mit negativer Konnotation in Berührung gekommen waren, zeigten Kristallstrukturen, die wie verzerrte, verformte, schmelzende Schneeflocken aussahen.[29]

Die Korrelation zwischen diesen beiden Experimenten und dem kohärenten, gedächtnishaltigen Charakter des Wassers besteht darin, dass – da wir zu einem so großen Teil aus Wasser bestehen – alles, was wir denken, fühlen, sehen und erleben, an einem tiefen, elementaren Wasser-Ort in unserem Inneren abgespeichert wird. Dieses Gedächtnis kann dann auch weiterhin ähnliche Erfahrungen erzeugen und dadurch einen Zustand von Gleichgewicht oder Krankheit hervorrufen. Was wir denken, sagen, lesen, schreiben, malen, zeichnen, formen, fühlen und tun, trägt also auf molekularer Ebene zu unserem Wohlbefinden oder mangelndem Wohlbefinden bei. Angesichts dieser Tatsache kann man sich leicht vorstellen, warum Wasser zu einem so wichtigen Symbol in religiösen Ritualen geworden ist – in manchen Traditionen gilt es sogar als mächtig genug, um die immaterielle Seele zu reinigen.

Bewusst trinken

Eine gute Meditationstechnik zum Ausprobieren ist das bewusste Trinken von Wasser. Statt es einfach nur gedankenlos hinunterzuschlucken, sollten Sie wissen, dass Sie das Wasser in Ihrem Inneren beeinflussen können, indem Sie Wasser in Ihren Körper hineinbringen, dessen Molekülstruktur mit lebensverbessernder Absicht aufgeladen worden ist. Denken Sie beim Trinken an die positiven Eigenschaften des Wassers. Stellen Sie sich vor, dass es mit heilenden Kräften aufgeladen ist. Spüren Sie, wie seine Kühle Unreinheiten wegspült. Fühlen Sie, wie seine Flüssigkeit selbst in die dichtesten Bereiche Ihres Gewebes hineingelangt. Wenn Sie Wasser erwärmen, stellen Sie sich vor, wie seine Wärme Schleim umwandelt und Ihren Geist und Körper von negativen Gemütszuständen befreit.

Prithvi – Erde

Erde ist das als letztes entstehende Element. Es ist eine Kombination aus den anderen vier Elementen und sich selbst. Erde (auf Sanskrit *Prithvi*) entsteht, wenn Wasser erstarrt oder sich verdichtet, und ist die materielle Substanz, die notwendig ist, damit etwas einen Geruch haben kann. Das Element Erde wird mit Nahrung, Festigkeit und Form assoziiert. Seine Eigenschaften sind: schwer, grobstofflich, dicht, statisch, stumpf und wolkig. Es ist die dichteste materielle Substanz und wird im menschlichen Körper durch alles Feste oder Strukturelle wie Knochen, Muskeln und Zähne repräsentiert. Erde wird aber auch mit den Verdauungsorganen in Verbindung gebracht. Sie ist das Element, das mit dem Wurzelchakra in Resonanz steht, und das Organ, in dem sie wirkt, ist der After. Dieses Element ist nicht nur für Stabilität, sondern auch für Ausscheidung zuständig. Es kann keine Stabilität im System geben, wenn die Ausscheidung nicht richtig funktioniert.

Wenn Bakterien vorhanden sind oder wenn Gewebe oder Zellen sich zersetzen, nimmt der Körper einen Geruch an. Gesunde Menschen verströmen normalerweise keinen üblen Geruch. Die Ärzte früherer Zeiten wurden darin geschult, ihren Geruchssinn, der nur durch das Vorhandensein von kleinen Partikeln des in der Luft schwebenden Erdelements ermöglicht wird, zu nutzen, um Krankheiten zu erkennen und eine Diagnose zu stellen. Genau wie wir heute wissen, dass süßlich riechender Urin ein Hinweis auf Diabetes ist, kannten die Menschen früherer Zeiten mehr als ein Dutzend Uringerüche, die auf verschiedene Muster eines Stoffwechsel-Ungleichgewichts hindeuteten.

Die fünf Elemente des Ayurveda in moderner wissenschaftlicher Begrifflichkeit

Die moderne Wissenschaft betrachtet vier chemische Elemente als Bausteine des Lebens: Kohlenstoff (C), Wasserstoff (H), Sauerstoff (O) und Stickstoff (N). Hinsichtlich des Vergleichs oder der Gegenüberstellung der fünf ayurvedischen Elemente als Basis der Materie und der naturwissenschaftlichen Grundlage der lebenden Materie gibt es mehrere Autoren, die unterschiedliche Meinungen vertreten. Einer dieser Autoren ist Dr. H. S. Palep. In seinem Buch *Scientific Foundation of Ayurveda* erklärt Dr. Palep, dass Wasserstoff gleichbedeutend mit dem Feuerelement ist, da es mit Fusionsreaktionen, Sonnenstrahlung, der Intensität der Energiefreisetzung und dem Potenzial zu einer Umwandlung in Verbindung gebracht wird. Dr. Palep ordnet Feuer in die Kategorie Sonnenstrahlung ein.

Ferner führt er aus, dass kein Geruch ohne Kohlenstoff existieren kann, und setzt Kohlenstoff daher mit dem Element Erde gleich. Wasser ist natürlich H_2O und Luft eine Kombination aus N und O. Interessanterweise ist NO für die Muskelkontraktion zuständig. Wenn es gestört wird, kommt es zu unwillkürlichen Bewegungen. Das ist ein Symptom von gestörter Luft oder gestörtem Vata im Körper. Dr. Palep setzt Schall aufgrund seiner Resonanz mit Raum gleich. Resonanz, so sagt er, ist lebensnotwendig und setzt daher den Raum mit Schallwellen gleich. Schallwellen sind Schwingungen und alles schwingt. Dr. Palep erklärt auch, wie Erde und Wasser sich zu Fetten und Kohlenhydraten verbinden und wie dann Luft hinzukommt, um Aminosäuren und Eiweiße zu bilden.[30]

Das scheint eine vernünftige Erklärung zu sein und ist außerdem ein wunderbarer Denkanstoß. Ob Dr. Palep damit recht hat, ist für unsere Diskussion nicht relevant. Ich erwähne seine Ausführungen hier nur, weil es interessant ist aufzuzeigen, wie viele Gedanken in die Korrelationen zwischen all diesen Theorien eingeflossen sind. Ich möchte meine Leser jedoch dazu ermutigen, ihr Bedürfnis nach naturwissenschaftlichen Erklärungen vorläufig beiseitezuschieben, da dieses Bedürfnis immer wieder aufzutauchen und das fernöstliche Denken zu bestätigen scheint. (Oder vielleicht ist es auch genau umgekehrt.)

Hervorbringungs- und Kontrollzyklus

In der chinesischen Medizin besteht eine natürliche Selbstregulation zwischen den Elementen. Die Elemente sind ständig im Fluss und arbeiten mit- und gegeneinander, um die Homöostase des Körpers aufrechtzuerhalten. Dieses Gleichgewicht wird nach bestimmten Mustern aufrechterhalten. Wenn man diese Muster und Zyklen versteht und weiß, wie sie sich verändern, wenn sie gut funktionieren oder wenn sie pathologische Muster aufweisen, kann der Arzt dazu beitragen, das betreffende Muster ins Gleichgewicht zu bringen, indem er die Energie dort, wo es notwendig ist, zerstreut oder tonisiert, und zwar normalerweise durch Akupunktur.

Eine Funktionsweise der Elemente besteht darin, sich gegenseitig zu nähren und zu unterstützen. Diese unterstützenden und nährenden Funktionen laufen in vorhersehbarer Weise nach dem sogenannten Hervorbringungszyklus (*Sheng*-Zyklus) ab (siehe Abbildung auf Seite 98). Beginnen wir mit dem Wasser. Wasser ist wie der Grund der Existenz, aus dem alle Dinge – oft als die »Zehntausend Dinge« bezeichnet – hervorgehen und zu dem sie irgendwann wieder zurückkehren. Wasser hat die Aufgabe, Holz zu nähren. In der Terminologie des Hervorbringungszyklus würde man Wasser als Mutter und Holz als das Kind betrachten. In diesem Zyklus ernährt stets die Mutter das Kind.

Wasser nährt Holz auf die gleiche Weise, wie Regen einen Baum ernährt. Holz bringt Feuer hervor, wie man es beispielsweise beim Anzünden von Feuer in einem Kamin sieht. Feuer bringt Erde hervor, indem es Asche erzeugt. Erde bringt Metall hervor, das aus ihr abgebaut wird. Metall bringt Wasser hervor. Die Menschen früherer Zeiten beobachteten, dass sich beim Erhitzen oder Abkühlen von Metall Kondenswasser bildet und dass dieses Wasser dann wiederum Holz nährt.

Der Kontrollzyklus (*Ke*-Zyklus) hat eine ganz andere Dynamik: Er ist so etwas wie ein System wechselseitiger Kontrolle. Jedes Element besitzt eine Kraft, die dazu beiträgt, ein anderes Element auszugleichen. Manchmal wird ein Element ein bisschen zu wild. Dann muss seine Energie zerstreut oder wieder ins Gleichgewicht gebracht werden, damit es nicht außer Kontrolle gerät und das ganze System destabilisiert. Wenn diese zusätzliche Kontrolle notwendig ist, sagt man, dass das aus dem Gleichgewicht geratene Element zu stark gegen ein anderes Element in der Gruppe wirkt. Wenn das Element, gegen das es wirkt, dasjenige Element ist, von dem es eigentlich kontrolliert werden sollte, dann »beleidigt« es dieses Element.

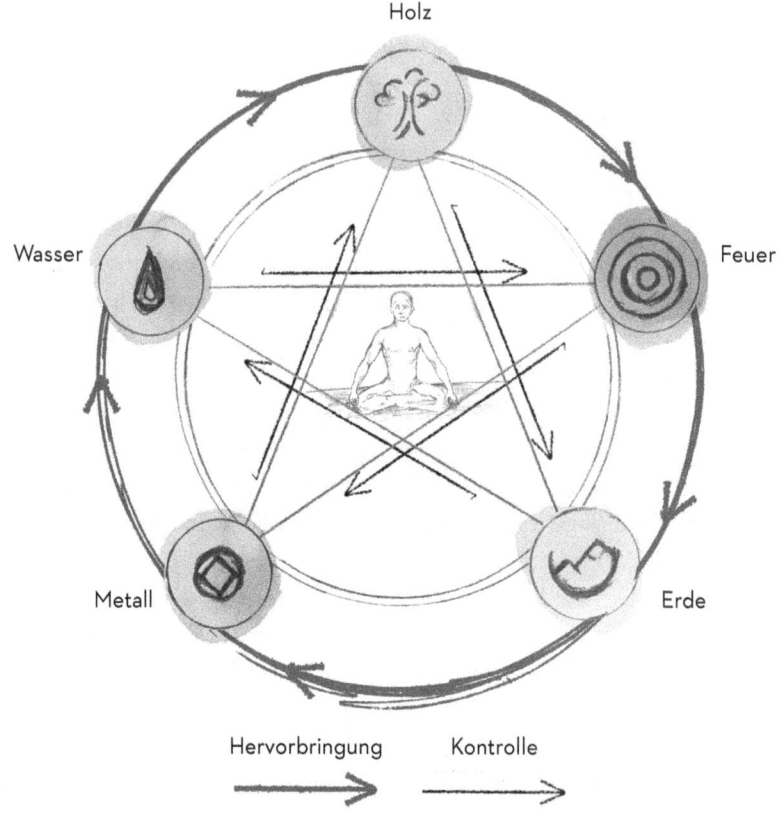

Wu Xing, die fünf Phasen oder Elemente in der chinesischen Medizin, mit Hervorbringungs- und Kontrollzyklus

Ein Beispiel für die Funktionsweise des Kontrollzyklus ist das Element Wasser, welches das Feuerelement kontrolliert. Zu viel Wasser kann Feuer verringern oder dämpfen. Oder: Wenn es zu stark wird, kann Wasser das Feuer löschen. Im Körper gibt es ein wichtiges Gleichgewicht zwischen Feuer und Wasser. Diese beiden Elemente sind das Yang und das Yin, die ständig daran arbeiten, das Gleichgewicht aufrechtzuerhalten. Wenn zu viel Wasser vorhanden ist, leidet das Feuer im Körper. Wenn es beispielsweise an

Wärme und Blutzirkulation fehlt, die zur Umwandlung und zum Transport von Wasser beitragen, kann sich Flüssigkeit im Körper ansammeln. Wenn Wasser vorherrscht, wird das Nieren-Yang unterdrückt oder vermindert und Herzfeuer kann aufflammen. Wenn Feuer vorherrscht, können Probleme wie Wechseljahresbeschwerden und Entzündungen auftreten.

Genau wie Wasser Feuer kontrolliert und zu stark dagegenwirken kann, kontrolliert Feuer Metall und kann eine zu starke Wirkung dagegen entfalten. Ein Beispiel dafür wäre das Schmelzen von Metall durch Feuer. Wenn das im Körper passiert, erleben wir es als Herzenergie, die die Lungenenergie beherrscht. Das manifestiert sich als Austrocknung und Erhitzung der Lungenschleimhaut und führt zu Beschwerden wie trockenem Husten und Durst.

Metall kontrolliert Holz und kann zu stark gegen dieses Element wirken – zum Beispiel, wenn ein Baum mit der Axt gefällt wird. Im Körper kann Metall den sich ausbreitenden, wachsenden Aspekt von Holz einschränken, indem es zu wenig Körper-Qi liefert und die Leber in ihrer Funktion hemmt, was zu Leberschwäche führt. Da die Leber den reibungslosen Fluss von Qi durch den Körper reguliert, kann das systemische Folgen haben. Es kann zu einer Stagnation führen, die letztendlich eine Anstauung von Hitze und eine Entzündung nach sich zieht. Die betreffende Person kann unter Hautproblemen, flacher Atmung und einer Vielzahl damit einhergehender Beschwerden leiden, einschließlich körperlicher und geistiger Anspannung, Schlafstörungen und lebhafter, anstrengender Träume.

Holz kontrolliert Erde und kann eine zu starke Wirkung gegen dieses Element entfalten, zum Beispiel, wenn die Wurzeln eines Baumes durchs Gestein brechen. Da sich die Holzenergie seitlich über den Rumpf ausbreiten kann, wie das auch die Leber in ihrer Form tut, kann ihr Qi in die Magen- und Milzfunktion eingreifen und diese hemmen. Das kann zu unterdrücktem Appetit, aufgeblähtem Bauch, Übelkeit, Säurereflux, Verdauungsstörungen, Malabsorption (mangelnder Aufnahme von Nährstoffen aus dem Speisebrei) und Sorgen führen.

Erde kontrolliert Wasser, zum Beispiel, wenn der Druck in der Erde bestimmt, wie viel Wasser aus dem Erdmantel freigesetzt wird oder wie die Ufer eines Flusses den Flusslauf begrenzen. Zu vieles Essen kann den Körper in seiner Fähigkeit stören, diese Nahrung richtig zu verarbeiten, und zur Ansammlung von Abfallstoffen und Flüssigkeit oder Feuchtigkeit im Körper führen. Dadurch werden die Nieren in ihrer Funktion beeinträchtigt, Flüssigkeiten zu verarbeiten, und neben Feuchtigkeit in anderen Regionen des Systems können auch Ödeme im unteren Körperbereich entstehen. Die betroffene Person fühlt sich vielleicht lethargisch und leidet unter Trägheit der Verdauung. Dann baut sich noch mehr Feuchtigkeit auf, die Nieren-Yang-Funktion nimmt ab und langfristig kann all das dazu führen, dass das Erdelement sich erschöpft.

System wechselseitiger Kontrolle im Ayurveda

Es ist ausgesprochen faszinierend, wie jedes Element die Fähigkeit besitzt, die anderen Elemente auf so logische Art und Weise auszubalancieren. Das ist das naturwissenschaftliche Konzept der Homöostase, allerdings aus der Perspektive der Menschen früherer Zeiten betrachtet. Dieses Konzept manifestiert sich im Ayurveda in den Begriffen der Doshas oder Konstitutionstendenzen, die sich gegenseitig regulieren können.

Vata sammelt sich massenhaft im unteren Rumpfbereich an. Obwohl Vata in jeder Zelle vorhanden ist, wird der untere Körperbereich weitgehend vom Vata-Dosha beherrscht, weil es Kraft erfordert, der Schwerkraft entgegenzuwirken, um Blut und Flüssigkeiten von unten nach oben zu bewegen. Der Hauptsitz von Pitta liegt in der Körpermitte. Das ist der transformatorische Dreh- und Angelpunkt zwischen dem leichten, luftigen Vata im unteren und dem schweren, dichten, feuchten Kapha im oberen Körperbereich. Kapha nimmt den Raum im Rumpf oberhalb des Zwerchfells ein. Dieses Dosha spielt eine sehr wichtige Rolle für die Schmierung, die sich als Befeuchtung der Schleimhäute und in Form von Flüssigkeiten manifestiert, welche für das richtige Funktionieren und den Schutz sämtlicher Körpergewebe – vor allem von Lungen, Rippenfell, Herzbeutel und Herz – notwendig sind.

Die Position der Doshas im Körper in ihren jeweiligen *Jiaos* (wie man in der chinesischen Medizin vielleicht sagen würde) dient nicht nur als Äquivalent eines Kontrollzyklus, sondern auch eines Hervorbringungszyklus. Ein Jiao ist eine Region im Körper und wird oft mit »Erwärmer« übersetzt, kann jedoch genauer als »Umgebung« definiert werden. Das Zwerchfell wird als dynamischer Wärmeaustauscher zwischen oberem und mittlerem Jiao betrachtet. Im mittleren Jiao-Bereich sammelt sich aufgrund von Pitta Hitze an und die Bewegungen des Zwerchfells spielen eine wichtige Rolle dabei, diese Hitze nach oben und außen zu transportieren, um zu verhindern, dass sie sich ansammelt und ein Ungleichgewicht erzeugt. Das Kapha-Dosha ist kühlend und besteht hauptsächlich aus Wasser. Dieses Wasser wird benötigt, um nicht nur den oberen Körperbereich vor der aufsteigenden Wirkung der Hitze zu schützen, sondern gleichzeitig auch ein Substrat zu schaffen, welches das Feuer verbrennen und umwandeln kann, ohne die Gewebe zu beschädigen. Die Luft des Vata aus dem unteren Jiao steigt nach oben und schürt das Feuer von Pitta im mittleren Jiao (siehe Abbildung auf Seite 102). Ohne Wärme gibt es keine Bewegung, auch nicht im unteren Jiao. So hilft das Feuer der Luft. Dieses Feuer erwärmt auch das kühle Kapha im oberen Jiao und erhält es in verdünntem und verflüssigtem Zustand, damit es nicht erstarrt. Das Pitta-Feuer oder Agni verdampft das Kapha auch, sodass dieses wie ein Nebel aufsteigt, um Körperöffnungen wie die Nasenschleimhaut und die Nebenhöhlen zu befeuchten und zu nähren.

Die Chinesen vergleichen dieses Phänomen mit einer Art Reiskocher, wobei der Reis für die Nahrung steht, die wir zu uns nehmen. Die Flamme (Pitta-Agni) wird durch Luft im unteren Jiao entfacht und erhitzt die Speisen im Topf des mittleren Jiao, wodurch oben Dampf – Qi – entsteht. Dieser Prozess ist die Umwandlung von Qi. Luft, Erde (in diesem Fall Reis), Feuer und Wasser werden benötigt, um Qi im Körper zu erzeugen und das Schriftzeichen für Qi stellt dies auch so dar. Wir wissen, dass den ayurvedischen Elementen ein Erzeugungszyklus innewohnt, weil sie anfangs auf diese Weise entstehen. Zuerst war der Äther da und brachte Luft hervor, deren Reibung die Hitze des Feuers erzeugte, das wiederum Wasser hervorbrachte und damit das Substrat für die Erde lieferte, die eine Kombination aus allen fünf Elementen darstellt.

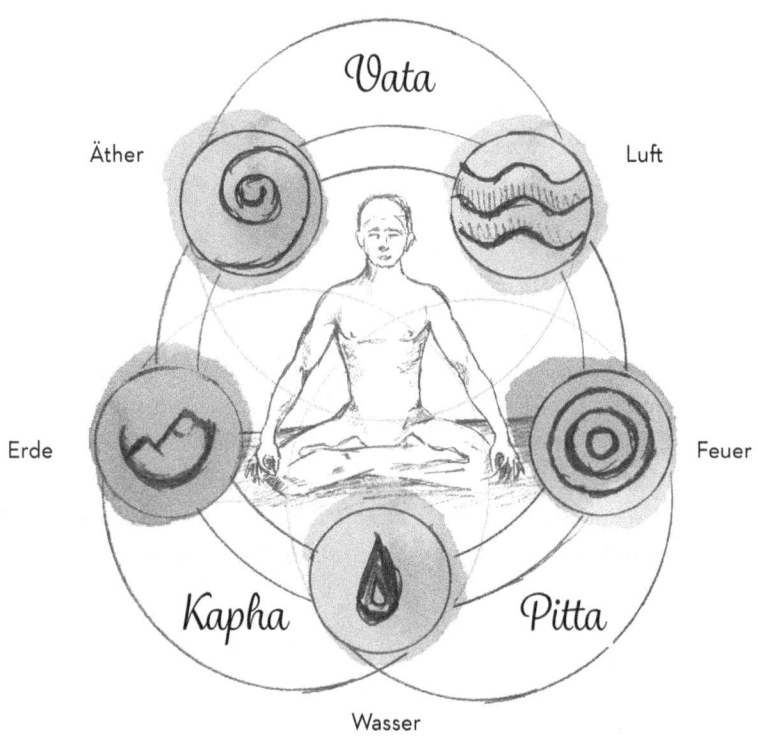

Die fünf Elemente und ihre Dosha-Entsprechungen im Ayurveda

Wir können uns die Elemente nicht nur in ihrem eigenen Schöpfungsprozess, sondern auch bei der Erschaffung eines Lebewesens vorstellen. Dabei wollen wir zunächst die Schöpfung eines Menschen und dann den Lebenszyklus einer Blume betrachten. Die Gebärmutter im Körper der Frau ist ein Raum, der die Bewegung, die Verschmelzung und das Wachstum einer Eizelle mit einer Samenzelle ermöglicht, welche zusammen einen Embryo bilden. Das Potenzial dessen, wer dieses kleine Wesen später einmal sein wird, schlummert bereits in der Ei- und der Samenzelle, bevor diese miteinander verschmelzen. Die beiden Zellen berühren sich und ein Funke wird freigesetzt. Die Verbindung, Bewegung und Berührung ist Luft;

der Funke des Geistes ist Feuer. Das Wasser ist dafür zuständig, die elektrische Ladung der Luft zu tragen und das Vorhandensein von Erde definiert die vier Himmelsrichtungen und die Stabilität des Embryos im Mutterleib. Luft bewirkt, dass die Zellen sich nach ihrer Differenzierung in die richtige Richtung bewegen. Das gleichzeitige Vorhandensein von Wasser und Erde gibt dem wachsenden Lebewesen Nahrung und Form.

Jedem Element wohnt eine Intelligenz inne, die es im Rahmen der ihm gegebenen Eigenschaften und natürlichen Tendenzen zur richtigen Aktion führt. Es begeistert mich, wie Dr. Sunil Joshi in seinem Buch *Ayurveda & Panchakarma: The Science of Healing and Rejuvenation* den Lebenszyklus einer Pflanze beschreibt, um das Vorhandensein der fünf Elemente in Aktion zu veranschaulichen. In einem Samenkorn liegt das Potenzial für eine ganze Pflanze und gleichzeitig auch die Raumhaltigkeit, durch die Bewegung entstehen kann. Die richtigen Bedingungen – feuchte Erde und Zugang zum Sonnenlicht – lassen den Lebensprozess reifen. Sobald der Same gekeimt ist, wird er immer weniger dicht, da er sich in alle Richtungen ausdehnt. Diese Ausdehnung ist Raum. Raum ist notwendig, damit weiteres Wachstum stattfinden kann.

Im weiteren Verlauf dieses Prozesses erlaubt das Luftelement eine Differenzierung der einzelnen Zellen und befähigt sie zu dem »Wissen«, wo sie hinwandern sollen. Dann verstärkt sich die Hitze oder das Feuerelement im Inneren des Samens, sodass der Keim genügend Energie hat, um seine Schale aufzubrechen, die Erde zu durchstoßen und an die Oberfläche zu kommen. Das Element Wasser taucht dann als Antwort auf die Notwendigkeit der Aufnahme und des Transports von Nährstoffen auf. Und das Erdelement wird schließlich durch die Pflanzenform, zu der sich der Same manifestiert, und die Nährstoffe, die ihn ernähren, repräsentiert.[31]

Durch Gunas wird das Prinzip der wechselseitigen Kontrolle leicher verständlich

Im ayurvedischen System besitzt jedes Element genau definierte Qualitäten oder Gunas, die ihre Form und Funktion ausmachen. Im Ayurveda gibt es zehn Guna-Paare, mit deren Hilfe ein gestörtes Gleichgewicht sich sehr gut beschreiben lässt. Diese Gegensatzpaare lassen sich auch auf die Polaritäten in der Natur anwenden und helfen, die materielle Existenz besser zu definieren und zu beschreiben. Es handelt sich dabei um die folgenden Paare:

1. Gewicht: schwer – leicht
2. Intensität: langsam/stumpf oder dumpf – schnell/scharf
3. Temperatur: kalt – heiß
4. Emolliens: ölig – trocken
5. Oberflächenstruktur: glatt – rau
6. Viskosität: fest – flüssig
7. Kompressibilität: weich – hart
8. Flüssigkeit: statisch – beweglich
9. Dichte: feinstofflich – grobstofflich
10. Haftung: klebrig/trüb – transparent/klar

Die Anwendung der Gunas auf die chinesischen Elemente liefert Erkenntnisse darüber, wie und warum der Hervorbringungs- und der Kontrollzyklus funktionieren. Manche Eigenschaften oder Gunas sind ausgeprägter als andere. Gunas in einem Element herrschen stärker vor als in demjenigen, das sie beeinflussen. Der Charakter eines Elements wird vom relativen Charakter der Kategorie jedes einzelnen Gunas – zum Beispiel Kompressibilität oder Gewicht – und von der Assoziation des Gunas zu allen fünf Elementen beeinflusst. In der chinesischen Medizin ist die Guna-Theorie weniger klar und eindeutig als im Ayurveda, was die Beschreibung der den Elementen innewohnenden Eigenschaften, des Hervorbringungs- und Kontrollzyklus und der Unterschiede zwischen den einzelnen Elementen betrifft.

Im Ayurveda scheinen diese Eigenschaften genauer festgelegt zu sein. Selbst wenn eine Eigenschaft an einem Punkt innerhalb eines Spektrums liegt, ist sie gut definiert. Zum Beispiel wird Kühle im Ayurveda Kapha zugeschrieben; aber sie liegt nicht an einem der beiden Enden der Guna-Kategorie »Temperatur« – sie ist nicht kalt oder heiß, sondern irgendwo dazwischen. Trotzdem sagen wir normalerweise nicht, dass Kapha nicht so kalt wie Vata oder kälter als Pitta ist, sondern wir sagen: Vata ist kalt, Pitta ist heiß und Kapha ist kühl.

Die chinesische Medizin ist in dieser Hinsicht weniger eindeutig. Die Dinge werden eher im Hinblick auf ihre Relativität zueinander beschrieben, so wie in der Yin-Yang-Theorie. Wenn man die Gunas zur Beschreibung der chinesischen Elemente heranzieht, könnte man sagen, dass die Elemente in jeder Kategorie entlang eines Spektrums in Beziehung zueinander stehen. Holz ist zum Beispiel nicht völlig dicht, aber auch nicht feinstofflich. Es liegt irgendwo im Spektrum zwischen feinstofflich und dicht. Seine Feinstofflichkeit wird von der Dichte des Metalls überwältigt, was dem Metall hilft, das Holz im Rahmen des Kontrollkreislaufs in Schranken zu halten. Die Grundeigenschaften von Holz im chinesischen System sind: trocken, rau, weich (Kompressibilität), leicht (im Vergleich zu allen anderen Elementen außer Feuer), feinstofflich hinsichtlich der Dichte (im Vergleich zu Metall und Erde) und beweglich (aber nicht so beweglich wie Feuer oder Wasser). Wenn man über die Eigenschaft der Trockenheit von Holz nachdenkt, erkennt man, wie es von Wasser genährt werden muss. Die Eigenschaften von Wasser im chinesischen System sind: flüssig, glatt, weich, kühl, klar und beweglich. Die Flüssigkeit ist notwendig, um das Holz zu nähren, das feucht sein muss, um zu gedeihen, aber nicht immer ganz nass sein sollte. Holz kann durch Metall kontrolliert werden, da Metall im Vergleich zu Holz starke entgegengesetzte Eigenschaften hat: Es ist schwer, stumpf, kalt, fest, hart, statisch und grobstofflich. Mit seinen Eigenschaften der Schwere, Stumpfheit, Härte und Grobstofflichkeit besitzt Metall die natürliche Fähigkeit, das Wachstum von Holz unter Kontrolle zu halten.

Feuer ist leicht, scharf oder schnell, heiß, beweglich, klar und feinstofflich. Es wird vor allem durch die Trockenheit des Holzes genährt (eine Haupteigenschaft von Luft in Holz). Feuer wird durch die gleiche Eigenschaft kontrolliert, die das Holz nährt – Flüssigkeit –, aber auch durch die größere Dichte des Wassers und seine Kühle. Mit einer Kombination aus diesen Eigenschaften lässt Feuer sich am besten kontrollieren.

Erde ist schwer, stumpf, kühl, feucht, glatt, fest, weich, statisch, grobstofflich und trüb oder klebrig. Sie wird von der Asche genährt, die das Feuer erzeugt. Diese Asche ist trocken, leicht, trüb, statisch und weich. Dass

Erde von Feuer genährt wird, ist einfacher zu verstehen, wenn man sich vor Augen hält, wie das Agni oder Verdauungsfeuer im Körper funktioniert. Agni besitzt eine ölige (Wasser-)Qualität, die dazu beiträgt, es vor unkontrolliertem Wüten zu bewahren. Dennoch brauchen wir Agni, um die Rohmaterialien unserer Nahrung in etwas aufzuspalten, das der Körper zum Aufbau oder zur Regeneration nutzen kann, um so die Erde zu unterstützen und zu vermehren.

Erde wird durch Holz kontrolliert. Der feuchten, dichten Stabilität der Erde wirken die Eigenschaften von Holz – trocknend, feinstofflich, beweglich und rau – entgegen. Wenn Holz im Körper zu stark gegen Erde wirkt, ist es der Bewegungsaspekt des Holzes, der gegen die weichere, statische Erde drückt und sie entkräftet, zusammen mit dem trocknenden Aspekt, der eine Anstauung von Hitze fördern kann, welche die Verdauungsfunktionen stört und Sorgen erzeugt. Metall wird von Erde hervorgebracht, die dieses in ihrer Tiefe beherbergt. Die Erde liefert die Mineralien, aus denen Metall entsteht. Sie fördert die schwere, stumpfe, harte, grobstoffliche Qualität des Metalls. Auf Metall wirkt wiederum Feuer, um ein Gleichgewicht zu schaffen.

Die Hitze des Feuers verwandelt Metall und hindert es auf diese Weise daran, zu stark gegen ein anderes Element zu wirken. Die Erzeugung von Wasser aus Metall kommt durch Hitze oder Kälte zustande, die auf das Metall einwirken, wodurch aufgrund von Kondensation Wasser aus dem Metall entsteht. Erst vor Kurzem haben Wissenschaftler festgestellt, dass Wasser unter enormem Druck in Mineralien tief im Inneren der Erde eingeschlossen ist. Wenn der Druck der Erde auf diese Mineralien zunimmt, wird dieses Wasser freigesetzt und steigt an die Oberfläche.[32] Die Flüssigkeit und Beweglichkeit von Wasser werden durch den statischen Charakter der Erde gut unter Kontrolle gehalten. In beiden Systemen werden die Elemente zur Diagnostik und Therapie herangezogen. Zwar sind die Doshas die Funktionsmechanismen, auf die im Ayurveda besonders großes Gewicht gelegt wird; doch diesen Doshas liegen die fünf Elemente zugrunde. Um einen Patienten richtig zu behandeln, ist es manchmal einfacher, die Ursprünge seines Doshas – die Elemente, aus denen es besteht – zu betrachten, als sich nur auf das Dosha selbst zu konzentrieren. In der

Diagnostik und Therapie der chinesischen Medizin arbeiten hauptsächlich Fünf-Elemente-Akupunkteure und japanische Akupunkteure mit den fünf Elementen. In der chinesischen Pflanzenheilkunde spielen die Gunas eine wichtige Rolle, vor allem bei der Abstimmung der Rezepturen auf den individuellen Patienten. Obwohl sie in diesem System nicht als Gunas bezeichnet werden, versteht man sie dennoch als Qualitäten, die notwendig sind, um Körper und Geist ins Gleichgewicht zu bringen. In der Therapie gilt für die Gunas: Gleiches verstärkt Gleiches und Gegensätze gleichen einander aus. Dies spielt für die Verordnung von Heilpflanzen und die Empfehlung von Lebensmitteln eine sehr wichtige Rolle.

4

Konstitution

Konstitution ist ein magisches Konzept. Dabei handelt es sich um die Theorie, dass es bestimmte Körper-, Geist- und Persönlichkeitskategorien gibt. Indem wir eine Checkliste von Merkmalen oder Eigenschaften durchgehen, können wir Klarheit darüber gewinnen, welcher Konstitutionstyp wir sind, und unsere Lebensentscheidungen dann gezielter auf unseren Typus zuschneiden. Die meisten Menschen finden irgendeine Form der Selbstklassifikation faszinierend – sei es Astrologie, Numerologie, Psychologie, Blutgruppe oder irgendein anderes System, das uns sagt, wer wir sind. Die Konstitutionstheorie gibt uns das Gefühl, als Individuen irgendwo genau ins große Ganze hineinzupassen. Wir gehören dazu, sind bekannt und werden von irgendeinem unsichtbaren, uralten Wissen wahrgenommen. Unsere Eigenschaften und Neigungen werden so akzeptiert, wie sie sind, weil sie eben einfach *sind*. Wir sind nicht nur bekannt, sondern können alles in unserer Welt modifizieren, um die Eigenschaften unserer Konstitution zu verbessern, beispielsweise Bewegung, Ernährung, Schlaf, Farben, Klang – einfach alles.

In früheren Zeiten waren viele Menschen in der Lage, bestimmte Geist-Körper-Tendenzen in Kategorien einzuteilen, und was diese Leute damals entdeckt haben, ist auch heute noch relevant. Das muss man sich einmal vorstellen! Wenn Sie Ihre individuelle Konstitution kennen würden, könnten Dinge, die Sie an sich selbst bisher nie verstanden haben, nun zum ersten Mal einen Sinn ergeben. Die Gründe hinter Ihren unbewussten Reaktionen auf das Leben oder die Eindrücke, die diese Reaktionen bei Ihnen hinterlassen haben, könnten Ihnen klar werden. Das

Gleiche gilt für Vorlieben und Abneigungen in Bezug auf so einfache Dinge wie Lebensmittel, Farben und Temperaturen. Sie könnten aufhören, sich selbst wegen bestimmter Eigenschaften zu verurteilen, und stattdessen Selbstakzeptanz üben. Sie könnten das Gefühl bekommen, dass Sie nicht allein sind oder dass Sie auf einer ganz realen, greifbaren Ebene mit Tausenden, nein, Millionen anderer Seelen und mit der ganzen Welt um sich herum verbunden sind.

Wenn wir unseren Körper und unseren Geist in eine Kategorie von Eigenschaften einordnen, können wir uns selbst als Individuum, Familienmitglied und Freund besser verstehen und herausfinden, wie wir in die Natur hineinpassen. Die Konstitutionstheorie kann uns auch helfen, unsere Kinder, Freunde, Eltern, Geschwister, Kollegen, Chefs, Mitarbeiter und so weiter besser zu verstehen; und Verständnis ermöglicht Verbundenheit, Akzeptanz, Mitgefühl und Vergebung. Auch die Interaktionen zwischen den verschiedenen Konstitutionstypen sind ziemlich vorhersehbar. Man könnte Familienstreitigkeiten in einem neuen Licht betrachten, möglichen Risiken aus dem Weg gehen und Eltern könnten ein tieferes Verständnis für die Unterschiede zwischen ihren Kindern entwickeln und herausfinden, wie sie sie auf einfachere, bessere Art und Weise großziehen können. In der Arbeitswelt könnten sich dadurch zwischenmenschliche Beziehungen, Gesundheit und Produktivität verbessern.

Sowohl im Ayurveda als auch in der chinesischen Medizin gibt es gut durchdachte, leicht verständliche Konstitutionstheorien. Die chinesische Medizin kennt fünf Grundkonstitutionstypen, im Ayurveda gibt es drei. Wie wir gesehen haben, sind die fünf Elemente der chinesischen Medizin sehr eng mit denen im ayurvedischen System verwandt. Auch die Elemente-Konstitutionstypen sind sich sehr ähnlich. In beiden Systemen stellt jeder Mensch eine Kombination aus allen fünf Elementen dar. Die chinesische Medizin verwendet die fünf Elemente direkt in der Meridiantherapie und der Bestimmung des Konstitutionstyps und der Ayurveda greift auf die Doshas (Vata, Pitta und Kapha) zurück, die auf den fünf Elementen beruhen, um Eigenschaften, Tendenzen und Ungleichgewichte der verschiedenen Konstitutionen zu beschreiben. Im

Allgemeinen besteht eine große Ähnlichkeit zwischen den Konstitutionstypen und dem Verhalten der Elemente. Das Flackern einer Flamme, der Fluss des Wassers, das Sich-Ausdehnen von Holz – all das steht zum Beispiel mit Vata in Zusammenhang. Die Intensität von Pitta findet sich vor allem in Holz, Feuer und Metall und die Stille von Kapha in Erde, Metall und Wasser.

In beiden Systemen gibt es eine Grundkonstitution, die mit der genetischen Ausstattung der betreffenden Person zusammenhängt und an der sich (darüber ist man sich allerdings nicht einig) nichts ändert. Ferner gibt es die Konstitutionsfaktoren einer Person, die aus dem Gleichgewicht geraten sind oder nicht mit ihrer unabänderlichen Grundkonstitution im Einklang stehen. In beiden Systemen zeigt eine Abweichung von dieser Grundkonstitution ein erworbenes Problem an, das Geist und Körper aus dem Gleichgewicht bringt. Das kann zum Beispiel ein Krankheitserreger, eine jahreszeitliche Veränderung, ein Trauma, ein Lebensstilproblem oder irgendeine andere Ursache sein, die Ungleichgewicht erzeugt.

Im Ayurveda ist unsere ursprüngliche Konstitution (*Prakruti*) mehr oder weniger unser genetischer Bauplan. Die erworbene Konstitution ist die Art und Weise, wie man sich von seinem ursprünglichen Zustand entfernt hat oder aus dem Gleichgewicht geraten ist (*Vikruti*). Man befindet sich im Gleichgewicht, wenn es kein Vikruti – keinen Unterschied zwischen der Konstitution bei der Geburt und der jetzigen Konstitution – gibt. Gleichgewicht besteht, wenn unsere Konstitution die gleiche bleibt wie bei unserer Empfängnis. Das kann man anhand der Pulsdiagnose messen und es ist immer dann der Fall, wenn der Puls auf Prakruti-Ebene mit dem Puls auf Vikruti-Ebene übereinstimmt. Die ursprüngliche Konstitution eines Menschen kann nicht verändert werden. Gene lassen sich an- und abschalten; doch das ist Teil des Vikruti-Prozesses. Allerdings kann Vikruti so stark sein, dass es das richtige Prakruti im Puls fast überdeckt. Laut Konstitutionstheorie können wir uns in ausgewogenem Zustand befinden; doch wir alle besitzen von Natur aus angeborene Tendenzen zu bestimmten Arten von Unausgewogenheit.

Dosha-Theorie: Konstitutionstypen im Ayurveda

Wie wir gesehen haben, steht jedes der drei Doshas – Vata, Pitta und Kapha – mit einem Grundprinzip der Realität in Verbindung: Vata mit Bewegung, Pitta mit Umwandlung und Kapha mit Stabilität und Nachhaltigkeit. Vata umfasst auch feinstoffliche Bewegungen wie die von Prana, Gedanken und Emotionen. Das Pitta-Prinzip bezieht sich auf die Umwandlung von Lebensmitteln und Flüssigkeit in Energie und Nahrung für unseren Körper, aber auch darauf, wie wir Erlebnisse, Gedanken und Emotionen verarbeiten und sozusagen »verdauen«. Kapha ist die physische Struktur unseres Seins – unsere Muskeln und Knochen ebenso wie die Fähigkeit, in unserem Körper präsent zu sein und uns dort wohlzufühlen. Diese Konstitution hat etwas mit Halten zu tun – sowohl von Form als auch von Energie – und steht mit dem Gedächtnis in Verbindung.

Ohne Bewegung gibt es keinen Wind, kein Fließen eines Flusses, keine Gezeiten, keine Bestäubung, keine Zirkulation, keine Atmung, kein Gehen. Ohne Umwandlung gibt es keine Hitze, keine Verdauung, keine chemische Reaktion. Ohne Stabilität gibt es kein Medium oder Gefäß, in dem diese Prozesse ablaufen können, keine zusammenhaltende Kraft, die den Raum dafür aufrechterhält.

Jedes der drei Doshas stellt eine Kombination aus zwei der fünf Elemente dar: ein dynamisches oder »Mehr-Yang-Element«, das hauptsächlich für das Funktionieren des Konstitutionsaspekts oder Doshas verantwortlich ist, und ein statisches oder passives »Mehr-Yin-Element«, das das Vehikel oder Substrat bildet, durch welches das Dosha wirkt. Dies ist ein Hauptgrund dafür, dass das chinesische und das indische System im Hinblick auf die Elemente und Konstitutionsfaktoren nicht genau übereinstimmen.

Vata ist eine Kombination aus Raum und Luft. Pitta besteht aus Feuer und Wasser. Kapha ist Wasser und Erde. Der Raum ist unbeweglich und Vata bewegt sich durch den Raum. Man denke zum Beispiel an die Luft, die sich durch den Raum des Himmels oder den Raum in unseren Därmen bewegt. Das schützende Prana oder Wei-Qi bewegt sich durch *Cou Li*, den Raum unter der Haut. Da das aktivere Element, Luft, die Funktion von Vata am besten kennzeichnet, wird es manchmal als treffendster Begriff für das Vata-Dosha angesehen. Man sollte jedoch beachten, dass das, was wir normalerweise als Luft betrachten, nicht das ganze Vata ausmacht; dieses Wort ist viel zu begrenzt, um Vata vollständig auszudrücken. Dennoch ist es der beste Begriff dafür, der uns in der modernen allgemeinen Umgangssprache zur Verfügung steht, obwohl manche Menschen auch die Wörter »Wind« und »Atem« dafür verwenden.

Im Hinblick auf das Pitta-Dosha wird Feuer durch Wasser kontrolliert, nutzt dieses aber gleichzeitig als Medium, um die Gewebe vor übermäßiger Hitze oder Entzündung zu schützen.

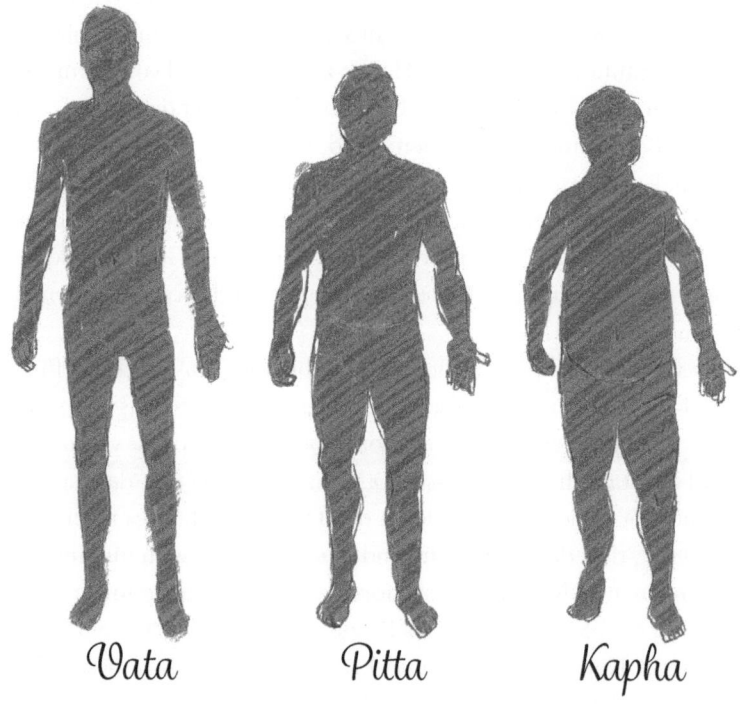

Die grundlegenden körperlichen Merkmale von Vata, Pitta und Kapha

Ohne Wasser ist Pitta nur ein außer Kontrolle geratenes, wütendes trockenes Feuer. Durch zu viel Wasser werden Umwandlungsprozesse geschwächt oder gehemmt. Eine Eigenschaft von Pitta oder Agni ist seine Fähigkeit, sich auszubreiten. Die Konsistenz von Pitta ist eher ölig als wässrig. »Feuer« ist das Wort, das als Synonym für Pitta am häufigsten verwendet wird.

Das Dosha Kapha gilt im Ayurveda mehr als Wasser denn als Erde, weil Wasser sich seinen Weg durch die Erde bahnt und die Erde somit als Gefäß für das Wasser gesehen werden kann. Wasser ist von Natur aus kohärent; und weil dieses Konzept der Kohärenz eine wunderbare Charakterisierung für Kapha ist, ist Wasser das Element, mit dem Kapha am häufigsten beschrieben wird.

Im Ayurveda gibt es drei reine Konstitutionstypen – Vata, Pitta und Kapha (siehe Abbildung links) –, bei denen ein bestimmtes Dosha vorherrscht, sechs duale Konstitutionstypen (aus jeweils zwei Doshas) und einen Konstitutionstyp, bei dem alle drei Faktoren in gleichem Verhältnis zueinander vorliegen: die sogenannte Tridosha-Konstitution. Auch hier sind alle Elemente und somit auch alle Konstitutionsfaktoren in jedem Menschen vorhanden, aber in jeweils unterschiedlicher Quantität und Qualität.

Das Vata-Dosha

Dieses Dosha ist Bewegung und bestimmt, wie und wo sich Dinge bewegen. Es ist für den reibungslosen Fluss von Qi und Blut durch den Geist-Körper-Komplex verantwortlich und setzt den Herzschlag, den Atemrhythmus und das Zwinkern der Augen in Gang. Außerdem reguliert Vata Nervensystem, Kreislauf, Atmung, Ausscheidung, die Bewegung von Energie, das pranische Pulsieren durch die körperlichen und mentalen Kanäle sowie den Transport und Transfer von Informationen. Dieser Informationsaustausch kann in jedem Kontext stattfinden: Es können Informationen sein, die zwischen Gehirn und Körper, zwischen Menschen, zwischen Zellen oder an Zellwänden entlangfließen. Immer wenn sich etwas bewegt oder von einem Ort zum anderen transportiert wird, wird es von Vata gesteuert.

Im Ayurveda ist Vata eine Kombination aus Luft und Raum. Das Vata-Dosha könnte man als elementare Luft bezeichnen, die durch elementaren Raum fließt. Das können Elektronen sein, die um ein Atom herumfliegen, Nervenimpulse, die durch den synaptischen Spalt fließen, Witterungsmuster, die sich durch die Erdatmosphäre bewegen, elektromagnetische Energie, die durch das Bindegewebe strömt, ein Fußball, der durch die Luft vom Quarterback zum Empfänger fliegt, oder Gas, das durch den Dickdarm wandert. Jeder Kontext, in dem sich etwas durch etwas anderes hindurch- oder zu etwas anderem hinbewegt, ist eine Situation, in der Vata vorhanden ist. Wenn Sie Bewegung in Ihrem Leben grundsätzlich mit Vata assoziieren, werden Sie verinnerlichen und genau verstehen, was Vata ist, und immer subtilere Auswirkungen von Vata in Ihrem Körper und Geist und in der Welt wahrnehmen.

Erinnern Sie sich noch an die 20 Gunas oder Eigenschaften der Natur? Diese Eigenschaften existieren nicht getrennt von der Materie, mit der sie verbunden sind. Die Eigenschaften von Vata sind: beweglich, kalt, leicht, trocken, rau, feinstofflich, fließend, hart und klar. Diese Merkmale können sich manchmal nur auf eine bestimmte Art manifestieren, wobei sie sich in manchen Varianten vielleicht besonders häufig zeigen. Zum Beispiel werden nicht alle Vata-Typen trockenes Haar oder raue Haut haben. Genau wie eine Substanz, die in erster Linie aus ein oder zwei Elementen besteht, vielleicht nicht alle Eigenschaften dieser Elemente aufweist, gilt das Gleiche auch für die Art, wie die Doshas sich in einem Individuum manifestieren. Außerdem gilt auch hier: Gleiches verstärkt Gleiches. Das bedeutet: Wenn in der Ernährung, der Mentalität oder dem Umfeld eines Menschen irgendeine Vata-Eigenschaft zunimmt, wird sich auch das Vata-Dosha in dieser Person verstärken.

Vata-Typen sind meistens eher groß und dünn (siehe Abbildung auf Seite 112), mit grazilem Knochenbau und neigen dazu, trockene Haut, Haare und Nägel zu haben. Ihre Haut kann sowohl rau als auch trocken sein, ihre Hände und Füße sind eher kalt und ihre Gelenke normalerweise beweglich. Ihre Energie tritt meist in Schüben auf. Zwischendurch gibt es immer wieder Phasen der Ermüdung. Vata-Typen sind kreativ und gerne unterwegs, sie lieben Veränderung und Bewegung. Außerdem sind sie graziös, sozial, einfühlsam und versöhnlich. Ein dem Stereotyp entsprechender Konstitutionstyp mit vorherrschendem Vata wäre ein professioneller Balletttänzer. Diese Menschen sind hochgewachsen, leicht, schlank, beweglich, agil und immer in Bewegung.

Vata-Typen neigen zu Stimmungsschwankungen, knackenden Gelenken und eher dunklerem Teint. Ihre Gesichter sind normalerweise schmal, knochig und länglich, ihre Augen klein und können hervortreten oder tief in den Höhlen liegen, mit dünnen, spärlichen Wimpern und Lidern, die häufig blinzeln. Ihre Zähne sind oft schief oder vorstehend und sie neigen zu dünnem, derbem, brüchigem oder drahtigem, dunklem Haar. Sie können hervortretende Adern direkt unter der Haut haben. Vata-Typen schwitzen sehr wenig. Im Vergleich zu den anderen Doshas haben sie eher eine schwache Libido und neigen dazu, schnell zu gehen und zu sprechen. Normalerweise haben sie einen leichten Schlaf, der nur fünf bis sechs Stunden pro Nacht dauert. In ihren Träumen geht es häufig um Ängste, Fliegen, Fallen, Klettern, Rennen und Springen.

Wenn sie im Gleichgewicht sind, haben diese Menschen das Gefühl, mit dem Strom zu schwimmen. Sie haben regelmäßigen Stuhlgang und eine gute Verdauung. Ihre Gedanken und Emotionen kommen und gehen mit Leichtigkeit und ihr Körper ist biegsam und gelenkig. Wenn Vata aus dem Gleichgewicht gerät, kann sich das in Form von Muskelverspannungen oder -verkrampfungen, Problemen mit der Beweglichkeit, Schmerzen, Blähungen, Verstopfung, Zuckungen, Krämpfen, Nervosität, Angst, innerer Anspannung, Schlafstörungen, Zerstreutheit, schlechtem Konzentrations- und Durchhaltevermögen oder unzureichender Bodenhaftung, trockener Haut und trockenen Haaren, Nägeln und Schleimhäuten äußern.

Nach dem Grundsatz »Gleiches verstärkt Gleiches« können bestimmte Aspekte unserer Umwelt das Vata-Dosha stärken oder schwächen. Eine Wüstenumgebung wird Vata beispielsweise verstärken, weil Wüsten trocken und rau sind und selbst in wärmeren Klimazonen nachts einen Aspekt der Kälte aufweisen. Ebenso wird das Vata-Dosha zu bestimmten Jahreszeiten verstärkt. Während der Reise der Erde um die Sonne und dem Wechsel der Jahreszeiten sammeln Doshas sich allmählich an, verstärken sich mit der Zeit übermäßig und stabilisieren sich schließlich auf einer subtilen, aber tiefen Ebene. Vata beginnt sich in den frühen Sommermonaten, von Mai bis Juli, anzusammeln, wenn die Sonnenstrahlen die Feuchtigkeit des Frühlings austrocknen. Dann wird der Körper naturgemäß schwächer und die Verdauungskraft hat im Vergleich zu ihrer Stärke im Winter deutlich abgenommen. Im Spätsommer, von Juli bis September, wird Vata übermäßig stark. Im Herbst von September bis November, dem Beginn der Bewässerungsphase im Jahreszyklus (siehe »Ritucharya: Richtiges Verhalten zu den jeweiligen Jahreszeiten« ab Seite 325 in Kapitel 10),[33] beginnt Vata dann naturgemäß wieder ins Gleichgewicht zu kommen.

Das mag auf den ersten Blick nicht viel Sinn ergeben, da die Blätter im Herbst austrocknen und zu Boden fallen, während der Sommer eher mit Wärme und Feuchtigkeit assoziiert wird. Daher könnte man vielleicht eher denken, dass Vata sich im Herbst verstärkt statt beruhigt. Aus klinischer Sicht ist das um diese Jahreszeit jedoch nicht der Fall. Die Erde selbst wird vom Spätsommer bis zum Spätwinter bewässert und vom Spätwinter bis zum Spätsommer ausgetrocknet. Dieser Bewässerungs- beziehungsweise Austrocknungszyklus bildet die Grundlage für die Ansammlung, übermäßige Zunahme und den letztendlichen Ausgleich der Doshas. Von Mitte Januar bis Mitte Juli absorbieren die Sonnenstrahlen und die scharfe Geschwindigkeit und Trockenheit des Windes die Feuchtigkeit von der Erde. Die Erde selbst – sei es durch Winde oder Sonneneinstrahlung – trocknet während des Spätwinters, Frühlings und Sommers zunehmend aus. Durch diese Trockenheit entsteht mehr Schwäche.

Im Hinblick auf die Jahreszeiten beginnt aus der Perspektive der Erde eine allmähliche Austrocknung und die Tage werden kürzer, was zu einer verminderten Sonnenexposition führt. Trockenheit verstärkt Vata ebenso wie verminderte Sonneneinstrahlung. In anderen Jahreszeiten können viele Faktoren zu einer übermäßigen Vata-Verstärkung führen; doch bei einem gesunden Menschen, der ein ausgewogenes Leben im Einklang mit den Jahreszeiten führt, ist der Spätsommer im Hinblick auf eine übermäßige Vata-Verstärkung die schlimmste Zeit. Die Stille des Winters hingegen und seine natürliche Tendenz zu Introspektion, Feuchtigkeit, schwerer Kost und vermehrtem innerem Feuer und entsprechendem Appetit tragen dazu bei, Vata auf tiefer zellulärer Ebene auszugleichen.

Auch unsere Lebensphasen werden den drei Doshas zugeordnet, wobei die Vata-Zeit dem fortgeschritteneren Alter entspricht. Ab einem Lebensalter von ungefähr 50 Jahren, manchmal auch früher, verstärken sich die Vata-Eigenschaften in unserem Körper. Haare, Haut, Nägel und Schleimhäute werden allmählich dünner und trockener. Muskeln, Gelenke und Haut beginnen an Elastizität zu verlieren. Schlafstörungen nehmen zu und je älter wir werden, umso schwächer wird unser Appetit und umso größeren Schwankungen ist er unterworfen. Mit beginnender Osteopenie – und später Osteoporose – werden unsere Knochen brüchig, unser Gedächtnis lässt mit zunehmendem Alter nach und wir werden in geistiger und körperlicher Hinsicht langsamer. Unser Muskeltonus nimmt ab, wodurch wir an Gewicht verlieren und insgesamt leichter werden, außerdem empfinden wir die Kälte stärker – ein weiteres Anzeichen für ausgeprägtes Vata.

Wenn dieser von vorherrschendem Vata geprägte Prozess des Austrocknens und des Verfalls sich fortsetzt, haben wir unsere Bewegungen vielleicht nicht mehr so gut unter Kontrolle und leiden unter einer Art Tremor, der uns zum Zittern bringt. Starkes Vata in den Gelenken verursacht Schmerzen und knackende Gelenke und Ängste – ebenfalls ein von vorherrschendem Vata geprägter Zustand – nehmen zu. Später im Leben ziehen wir unsere Sinne naturgemäß von der äußeren Welt zurück, um uns auf die innere Welt zu konzentrieren. Dies ist im Ayurveda (und allgemein in Indien) traditionsgemäß eine Zeit der Selbstreflexion, der Bewusstheit und Erkenntnis. Wenn wir die Phase des Aufziehens von Kindern hinter uns lassen und altern, machen wir eine natürliche Weiterentwicklung dahingehend durch, weniger darüber nachzudenken, was wir erreichen oder erwerben können, und mehr darüber, was wir hinterlassen, wenn wir den Blick auf unsere eigene Sterblichkeit richten. Das kann ein schwieriger Prozess sein; doch wenn wir lernen, ihn zu akzeptieren, kann er uns viel Freiheit schenken.

Wir können diesen Prozess nicht aufhalten, aber wir können uns in die Lage versetzen, seine Auswirkungen zu verlangsamen oder abzuschwächen, um unsere Lebensqualität zu verbessern. Behandlungen zum Vata-Ausgleich finden Sie im zweiten Teil dieses Buches. Es ist wichtig zu beachten, dass die Doshas, die bei Ihnen vorherrschen, jeweils am ehesten aus dem

Gleichgewicht geraten können. Und die Doshas, die aus dem Gleichgewicht sind, werden in der Lebensphase, die von dem betreffenden Dosha beherrscht wird, wahrscheinlich auch stärker gestört sein. Zum Beispiel wird die Vata-Lebensphase für jemanden mit vorherrschender Vata-Konstitution oder mit einer chronischen Vata-Störung höchstwahrscheinlich unangenehmer sein als für jemanden, der in erster Linie eine Kapha- oder Pitta-Konstitution hat.

Jeder Körper besitzt eine Tagesuhr, wobei im Abstand von vier Stunden – zweimal am Tag – jeweils eines der drei Doshas vorherrscht. Die Vata-Zeiten sind von 2 bis 6 Uhr morgens und von 14 bis 18 Uhr abends. Von 2 bis 6 Uhr morgens beginnt das Nervensystem zu erwachen. Das ist die beste Zeit, um aufzuwachen und seine Nerven und seinen Geist durch Meditation, Yoga oder einen schönen Spaziergang in der Natur anzuregen. Von 14 bis 18 Uhr herrscht Vata wiederum vor und man ist geistig wacher, weil das Nervensystem nun am aktivsten ist. Jetzt fließt reichlich kreative Energie, auf die man besonders leicht zugreifen kann. Das ist eine gute Zeit zum Schreiben, Malen, Bildhauern und zum Lösen von Problemen.

Vata in der chinesischen Elemente-Konstitutionsanalyse

In Bezug auf die fünf Elemente und die chinesische Konstitutionsdiagnose sind die Vata-Eigenschaften in den Beschreibungen von Holz, Feuer, Metall und Wasser enthalten. Holz ist das geräumigste (Raum) der chinesischen Elemente. Es dehnt sich in die Form hinein aus und diese Bewegung (Luft) und der Raum, in den hinein es sich erstreckt, werden vom Dosha Vata beherrscht. Flammen flackern und diese Bewegung ist Vata. Feuertypen sind oft eher unbeständig und neigen dazu, Projekte zu beginnen, die sie unbeabsichtigterweise nicht zu Ende führen. Das gilt auch für Vata-Typen. Wasser fließt entweder oder stagniert und auch diese Bewegung wird von Vata reguliert. Ebenso wie Menschen, bei denen Vata vorherrscht, sind auch Wassertypen kreativ, es fällt ihnen schwer, still zu sitzen, und sie neigen manchmal zu Angst und Besorgnis. Der Aspekt des Fließens in der chinesischen Medizin ist Vata; doch die chemische Zusammensetzung und die natürlichen Tendenzen des Wassers – wie es sich verhält, wenn es sich nicht bewegt – sind mehr Kapha.

Das Pitta-Dosha

Pitta ist das universelle Gesetz der Transformation im Ayurveda. Pitta reguliert die Umwandlung von Essen in Energie und Nahrung, die Umwandlung von Gedanken und Ideen in Wissen und die Transformation von emotionaler Energie in Klarheit und inneren Frieden. Die Gunas oder Eigenschaften, die Pitta verstärken, sind: heiß, leicht, ölig, scharf, sich ausbreitend und flüssig. Pitta ist im Ayurveda eine Kombination aus Feuer und Wasser. Das richtige Gleichgewicht zwischen Feuer und Wasser muss aufrechterhalten werden, sonst können Probleme entstehen. Ohne genügend Wasser kann Feuer außer Kontrolle geraten und Körpergewebe verzehren. Zu viel Wasser dagegen kann Feuer dämpfen und Probleme wie beispielsweise eine Verdünnung von Verdauungsenzymen verursachen, was zu Malabsorption, also einer verminderten Aufnahme von Nahrungsbestandteilen, führt.

Pitta-Typen sind sehr intellektuelle Menschen, die unheimlich gerne lernen. Sie neigen zu Unbeherrschtheit, Frustration, Wut und Reizbarkeit. Normalerweise fühlen sie sich zu sportlichen Aktivitäten hingezogen und haben eine Typ-A-Persönlichkeit. Was auch immer sie tun – sie streben stets nach Perfektion. Der Pitta-Typ hat immer ein Ziel und scheut sich nicht, dieses zu verfolgen, egal, wen oder was er dabei überwinden muss. Diese Menschen sind witzig und extrovertiert, haben einen scharfen Verstand und eine klare Meinung. Ihre Schärfe kann sich auch in Form einer scharfen Zunge manifestieren, was bedeutet, dass sie vielleicht übermäßig kritisch sind und zu Werturteilen neigen. Wenn diese Urteile sich nach innen richten, schüren sie ihre Typ-A-Tendenzen.

Pitta-Typen sind im Vergleich zu Vata (zierlich gebaut) und Kapha (grobknochiger und kräftiger) von mittlerer Statur. Sie neigen zu herzförmigen Gesichtern und scharfen Gesichtszügen mit rötlichem Teint.

Ihre Nase und Zunge sind meist spitz und ihre Stimme klingt eher laut und scharf. Sie haben dünnes Haar und neigen zu frühzeitigem Ergrauen oder Haarausfall. Solche Menschen sind anfällig für Hautkrankheiten wie Schuppenflechte, Akne, Hautausschlag, fettige Haut und Ekzeme und manchmal auch für Entzündungen der Mundschleimhaut und Blutungen. Pitta-Typen haben normalerweise eher helles Haar und helle Augen. Sie haben einen ausgeprägten Appetit und eine gute Verdauung. Stellen Sie sich einem Pitta-Typ in der Schlange am Büfett lieber nicht in den Weg! Diese Menschen können ziemlich grantig werden, wenn sie nichts gegessen haben.

Aufgrund ihres feurigen Charakters neigen Pitta-Typen dazu, sich zu sehr zu erwärmen und sind anfällig für alle Arten von Verbrennungsstörungen wie beispielsweise Sodbrennen oder Säurereflux. Jeder Entzündung im Körper – zum Beispiel Tendinitis (Sehnenscheidenentzündung), Bursitis (Schleimbeutelentzündung), Kolitis (Dickdarmentzündung) oder irgendeiner anderen »itis« – kann ein Pitta-Ungleichgewicht oder eine Pitta-Verschiebung als primärer ursächlicher Faktor zugrunde liegen. Andere brennende Empfindungen können durch ihre Liebe zu allem, was heiß oder scharf ist, hervorgerufen werden. Pitta-Typen lieben nicht nur Gewürze allgemein, sondern vor allem scharfe Gewürze. Sie schwitzen leicht und wenn sie es tun, kann ihr Schweiß unangenehm riechen. Aufgrund ihrer Tendenz zu starkem Stress fühlen sie sich manchmal zu Alkohol oder übermäßiger sportlicher Betätigung hingezogen, um ihre angestaute Spannung zu lösen. Pitta-Typen sind leidenschaftliche Menschen und interessieren sich hin und wieder auch für »Adrenalinjunkie«-Aktivitäten, um ihren Geist zu beruhigen und sich ihre Sehnsucht nach Herausforderungen zu erfüllen.

Im physischen Körper hat Pitta seinen Sitz in erster Linie im Dünndarm. Das ist ein Hinweis auf die Beziehung dieses Doshas zur Verdauung. Der Salzsäurehaushalt im Magen, die Gallensekretion aus Leber und Gallenblase und die Enzymaktivitäten im Darm werden vom Pitta-Dosha gesteuert. Das sind starke, scharfe, durchdringende Substanzen, die zum Aufspalten, Auflösen und Umwandeln der Speisen und Getränke notwendig sind, die wir zu uns nehmen. Der starke Intellekt des Pitta-Typs ist ebenso scharfsichtig, klar und beißend.

Im Hinblick auf den Zyklus der Jahreszeiten sammelt sich das Pitta-Dosha im Spätsommer, von Juli bis September, an. Im Herbst – ungefähr von Mitte September bis Mitte November – verstärkt es sich übermäßig und beruhigt sich im Frühwinter (von Mitte November bis Mitte Januar) dann wieder. So wie der wässrige Aspekt des jährlichen Sonnen-, Wind- und Mondzyklus zunimmt, verstärkt sich auch der wässrige Aspekt von Pitta. Das kann sich negativ auf die Verdauung auswirken und zu einer unzureichenden Aufspaltung von Nahrung und Assimilation von Nährstoffen führen.

Nach Meinung vieler ayurvedischer Lehrer verstärkt Pitta sich im Sommer übermäßig; doch das trifft nur dann zu, wenn die Menschen unausgewogene, Pitta-verstärkende Lebensstilaktivitäten praktizieren. In dieser Jahreszeit ist das Sonnenlicht am stärksten und traditionsgemäß trieben die Menschen im Sommer schon sehr früh am Morgen Sport oder widmeten sich Aktivitäten im Freien, um nicht in der heißen Sonne und bei trockener Luft körperlich aktiv zu sein. In unserer Kultur ist das heute nicht mehr so. Pitta steht mit dem Blut in Zusammenhang und Sonnenbaden oder sportliche Aktivitäten in der Sonne, wie wir es im Westen praktizieren, kann das Blut übermäßig verstärken. Außerdem ist die Verdauungskraft im Sommer schwächer als im Winter und wenn man sich in dieser Jahreszeit falsch ernährt, wird das Agni dadurch besonders leicht beeinträchtigt.

Leider werden die richtigen Lebensmittelkombinationen weitgehend ignoriert und Nahrungsmittel, die schwer verdaulich sind oder lieber für sich allein gegessen werden sollten, werden im Sommer häufig miteinander kombiniert, was das Verdauungssystem zusätzlich belastet. Schon allein der Aufenthalt an der Sonne kann dem Körper viel Kraft entziehen und zu Erschöpfung führen; und wenn man dann auch noch enzymhemmende eisgekühlte Lebensmittel und Getränke zu sich nimmt, obwohl die Verdauungskapazität sowieso schon geschwächt ist, verstärkt sich dieser Effekt noch. Smoothies, Shakes, Eiscreme, Zucker, Eiskaffee, Eistee, Melonen in Kombination mit anderem Obst, Früchte mit Joghurt, Alkohol, spätes Zubettgehen, frühes Aufstehen und sich den ganzen Tag draußen an der Sonne aufzuhalten – all das sind Dinge, die Pitta im Sommer übermäßig verstärken. Das bedeutet aber nicht, dass der Sommer die Jahreszeit ist, in der Pitta sich gemäß *Ritucharya* (den jahreszeitlichen Zyklen) zu sehr verstärkt. Von seiner Natur her nimmt Pitta im Spätherbst und Frühwinter übermäßig zu. In unserer Kultur gibt es viele entzündliche Erkrankungen und Autoimmunkrankheiten, die sich im Herbst und Frühwinter zu verschlimmern scheinen. Da liegt die Frage nahe, inwieweit solche Erkrankungen gelindert werden könnten, wenn wir im Einklang mit der Natur leben würden, statt das Gegenteil von dem zu tun, was wir nach dem Gebot der jeweiligen Jahreszeit »tun sollten«.

Die Pitta-Lebensphase umfasst bei Frauen ungefähr die Zeit von der Pubertät bis zur Menopause. Diese stark von Hormonen geprägte Zeit bringt viele Probleme mit sich, die mit Hitze im Körper zusammenhängen: zum Beispiel Ärger, Frustration, aufbrausendes Temperament, prämenstruelles Syndrom (PMS), starke Menstruationsblutungen, hormonell bedingte Kopfschmerzen, Schwitzen, Akne, mangelnde Impulskontrolle und eine starke Libido. Das ist die Lebensphase, in der wir am ehrgeizigsten und umtriebigsten sind: Wir lernen, arbeiten, versorgen eine Familie und sorgen für die Vata-Zeit des Lebens – den Ruhestand – vor. Menschen mit ausgeprägter Pitta-Konstitution neigen in dieser Pitta-Lebensphase besonders stark zu Störungen und Beschwerden.

Die Pitta-Tageszeiten sind von 10 bis 14 und von 22 bis 2 Uhr. Die beste Zeit für die Hauptmahlzeit des Tages liegt zwischen 10 und 14 Uhr, weil die Verdauung am stärksten ist, wenn die Sonne am höchsten am Himmel steht. Der nächtliche Pitta-Zyklus eignet sich sehr gut zum Schlafen. Das ist die Zeit, in der die Leber in ihrer Rolle der Entschlackung und Entgiftung am aktivsten ist. Daher können wir unsere Körperenergie in dieser Phase am besten für diesen Zweck nutzen.

Pitta in der chinesischen Elemente-Konstitutionsanalyse

Das Pitta-Dosha hat die größte Ähnlichkeit mit den chinesischen Holz- und Feuer-Element-Typen, mit einer kleinen Beimischung von Metall. Während Vata der raumgreifende, dehnbare Aspekt von Holz ist, repräsentiert Pitta die entschlossene, vorwärtsdrängende Kraft des Holzes. Holz kann tief in den Boden hineinreichen und sogar Felsblöcke durchbrechen, um sein Ziel der Wasserversorgung zu erreichen. Pitta-Typen sind ganz ähnlich: Sie kämpfen sich durch Hindernisse hindurch, egal, wer oder was ihnen im Weg steht oder wie groß die Schwierigkeiten sind. Tatsächlich lieben sie Herausforderungen und messen sich gerne mit anderen. Pitta-Typen sind geschäftig, entschlossen, intelligent, sportlich und ehrgeizig. Sie können sich selbst stark fordern – und Sie noch stärker, wenn Sie es zulassen.

Die feurigen Seiten des Pitta-Typs liegen in der Transformation, in seinem intelligenten, witzigen Geist und bis zu einem gewissen Grad auch in seinem äußeren Erscheinungsbild. Er kann sowohl sich selbst als auch anderen Menschen gegenüber sehr kritisch und verurteilend sein. Genau wie das Feuer haben auch Pitta-Typen etwas Verzehrendes und Transformierendes an sich. Sie nehmen Wissen auf und käuen es entweder wieder oder machen es sich zu eigen. Feuertypen haben spitze physische Eigenschaften wie beispielsweise eine flackernde Flamme, die stark Pitta ist. Sie lieben es, zu lernen und sich geistig zu beschäftigen, und geben hervorragende Universitätsprofessoren oder leidenschaftliche Führungsfiguren ab. Pitta-Qualitäten, die das Element Metall am stärksten widerspiegeln, sind eine Neigung zu lautem Sprechen und zu Unbeherrschtheit sowie ein starkes Verdauungssystem. Wie Metalltypen neigen auch Pitta-Typen manchmal zu einigen der oben genannten entzündlichen Erkrankungen.

Das Kapha-Dosha

Kapha ist im Ayurveda eine Kombination aus Erde und Wasser. Da Erde unbeweglich ist, wird Kapha meist mit der Qualität des Wassers in Verbindung gebracht. Wasser schmiert, befeuchtet, enthält Informationen und trägt die elektrischen Impulse des Vata-Doshas in sich. Auf molekularer Ebene ist die Haupteigenschaft von Wasser Kohärenz. In ähnlicher Weise geht es beim wässrigen Einfluss von Kapha darum, etwas zu halten oder zu sich hinzuziehen; und das Vorhandensein des Elements Erde schafft Stabilität. Die Eigenschaften oder Qualitäten von Kapha sind: stabil, kühl, ölig, schwer, trüb, grobstofflich, dumpf, langsam und glatt. Denken Sie daran, dass diese Eigenschaften im Umfeld oder in der Ernährung eines Menschen das Kapha-Dosha verstärken.

Kapha-Typen sind meist klein, kurvig und attraktiv. Sie haben große, schöne Augen und dichtes, glänzendes Haar. Ihre Haut ist eher hell und glatt und sie haben oft kräftige, weiße Zähne. Außerdem haben sie eine robuste Konstitution und einen groben Knochenbau, mögen Ordnung und Routine und haben regelmäßige Essgewohnheiten und einen regelmäßigen Stuhlgang. Menschen, bei denen Kapha vorherrscht, strahlen Ruhe und Beständigkeit aus. Im Allgemeinen sind sie gute, geduldige Zuhörer, obwohl sie auf Menschen mit sehr unausgewogenem Vata manchmal ein bisschen genervt reagieren. Ihr stoischer, starker Charakter macht sie zu zuverlässigen, loyalen Freunden und vertrauenswürdigen Menschen, bei denen man das Gefühl hat, dass sie immer für einen da sind.

Der beständige, schwere, dumpfe, langsame Charakter von Kapha kann zu Faulheit, Trägheit und Gewichtszunahme führen. Kapha-Typen lieben Süßigkeiten und haben einen Heißhunger auf Backwaren, Brot und Nudeln, besitzen aber leider nicht den Stoffwechsel, um solche Lebensmittel zu verarbeiten, ohne dabei ziemlich schnell an Gewicht zuzunehmen oder zu viel Schleim anzusammeln. Sie neigen zu Schleimbildung in Kopf und Brust. Der Hauptsitz von Kapha im Körper sind die Lungen; daher sind Kapha-Typen anfällig für Infektionen der oberen Atemwege wie beispielsweise Husten und Erkältungen, aber auch für saisonale Allergien und Atemwegserkrankungen wie beispielsweise Asthma.

Die Kapha-Jahreszeit beginnt im Spätwinter und dauert von Januar bis März: Dann beginnt dieses Dosha sich anzusammeln. Im Frühling, zwischen März und Mai, verstärkt es sich übermäßig und beginnt sich wieder zu beruhigen, wenn sich im Sommer, von Mai bis Juni, trocknendes Vata ansammelt. Während Kapha sich akkumuliert, sammeln wir mehr Schleim an und beginnen vielleicht, Appetit auf leichtere Kost zu entwickeln. Wenn Kapha sich übermäßig verstärkt, ist der optimale Zeitpunkt für eine Entgiftungskur gekommen. Denn nun werden die Giftstoffe, die sich das ganze Jahr über in unserem Inneren angesammelt haben, zusammen mit dem vermehrten Schleim durch die Schleimhäute nach außen gedrückt. Wenn man die richtige Anleitung dafür erhält, kann man seinen Körper auf harmonische Weise entgiften, ohne dabei irgendwelche Doshas oder Dhatus zu schädigen. Das ist wichtig, da falsch durchgeführte Entgiftungs- oder Fastenkuren oder Diäten die Doshas aus dem Gleichgewicht bringen können. Kapha beruhigt sich im heißen, trockenen Sommer, von Mitte Mai bis Juli.

Die Kapha-Lebensphase erstreckt sich von der Geburt bis zum Alter von etwa 25 Jahren. Während der Pubertät überschneidet sie sich mit der Pitta-Phase. Die frühen Lebensjahre sind Kapha-Zeit, da dies ein Stadium des Wachstums und der Entwicklung ist, in der die Ernährung eine besonders wichtige Rolle spielt. Kapha ist zähflüssig, schwer, glatt, weich und langsam. Denken Sie an ein pummeliges kleines Baby mit all dem Babyspeck und den vielen Schleimabsonderungen. Kleine Kinder bekommen immer wieder Husten und Erkältungen. In dieser Lebensphase stehen Ernährtwerden, Genuss, Spiel und Schlaf im Vordergrund. Themen, die in dieser Zeit vorherrschen, sind Zufriedenheit, Besitzenwollen und Abhängigkeit und als Probleme können Übergewicht und Schwierigkeiten beim morgendlichen Aufstehen auftreten.

Denken Sie an die schweren, langsamen, dumpfen Aspekte von Kapha! In der Kapha-Lebensphase sind all diese Aspekte hilfreich für die Ernährung und Entwicklung, aber sie haben auch eine negative Kehrseite, wenn sie nicht durch aktives Spiel, ausgewogene Ernährung und körperliche Aktivität ausgeglichen werden. Die Kapha-Tageszeit liegt zwischen 6 und 10 Uhr morgens und 18 und 22 Uhr abends. Morgens ist es am besten, bereits vor der Kapha-Zeit aufzustehen; sonst fällt es einem aufgrund des schweren, dumpfen, langsamen Charakters von Kapha vielleicht schwer aufzuwachen. Wenn wir nicht vor 6 Uhr morgens erwachen, drücken wir vielleicht immer wieder auf die Schlummertaste, sind beim Aufwachen wie benommen und brauchen dringend Koffein. Zwischen 6 und 10 Uhr abends sollten wir die Eigenschaften von Kapha ausnutzen und anfangen, uns fürs Schlafengehen bereit zu machen. Interessanterweise beginnt der Cortisolspiegel um diese Tageszeit zu sinken; daher eignet sich diese Zeit auch aus der Perspektive der westlichen Wissenschaft gut dafür, zur Ruhe zu kommen.

Kapha in der chinesischen Elemente-Konstitutionsanalyse

Kapha entspricht am ehesten den Typen Erde, Wasser und Metall in der chinesischen Elemente-Konstitutionsanalyse. Die Erde ist in der chinesischen Medizin von ihrem Charakter her hundertprozentig Kapha. Kapha-Typen sind von Natur aus mitfühlend und fürsorglich, haben einen kräftigen Körperbau, starke Knochen und Muskeln und sind diszipliniert, zuverlässig, beständig und systematisch in ihrer Vorgehensweise. Sie haben den gleichen Körperbau wie der chinesische Erdtyp und sind für die gleichen Krankheiten und Beschwerden anfällig. Der Wassertyp entspricht dem dualen Vata-Kapha-Konstitutionstyp im Ayurveda. Die wässrigen Eigenschaften, die in diesem Fall mit Kapha assoziiert werden, sind eine Neigung zu Lockerheit und Entspanntheit und dazu, innere Ruhe auszustrahlen; wenn Kapha aus dem Gleichgewicht gerät, kommt es zu Problemen mit dem Wasserhaushalt. Wassertypen haben auch die körperlichen Merkmale mit dem Kapha-Typus gemeinsam: zum Beispiel ein rundes Gesicht, breite Wangen und einen runden Bauch. Außerdem neigen sie dazu, eine Abneigung gegen den Frühling und Sommer zu haben, wenn Kapha und Vata am stärksten vorherrschen und leicht aus dem Gleichgewicht geraten können.

Im Ayurveda würde man Metalltypen vorwiegend der Kapha-Konstitution zuordnen, mitsamt den Kapha-Eigenschaften Gleichmut, Disziplin, innere Stärke, Stille, systematische Vorgehensweise und Führungsqualitäten. Ebenso wie Kapha-Typen neigen sie dazu, ihre Emotionen nicht nach außen zu tragen, sondern eher in sich zu verschließen. Metalltypen sind aufgrund ihrer Zuverlässigkeit, ihres fundierten Denkens und ihres beständigen Charakters starke Führungspersönlichkeiten oder Manager. Auch das sind alles Kapha-Eigenschaften. Metall ist kalt, trocken und hart und kann auch ungeerdet und »abgehoben« sein, eine Tendenz, die man bei unausgewogenen Kapha-Typen ebenfalls findet. Metalltypen können aber auch eine gewisse Starrheit an den Tag legen und wenn diese Starrheit auf die Unbeweglichkeit der Erde zurückzuführen ist, ist Kapha die Wurzel des Problems. Ebenso wie beim Metalltypus geht auch die Kapha-Konstitution mit kräftigem Körperbau, rundem Gesicht und blassem Teint einher. Kapha-Typen sind ruhig, gelassen, ehrlich und beständig.

Konstitutionstypen in der chinesischen Medizin

In der chinesischen Medizin gibt es im Hinblick auf die Konstitutionstypen mehrere Denkrichtungen. Je nachdem, aus welcher Denkschule man kommt oder wessen Schüler man ist, gibt es fünf, sechs, neun oder noch mehr verschiedene Typen. Um das alles so einfach wie möglich zu halten, wollen wir uns hier auf eine Denkschule beschränken, die die Menschen in fünf Elemente-Konstitutionstypen einteilt (siehe Abbildung unten. Chinesen, Japaner und ein Zweig chinesischer Akupunkteure aus der Worsley-Schule verwenden in der Diagnostik und Therapie allesamt die fünf Elemente (obwohl J. R. Worsley selbst nicht an die Einteilung in Konstitutionstypen glaubte). In jedem Menschen sind alle fünf Elemente in individuell unterschiedlichem Verhältnis zueinander vorhanden, ähnlich wie die Konstitutionstypen im Ayurveda aus mehreren Elementen in unterschiedlicher qualitativer und quantitativer Zusammensetzung bestehen.

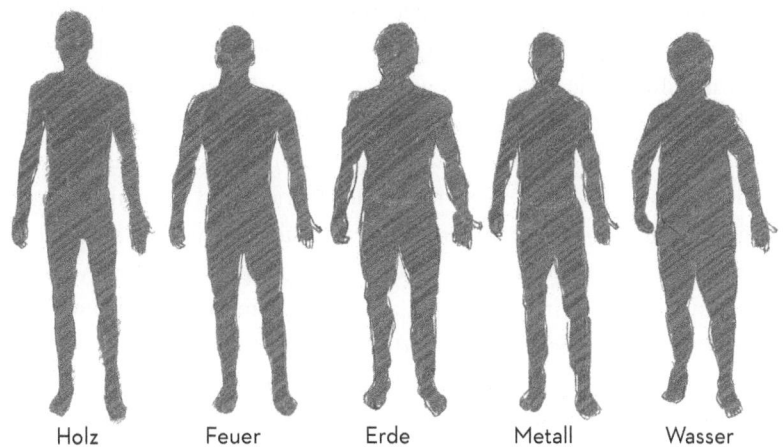

Holz   Feuer   Erde   Metall   Wasser

Die fünf physischen Konstitutionstypen nach der Fünf-Elemente-Einteilung

Die chinesische Medizin ist der Ansicht, dass diese Konstitutionsveranlagung von Natur aus teilweise mit Fehlern behaftet ist und dass Krankheitsprozesse hier ihren Ursprung haben. Diese Vorstellung entspricht der Sichtweise der Doshas im Ayurveda. Tatsächlich repräsentiert das Wort *Dosha* das Konzept eines Fehlers oder einer Schwäche. In der Fünf-Elemente-Konstitutionsdiagnose der chinesischen Medizin steht das Geistige und Emotionale sehr stark im Fokus. Alle Elemente stehen mit Umweltfaktoren und Körpergeweben und Organen, aber auch mit der Persönlichkeit in Zusammenhang.

Holztyp

Der Holztyp weist viele Eigenschaften des dualen, aus den Doshas Vata/Pitta (Bewegung/Transformation) bestehenden ayurvedischen Konstitutionstyps auf. Der große, schlanke, sehnige Körper des Holztyps sieht eher wie der eines Vata-Typs aus und verhält sich auch so. In seinem Willen, seinen funktionellen und physiologischen Ungleichgewichtsneigungen und seiner Persönlichkeit ähnelt er eher dem Pitta-Typ. Sein Gesicht ist meist knochig und scharf geschnitten, mit tief liegenden Augen, einer langen, dünnen Nase, schmalen Wangen und hoher Stirn. Holztypen können breite Schultern, einen geraden Rücken[34] und knochige Finger mit knotigen Gelenken haben.

Sie sind im Allgemeinen ehrgeizig und kämpfen sich entschlossen vorwärts, um ihre Ziele zu erreichen, unabhängig davon, wer oder was dadurch verletzt werden könnte (einschließlich ihrer selbst). Sie sind klug, fühlen sich zu geistiger Arbeit hingezogen und können beispielsweise Reisende und Entdecker sein. Sie reagieren schnell frustriert und können leicht dem Bedürfnis nach Koffein zur Konzentrationssteigerung und Alkohol zur Entspannung nachgeben. Holztypen sind ausgesprochene Typ-A-Persönlichkeiten: ehrgeizig, motiviert und auch gut darin, andere Menschen zu motivieren. Sie sind bekannt dafür, dass sie leicht frustriert und wütend reagieren und dazu neigen, sich zu viele Gedanken zu machen.

Typische Gesundheitsprobleme, die dem Holztyp zugeschrieben werden, sind Muskel- und Sehnenkrämpfe sowie Sehnenverletzungen, Gelenkprobleme, Ruhelosigkeit und unwillkürliche Bewegungen. Außerdem ist dieser Typus anfällig für Schlafstörungen, Migräne, Probleme mit dem Blutdruck, empfindliche Augen, Herpes, Krampfadern, Hämorrhoiden und Hernien (Eingeweidebrüche). Wenn er unter einer allergischen Erkrankung leidet, handelt es sich dabei höchstwahrscheinlich um eine saisonale Allergie; aber er kann auch allergisch auf topische Substanzen, Sonneneinstrahlung, Insektenstiche und Schokolade reagieren. Die Menstruationszyklen weiblicher Holztypen sind nicht selten von Schmerzen, prämenstruellem Syndrom und Spannungsgefühl in den Brüsten begleitet; außerdem neigen solche Frauen oftmals zur Bildung von Fibroadenomen, also gutartigen Tumoren in der Brust.

Holztypen profitieren von moderater Bewegung, Dehn- und Atemübungen sowie Achtsamkeitsmeditation. Auch regelmäßige Spaziergänge in der Natur, vor allem unter Bäumen, tun ihnen gut. Generell wirken sich Achtsamkeitspraktiken auf Holztypen positiv aus, weil sie dazu neigen, über die Zukunft nachzudenken. Das lenkt sie von der Gegenwart ab, was den Stress, das zu viele Grübeln und die Sorgen, zu denen sie ohnehin tendieren, noch verstärken kann. Auch wenn sie es vielleicht als frustrierend empfinden und sich innerlich dagegen wehren, sollten sie bereits in ihrer Jugend versuchen, ihr Lebenstempo zu entschleunigen, um das Leben im Alter besser schätzen zu wissen und Dankbarkeit für das zu empfinden, was ist, statt sich in fruchtlosen Grübeleien darüber zu verlieren, was sein könnte. Die Neigung, in die Zukunft zu schauen, die Geschäftigkeit und der Ehrgeiz des Holztyps können unangenehm und schwierig zu bewältigen sein, wenn er älter wird. Deshalb ist es sinnvoll, wenn er sich schon in jüngeren Jahren darin übt, im Hier und Jetzt zu leben, um das Holzelement auszubalancieren.

Feuertyp

Der Feuertyp in der chinesischen Medizin ist ebenfalls eine Kombination aus Pitta und Vata, wobei Pitta diesmal eher der körperliche Aspekt ist, während Vata sich mehr auf die Persönlichkeit und darauf bezieht, wie das Nervensystem mit Informationen umgeht und wie der Geist sie verarbeitet. Feuertypen haben kleine Füße und Hände mit langen, biegsamen

Fingern und spitzen Fingerspitzen. Sie haben einen rötlichen Teint, ein ovales oder herzförmiges Gesicht und eine schmale Stirn. Ihre Wangenknochen verleihen ihrem Gesicht manchmal ein katzen- oder wolfsähnliches Erscheinungsbild und sie haben Katzenaugen. Im Wesentlichen ähneln sie einer Flamme mit großem und/oder spitzem Kopf und entweder lockigem oder spärlichem Haar.[35] Ihre Haare sind manchmal rot oder rötlichbraun und sie können Sommersprossen haben.

Feuertypen sind gesprächig und charismatisch, eloquent und ausdrucksstark. Sie sind freundlich und warmherzig und es fällt ihnen leicht, dafür zu sorgen, dass andere Menschen sich in ihrer Gegenwart wohlfühlen. Sie können aber auch wankelmütig sein wie eine flackernde Flamme – nie lange an einem Ort, weder geistig, emotional noch körperlich. Das kann sie ihnen nahestehenden Menschen als unglaubwürdig erscheinen lassen. Feuertypen können zu Egoismus neigen; doch die Kehrseite davon ist ihr Drang nach innerer Verbundenheit und Liebe. In ausgewogenem Zustand sind sie meist fröhlich und unbeschwert; doch wenn sie aus dem Gleichgewicht geraten, können sie ängstlich sein und unter Schlaflosigkeit und Herzklopfen leiden. Obwohl sie schnell wütend werden, hält ihr Zorn normalerweise nicht lange an.

Folgende Gesundheitsprobleme gehen mit einem Feuer-Ungleichgewicht einher: Angst, Nervosität, Schlaflosigkeit, bipolare Störung, Depression, nervöses Lachen, Probleme mit dem Blutdruck, Gedächtnisverlust, Mitralklappenprolaps (Erkrankung der Herzklappe), Herzgeräusche, Scharlach, Herzinsuffizienz, Angina pectoris, Perikarditis (Herzbeutelentzündung), Nebennierenschwäche, zu schwache Libido, Harnwegserkrankungen, Akne, Hautausschläge, trockene Haut und Herzklopfen.

Aufgrund ihres geselligen Wesens kann es Feuertypen guttun, sich ein bisschen Zeit für sich allein zu nehmen, um zur Ruhe zu kommen. Nicht zu viel (denn ihr Verlangen nach vertrautem Umgang und engem Kontakt mit anderen Menschen ist ein essenzielles Bedürfnis, das erfüllt werden muss), aber genug, um ihr Energieniveau aufrechtzuerhalten und ein Gegengewicht zu ihrem ruhelosen Wesen und ihren Gefühlsausbrüchen zu schaffen. Gute Atemübungen für überhitzte Feuertypen sind *Sitali Pranayama* und Wechselatmung. Natürlich tut Meditation allen Typen gut, aber Feuertypen sprechen oft besonders gut auf Visualisationspraktiken – egal welcher Form – an, weil sie ihren lebhaften Geist auf diese Weise konzentriert und doch aktiv halten können. Auch Tagebuchschreiben kann sich auf Feuertypen positiv auswirken und ein geregelter Tagesablauf mit regelmäßigen Mahlzeiten, Schlafenszeiten und Phasen körperlicher Aktivität kann ihnen helfen, in einem ruhigen, gleichmäßigen Rhythmus zu bleiben.

Erdtyp

Der Erdtyp wird im Ayurveda am engsten und fast ausschließlich mit dem Kapha-Typ in Verbindung gebracht. Begriffe, die Erde beschreiben, sind *Rundheit* und *Stabilität*. Erdtypen haben normalerweise runde Köpfe und Gesichter und einen rundlichen oder fülligen Körper. Im Allgemeinen sind sie wohlproportioniert, stabil, klein und dick, mit gut entwickeltem Körperbau und gut entwickelter Muskulatur. Sie haben eine gelbliche Gesichtsfarbe und einen gleichmäßigen Gang, sind vertrauenswürdig, sympathisch, friedlich und mitfühlend. Genau wie Kapha-Typen könnte man sie als Fels in der Brandung bezeichnen, wenn es um Freundschaften geht. Sie sind loyal und beständig und können gut zuhören – genau der Typ Mensch, zu dem man sich hingezogen fühlt und bei dem man sich in Zeiten von Krankheit, Chaos oder Krisen sicher und geborgen fühlt.

Erdtypen sind sehr liebevolle, fürsorgliche Menschen; sie lieben Gartenarbeit und Kunsthandwerk wie Stricken oder Quilten und kochen auch gerne. Außerdem essen sie gern und neigen zu Heißhunger auf Kohlenhydrate, was dazu führen kann, dass sie mit der Zeit ein bisschen übergewichtig werden. Sie tendieren zu übermäßigen Sorgen; doch ihre Art des Sich-Sorgens ist darauf zurückzuführen, dass sie sich zu sehr an andere Menschen und Dinge hängen. Der Erdtyp neigt dazu, Dinge anzuhäufen; seine Neigung zu Besitzgier kann ihn für co-abhängige Beziehungen anfällig machen. Er neigt zu Verdauungsproblemen, vor allem, weil seine Sorgen dem Verdauungssystem schaden können. Magengeschwüre, Zwerchfellhernien, zu niedriger Blutzucker, Diabetes und Lympherkrankungen kommen bei diesem Typus ebenfalls häufig vor.

Metalltyp

Metalltypen sind normalerweise eine Mischung aus Vata oder Pitta mit starken innerlichen Kapha-Eigenschaften. Der duale Kapha/Vata- oder Kapha-Pitta-Konstitutionstyp hat normalerweise einen schlankeren Körperbau als ein typischer Kapha-Mensch. Er bewegt sich auch mehr und neigt eher dazu, sich zu verausgaben, als der normalerweise eher zurückhaltende und stoische Kapha-Typ. Denken Sie daran, dass alle Menschen eine Kombination aus sämtlichen fünf Elementen darstellen. Das bedeutet, dass diese Typen – egal ob Kapha/Vata oder Kapha/Pitta – immer noch Eigenschaften aller drei Doshas besitzen, wie es auch bei den fünf chinesischen Typen der Fall ist. Metalltypen haben einen starken, muskulösen Körper, einen schnellen Stoffwechsel und längliche oder ovale Gesichter mit weit auseinanderstehenden Wangenknochen und weicher, glatter, fester, blasser Haut. Menschen, bei denen das Element Metall vorherrscht, haben außerdem eine kräftige Stimme; und obwohl sie aufbrausend reagieren und sehr heftig werden können,[36] sind sie im Allgemeinen ruhig und gelassen. Sie eignen sich sehr gut für einen Posten als Beamter oder als Führungskraft;[37] außerdem sind sie gut organisiert und normalerweise eher zu perfektionistisch als zu lax.

Metalltypen neigen dazu, Emotionen in sich anzustauen, und wirken manchmal kalt und distanziert. Sie können gut Grenzen setzen und sind Meister darin, Privates und Berufliches voneinander zu trennen. Außerdem besitzen sie einen scharfen Verstand und ein Talent dafür, die richtigen Entscheidungen zu treffen. Wenn sie aus dem Gleichgewicht geraten, können sie zu Erkrankungen der Lunge und des Dickdarms neigen, da diese Organe/Meridiane dem Element Metall zugeordnet sind. Dazu gehört auch die Haut, denn diese fällt in der chinesischen Medizin in die Domäne des Lungensystems. Beispiele für Metall-Ungleichgewichte sind häufige Erkältungen, Asthma, Emphysem (Aufblähung der Lunge), Divertikulitis (Entzündung der Darmdivertikel), Dickdarmentzündung, Hämorrhoiden, Magenschleimhautentzündung, Ekzeme, Psoriasis und Lymphstauungen. Metalltypen können auch anfällig für Sehnenscheidenentzündungen, Arthritis und Rheuma sein. Aufgrund des trockenen Charakters von Metall neigen sie zu Heißhunger auf ölige und Feuchtigkeit produzierende Lebensmittel wie beispielsweise Milch, was zu einer Ansammlung von Schleim und häufigen Erkältungen führen kann.

Wassertyp

Die Wassertypen in der chinesischen Medizin haben große Ähnlichkeit mit den Vata-Kapha-Typen im Ayurveda. Ihr Kopf ist eher etwas größer und sie haben breite Wangen, schmale Schultern und einen großen, langen Unterkörper.[38] Sie bewegen sich viel, weil es ihnen schwerfällt, still zu sitzen oder zu stehen. Wenn sie sich im Gleichgewicht befinden, können Wassertypen leicht mit dem Strom schwimmen. Sie sind introspektiv und friedlich. Trotz ihrer Entschlusskraft achten sie normalerweise darauf, stets den Weg des geringsten Widerstands zu wählen.

Wenn sie aus dem Gleichgewicht geraten, neigen Wassertypen allerdings zu Ängsten. Ihre Tendenz zu Introspektion kann zu emotionalem Aufruhr und festgefahrenen negativen Gedankenmustern führen. Die Verbindung zu anderen Menschen ist wichtig für ihr emotionales Wohlbefinden; und obwohl sie es vielleicht nicht merken oder nicht darauf achten, wenn sie sich zu sehr in ihrer eigenen Gedankenwelt verlieren, ist es wichtig für sie, ein geselliges Leben zu führen, um im Gleichgewicht zu bleiben. Sich in der Nähe von Wasser aufzuhalten, tut ihnen gut, ebenso wie das Stillsitzen oder -liegen bei meditativen Praktiken. Da Nieren und Blase und der Nieren- und Blasenmeridian dem Element Wasser zugeordnet sind, sind Wassertypen anfällig für Probleme, die von einem Ungleichgewicht im Flüssigkeitshaushalt herrühren.

Aufgedunsenes Aussehen, dunkle Ringe unter den Augen, Ödeme und Harnwegsinfektionen kommen bei diesem Typus häufig vor. Weitere Beschwerden können Nierensteine, Schwindelgefühl aufgrund eines Flüssigkeitsungleichgewichts im Innenohr, Probleme mit dem Blutdruck und Nebennierenschwäche sein.

Finden Sie Ihren individuellen Typ!

Wenn man die chinesischen Elementetypen mit den ayurvedischen Doshas vergleicht, stellt man fest, dass sie einander recht ähnlich sind; die Systeme sind nur anders aufgebaut. Wahrscheinlich haben Sie schon allein durch die kurzen Informationen in diesem Kapitel eine gute Vorstellung davon gewonnen, welchen Platz Sie im System dieser Typen und Konstitutionen einnehmen. Natürlich werden Sie die Details hie und da verwirrend finden oder es wird Ihnen schwerfallen zu entscheiden, welche Ihrer Eigenschaften vorherrschen. Im Laufe eines Lebens verändert sich vieles und manchmal ist es schwierig zu erkennen, in welche Kategorie man am besten hineinpasst. Das liegt teilweise an Vikruti (Ungleichgewicht), teilweise aber auch daran, dass wir letztendlich eine Kombination aus allen Typen darstellen und es schwierig ist, eine Eigendiagnose zu stellen. Um ein bisschen mehr Klarheit in Ihre Gedanken zu den Konstitutionen hineinzubringen, habe ich einen Selbsttest für Sie entwickelt (siehe Tabelle auf den Seiten 135 und 136). Kreisen Sie für jede Kategorie in der linken Spalte die Eigenschaft in einer der drei anderen Spalten ein, die am ehesten auf Sie zutrifft. Ich empfehle, für diesen Selbsttest einen Bleistift zu verwenden und ihn zweimal zu machen: Beim ersten Mal kringeln Sie die Eigenschaften ein, die am ehesten auf den Menschen zutreffen, der Sie heute sind. Beim zweiten Mal kreisen Sie die Eigenschaften ein, die eher auf den Menschen zutreffen, der Sie im jüngsten Alter waren, an das Sie sich noch erinnern können. Das ist eine ungefähre Methode, um Ihr Vikruti (Ungleichgewicht im ersten Test) von Ihrem Prakruti (Ausgewogenheit im zweiten Test) zu unterscheiden. Im nächsten Abschnitt des Buches werden wir besprechen, wie man die Konstitutionen wieder ins Gleichgewicht bringt.

Dosha-Selbsttest:
Welcher ayurvedische Konstitutionstyp bin ich?

Kategorie	Vata	Pitta	Kapha
Körperbau	dünn	athletisch	stämmig, untersetzt
Größe	groß oder sehr klein	durchschnittlich	eher klein
Augenform	tiefliegend/klein	durchschnittlich/ schmale Augenbrauen	groß, attraktiv
Augenfarbe	dunkelbraun	grün, haselnussbraun, grau, hellblau	weiches Blau oder hellbraun
Augenbewegungen	hin und her huschend, nervös	durchdringend, scharf	sanft, beruhigend
Nase	krumm/asymmetrisch, möglicherweise verkrümmte Nasenscheidewand	lang, spitz	kurz, rundlich
Zähne	vorstehend	mittelgroß, gelblich	kräftig, weiß
Mund	klein	mittelgroß	groß
Lippen	trocken, aufgesprungen	rot	voll, weich
Gesichtsform	schmal, lang	herzförmig	rund, voll
Haarfarbe	dunkelbraun, schwarz	hell, blond, rote Farbtöne	braun
Haarstruktur	derb, brüchig, verknotet sich leicht	fein, glatt, weich, grau, kahl	dicht, glänzend, wellig
Hautbeschaffenheit/-temperatur	dünn, trocken, rau, fühlt sich kühl an	fühlt sich warm an, schwitzt leicht	glatt, dick, fühlt sich kühl an
Teint	dunkel	rosig, Sommersprossen, reagiert leicht gereizt, bekommt schnell Sonnenbrand	blass
Gewicht	nimmt nur schwer zu	nimmt leicht zu oder leicht ab	nimmt leicht zu und schwer ab
Gelenke	hervorstehend, knacken häufig, übermäßig beweglich	mittelgroß, ziemlich beweglich	kräftig, fest

Kategorie	Vata	Pitta	Kapha
Nägel	trocken, rau, brüchig, brechen leicht ab	scharf, biegsam, gesund	dick, glatt, glänzend
Nabel	unregelmäßig geformt, kann an manchen Stellen hervortreten	oval, flach	tief, rund
Stuhlgang	unregelmäßig, neigt zu Verstopfung	regelmäßig, eher weich	regelmäßig, geformt
Ernährung/Appetit	vergisst manchmal das Essen, lässt Mahlzeiten aus, isst zwischendurch	starker Appetit; wird schnell grantig, wenn er Hunger hat	isst gerne zu viel, fühlt sich nach dem Essen manchmal schwer
Körpertemperatur	kalt; kalte Hände und Füße, empfindlich gegen Wind, bevorzugt Wärme	warm, erwärmt sich leicht, mag kühles Wetter	kühl; mag kein kaltes, feuchtes Wetter und keine Luftfeuchtigkeit
Schlaf	unregelmäßig, leicht, leicht aufweckbar	weniger als acht Stunden, aber fest und tief	schläft gerne und tief, wacht nur langsam auf
Sprechweise/Tonfall	schnell oder sehr schnell	durchdringend, scharf	langsam, bedächtig
im Gespräch	wechselt häufig das Thema	intellektuell/belehrend	hilfsbereit, hört zu
Bewegungen	schnell	zielgerichtet	langsam und bedächtig
Finanzen	ist leichtfertig beim Geldausgeben	verwöhnt sich gerne	sparsam
Häufige negative Emotionen	Angst, Sorgen, Nervosität	Wut, Eifersucht	Traurigkeit; hängt oder klammert sich an andere Menschen und Dinge
Reaktion auf Konfrontationen	ergreift die Flucht	kämpft	erstarrt
Intellekt/Gedächtnis	lernt schnell und vergisst schnell wieder	intellektuell, lernt gerne, möchte Wissen erwerben	gutes Gedächtnis
Natürlicher Zustand	freier Geist/kreativ	scharfer Verstand, motiviert, entschlossen	ruhig, gelassen, häuslich
Gesamtpunktzahl			

5

Anatomie, praktische Grundlagen und Geistesblitze

Ein weiteres faszinierendes Thema, das Ayurveda und chinesische Medizin miteinander verbindet, ist die Wechselwirkung zwischen Anatomie und Physiologie. Dieses Gebiet behandelt nicht nur Strukturen und Funktionen wie beispielsweise Körpergewebe und Organe, sondern bietet auch Einblicke in unseren energetischen Zustand. Es umfasst das Wissen über die Energiekörper oder *Koshas*, die Zirkulation von Energie durch bestimmte Kanäle oder Meridiane/Nadis, die Schnittpunkte dieser Bahnen (Akupunkte oder Marmani) sowie die wichtigsten Stellen, an denen Energie- und Informationsaustausch stattfindet und die man als *Tan Tiens* oder Chakras bezeichnet. Ein weiteres Konzept, das in die Rubrik »Anatomie und Physiologie« fällt, ist das der drei chinesischen Schätze *Jing*, *Qi* und *Shen* und ihrer ayurvedischen Entsprechungen *Ojas*, *Prana* und *Tejas*.

Interessanterweise hat die feinstoffliche Anatomie sehr viel mit unserem Bewusstsein zu tun. Das liegt daran, dass es in diesen beiden Medizinsystemen keine richtige Unterscheidung zwischen dem gibt, was im Geist und was im Körper abläuft. Es gibt ein Körperbewusstsein und es gibt ein Bewusstsein, das dem Geist zugeordnet wird und jenseits des Körpers liegt. Das Bewusstsein umfasst Gewahrsein und Informationen. Daher liegt der gesamten Existenz irgendeine Art von Bewusstsein zugrunde. Im Hinblick auf die Therapeutik ist es, da Körper und Geist so eng miteinander verbunden sind, nicht nur schwierig, richtig zwischen beiden zu unterscheiden, sondern es ist sogar unnötig, weswegen es auch nicht empfohlen wird. Es gibt Überschneidungen, Informationsaustausch oder Kommunikation zwischen den beiden. In diesem Kapitel geht es in erster Linie um das Körperbewusstsein und um die grobstoffliche und feinstoffliche Anatomie. Im nächsten Kapitel werde ich hauptsächlich auf den Geist und auf das Bewusstsein eingehen, wie es durch den Geist wirkt.

Die Akupunktur ist ein faszinierendes Studiengebiet, das sich wachsender Beliebtheit erfreut. Mehr Menschen als je zuvor lassen sich darin ausbilden und probieren es aus. Akupunktur besteht in der Behandlung winzig kleiner Energiezentren entlang der Transportlinien, die alle Organe und Gewebe des Körpers mit Qi versorgen. Die moderne Wissenschaft versucht weiterhin, diese Bahnen in unserem Körper genau abzugrenzen und »Landkarten« davon zu erstellen. Obwohl sie, wie man inzwischen festgestellt hat, teilweise mit dem Nerven-, Kreislauf- und Lymphsystem zusammenfallen, stimmt keines davon genau mit diesen Energiekanälen überein. Der modernen Wissenschaft ist es auch gelungen, elektrische Bahnen im Bindegewebe zu lokalisieren. Diese Bahnen haben eine höhere elektrische Leitfähigkeit als das umliegende Gewebe und korrelieren in ihrem Verlauf genau mit den Akupunkturmeridianen.

Eine andere Theorie, die den Akupunkturkanälen entspricht, ist die der »Bonghan-Kanäle«. Kim Bong-han, ein nordkoreanischer Wissenschaftler, und andere Forscher haben in den letzten 50 Jahren ein Netzwerk aus mikroskopisch kleinen, fadenähnlichen Kanälen entdeckt, die Flüssigkeit transportieren. Diese Kanäle scheinen sich in ihrem Verlauf mit den Akupunkturmeridianen zu überschneiden und in etwa dem Blutkreislauf- und Lymphsystem zu entsprechen. Sie führen auch um Organe herum.[39] In der Akupunkturtheorie gibt es ein feinstofflicheres Netzwerk aus Kanälen, die die Gewebe direkt mit Qi und Nahrung (Ying-Qi) versorgen; diese werden als Mikrozirkulationskanäle bezeichnet.

Interessant ist, dass die moderne Wissenschaft sich mit den Strukturen befasst, die Leben spendende Energie und Flüssigkeiten transportieren, während die heilkundigen Menschen früherer Zeiten deren Position in erster Linie bestimmten, indem sie ihr Augenmerk auf ihre Funktion richteten. Sie achteten darauf, was im Geist-Körper-Komplex ablief – auf das Ergebnis –, und dadurch wurde ihnen klar, dass diese Strukturen existieren müssen. Die Meridiane scheinen tatsächlich mit diesen grobstofflichen anatomischen Bahnen und Systemen zu korrelieren; aber darauf kommt es eigentlich gar nicht so sehr an. Die Theorie, die hinter der Auswahl der Therapie eines Patienten steht, ändert sich dadurch weder, noch wird sie verfeinert. Sie ist perfekt, so wie sie ist. Die moderne Wissenschaft holt einfach nur (oft wahrscheinlich mehr oder weniger durch Zufall) auf und versucht, ungewohnte Terminologien in eine allgemein gebräuchliche Sprache zu übersetzen. In diesen uralten Überlieferungen liegt eine große Weisheit; vielleicht sollten wir als Gesellschaft einfach einen größeren Glaubenssprung wagen und auf sie vertrauen oder uns in unserer Forschung auf die weise Voraussicht der heilkundigen Menschen früherer Zeiten stützen.

Die feinstofflichen Energielinien, die Qi zu den Geweben und Organen transportieren, werden in der chinesischen Medizin *Jing* und *Luo* (Kollateralen) genannt. Man bezeichnete sie auch als Meridiane. Im Ayurveda nennt man sie Nadis, was auf Sanskrit »Fluss«, »Bewegung«, »Kanal« und »Schwingung« bedeutet. Der Begriff wird auch gleichbedeutend mit »Nerv« verwendet. Das mag daran liegen, dass sowohl das Nervensystem als auch das Nadi-System dem Dosha Vata, insbesondere dem Prana Vayu, unterstehen.

Es gibt unzählige Energiekanäle: von den außerordentlichen Gefäßen zu den zwölf Hauptkanälen, den Sehnenmeridianen, Kollateralen und Mikrokanälen. In der Akupunkturtheorie arbeitet man zum Zweck der Diagnostik und Therapie regelmäßig mit zwölf Hauptmeridianen (siehe Abbildung auf Seite 140). Die Stärke, Schwäche und Qualität des Flusses in diesen Kanälen kann anhand des Pulses untersucht werden und Punkte entlang dieser Kanäle können mit Nadeln gereizt oder stimuliert werden, um eine Heilung zu bewirken. Zusätzlich zu diesen zwölf Hauptmeridianen gibt es das, was wir die »acht außerordentlichen Gefäße« nennen. Das sind tiefere, feinstofflichere und vielleicht auch diffusere Kanäle, die vor den zwölf Hauptkanälen entstanden sind.

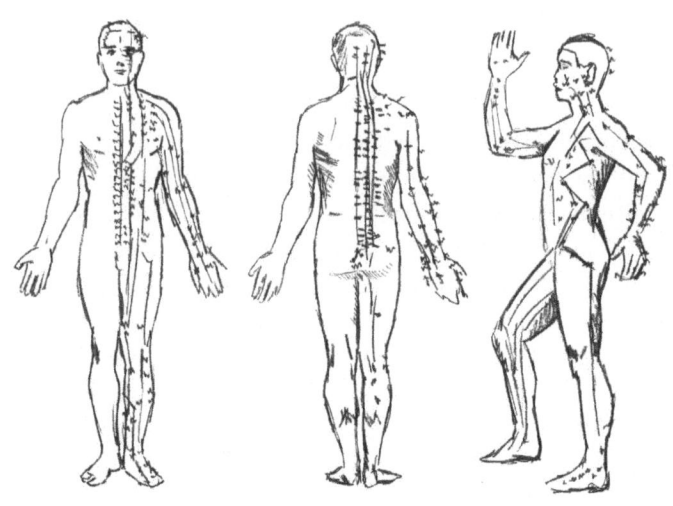

Die Akupunkturmeridiane

Durch die zwölf Hauptmeridiane und zwei der acht außerordentlichen Gefäße gewinnt man Zugang zu den Tausenden anderer Kanäle. Diese anderen Kanäle sind divergierende Kanäle und Luo-Kanäle, die die zwölf Hauptmeridiane miteinander verbinden und winzige Kollateralen (immer kleiner werdende Zweige der Hauptkanäle). Diese Zweige gehen tief in den Körper hinein und versorgen jede einzelne Zelle mit Qi. Das ist mit der Verzweigung des Blutkreislaufsystems von großen Arterien bis hin zu kleinen Kapillaren vergleichbar. Es gibt auch Sehnenmeridiane, die die tendinomuskulären Leitbahnen beeinflussen, welche der Kontrolle der zwölf Hauptkanäle unterstehen.

Die Kanäle dienen dem Zweck, den Körper zu formen, zu schützen, zu ernähren und zu vitalisieren, Energie zu speichern und Informationen innerhalb des Körpers und mit der Umwelt auszutauschen. Sie öffnen sich zur Körperoberfläche hin und beinhalten Zugangspunkte, über die man auf die tiefer liegenden Organe und Gewebe einwirken kann. Außerdem haben sie Verzweigungen, die mit Teilen des Körpers in Verbindung stehen, bei denen man vielleicht nicht auf Anhieb darauf kommen würde, dass sie miteinander verbunden sind: zum Beispiel, dass der Blasenmeridian Verzweigungen ins Gehirn hinein aufweist. Diese Verzweigungen ermöglichen den Austausch von Informationen und Energie zwischen den inneren Organen und anderen Strukturen des Körpers. Sie sind so etwas Ähnliches wie Energie- und Informationsautobahnen.

Die zwölf Hauptkanäle oder -meridiane sind: Lunge (Lu), Dickdarm (Di), Magen (Ma), Milz (Mi), Herz (He), Dünndarm (Dü), Blase (Bl), Niere (Ni), Perikard (Pe), San Jiao oder Dreifacher Erwärmer (3E), Gallenblase (Gb) und Leber (Le). Die acht außerordentlichen Gefäße sind: *Ren, Du, Chong, Yin Qiao, Yang Qiao, Yin Wei, Yang Wei* und *Dai Mai.*

Es gibt keinen Teil des Körpers, der nicht vom Qi aus den Meridianen berührt wird, es sei denn, er ist durch eine Verletzung oder Krankheit völlig blockiert oder vom Rest des Körpers abgeschnitten. Entlang dieser Bahnen gibt es Punkte, die wie kleine Quellen aus der Körperoberfläche entspringen und oberflächlich mit der Außenwelt und auf einer tiefen Ebene zwischen inneren Strukturen des Körpers Informationen austauschen. Manche Ärzte glauben, dass die tiefen Reservoirs, in denen sich die Akupunkturpunkte befinden, größere Konzentrationen an Mineralstoffen enthalten als die umliegenden Gewebe. Ein kluger Therapeut kann sich mit der sanftesten Berührung einer Fingerspitze auf einen solchen Punkt konzentrieren und die Energie an diesem Punkt ablesen. Das bedeutet, dass er feststellen kann, ob es eine Energie- und/oder Informationsblockade, einen Überschuss oder einen Mangel an Energie an dem betreffenden Punkt und in dem betreffenden Meridian gibt. Wenn dieser Punkt ein Quellpunkt für ein inneres Organ ist, kann er tatsächlich Informationen über das ihm zugeordnete Organ geben. Das Gleiche gilt auch für die Pulsdiagnose.

Pulsdiagnose

In der chinesischen oder ayurvedischen Medizin kann die Stärke oder Schwäche des Körpers oder das Vorhandensein eines Krankheitserregers durch Ablesen des Radialpulses am Handgelenk wahrgenommen werden.

Für jeden der zwölf Hauptkanäle und die ihnen jeweils zugeordneten Organe gibt es an jedem Handgelenk einen Punkt. Durch das Fühlen dieses Pulses mit geübten Fingern kann man über die Gesundheit und Kraft eines bestimmten Organs oder des Energiekanals, der dieses Organ versorgt, Klarheit gewinnen.

Im Ayurveda werden die ursprünglichen und erworbenen Konstitutionen von einem geübten Arzt durch Fühlen des Pulses diagnostiziert. Es gibt sieben Schichten, an denen der Puls gemessen werden kann; diese beginnen an der Oberfläche der Haut und reichen bis zum Knochen hinab. Außerdem gibt es drei verschiedene Pulspositionen. Das bedeutet, dass der Arzt seinen Zeige-, Mittel- und Ringfinger in gleichem Abstand voneinander auf das Handgelenk legt, um den Puls wahrzunehmen oder abzulesen. Normalerweise wird zuerst der oberflächlichste Puls abgelesen, damit sich der Geist/Körper des Klienten an die Präsenz, Berührung und Absicht des Arztes gewöhnen kann, bevor dieser tiefere Aspekte des Pulses erkundet. Je tiefer der Arzt in den Puls eindringt, umso empfindlicher reagiert der Klient, und eine Reaktion kann eine Veränderung des Pulses auslösen.

Andere Faktoren, die das Ergebnis der Pulsmessung beeinflussen können, sind: was der Klient am Vorabend gegessen oder getrunken beziehungsweise nicht gegessen oder getrunken hat, ob er gut geschlafen hat oder nicht, ob er kurz vor der Pulsmessung herumgelaufen ist und ob er sich während der Pulsmessung ängstlich oder bedroht fühlt. Essen, das der Patient am Vorabend zu sich genommen hat – zum Beispiel eine würzige Mahlzeit –, kann den Puls am nächsten Morgen vorübergehend verändern. Geschlechtsverkehr in der Nacht davor kann das Gleiche bewirken. Bei einer Pulsdiagnose zur Ermittlung der Konstitution ist es wichtig, zwölf Stunden vor dem Arztbesuch auf Sex, würziges Essen, Alkohol oder Koffein zu verzichten. Außerdem kann jede Ablenkung durch ungesunde Ernährung oder Lebensweise die Wahrnehmungsfähigkeit des Arztes negativ beeinflussen. Normalerweise werden die Pulse morgens auf nüchternen Magen gemessen. Diese Vorgaben können sich jedoch von Arzt zu Arzt unterscheiden – je nach Qualifikation, Ausbildung, Intensität der Meditationspraxis, sattvischer geistiger Klarheit sowie der Begabung und dem Scharfblick des Arztes bei der Pulsmessung.

Embryologie

Die Embryologie ist ein guter Ausgangspunkt für eine Erörterung des Ursprungs der energetischen Anatomie. Sie war schon den Ärzten früherer Zeiten bekannt und es gibt ziemlich ausführliche wissenschaftliche Erläuterungen darüber. Neben der auf wissenschaftlicher Basis beobachtbaren Entwicklung des Fötus beschreiben die Chinesen und Inder auch, was dabei auf unsichtbarer, feinstofflicher, energetischer Ebene geschieht. Die *Charaka Samhita*, ein Text, der lange vor der Entdeckung der Zelle oder des Mikroskops entstanden ist, erläutert genau, wie der Samen der Mutter und der Samen des Vaters miteinander verschmelzen. Außerdem beschreibt sie sämtliche Stadien der embryonalen Entwicklung und wie die verschiedenen Gewebe von der Seele und den drei Doshas ins Leben hineingeführt werden.[40] Die ayurvedische Version der Embryologie konzentriert sich in erster Linie auf das Bewusstsein, die fünf Elemente, Geist, Karma, den Gesundheitszustand der Eltern und die Rolle der Doshas bei der Entstehung des Fötus. Sie stimmt eigentlich ziemlich genau mit den Erkenntnissen der modernen Wissenschaft überein.

In der chinesischen Medizin beginnt die Entwicklung des Embryos damit, dass das Yang des Vaters, das Yin der Mutter und das Jing beider Elternteile miteinander verschmelzen. Dadurch entsteht eine Polarität, woraufhin sich die außerordentlichen Gefäße bilden, die die räumlichen Ebenen definieren. Aus klinischer Sicht kann man wohl sagen, dass über die acht außerordentlichen Gefäße in den letzten 50 Jahren mehr geschrieben worden ist als in den 1000 Jahren davor. Klassicherweise haben die acht außerordentlichen Gefäße in der chinesischen Medizin etwas mit einem ausgewogenen Flüssigkeitshaushalt in der Lymphe, in den Interstitien (Zwischenräumen zwischen Organen, Geweben und Zellen) und im Bindegewebe zu tun. Obwohl es keine klassischen Quellen gibt, die sie als primäre Faktoren im Prozess der Embryogenese anführen, geht man davon aus, dass *Ren Mai* (das Empfängnisgefäß) und *Du Mai* (das Lenkergefäß) ihren Ursprung in der pränatalen Essenz haben. Auf die Entstehung dieser Gefäße folgt die Genese der zwölf

Hauptmeridiane. Diese Meridiane bilden die Blaupause für die Zelldifferenzierung und Organisation der Strukturen, Gewebe und Organe des Körpers. Die acht außerordentlichen Gefäße und zwölf Meridiane teilen sich die Aufgaben der Aufrechterhaltung von Form und Funktion des Körpers und der Kommunikation zwischen Körpergeweben und -strukturen.

Im Ayurveda beginnt die Embryogenese mit dem Karma oder mit bestimmten Tendenzen aufgrund früherer Handlungen, die der auf die Welt kommenden Seele anhaften. Die Seele oder Atman ist eine transzendentale, unveränderliche, ungetrübte Entität, ein Tropfen aus dem Ozean reinen kosmischen Bewusstseins. Ohne sie kann ein Lebewesen nicht existieren. Diese Seele hat im Laufe der Zeit verschiedene Formen angenommen und auf ihrem Weg in diese Lebensformen, durch sie hindurch und wieder aus ihnen heraus haben sich kleine »Anhängsel« an sie angeheftet. Man könnte diese als Karma bezeichnen. Dieses Karma zieht die individuelle Seele zu einem ganz bestimmten Elternpaar – beziehungsweise zu den physischen, geistigen, sozialen, spirituellen und emotionalen Tendenzen der Eltern, ihrem Umfeld und ihrem physischen Standort auf der Erde, also dem *elterlichen* Karma – hin. Die fünf Elemente und Dosha-Tendenzen sind in den Samenzellen der Eltern enthalten. Bei der Empfängnis wird das Prakruti festgelegt und die *Jivatma* oder individuelle Seele kann in den Mutterleib eintreten. Es ist die Intelligenz der Seele, die das Wachstum des Embryos steuert.

Im Ayurveda gibt es zusätzlich zu den Nadis auch noch Kanäle namens *Srotas*. Das sind eher grobstoffliche, physische Kanäle, die Nahrung und Flüssigkeit durch den Organismus hindurchleiten. Die Kombination aus grob- und feinstofflichen Energiebahnen reguliert den Fluss des Prana/Qi, stellt Nahrung bereit, regt das Wachstum an, reguliert den Flüssigkeitshaushalt, transportiert Qi und Blut, sorgt für eine regelgerechte Funktion des Immunsystems und Anreicherung des Gewebes mit Sauerstoff, verarbeitet Informationen, reinigt das System von Giftstoffen, reguliert die Funktionen von Yin und Yang, gibt dem Körper Halt und Stütze, bietet Schutz und sorgt für Belebung, Bewegung, Kraft, Isolation, Schmierung, Gedächtnis, Glanz und Kommunikation.

Feine Energiekanäle oder Nidras und Yoga

Es ist schwierig, von Nadis zu sprechen, ohne in die Yogatheorie einzusteigen, da diese Kanäle im Yoga stärker im Mittelpunkt stehen als im Ayurveda. Charaka spricht von Gefäßen, die vom Herzen ausgehen, meint damit aber grobstoffliche physische Kanäle oder Srotas wie beispielsweise die Arterien im Kreislaufsystem oder den Magen-Darm-Kanal. Auf diese Arten von Kanälen legt der Ayurveda besonderes Gewicht, weil sie beobachtbar sind und sich leichter mit Heilpflanzen, Ernährung und anderen Methoden behandeln lassen. Auf die Nadis wird dagegen in der Yogatheorie und -praxis ein stärkerer Fokus gelegt, da sie feinstofflicher und in der Meditation leichter wahrnehmbar sind.

Im Yoga sind die Nadis feinstoffliche Bahnen, die Lebenskraftenergie (Kraft oder Shakti) und Information transportieren. Es gibt drei Haupt-Nadis: *Ida, Pingala* und *Sushumna*. Im Grunde genommen läuft der Ida Nadi an der linken Seite der Wirbelsäule entlang und steht mit der rechten Gehirnhälfte in Verbindung. Daher hängt seine Funktion mit dem Yin und dem Weiblichen, mit Kreativität, Kühle und Entspannung zusammen. Das ist der Ruhe-und-Verdauungs-Nadi. Auf der anderen Seite verläuft der Pingala Nadi. Er steht mit Yang und dem Männlichen, mit Wärme, Aktivität, Analyse und der linken Gehirnhälfte in Verbindung. Das ist der Nadi, der uns beispielsweise dazu befähigt, unsere Finanzen zu verwalten. Oft werden der Ida und der Pingala Nadi dargestellt, wie sie sich auf ihrem Weg durch den Körper kreuz und quer durch das Rückenmark bewegen. Dieser Weg sieht aus wie das Hermesstab-Emblem als Symbol für die westliche Medizin: ein Stab, um den sich zwei Schlangen herumwinden. Dieses vom Äskulapstab abgeleitete Symbol hat seine Wurzeln auch in der esoterischen Anatomie. Der Ida Nadi und der Pingala Nadi durchkreuzen einander in den im Folgenden beschriebenen Energiezentren, den sogenannten Chakras.

Mitten durch unser Rückenmark verläuft der Sushumna Nadi. Er ist für das Erwachen des Bewusstseins zur wahren Natur seiner selbst und der Existenz verantwortlich und steht mit einer Kraftquelle in Verbindung, die an der Wirbelsäulenbasis liegt und *Kundalini Shakti* genannt wird. Diese Kundalini schlummert laut Yoga in den meisten Menschen so lange, bis sie durch Kraft, Karma oder Kultivierung erweckt wird. Es ist, als würde man eine schlafende Kobra mit einem Stock anstoßen: Man kann sich vorstellen, wie sie jäh zum Leben und zu vollem Bewusstsein erwacht und sich gegen den Angreifer erhebt, als ob sie niemals ruhen würde. Ich könnte mir vorstellen, dass die Kundalini mit dem Haupt-Tan-Tien und der Speicherung von Essenz und Kraft verwandt ist und dass ihr Erwachen Ähnlichkeit mit dem Umdrehen des Lichts in der Drittes-Auge-Meditationspraxis hat, die im chinesischen System »die goldene Blume« genannt wird.

Es gibt auch Nadis im Kopf, die Regionen mit Energie- und Informationspotenzial, welche mit höheren oder höher entwickelten Bewusstseinszuständen assoziiert sind, miteinander verbinden. Die Energie entlang dieser Nadis zu bewegen, um diese Regionen einzuschalten oder zu erwecken, ist *Hiranyagarbha*-Yoga – ein hoch entwickeltes Werkzeug zur Kultivierung/Meditation und Erlangung des Ich- beziehungsweise kosmischen Bewusstseins, welches dazu dient, zu vollständiger Erleuchtung zu gelangen. Es gibt auch Prana-Kanäle, die Gehirn und Herz direkt miteinander verbinden. Tatsächlich existieren sogar Zehntausende solcher Kanäle. Das Ziel des Yoga besteht darin, sie von Blockaden zu befreien und zu stärken, damit sie die erhöhte Prana-Spannung einer erwachenden Kundalini verkraften können. Das entspricht dem Trainieren eines Muskels, damit er der Herausforderung vermehrter Arbeit gewachsen ist. Wenn man die Kanäle und die entlang dieser Kanäle liegenden Körperregionen, welche Informationen und Energie sammeln und speichern, nicht zuerst von Blockaden befreit, kann es zu einem Kurzschluss im Bereich dieser Nadis kommen. Das hat geistige, emotionale, spirituelle und körperliche Auswirkungen, die nur selten vorübergehender Natur sind.

Während dieses Prozesses der Befreiung der Nadis von Blockaden muss man auch die Srotas des physischen und mentalen Körpers reinigen, sodass die Energiezirkulation im Körper reibungslos ablaufen kann, damit die Energie dann mit der Reinigung der winzig kleinen, feinstofflicheren

Nadis beginnen kann. Es gibt viele Verfahren, mit denen man das bewirken kann, zum Beispiel Ayurveda, Panchakarma, körperliche Aktivität, Atemübungen, Entgiftung, Konzentration, Visualisation, Farb- und Edelsteintherapie, Vastu (Feng-Shui), Körperarbeit, Yoga-Asanas (Haltungen oder Posen) und vedische astrologische (jyotische) Beratung.

Die Chakras

Die Chakras im Yoga und die Tan Tiens in den taoistischen inneren Kampfkunstpraktiken wie Qigong oder Tai-Chi sind Punkte im ätherischen und physischen Körper, welche unsere Physiologie, unseren geistigen/emotionalen Zustand und unseren Zugang zu höheren Bewusstseinsdimensionen beeinflussen. Sie sind für die Speicherung von Informationen und Energie und für die Umwandlung dieser Energie zuständig. Es gibt sieben Hauptchakras (siehe Abbildung auf Seite 148 und drei Haupt-Tan-Tiens.

Die Nadis werden von der Energie und den Informationen angetrieben, die von den Chakras gespeichert und verarbeitet werden. Das Wort *Chakra* bedeutet auf Sanskrit »Rad«. Diese Bezeichnung rührt daher, dass die Chakras sich gemäß dieser Lehre wie Räder oder Wirbel drehen. Ich stelle mir die Chakras wie die großen Zentren einer geschäftigen Stadt vor: Das Chakra selbst wäre der Platz im Mittelpunkt dieser Stadt und all die Autos, die um ihn herumfahren und in alle möglichen Richtungen auseinanderstreben, sind das Prana. Der Platz im Stadtzentrum/das Chakra ist wie ein Prana-Generator oder ein Telekommunikationsknotenpunkt und die Straßen sind die Nadis. Die Chakras gehören von ihrer Tradition her eigentlich nicht zum Ayurveda, doch die Yoga- und New-Age-Enthusiasten unserer heutigen Zeit sind geradezu besessen von ihnen. Das mag zum großen Teil daran liegen, dass die Chakra-Theorie aufgrund ihrer linearen Kategorisierung und der Assoziationen, die moderne Psychologen zwischen den Chakras und dem menschlichen Geist entdeckt haben, unserem modernen Denken sehr entgegenkommt.

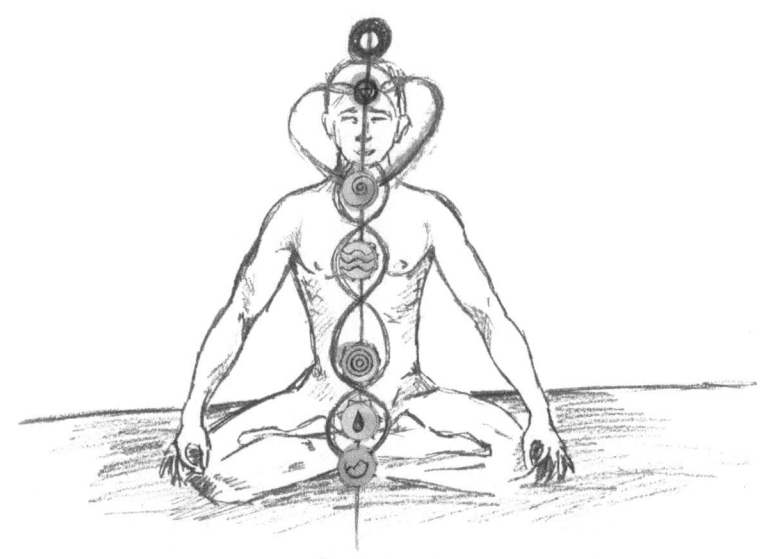

Die Chakras im indischen System, ihre Assoziationen
mit Elementen und die drei Haupt-Nadis

Historisch gesehen waren die Chakras sehr schwer zugänglich. Man musste sich schon vom täglichen Leben abkoppeln, zum Einsiedler werden und sich rund um die Uhr auf die Chakras konzentrieren. Heute sprechen wir über die Chakras und arbeiten mit ihnen, als ob sie für uns leicht zugänglich wären. Ich glaube, dass sie auf oberflächlicher Ebene für ein fokussiertes Bewusstsein tatsächlich leicht greifbar sind, dass ihnen aber eine Tiefgründigkeit innewohnt, die wirklich kennenzulernen oder zu erfahren wir nur selten vermögen. Die Arbeit mit diesem mächtigen Aspekt unseres Selbst ist ein zutiefst mystischer, lebensverändernder Weg.

Wer fühlt sich nicht von der Faszination der Chakras angezogen, wenn er zum ersten Mal von ihrer Existenz erfährt? Es sind wunderschöne farbige Lichtwirbel, die wir alle in uns tragen, die aus unserem tiefsten Inneren entspringen und sich zu einer herrlichen regenbogenfarbenen Lichtwolke um uns herum ausdehnen, welche Aura genannt wird. Neben einer bestimmten Farbe sind jedem Chakra auch eine Musiknote, ein Saatklang, eine Silbe, eine Gottheit und verschiedene andere Merkmale zugeordnet. Jedes Chakra befindet sich in einem bestimmten Bereich des Körpers, der einem Hauptnervengeflecht oder einer endokrinen Drüse entspricht. Viele endokrine Funktionen in unserem modernen naturwissenschaftlichen Körpermodell stehen mit den ihnen zugeordneten Chakras in Zusammenhang.

Die Chakras tauschen Informationen mit der Außenwelt aus. Jedes Chakra erfüllt eine Reihe von Funktionen, die den physischen Körper und den Geist regulieren und mit den Informationen assoziiert sind, die das jeweilige Chakra gibt und empfängt. Zum Beispiel werden Freude und Liebe vom Herzchakra verarbeitet. Die Energien von Freude und Liebe treten durch das Herzchakra in den Körper ein und werden von diesem auch wieder ausgestrahlt. Wenn jemand irgendwelche Probleme mit Freude oder Liebe hat, könnten diese Probleme die richtige Funktion des Herzchakras und der tiefer liegenden Gewebe behindern, wenn er sie in seinem Inneren schwären lässt.

Wohin wir unsere Energie senden, hat großen Einfluss darauf, wie wir uns fühlen und wie wir im Leben funktionieren. Wenn es in Ihrem Leben beispielsweise irgendein ungeklärtes Problem gibt – selbst wenn Sie sich dessen nicht bewusst sind –, wandert Ihre Energie auf feinstofflicher Ebene dorthin. Dieses Problem kann alles Mögliche sein und es muss auch nicht unbedingt etwas sein, worauf Sie bewusst Ihr Augenmerk richten oder das Sie zu heilen versuchen. Heilung findet manchmal schichtweise statt: Wir schälen die einzelnen Schichten ab wie bei einer Zwiebel. Vielleicht erfahren wir (wenn überhaupt) erst zu einem späten Zeitpunkt der Untersuchung eines Problems oder Krankheitsbilds, welche Ursache ihm zugrunde liegt. Wann immer es eine Ursache gibt, wird die Lebensenergie dort hinwandern.

Wenn jemand ein Problem mit einer Eigenschaft hat, die einem bestimmten Chakra zugeordnet ist, wird dieses Chakra zur reaktiven, alles beherrschenden Chakra-Kraft, die die Lebensentscheidungen dieses Individuums bestimmt. Bei Praktiken zur Erweckung der Kundalini (beispielsweise verschiedenen Yogaformen) müssen die Probleme, die von den Chakras und den ihnen zugeordneten Geweben und Körperteilen regiert werden und diese vielleicht schädigen, zuerst geheilt werden, bevor man mit dieser Erweckungsarbeit weiterkommt. Das liegt daran, dass jedes Problem mehrere Schichten umfasst; und wenn plötzlich ein Licht auf etwas gerichtet wird, dem man eigentlich Zeit geben sollte, allmählich zum Vorschein zu kommen und verarbeitet zu werden, kann das zu viel für uns sein. Dies ist ein durchaus reales Phänomen und kann lang anhaltende Konsequenzen haben, wenn man nicht richtig damit umgeht.

Einige in den Chakra-Zentren gespeicherte Informationen beziehen sich auf das, was manche Menschen für Probleme aus früheren Existenzen und tief liegende Probleme aus dem jetzigen Leben halten. Daher sollte jemand, der auf dieser Ebene arbeiten möchte, sich am besten von einem gut ausgebildeten somatischen Therapeuten, Yogi oder Seher – jemandem, der sich darauf spezialisiert hat, Klienten bei der Verarbeitung intensiver Probleme zu begleiten, und dies regelmäßig praktiziert – beraten und anleiten lassen. Es gibt viele Informationsquellen über die Chakras. Falls dieses Thema Sie interessiert, empfehle ich Ihnen unbedingt, sich näher damit zu beschäftigen!

Ich erwähne die Chakras hier, weil sie ein Teil der energetischen Struktur eines Menschen sind und direkt mit seinem körperlichen, geistigen, emotionalen und spirituellen Wohlbefinden in Zusammenhang stehen. Manche Menschen vergleichen die Chakras mit den Marmani und Akupunkturpunkten, die insofern eine ähnliche Funktion erfüllen, als sie direkt auf den physischen Körper einwirken, wie wir im nächsten Abschnitt noch sehen werden. Die Chakras sind jedoch feinstofflicher, da man in erster Linie über den Geist Zugang zu ihnen gewinnt.

Marmani

Die in den ayurvedischen Texten, insbesondere von Sushruta, beschriebenen Vitalpunkte des Körpers werden als *Marmani* oder Marma-Punkte bezeichnet. Marma-Punkte befinden sich normalerweise an Schnittpunkten von Geweben wie beispielsweise Blutgefäßen, Muskeln, Knochen und Nerven. Sie helfen bei der Diagnose und Behandlung einer Vielzahl von Beschwerden und Erkrankungen – heutzutage vor allem bei Schmerzen. Ärzte und Therapeuten behandeln diese Punkte mit unterschiedlich starkem Druck, mit Ölen, Heilpflanzenrezepturen und Umschlägen, um an der Oberfläche und in tieferen Geweben und Strukturen des Körpers eine Heilung zu bewirken. Da diese Punkte für das Wohlbefinden des Individuums so wichtig sind, kann eine Verletzung, die an jeder anderen Stelle des Körpers harmlos wäre, chronische Probleme verursachen, wenn sie einen Marma-Punkt betrifft. Sushruta warnt davor, bei chirurgischen Eingriffen in diese Punkte hineinzuschneiden, da jedes Trauma oder jede Verletzung an diesen Stellen schlimme Auswirkungen für die Patienten haben kann – von chronischen gesundheitlichen Problemen bis hin zum Tod. Sowohl in der *Ashtanga Hridaya* als auch in der *Sushruta Samhita* gibt es detaillierte Ausführungen darüber, was passiert, wenn bestimmte Punkte verletzt werden oder in sie hineingeschnitten wird. In der *Ashtanga Hridaya* nennt Vagbhata die Marmani »Vitalpunkte«, was auf ihre wichtige Bedeutung hinweist.[41]

Im Ayurveda sind die psychospirituellen und esoterischen Aspekte der Marmani in den alten Texten nicht so präsent wie in den modernen Lehren. Die alten Texte beschreiben lediglich die praktischen Grundlagen und überlassen es dem Meister/Lehrer, auf die wichtigen, jenseits des Physischen liegenden Details einzugehen. Traditionsgemäß wurden die *Slokas* auswendig gelernt und in Versform abgefasst, damit man sie sich leichter einprägen konnte. Dann wurde der Schüler jahrelang in die Lehre geschickt und erlernte die Feinheiten und Subtilitäten der Medizin und auch des Lebens, sofern es für die Medizin relevant ist. Folglich gibt es im Ayurveda einen riesigen Ozean an Wissen, das in einer Schultradition oder »Linie« weitergegeben wird, so wie es bei den Kampfkünsten oder beim Yoga und in der chinesischen Medizin der Fall ist. Es ist wichtig für Studenten beider Medizinsysteme, einen guten Lehrer und Mentor zu haben, um wirklich ein Verständnis für die Lebenskraft dieser medizinischen Künste zu erwerben. Nur so kann man sich ein tief gehendes, vollständiges Wissen über diese Praktiken – einschließlich der Marma-Therapie – aneignen.

> *Einmal nahm ich an einem Marma-Workshop teil, der von Dr. Vasant Lad geleitet wurde, und beobachtete, wie er den Bauch einer anderen Workshop-Teilnehmerin abtastete. Sie hatte sich freiwillig für seine Demonstration der Marma-Punkt-Abtastung am Bauch zur Verfügung gestellt. Indem er sie sanft berührte und ein paar Punkte an ihrem Bauch abhörte, konnte er diagnostizieren, dass sie als Teenager an Pfeiffer'schem Drüsenfieber erkrankt war und dass immer noch Überbleibsel davon in einem Leber-Marma in der Nähe ihrer Rippen vorhanden waren. Außerdem fragte er sie nach ihrer Verdauung, weil er ertastete, dass sie vor Kurzem im Ausland gewesen war und sich dort eine parasitäre Erkrankung zugezogen hatte. Tatsächlich bestätigte die Frau, dass sie erst vor Kurzem von einer Reise nach Mexiko zurückgekehrt war und unter Blähungen und Ausscheidungsproblemen litt. Daraufhin schaute sich Dr. Lad ihre Zunge an, nannte den Namen des Parasiten und ein paar Lebensmittel, die sie meiden sollte, und verordnete ihr eine Heilpflanzenrezeptur. Da Dr. Lad unsere Stadt nur besucht hatte, um zu unterrichten, ließ die Frau sich von meiner Lehrerin, Mentorin und Freundin Kumudini Shoba weiterbehandeln. Durch die erste Rezeptur, die Dr. Lad ihr verschrieben hatte, und Kumudinis Beratung fand sie nicht nur sofortige Linderung, sondern war innerhalb von ein paar Wochen vollständig genesen.*

Die Hauptquelle der traditionellen Lehren über die Marma-Therapie liegt im Süden Indiens, wo sich dieses Wissen gut erhalten hat. In Regionen wie Kerala sind Kampfsportler die Experten dafür. Die Kampfkunst Keralas, bei der es darum geht, Marma-Punkte zu treffen, um eine Gefahr zu besiegen, wird *Kalaripayattu* oder *Kalari* genannt. Viele halten sie für den Ursprung des Kung-Fu. Wer in Kalari ausgebildet ist, weiß, wo die Marma-Punkte liegen und wie man jeden Gegner verletzen kann, indem man diesen Marmani schadet. Auf der anderen Seite werden solche Menschen aber auch gerade dafür ausgebildet, diese Punkte für die Heilung von

Verletzungen zu nutzen, die man beim Training oder Kampf erlitten hat. Dieses Wissen lässt sich durchaus auch auf die Behandlung der Allgemeinbevölkerung anwenden und die ältesten Linienhalter und Therapeuten sind bekanntermaßen die wichtigsten Informationsquellen zur Marma-Therapie.

Marmani kann man aber nicht nur bei der Behandlung, sondern auch in der Diagnostik nutzen. Die Berührungsempfindlichkeit eines Menschen an einem Marma-Punkt und das, was der Therapeut wahrnimmt, wenn er sein Augenmerk auf diesen Punkt richtet, sind beides hilfreiche Informationen, die einem ein größeres Verständnis dafür eröffnen, was im Körper passiert. Marma-Punkte können zum Beispiel über die Qualität oder den Fluss des Prana in einem bestimmten Gewebe oder inneren Organ oder über den Zustand der Doshas, die diesen Punkt regieren, Auskunft geben.

Akupunkturpunkte

Während viele Marma-Punkte sich in einem Bereich extrem stark konzentrierten Gewebes (beispielsweise direkt auf einem Knochen) befinden, liegen die Akupunkturpunkte oder Akupunkte normalerweise in den Räumen zwischen Geweben. Von Akupunkturpunkten spricht man, wenn der Therapeut mit der Nadel in den Körper des Patienten eindringt, während beim Akupunkt auch ohne Nadel ein Energiepunkt stimuliert werden kann. Eine alte chinesische Geschichte besagt, dass ein Metzger, der Meister seines Fachs ist, die toten Körper von Tieren nicht mit Gewalt zu durchtrennen braucht; er weiß instinktiv, wo er das Messer ansetzen muss, damit der Schnitt mühelos erfolgt. Das Zen des Metzgerhandwerks, so abstoßend es auch sein mag, ist eine treffende Metapher für das Nadeln durch einen meisterhaften Akupunkteur. Ein gut ausgebildeter, intuitionsbegabter Akupunkteur weiß instinktiv, wo er seine Nadel platzieren muss.

Nach Meinung von Jason Robertson, eines Arztes für chinesische Medizin, sind Akupunkturpunkte Stellen, an denen »eine Transformation und ein Transport von Informationen, eine Regulierung der Kanal- und

Organfunktion und eine Bewässerung der umliegenden Gewebe stattfindet und eine Verbindung zum Kanalsystem als Ganzes vorliegt.«[42] Dann beschreibt Robertson die Verbindung zwischen den Kanälen und Punkten – wie sie auf kollektiver und individueller Ebene eine aktive Rolle in der Physiologie der Organsysteme spielen und wie die Kanäle die inneren Organe mit den Gliedmaßen verbinden. Eine Nadel wirkt auf einen ganzen Kanal, ein ganzes Organ und indirekt auf den ganzen Körper ein.

Jeder Kanal trägt den gleichen Namen wie das ihm zugeordnete Organ. Denken Sie daran, dass zwischen dem, was wir heute als Organe bezeichnen, und dem, was ursprünglich im Osten damit gemeint war, ein Unterschied besteht. Die Menschen im alten China betrachteten die fünf Yin-Organe als Sitz des Bewusstseins mit eigenen energetischen Qualitäten und Aufgaben. Diese Organe besaßen nicht nur grobstoffliche physische Wirkmechanismen, sondern bewirkten auch feinstoffliche, immaterielle Effekte, die weit über die Aufgaben der Organe, wie unsere heutige Wissenschaft sie definiert, hinausgingen.

In seinem Werk *Applied Channel Theory in Chinese Medicine* (deutsche Ausgabe: *Praktische Meridiantheorie in der chinesischen Medizin*) liefert Robertson in seiner Beschreibung der Punkte auch eine Übersetzung des Ling Shu (»Göttlicher Angelpunkt«): »[Unter] den Schnittpunkten [dieser] Gelenke gibt es 365 Punkte eines Aufeinandertreffens. Das Wissen um ihre Bedeutung kann in [nur] wenigen Worten ausgedrückt werden. [Doch] ihre Bedeutung zu ignorieren, führt zu endloser Verwirrung. Diese Gelenke … befinden sich dort, wo das Geist-Qi sich bewegt, aus- und eintritt. Sie sind nicht [dasselbe wie] Haut, Fleisch, Sehnen und Knochen.«[43] Das Geist-Qi oder Shen ist in gewissem Sinn die organisierende Intelligenz des Körpers, ähnlich wie das Mahat oder der universelle Intellekt im Sankhya. Für die Chinesen wird das Geist-Qi als »etwas, das normalerweise nicht gesehen oder gespürt werden kann«, beschrieben.[44] Robertson weist auch darauf hin, dass die Akupunkturpunkte nicht einfach nur leere oder hohle Stellen sind, sondern Orte, an denen ein Austausch stattfindet: »Die Akupunktur erzeugt also Bewegung durch die offenen Räume entlang des Kanals und leitet eine Kaskade physiologischer Veränderungen in sämtlichen Organen ein«.[45]

Normalerweise befindet sich an der Stelle des Akupunkturpunkts eine Vertiefung im Gewebe, eine Rille oder Schwellung (wenn der Punkt voll ist). Das Wort für einen bestimmten Akupunkt im Chinesischen beschreibt seine Körperlichkeit als Öffnung, aber auch seinen Charakter als Ort, an dem Bewegung stattfindet. Obwohl Marma-Punkte zur Regulation der Srotas beitragen können, werden sie nicht als auf einem Kanal oder Nadi liegend beschrieben. Akupunkte beziehungsweise Akupunkturpunkte werden teilweise durch die Meridiane definiert, auf denen sie liegen, aber auch dadurch, worauf sie im Körper zugreifen oder was sie ins Gleichgewicht bringen, wie sie den Fluss des Qi durch den Meridian lenken. Ihre Definition berücksichtigt auch die besonderen Eigenschaften, die sie haben können. Solche Punkte können aufgrund einer Blockade an irgendeiner anderen Stelle des Meridians zur Behandlung ausgewählt werden, aber auch aufgrund ihrer dokumentierten Anwendung in der Vergangenheit oder weil die Art ihrer Anwendung von Lehrer zu Schüler weitergegeben wurde.

Die Akupunkturpunkte sind ein Teil des Meridiannetzes. Wie die Ärzte im alten China dieses Netzwerk kartografieren und herausfinden konnten, wie es funktioniert, ist unfassbar: Irgendwie haben sie es geschafft, genau darzustellen, wo diese Bahnen innen und außen liegen, wo sich die Hauptpunkte entlang der Bahnen befinden und was sie in geistiger und körperlicher Hinsicht bewirken. Aufgrund der Verbindungen zwischen den Akupunkturpunkten und ihrer Platzierung an ihren jeweiligen Meridianen kann man eigentlich nicht über die Punkte sprechen, ohne auch diese Bahnen in die Diskussion mit einzubeziehen. Die Menschen im alten China zogen den Fluss des Wassers als Metapher dafür heran, wie Energie oder Qi sich durch den Körper bewegt. Das ist ein sehr schönes Bild zur Veranschaulichung des Qi-Flusses durch die Meridianbahnen.

Es gibt zwei Hauptwege, auf denen Energie durch den Körper zirkuliert: als Kreislauf, bei dem sich das Qi von Kanal zu Kanal bewegt, oder als nach innen gerichteter Fluss, der sich von den Fingern und Zehen ins Körperinnere hineinbewegt. Entlang dieser Kanäle gibt es verschiedene Arten von Punkten, an denen man auf die Energie der ihnen zugeordneten Strukturen und Vorgänge im Körper zugreifen und sie manipulieren kann, um eine Homöostase, also ein Gleichgewicht der Körperfunktionen, und damit sogar eine Heilung zu bewirken. Quellpunkte sind zum Beispiel Punkte, über die man das Qi eines Meridianorgans erreichen kann. Es gibt auch Punkte auf den Meridianen, durch die man Informationen über die ihnen zugeordneten Strukturen, Gewebe, Organe und über den Geist und die Physiologie eines Patienten als Ganzes gewinnen kann.

Ferner gibt es fünf sogenannte Transportpunkte – Jing-Punkt (Brunnenpunkt), Ying-Punkt (Quellenpunkt), Shu-Punkt (Bachpunkt), Jing-Punkt (Flusspunkt) und He-Punkt (Meerpunkt) –, die an ihren jeweiligen Kanälen von den Fingerspitzen bis zu den Ellenbogen und von den Zehen bis zu den Knien liegen. Denken Sie an einen Fluss, stellen Sie sich seine Quelle vor und folgen Sie in Gedanken der Bewegung des Wassers, während er immer größer wird und zu seinem Bestimmungsort hinströmt – dann haben Sie eine gute Vorstellung vom Fluss des Kanals an den Transportpunkten. Jeder Punkt entlang dieser Strecke – beginnend an einem Ursprungspunkt tief in der Erde, entlang des Flusslaufs bis hin zum Meer – repräsentiert die Dynamik des Flusses in diesem Kanal. Es beginnt mit jenem tiefen, brunnenähnlichen Ursprung an den Spitzen der Extremitäten, den Ying-(Brunnen)-Punkten. Der Brunnen tritt dann am Ying-(Quellen)-Punkt, der ein Stück weiter oben an dem Kanal liegt, an die Oberfläche. Dieser Fluss baut sich am Shu-(Bach)-Punkt von einer kleinen Quelle zu einem Bach auf. Dann beschleunigt sich der Qi-Fluss, baut sich am Jing-(Fluss)-Punkt zur Kraft eines Flusses auf und öffnet sich am Meer-Punkt am Ellenbogen oder Knie zu einem großen Meer.

An den Jing-(Brunnen)-Punkten sprudelt das Qi und beginnt zu fließen. Diese Punkte werden zur Behandlung von Fülle unterhalb des Herzens und zur Auflösung von Stagnation und Blockaden entlang des Kanals verwendet. An den Ying-(Quellen)-Punkten beginnt das Qi hervorzuströmen oder zu fließen; diese Punkte eignen sich gut dazu, Hitze aus dem Körper herauszuleiten und das Yin zu nähren. An den Shu-(Bach)-Punkten gedeiht das Qi oder strömt kraftvoll dahin. Diese Punkte sind gut dazu geeignet, Qi aufzufüllen, Yang zu erwärmen, Feuchtigkeit zu transformieren und die Gelenke zu behandeln. An den Jing-(Fluss)-Punkten, die sich gut zur Regulation der Bewegung des Qi in dem Kanal eignen, gewinnt das Qi an Kraft. Schließlich taucht das Qi an den He-(Meer)-Punkten tief in den Körper ein. Diese Punkte eignen sich zur Regulation des Organ-Qi und zur

Veränderung der Richtung des Qi, wenn dieses nicht den Verlauf nimmt, den es eigentlich soll, sondern sich in die entgegengesetzte Richtung bewegt. Die Bilder, mit denen die Chinesen den Fluss des Qi durch den Körper beschreiben, helfen einem dabei, sich vorzustellen, wie dieser Fluss sein und sich anfühlen muss. Die Redensart »mit dem Strom schwimmen« trifft in diesem Zusammenhang genau den Nagel auf den Kopf. Der reibungslose Fluss von Qi, Blut und Flüssigkeiten durch den Körper deutet normalerweise auf einen hervorragenden Gesundheitszustand hin, sowohl geistig als auch körperlich. Man sieht, dass die Chinesen das Element Wasser als analog zum Qi betrachteten und wie groß die Ähnlichkeit dieser Vorstellung mit der Perspektive der vedischen Seher ist, wenn diese die Eigenschaften von Luft, Prana oder Lebenskraftenergie (und somit auch einige Aspekte des Vata-Doshas oder Prana Vata) beschreiben.

Wenn Sie schon einmal an einer Quelle waren, die aus der Erde hervorsprudelt, oder einen Strudel gesehen haben, können Sie sich vorstellen, wie die Energie an den Meridianpunkten an die Oberfläche steigen muss. Das Wasser fließt um Hindernisse wie beispielsweise Felsbrocken herum; doch wenn man es eindämmt, wird sein Fluss behindert; dann staut es sich an und stagniert. Das ist ein hervorragendes Bild zur Veranschaulichung einer Blockade in einem Kanal (oder Meridian): Vielleicht handelt es sich dabei um ein Hindernis, bei dem es eine Zeit lang dauert, bis es zum Vorschein kommt, wie bei einer chronischen Obstruktion (Verschluss eines Hohlorgans); es kann aber auch ein unmittelbares Trauma vorliegen, zum Beispiel aufgrund einer Verletzung. Wenn der Qi-Fluss blockiert ist, leidet man unter Beschwerden oder Schmerzen. Ein Hindernis erzeugt eine Stagnation bis hin zur völligen Blockade in dem betreffenden Kanal und kann eine Ansammlung von Giftstoffen, ja vielleicht sogar einen geschwächten oder völlig fehlenden Fluss jenseits der blockierten Stelle verursachen. In einer solchen Situation kann man mithilfe von Akupunkturpunkten nicht nur tiefer liegende Körperregionen beeinflussen, sondern auch einen anormalen Fluss in dem Kanal beheben. Man kann mithilfe der Punkte Blockaden beseitigen, Wirbel korrigieren und den Fluss wiederherstellen, Stagnation abbauen, Giftstoffe transformieren oder freisetzen und geschwächte Bereiche tonisieren.

Die Organe

In der chinesischen Medizin (und in geringerem Grad auch im Ayurveda) wird jedes Organ als eigene Entität beschrieben, die als Teil eines ganzen Systems fungiert. Jedes Organ verfügt über ein breiteres Spektrum an Aktivitäten, Eigenschaften, Prädispositionen und Funktionen, als wir sie den Organen in der westlichen Biomedizin zuordnen. In der chinesischen Medizin führen die Organe ein Eigenleben oder besitzen eine eigene Intelligenz. Sie werden in Yin- und Yang-Organe unterteilt. Die Yin-Organe – Herz, Lungen, Milz, Leber und Nieren – sind fest. Die Yang-Organe – Dünndarm, Dickdarm, Magen, Gallenblase und Harnblase – sind hohl. Hinzu kommen noch der Herzbeutel oder Herzschützer (Perikard) und der San Jiao oder Dreifache Erwärmer.

Die festen Yin-Organe sind Sitz der fünf Geister, die von den alten Chinesen als Aspekte unseres Geistes oder Verstandes bezeichnet wurden. Das Herz beherbergt den Hauptgeist einer Person, die Lungen beherbergen die Energetik des Körpers, in der Milz hat das rationale Denken, in der Leber das transzendentale Bewusstsein und in den Nieren der Wille seinen Sitz. Das bedeutet: Wenn der Körper in irgendeinem dieser Organsysteme oder den ihnen zugeordneten Flüssigkeiten und Meridianen aus dem Gleichgewicht ist, dann wird auch einer dieser fünf Aspekte des Geistes in einen unausgewogenen Zustand geraten. Darauf werde ich im nächsten Kapitel über das Bewusstsein noch näher eingehen.

Während die Yin-Organe tief im Körper liegen, weisen die Yang- oder Hohlorgane allesamt Öffnungen zur Außenwelt auf. Die beiden Partner eines Yin-Yang-Organpaars stehen deshalb miteinander in Kontakt, weil auch die ihnen zugeordneten Meridiane direkt miteinander verbunden und die Organe selbst über innere Meridianverzweigungen verknüpft sind. Auf jedem der Meridiane dieser beiden Organe liegt ein Punkt, über den man direkt auf das Qi des betreffenden Organs zugreifen kann. Außerdem liegen auf den Meridianen auch Punkte wie Eisenbahnweichen, die man verstellen kann, um den Fluss des Qi in Richtung des Meridians des Partnerorgans zu bewegen, wie Züge, die die Gleise wechseln. Das kann zum Beispiel dann sinnvoll sein, wenn ein Meridian eine Schwäche aufweist. Dann kann man den Punkt auf dem Meridian seines Partnerorgans mit einer Nadel stimulieren, um mehr Qi in ihn hineinzuleiten und ihn zu tonisieren. Wenn man von den Funktionen eines Organpaars spricht, steht dabei in der Regel das Yin-Organ im Vordergrund.

Lungen und Dickdarm

Normalerweise bespricht man die Organe in der Reihenfolge, in der die Energie durch die Meridiane fließt. Der Energiefluss beginnt am Lungenmeridian; daher ist das Lungenorgansystem das erste, auf das wir hier eingehen werden. Zusammen mit Milz und Magen erfüllen die Lungen die Aufgabe, die Menge an Qi, die für die Blutzirkulation zur Vitalisierung des Körpers benötigt wird, in den Körper hereinzuholen und dort zu halten. Die Lungen bilden zusammen mit dem Milzmeridian eine Energiebahn, die *Tai Yin* oder großes Yin genannt wird. Der Tai-Yin-Kanal dient als Meridian, der die Feuchtigkeit im Körper reguliert.

Zu einem großen Teil tragen die Lungen dazu bei, den Fluss des Qi durch den Körper zu kontrollieren. Dies tun sie teilweise im Zusammenspiel mit dem Herzen. Die Beziehung zwischen diesen beiden Organsystemen kann man im Puls spüren, wenn eine Sinusarrhythmie vorliegt: Beim Einatmen beschleunigt sich der Puls, beim Ausatmen verlangsamt er sich. Das Qi bewegt das Blut und das Herz pumpt das Blut. Ein gestörter Qi-Fluss kann den Blutkreislauf beeinträchtigen.

Was den Fluss des Qi durch den Körper anbelangt, bewegen die Lungen das Qi nach unten. Im Ayurveda wäre dies teilweise die Funktion von *Apana Vayu*, der Abwärtsbewegung des Vata-Doshas. Eine besonders wichtige Rolle spielt dies bei der Bewegung des Wassers durch den Körper, da es dieses zur Ausscheidung in die Blase hinunterschickt. Die Lungen stehen aber auch mit dem Wei-Qi, der Immunabwehr des Körpers, in Zusammenhang. Obwohl sie empfindlich sind und selbst Schutz vor äußeren Krankheitserregern und innerem Ungleichgewicht benötigen, tragen die Lungen zur Regulation der ersten Verteidigungslinie der Haut gegen

Krankheitserreger bei, indem sie die Poren öffnen und schließen und Qi nach außen senden, um die Muskeln zu erwärmen.

Ein Teil der Immunfunktionen der Lunge beginnt in der Nase. Die Nasenwege und Nasennebenhöhlen und der Rachenraum gehören in der chinesischen Medizin allesamt zur Domäne der Lunge. Dies ist ein Teil des oberen Erwärmers im Dreifachen Erwärmer beziehungsweise der Bereich des Kapha-Doshas im Ayurveda. Ebenso wie Kapha sollten auch die Lungen feucht sein, mit einer ständigen Sekretion, die dazu dient, die Lungen zu befeuchten und Krankheitserreger daraus zu vertreiben. Die Nase fungiert als erste Verteidigungslinie für die Lungen, indem die Nasenhaare und Nasenschleimhäute Krankheitserreger wie beispielsweise Mikroben, Viren, Pollen und Staub aus der Luft, die in die Nase eintritt, herausfiltern.

Von allen Organen werden die Lungen am stärksten durch Kummer in Mitleidenschaft gezogen – egal ob es sich dabei um einen neuen oder schon seit längerer Zeit bestehenden Seelenschmerz handelt. Haben Sie schon einmal erlebt, wie ein geliebter Mensch gestorben ist und Sie sich während dieser Zeit irgendeine Infektion der oberen Atemwege oder einen Husten zugezogen haben? Oder vielleicht haben Sie dieses Phänomen ja auch bei einem Freund oder Kollegen beobachtet. Es kommt ziemlich häufig vor.

Die Lungen haben eine symbiotische Beziehung zum Dickdarm. Wenn der Dickdarm nicht gut funktioniert, kann es zu Problemen mit dem Qi-Gegenstrom in den Lungen kommen: Das heißt, das Qi sinkt nicht ab, wie es eigentlich sollte. Das kann zu Husten, Kurzatmigkeit und keuchender Atmung führen. Wenn die Lungen angegriffen werden, kann Hitze entstehen und nicht nur die absteigende Aktivität der Lungen stören, sondern auch den Dickdarm in seiner Funktion beeinträchtigen. Häufig kommt es bei Bronchitis, Lungenentzündung oder anderen Lungenerkrankungen auch zu einer Verstopfung. Ärzte für chinesische Medizin behandeln die Lungen oft durch Ableiten von Hitze durch den Darm mithilfe abführender Heilpflanzenrezepturen.

In der chinesischen Medizin ist der Dickdarm also das Partnerorgan des Lungensystems. Das Lungensystem nimmt Nahrung in Form von Gasen und Qi auf, filtert Giftstoffe heraus und gibt dann gasförmige Nahrung und Qi in den Blutkreislauf ab. Außerdem setzt es gasförmige Giftstoffe und

Abfallstoffe aus dem Körper frei. Der Dickdarm empfängt Nahrung, halb verdauten Speisebrei und Abfallprodukte der Verdauung aus dem Dünndarm, nimmt weitere Nährstoffe daraus auf und filtert Abfälle heraus, die aus dem Körper ausgeschieden werden müssen. Der Dickdarm gilt vielleicht nicht als das glanzvollste oder am höchsten geschätzte innere Organ; aber denken Sie einmal daran, wie Sie sich fühlen, wenn Sie unter Verstopfung leiden, oder wie weit Sie sich von Ihrem Haus entfernen können, wenn Sie Durchfall haben! Der Dickdarm ist Teil des Yang-Ming-Meridiansystems, das aus Dickdarm- und Magenmeridian besteht. Dieses Netzwerk ist für die Verarbeitung von Hitze im Körper zuständig, ähnlich wie das Tai Yin Feuchtigkeit verarbeitet.

Im Ayurveda ist der Dickdarm Sitz des Vata-Doshas. Vata ist das Bewegungsprinzip, hat aber auch eine sehr enge Beziehung zum Nervensystem. Bei der Kampf-oder-Flucht-Reaktion sorgt das Nervensystem dafür, dass sich der Darm entleert. Chronische Angst, Nervosität oder Furcht wirken sich negativ auf den Dickdarm aus. Ja, es stimmt, der Dickdarm wird durch Kummer in Mitleidenschaft gezogen, weil er in direktem Zusammenhang mit seinem Partnerorgan, der Lunge, steht; aber auch Angst und all ihre Manifestationen wirken sich negativ auf den Dickdarm aus. Erzeugt Furcht bei Ihnen innere Anspannung, führt sie dazu, dass Sie an etwas festhalten, oder sie hindert Sie daran, loszulassen, richtig? Falls ja, kann dadurch Verstopfung entstehen. Wenn Furcht sich dagegen in Form von akuter Nervosität, akuter Ängstlichkeit oder Panik manifestiert, kann sie genau den entgegengesetzten Effekt haben. Vielleicht überdeckt die Angst aber auch einen unterschwelligen Kummer. Wenn man mit Dickdarmproblemen wie Colitis (Entzündungen des Darms), Reizdarmsyndrom und Ähnlichem zu kämpfen hat, ist es wichtig, sich Gedanken darüber zu machen, ob man unter Angst und/oder Kummer leidet, und zu überlegen, was man im Interesse seines eigenen höchsten Wohls loslassen sollte – entweder in emotionaler Hinsicht oder in seinem Leben.

Lungen und Dickdarm stehen auch mit der Haut in Verbindung – wie wir aus der westlichen Biomedizin wissen, atmet die Haut. Genau wie Lungen und Dickdarm nimmt auch sie Nahrung und Qi auf und gibt Gift- und Abfallstoffe ab. Aloe ist ein wunderbares Tonikum für die Haut und kann sowohl innerlich als auch äußerlich angewendet werden. Diese Heilpflanze kann auch den Darm regulieren. Normalerweise empfehle ich zur Regulation von Hitze und Trockenheit im Dickdarm die Einnahme eines Aloe-Präparats, welches kein Aloin enthält. Bei den meisten auf dem Markt erhältlichen Aloe-vera-Säften wurde das Aloin extrahiert, weil es ein starkes Abführmittel ist.

Und schließlich und endlich ist das Öffnungsorgan der Lungen die Nase, die für die Atmung und den Geruchssinn zuständig ist. Die Nasenwege und Nasennebenhöhlen sind Verlängerungen des Lungensystems und werden von diesem regiert. Wenn das Lungen-Qi schwach ist, kann auch die Stimme schwach oder heiser klingen. Der Zustand der Stimme ist eine direkte Repräsentation der Qualität, Quantität und Zirkulation des Qi. Wenn die Lungen schwach sind, ist auch die Stimme schwach; und wenn sie durch Schleim verstopft sind, hört man das ebenfalls an der Stimme.

Milz und Magen

Die Milz ist in der chinesischen Medizin für die Umwandlung und den Transport von Nahrung und Flüssigkeiten im ganzen Körper verantwortlich. Sie hat in vielerlei Hinsicht Ähnlichkeit mit Pitta (Umwandlung) und Vata (Transport) im ayurvedischen System. Die Milz in der chinesischen Medizin entspricht den Funktionen, die Milz, Bauchspeicheldrüse, Dünndarm und teilweise auch die Leber aus Sicht der westlichen Medizin erfüllen: Die Ärzte im alten China schrieben diese vielen verschiedenen Funktionen größtenteils der Milz zu. Die umwandelnde Wirkung der Milz entspricht in etwa dem Agni oder Verdauungsfeuer im Ayurveda.

Es ist wichtig zu erwähnen, dass alle Vorgänge, die auf grobstofflicher Ebene (in diesem Fall in der Milz) ablaufen, auch auf Zellebene stattfinden. Ebenso wie die Milz – für den gesamten Körper und auch speziell in ihrer Rolle als Teil des Verdauungssystems – für die Umwandlung von Nahrung zuständig ist, läuft diese Funktion beispielsweise auch in den Lungen ab. Die Luftsäckchen in den Lungen enthalten Enzyme, die für die Aufspaltung von Nährmaterialien zuständig sind, welche beim

Einatmen in den Alveolarraum der Lungen hineinsickern. Diese Enzyme tragen dazu bei, winzige Eiweiß-, Kohlenhydrat- und Fettpartikel abzubauen. Beim Ausatmen gelangen diese »verdauten« Nährstoffe dann wieder in den allgemeinen Kreislauf hinein. Interessanterweise besagt die vierte Schwierigkeit des *Nan-Jing*, eines Klassikers der chinesischen Medizin, dass die Milz zwischen Ein- und Ausatmung »Körner« und Aromen empfängt. Wenn eine Funktionsstörung im Zusammenhang mit der Milz vorliegt, kann sich diese überall im Körper manifestieren, wo Stoffwechselaktivität stattfindet, von den Muskeln bis hin zum Gehirn. Milz- und Magensystem regulieren sogar die Gesundheit der Muskeln und die Milz beherbergt den Aspekt des Geistes, der für unser Denken und Gedächtnis verantwortlich ist.

Da das Milz-Qi sämtliche Vorgänge reguliert, die mit der Aufspaltung von Lebensmitteln und Getränken in Nährstoffe zu tun haben, korreliert ihre Funktion in der westlichen Biomedizin ungefähr mit der Wirkung von Säuren, Enzymen und Galle im Verdauungstrakt. Die bioverfügbaren, also freien, Nährstoffe, die durch den Verdauungsprozess entstehen, bezeichnet man als Gu-Qi oder Nahrungs-Qi. Dieses Nahrungs-Qi entsteht und zirkuliert infolge der Umwandlung von Nahrungsmitteln und Flüssigkeiten durch die Milz.

Wenn wir gestresst sind, unser Denken sich im Kreis dreht, wir uns Sorgen machen, zu viel studieren oder einfach nur zu viel nachdenken, wird die Milz in ihrer umwandelnden Funktion gehemmt. Das kann zu schlechter Verdauung und unzureichender Nährstoffaufnahme führen. In der chinesischen Medizin und im Ayurveda sind Zahnabdrücke an den Zungenrändern, die wie wellige Muschelschalen aussehen, ein Anzeichen dafür. Im Ayurveda könnte man sagen, dass dann die Enzymfunktion im Dünndarm abnimmt, was zu einer schlechten Nährstoffaufnahme führt. Dies wäre auf vermindertes Agni, verursacht durch Sorgen, zurückzuführen. In der chinesischen Medizin bezeichnet man dieses Symptom als Milz-Qi-Mangel.

Wenn ein solcher Milz-Qi-Mangel aufgrund von übermäßigem Stress oder zu vielen Sorgen entsteht, kann man die Diagnose stellen, dass die Leber die Milz und den Magen »bedrängt«. Eine gut funktionierende Leber gibt uns das Gefühl, dass wir mit dem Leben im Einklang stehen und einfach mit dem Strom schwimmen können. Wenn dieser Fluss durch zu viel Nachdenken oder Stress gehemmt wird, staut sich die Leberenergie auf und wird zu einer Art Tyrann. Sie wandert quer über den Bauch, dringt in die Milz- und Magenregion ein und stört diese dadurch in ihrer Funktion. Das kann zu einer ganzen Reihe von Anomalien führen, beispielsweise weichem Stuhl, Schluckauf, Rülpsen, Säurereflux, Übelkeit und Appetitmangel.

Der Magen ist das Gefäß für »Körner« (Nahrung) und Flüssigkeiten. Er besitzt eine Intelligenz, die uns auf subtile Weise darauf aufmerksam macht, was der Körper braucht, um optimal zu funktionieren. Sie bekommen es zu spüren, wenn Sie nicht auf diese Intuition hören. Wenn Sie dieser inneren Stimme über längere Zeit nicht folgen, kann es so weit kommen, dass Sie deren Impulse irgendwann völlig ignorieren und die Informationen, die der Körper Ihrem Geist zu senden versucht, damit Sie Ihre Nahrungsmittel richtig auswählen, total durcheinanderbringen. Genau wie die Informationen, die der Körper einer Mutter vom Speichel eines Babys erhält, ihm sagen, in welcher Zusammensetzung das Kind die Muttermilch benötigt, besteht auch eine Kommunikation von Ihrem Körper zu Ihrem Verstand, die Ihnen sagt, was der Körper braucht und was nicht. Das bezeichnet man als die Intelligenz des Magens. Im Ayurveda ist das entsprechende Pendant das *Kledaka Kapha* im Magen.

Wenn Magen und Milz sich in harmonischem Einklang befinden, hört die betreffende Person auf ihren Körper und beachtet dessen Anleitungen zu einer optimalen Lebensmittelauswahl. Dann hat die Milz – je nachdem, welche Enzyme sie hauptsächlich produziert und was der Körper braucht – die besten Rohmaterialien, mit denen sie arbeiten kann. Dann läuft auch die Verarbeitung von Nahrungsmitteln und Aufnahme von Nährstoffen sehr effizient ab: Es gibt keinen Reflux, keine Blähungen, Schmerzen oder Beschwerden, keinen weichen Stuhl und keine unverdaute Nahrung im Stuhl.

Milz und Magen stehen insofern in einer symbiotischen Beziehung zueinander, als die Milz dazu neigt, feucht, und der Magen die Tendenz hat, trocken zu werden. Damit das nicht passiert, sind diese beiden Organe aufeinander angewiesen, um im Gleichgewicht zu bleiben. Die Milz bewegt

Qi nach oben und der Magen bewegt es nach unten. Im Ayurveda wird die Aufwärtsbewegung des Qi im Körper von Udana und Prana Vayu gesteuert, während die Abwärtsbewegung von Apana Vayu gelenkt wird. Diese Auf- und Abwärtsbewegung muss ausgewogen sein, was eine Funktion der Qi-Dynamik von Milz und Magen ist.

Neben der Verdauungsfunktion ist die Milz auch für das Festhalten verantwortlich. Dieses Festhalten hat nicht nur mit dem Halten von Nahrung und Flüssigkeit im Magen Ähnlichkeit, sondern es handelt sich auch um eine gesunde Kraft in den Blutgefäßen, die das Blut einhegt. Sie findet sich auch in der grundlegenden emporhebenden Funktion des Milz-Qi. Diese Kraft hält die Körperstrukturen an ihrem Platz. Wenn die Milz in dieser Fähigkeit geschwächt ist, kann es zu Blutungen (beispielsweise in Blutgefäßen) und Vorfällen, etwa bei bestimmten Organen und in Form von Hernien, kommen.

Die Milz trägt nicht nur dazu bei, Qi zu erzeugen und Blut in den Gefäßen zu halten, sondern spielt auch bei der Blutbildung eine wichtige Rolle. Das liegt daran, dass sie bei der Umwandlung von Nahrung in Qi und Blut eine grundlegende Funktion erfüllt. Milz und Magen regieren die Muskeln. Wenn es ein Problem mit den Muskeln (beispielsweise eine Schwäche oder einen Mangel an Tonus) gibt, liegt auch ein Milz- oder Magenproblem vor. Da die Öffnung der Milz zur Außenwelt durch den Mund erfolgt, manifestieren Probleme mit der Milz sich an den Lippen. Trockene, aufgesprungene Lippen können auf eine Anomalie des Milz-Qi hinweisen.

Herz und Dünndarm

In jeder Tradition spielt das Herz eine Schlüsselrolle. Wenn wir an das Herz denken, fallen uns Mut, Liebe, Kraft, zu Herzen gehende Gefühle und Herzschmerz ein. Wenn wir von positiven Gefühlen überwältigt sind, kann man sagen, dass unser Herz überläuft. In tiefster Verzweiflung bricht uns das Herz. Wenn wir im Gespräch auf uns selbst hinweisen möchten, berühren wir unsere Brust – ein Hinweis darauf, dass das Ich seinen Sitz im Herzen hat. Das Herz gilt in vielen alten Kulturen als Sitz des Bewusstseins. Es ist der Ort, an dem sich die ursprüngliche, verfeinerte Essenz der Qi-Transformation befindet. Im Ayurveda bezeichnet man das als Ojas. In der chinesischen Medizin gilt es als Sitz des Verstandes oder des Shen-Geists. Unter allen Organen nimmt – auch in der modernen Biomedizin – das Herz stets eine Sonderstellung ein.

Das Herz gilt als Befehlshaber der anderen Organsysteme. Es ist sogar so wichtig, dass die Menschen der Antike den Herzbeutel (Perikard) als »Herzschützer« betrachteten. Der Herzbeutel ist die erste Verteidigungslinie, wenn ein Krankheitserreger sich auf dem Weg zum Herzen befindet. Wenn jemand an einer mikrobiellen Infektion leidet, werden Akupunkteure weder den Herz- noch den Perikardmeridian behandeln, weil man den Weg zu keinem der beiden Organe öffnen möchte.

Das Herz wird mit dem Feuerelement assoziiert. Feuer besitzt, wie wir wissen, eine transformative Kraft. Im Kreislauf der fünf Elemente ist es außerdem die Haupteigenschaft, die mit Gipfelerfahrungen in Verbindung gebracht wird. Da es sich beim Herzen um ein Feuerorgan handelt, muss seine Energie durch Wasser – die Domäne der Nieren, zu denen das Herz in enger Beziehung steht –, ausgeglichen werden. Feuer-Wasser-Ungleichgewichte sind die Hauptursachen für Beschwerden in Körper und Geist. Da sie durch so viele Dinge, mit denen wir in Berührung kommen, hervorgerufen werden können, sollten wir uns dieser Gefahr bewusst sein und uns richtig um uns selbst kümmern, bevor das Problem zu weit fortschreitet.

Das Herz ist für den Kreislauf zuständig und steht mit Blut und Blutgefäßen in Verbindung. Das Herz-Qi pumpt Blut durch den Körper, das warm ist – ein Aspekt des Feuerelements. Aus dem Blut wird Schweiß erzeugt. Übermäßiges Schwitzen kann die Körperflüssigkeiten sehr leicht erschöpfen und auf diese Weise das Blut und auch das Qi verletzen. All das hat unmittelbare Auswirkungen auf das Herzsystem, da das Herz für das Blut zuständig ist und Blut das Herz ernährt. Herz und Herzblut sind auch der Sitz des Verstandes oder Shen. Es ist das Yin-Blut im Herzen, das den Yang-Geist auf angemessene Weise im Körper festbindet oder hält. Wenn Blut, Qi oder Flüssigkeiten irgendwo im Körper gestört sind, so lässt sich das kaum ignorieren. Das liegt daran, dass das Bewusstsein durch das

Herzorgan und das Blut, das dem Herzen zugeführt wird, aber auch durch das Blut, welches das Herz dem Körper liefert, in den Körper eingebunden ist. Es besteht eine sehr starke Verbindung zwischen Geist und Körper, die über das Herz läuft. Wenn das Herz aus irgendeinem Grund gestört wird, so sind die Auswirkungen dieser Störung sehr auffallend, beunruhigend und nur schwer zu ignorieren.

Zu viel Feuer aus dem Herzen stört den Geist und die Emotionen. Jeder, der schon einmal eine Hitzewallung, Schlafprobleme aufgrund von zu starker geistiger Aktivität oder eine Panikattacke erlebt hat, kann das bezeugen. In den Wechseljahren leidet man unter Hitze und Herzsymptomen. Diese können sich als Hitzeempfindungen im Oberkörper, Schwitzen, Schlaflosigkeit oder Schlafstörungen, umherwandernde Gedanken, innere Unruhe und Nervosität äußern. Das überschüssige Feuer kann den Feuchtigkeitshaushalt der Lungen stören und das Ministerialfeuer der Leber entfachen, was zu Verdauungsstörungen führt. Wenn es zu lange nicht ausreichend in Schach gehalten wird, kann es sich in Form von Autoimmunerkrankungen manifestieren.

Übermäßige Hitze und Schwitzen können das Qi und das Blut leicht erschöpfen und das Herz verletzen. Gute Beispiele hierfür reichen von leichter Dehydrierung bis hin zum Hitzschlag. Jeder Mensch kann zu jeder Jahreszeit, unabhängig von seiner Aktivität, dehydriert werden. Die allgemeine Faustregel lautet, dass man täglich die Hälfte seines Körpergewichts in Unzen Wasser trinken sollte (eine Unze entspricht ungefähr 30 Millilitern), um gut hydriert zu bleiben. Auch Elektrolyte sind wichtig: Sie leiten die pranischen Ströme durch den Körper und tragen zur Regulation des Wasserhaushalts und Stoffwechsels bei.

Wenn Sie sich an der heißen Sommersonne bewegen oder Sport treiben, denken Sie wahrscheinlich in erster Linie daran, Ihren Körper gut mit Flüssigkeit zu versorgen. Doch dabei geht es nicht nur um Wasser: Sie müssen auch etwas trinken, was den Elektrolytverlust Ihres Körpers ausgleicht. Viele Menschen trainieren auch drinnen in ziemlich heißen Räumen oder gehen zu oft in die Sauna ihres Fitnessstudios. Die Zunahme der Beliebtheit von Hot Yoga, einem Yogastil, bei dem klassische Yogaübungen in heißen Räumen ausgeführt werden, ist ebenfalls ein Problem: Jeden Tag werden

Menschen in Hot-Yoga-Kursen ohnmächtig. Das liegt daran, dass Herz-Qi und Blut dadurch geschädigt werden. Ein Ohnmachtsanfall beim Hot Yoga mag Ihnen als ziemlich extremer, seltener Vorfall erscheinen, kommt heutzutage aber ziemlich häufig vor. Ärzte sehen im Klinikalltag nicht nur oft körperliche Verletzungen durch Übertreibungen beim Yogaunterricht, sondern auch Menschen mit gesundheitlichen Problemen, die möglicherweise durch übermäßiges Hot Yoga hervorgerufen oder verschlimmert worden sind, wie beispielsweise Hautausschläge, Herzrasen, Angstzustände, Hitzewallungen, Fruchtbarkeitsprobleme bei Frauen, Schlafstörungen, Reizbarkeit, geistige Unruhe, Müdigkeit und Abgeschlagenheit. Eine Patientin mit einer Autoimmunerkrankung erklärte mir sogar, vielleicht hätte sie diese Krankheit sowieso irgendwann bekommen; sie glaube aber, dass der Ausbruch durch ihre Sucht nach Hot Yoga beschleunigt worden sei.

Da das Feuer des Körpers empfindlich auf äußere Wärmequellen oder übermäßige innere Hitzeentwicklung reagiert, wird Yoga traditionsgemäß vor Sonnenaufgang praktiziert. Außerdem werden Dampfbäder für den Kopf im Ayurveda nicht empfohlen. Eine ayurvedische Dampfsauna ist kein Raum, den man betritt und dann die Tür hinter sich schließt, sondern ein Stuhl, auf dem man sitzt und der so von Außenwänden umschlossen ist, dass der Kopf draußen bleibt, um dessen Erhitzung zu vermeiden. Yoga wurde traditionsgemäß nie im Freien und an der Sonne praktiziert. Wenn Menschen dennoch draußen Yoga betreiben, taten sie das sehr früh am Morgen; ansonsten machten sie ihre Übungen in einer Halle und hielten dabei auch die Fenster geschlossen, um den Körper vor jedem Windhauch zu schützen, der die Lebenslüfte stören könnte. Beim Yoga öffnet man sich auf einer tiefen Ebene den Elementen. Durch Atemübungen und durch die Dehnung nicht nur von Muskeln, sondern auch von Sehnen, Nerven und Bindegewebe bewirkt man eine tiefe Zirkulation von Qi und Blut. Und dabei überanstrengt man sich oft, was das Qi und Blut des Herzens verletzen und zu den bereits erwähnten Symptomen führen kann.

In der chinesischen Medizin und im Ayurveda wird empfohlen, nur bis zu einem leichten Schweißausbruch zu trainieren. In den alten Texten wird von einem Glitzern auf der Stirn, nicht aber von Schweiß gesprochen, der einem anderthalb Stunden pro Tag am Körper herunterlaufen soll.

In der Populärkultur gibt es einen Glauben an die positive Wirkung von Schweiß bei der Entgiftung. Obwohl beim Schwitzen tatsächlich gewisse Entgiftungsprozesse ablaufen, schwitzt man dabei auch wichtige Nährstoffe aus. Es ist eine wenig bekannte Wahrheit, auf die auch nur selten hingewiesen wird, dass 70 Prozent der Entgiftung des Körpers über den Atem erfolgen, wenn man auf gesunde Weise atmet. Das ist mehr als alle übrigen Entgiftungsmechanismen des Körpers (einschließlich Schweiß) zusammengenommen.

Denken Sie daran, bevor Sie sich auf Aktivitäten einlassen, mit denen man seinen Körper überhitzt. In zunehmendem Alter verliert der Körper zuerst und am allermeisten an Wasser; daher ist es wichtig, diese Körperflüssigkeit zu schützen. Ein Übermaß an Feuer kann zu Trockenheit, Durst, Verstopfung, Schlaflosigkeit, Herzrasen, Reizbarkeit, Nervosität, Panik- und Angstattacken, Sodbrennen, Hautausschlägen, schlechter Nährstoffaufnahme, rasenden Gedanken und Sprechstörungen führen. Wenn Hitze den Geist in Unruhe versetzt hat, kann das Herz, das sich zur Zunge hin öffnet, sich nicht mehr richtig ausdrücken. Herzerkrankungen hängen im Ayurveda sehr eng mit Problemen des Vata-Dosha zusammen, vor allem mit Qi-, Trockenheits- und Bewegungsproblemen. Das Partnerorgan des Herzens, der Dünndarm, und das Blut haben eine starke Beziehung zum Pitta-Dosha.

Im Dünndarm findet eine tief greifende Umwandlung statt, die Feuerqualität hat und daher mit der Aktivität des Herzens und Dünndarms in Zusammenhang steht. Wir wissen, dass Enzyme und Galle die Nahrung, die wir aufnehmen, umwandeln. Und wir wissen auch, dass Moleküle sich bei Hitze schneller bewegen. Wenn es im Dünndarm zu viel Hitze gibt, bewegt sich der Speisebrei mit zunehmender Geschwindigkeit durch den Dünndarm, was zu unverdauter Nahrung im Stuhl, weichem Stuhlgang und manchmal sogar Durchfall führt. Auch das sind Anzeichen einer unzureichenden Nährstoffaufnahme. Wenn so etwas im Körper geschieht und nichts gegen die Hitze im Dünndarm unternommen wird, werden Nahrung und Flüssigkeiten (einschließlich teurer Shakes und Vitamine) womöglich gar nicht vom Körper aufgenommen.

Da es eine direkte Verbindung zwischen Herz und Dünndarm gibt, wird übermäßige Hitze im Bereich des Herzens oft durch eine Stimulation des Dünndarmmeridians mithilfe von Nadeln ausgeleitet. Das Herz galt aufgrund seiner feurigen, instabilen Natur, weil es für die Steuerung aller anderen Körperfunktionen eine so wichtige Rolle spielt und weil es der Hauptsitz des Geistes ist, traditionell als so leicht beeinflussbar, dass sein Meridian nicht genadelt wurde. Manche Akupunkteure behandeln bis zum heutigen Tag nur bestimmte Punkte des Herzmeridians mit Nadeln und viele arbeiten überhaupt nicht an diesem Energiekanal. Stattdessen greift man oft über den Perikard- und den Dünndarmmeridian auf die Herzenergie zu. Ein Zweig des Herzmeridians zieht nach innen zum Dünndarm und endet an der Innenseite der Spitze des kleinen Fingers, wo er mit dem Beginn des Dünndarm-Energiekanals in Verbindung tritt.

Nieren und Harnblase

Die Nieren unterstützen den ganzen übrigen Körper in seiner Funktion. Wenn das Nierensystem geschädigt oder erschöpft ist, leidet alles andere darunter. Wenn Feuer und Wasser aus dem Gleichgewicht geraten, kann es zu entzündlichen Zuständen und Erkrankungen kommen. Die Verdauung wird geschwächt, die geistige Ruhe wird gestört, der Körper ermüdet und die Lebensqualität nimmt ab. Die Nieren sind das am tiefsten liegende und am besten geschützte Yin-Organ, was auf ihre wichtige Bedeutung für unsere Lebenskraft hinweist. Sie sind die Wurzel von Yin ebenso wie von Yang im Körper. Als physisches und energetisches System sind sie für die Speicherung von Essenz verantwortlich und tragen das Gedächtnis unserer Vorfahren in sich. Außerdem sind sie für die Schaffung sämtlicher anderen Organe und Gewebe und für die Fortpflanzung verantwortlich.

Das Nierensystem besteht aus der rechten Yang-Niere, der linken Yin-Niere und den Nebennieren. Die Nebennieren kann man auch als das Yang und die eigentlichen Nieren als das Nieren-Yin auslegen. Eine andere Interpretation besagt, dass die Blase Yang ist und die Nieren Yin sind. Zwischen den Nieren liegt das *Ming Men* oder Ursprungsfeuer des Körpers. Das Nieren-Yang steht mit Feuer, Verwandlung, innerer Hitze und Verbrennung in Zusammenhang. Das Nieren-Yin wird mit Wasser, Kühlung, Gleichgewicht und Ruhe assoziiert. Wasser ist kohärent und hat eine haltende Qualität, wie eine Umarmung oder eine beruhigende Hand auf der Schulter. Wenn das Wasser schwach ist, kann Feuer zu wüten anfangen, weil es dann nichts gibt, was es zurückhält: Es steigt unkontrolliert auf, bedrängt das Herz und führt zu einer vorzeitigen Erschöpfung der tiefsten Ressourcen des Körpers, was Ermüdung und Abgeschlagenheit verursacht. Wenn das Feuer schwach ist, ist wiederum Wasser zu reichlich vorhanden, was zu Ödemen, Lymph- und Flüssigkeitsstauungen und mangelnder Lebensfreude führen kann.

Ein Sprichwort besagt, dass die Nieren wie zwei Füße auf unserem Rücken sind, die uns durchs Leben treiben. Das ist das Yang-Qi. Die Nieren sind der Sitz des Willens im Körper. Und das ist nicht einfach nur der Wille, der sagt: »Aufgrund meiner Willenskraft verzichte ich auf Süßigkeiten«, sondern ein tiefer Wille – der tiefste, den es gibt. An der Wurzel der Nierenenergie liegt der Wille, zu existieren und die eigene Existenz in die Schöpfung hineinzudrängen. Die Nierenenergie schöpft direkt aus der grenzenlosen Leere. Sie besitzt die Kraft, Energie in die Materie hineinzubringen und dort zu halten. Der Nieren-Wille treibt die Entwicklung des Fötus voran. Im Qigong steht das Tan Tien mit den Nieren in Zusammenhang; es ist der Ort, wo wir unsere Lebenskraft speichern. Im Taoismus ist das Tan Tien unsere Wurzel und der Sitz unserer Essenz, des Jing.

Ich denke, wenn Sie jemals eine Geburt durchgemacht haben, kennen Sie die Kraft Ihrer Nierenenergie. Diese Kraft gibt Ihnen den Willen durchzuhalten, sie bringt das Baby dazu, sich durch den Geburtskanal zu bewegen, und sie verbindet Sie mit Aspekten der Realität, von denen Ihnen vorher vielleicht gar nicht bewusst war, dass es sie gibt. Sie ist wie die Brücke oder das Band, das uns mit dem Unbekannten verbindet. Nach der Geburt Ihres Kindes wird Ihnen klar, welch wichtige Bedeutung die Nierenenergie hat und wie sie durch die Entbindung geschwächt worden ist, während Sie sich von dieser Erschöpfung erholen und die Erfahrung der Existenz eines neuen Wesens verarbeiten, das sich durch die gemeinsame Anstrengung seiner und Ihrer Nierenenergie in diesem Leben manifestieren konnte. Was für ein Wunder, dass so etwas geschehen kann!

Die Nieren haben eine unglaubliche Kraft. Sie verbinden uns mit der Erde und stabilisieren uns, wenn wir mit Unbekanntem konfrontiert werden. Dennoch können sie sehr verletzlich sein, wenn ihre große Kraft überstrapaziert oder gefährdet wird. Sie können zum Beispiel durch verschiedene Gifte, die wir aufnehmen, durch Wassermangel oder Angst geschädigt werden. Man kann nicht über die Nieren sprechen, ohne gleichzeitig auch das Thema Angst zur Sprache zu bringen. Länger anhaltende, übermäßige Angst ist unserem Willen, unserem Wohlbefinden und letztendlich auch unserem Überleben abträglich. In Maßen und zur rechten Zeit ist Angst eine ganz normale, gesunde Emotion. Über die Macht unserer Angst (und darüber, wie sie für die Heilung genutzt werden kann) sind schon ganze Bücher geschrieben worden. Chronische Angst richtet jedoch Verwüstungen im gesamten Geist-Körper-System und letztendlich auch in der Nierenenergie an.

Probleme mit den Geistkanälen sind die Hauptursache für Ungleichgewichte, die ich bei meiner klinischen Arbeit sehe. Die meisten dieser Probleme haben ihre Wurzel in chronischer Angst, egal ob auf bewusster oder unbewusster Ebene. Angst löst bei den Menschen viele Reaktionen aus: Überlebensmechanismen wie Wut, aber auch Depressionen, Schamgefühl und die Tendenz, an Kummer festzuhalten. Oft schwelt sie unter der Oberfläche, zehrt langsam an unserer Nierenenergie und beunruhigt unseren Geist. Der beunruhigte Geist greift dann oft zu verschiedenen Ablenkungen, die den Energiefluss im Körper noch weiter stören oder hemmen. Das schwächt schließlich die Nieren und verursacht Zustände und Erkrankungen, die zur Erschöpfung ihrer Lebenskraft führen. Schlaflosigkeit spielt dabei eine wichtige Rolle. Sie hängt eng mit der Energie des Herzensgeistes zusammen und die Herz-Nieren-Achse stellt eine besondere Beziehung zwischen Organsystemen im energetischen und physischen Körper dar.

Angst hat etwas Kaltes, Betäubendes. Sie kriecht und sickert in uns hinein. Die Kälte, die durch Angst in unserem Körper erzeugt wird, steht im Gegensatz zu der Wärme, die wir eigentlich haben sollten. Kälte schadet dem Feuer und stumpft die Umwandlungsprozesse und den Informationsfluss in unserem Inneren ab. Denken Sie an das Wesen der Kälte im Vergleich zum Wesen von Hitze! Kälte erstarrt; sie blockiert Bewegungen und verlangsamt oder stoppt jede Transformation. Stress verursacht eine Kampf-, Flucht- oder Erstarrungsreaktion – daher auch die Redewendung »vor Angst wie erstarrt sein«. Mit der Zeit schädigen Angst und Kälte das Nieren-Yang oder die wärmende Funktion des Körpers; oder sie können das Nieren-Yin oder die bis in die Tiefe hinein schmierenden, erdenden und erhaltenden Flüssigkeiten verletzen.

Bei einer systemischen Entzündung werden die Flüssigkeiten oft von Feuer verzehrt und das Nieren-Yin kann geschädigt werden. Denken Sie daran, dass Flüssigkeiten die Eigenschaften des Wasserelements haben und dass Wasser von Natur aus eine Qualität des Zusammenhalts, der Verbindung besitzt. Wenn dieses Gefühl der Verbindung – sei es zum Geist/Körper oder zum eigenen Ich/zu anderen – verloren gegangen ist, können viele andere Probleme entstehen. Ungehemmte Hitze steigt im Körper auf wie Feuer in einem Gebäude. Sie manifestiert sich in einer Fülle von Zeichen und Symptomen, beispielsweise in Problemen mit der Kälte- beziehungsweise Wärmeregulation, unausgewogenem Blutdruck, Schwindelgefühl, Gleichgewichtsstörungen, Hitzewallungen, nächtlichen Schweißausbrüchen, Erschöpfung und Shen-Störungen wie Schlaflosigkeit, Angst und chronischer Reizbarkeit.

Angst hindert uns daran, uns in unserem Körper und in unserem Leben sicher zu fühlen. Dieser Mangel an Sicherheit erzeugt Fehlwahrnehmungen und wirkt sich negativ auf unser Denken und auf die Entscheidungen aus, die wir im täglichen Leben treffen. Viele Gurus sprechen davon, Entscheidungen aus Liebe statt aus Angst zu treffen; sie sagen, dass wir, wenn wir unsere Entscheidungen aufgrund von Angst fällen, womöglich unser inneres Wachstum und unsere Fähigkeit blockieren, unser wahres Potenzial zu verwirklichen, wodurch uns positive Lebenserfahrungen entgehen. Grundsätzlich ist es keine schlechte Idee, darüber nachzudenken, ob die Entscheidungen, die wir für uns und unsere Familien treffen, auf Vertrauen und Liebe oder auf irgendeiner Form von Angst basieren. Manchmal ist Angst allerdings auch berechtigt und es ist sinnvoll, bestimmte Fragen oder Probleme bei einem Entscheidungsprozess zu berücksichtigen. Doch wie bei allem anderen gibt es auch hier eine natürliche Neigung zu Ausgewogenheit, die man am besten nicht ignorieren sollte.

Das Yang-Partnerorgan der Niere ist die Harnblase. Eine Nierenschwäche erkennt man oft an Harnwegsbeschwerden. Die Symptomatik einer Nierenschwäche zeigt sich häufig in Inkontinenz, vermehrtem Wasserlassen, nächtlichem Erwachen mit Harndrang und schlechtem oder zu schwachem Urinfluss. Die Nierenenergie öffnet sich zu den Ohren hin, sodass ein Nieren-Ungleichgewicht sich auch in Hörproblemen manifestieren kann; aber über den Weg der Harnblase öffnet sich die Nierenenergie zur Außenwelt hin. Somit ist die Blase eine Verteidigungslinie für die Nieren. Daher ist es sehr wichtig, mögliche Symptome einer Blaseninfektion nicht zu ignorieren. Aufgrund der engen Verbindung zwischen diesen Organen kann eine übermäßige Besiedelung der Blase mit Bakterien (sofern sie nicht behandelt wird) dazu führen, dass diese Bakterien zu den Nieren wandern und eine Niereninfektion verursachen, was ein sehr viel schwerwiegenderes Problem darstellt.

Durch den Prozess der Qi-Umwandlung beseitigt die Blase Wasser und Abfallstoffe aus dem Körper. Ohne eine gesunde Blase könnten sich Abfallstoffe in den Nieren stauen. Im Ayurveda wird Urin als *Mutra* bezeichnet, wobei es sich um *Mala* (Abfall) handelt. Traditionell ausgebildete Ayurvedaärzte – aber auch andere Ärzte und Therapeuten, die traditionelle Medizin betreiben – lernen in ihrer Ausbildung, ein Problem anhand der Beobachtung des Urins eines Patienten zu diagnostizieren. Zu dieser Urindiagnostik gehört, das Vorhandensein von Doshas im Urin und etwaige üble Gerüche zu identifizieren. Diese Diagnostik kann sogar eine Verkostung des Urins auf das Vorliegen von Zucker beinhalten.

Wenn eine Blockade im Urinfluss vorliegt, der Urin nur stoßweise fließt oder man seine Blase aus irgendeinem Grund nicht vollständig entleeren kann, kommt es zur Qi-Stagnation. Diese kann mit einer Nieren-Qi- oder Yang-Schwäche einhergehen. Aus ayurvedischer Sicht liegt in solchen Fällen ein Defekt in der Funktion von Apana Vayu vor, zu dessen Aufgaben die Ausscheidung von Abfallprodukten aus dem Körper gehört. Bei Männern können, wie wir wissen, alle Harnflussprobleme mit der Prostata zusammenhängen. In der traditionellen chinesischen Medizin gehört die Prostata zum Nieren-Blasen-System.

Herzbeutel und San Jiao oder Dreifacher Erwärmer

Der Herzbeutel (Perikard) ist in der chinesischen Medizin der Beschützer des Herzens und trägt den Namen *Da Bao* oder »große Umhüllung«. Wir nadeln den Perikardkanal nicht, wenn ein Patient an einer Erkältung oder Grippe leidet, weil wir den Krankheitserreger nicht dorthin schicken und riskieren möchten, dass er in den Herzbeutel oder das Herz eindringt. Eine Perikarditis wäre ein Beispiel dafür, wie der Herzbeutel einen Erreger aufnimmt und sich als letzter verzweifelter Versuch entzündet, um ein Eindringen des Erregers ins Herz zu verhindern. Interessanterweise wird dem Rippenfell keine solche Rolle zugesprochen, was ein Hinweis auf die wichtige Bedeutung des Herzens im chinesischen Medizinmodell sein könnte: Dort bildet es den König des gesamten Systems. Der Herzbeutel gilt ebenso wie das Herz als Yin-Feuer-»Organ«. Aufgrund seiner Assoziation mit dem Feuerelement kann man Punkte entlang des Perikardmeridians nutzen, um überschüssige Hitze aus dem Körper herauszuleiten. Der am häufigsten genadelte Punkt auf dem Perikardmeridian ist Pe 6, der »rebellischem Qi« entgegenwirkt. Dabei handelt es sich normalerweise um Magen-Qi oder ein volles Chong-Gefäß während der Schwangerschaft, das zu Übelkeit und/oder Erbrechen führt. Armbänder mit Akupressurmagneten, die diesen Punkt aktivieren und zur Behandlung von Übelkeit aufgrund von Reise- beziehungsweise Bewegungskrankheiten im Handel sind, gibt es in einschlägigen Fachgeschäften sowie im Onlinehandel zu kaufen.

Interessanterweise ist der Herzbeutel in der chinesischen Medizin dem San Jiao oder Dreifachen Erwärmer als Partnerorgan zugeordnet. Über den Dreifachen Erwärmer sind schon ganze Bücher geschrieben worden. Dabei handelt es sich um ein Organ in der chinesischen Medizin, das mit keinem anderen vergleichbar ist. Der Dreifache Erwärmer gilt als Yang-Organ und wird im Ayurveda mit dem Dosha-Prinzip assoziiert, da er von seiner Lage her direkt dem Hauptsitz von Vata, Pitta und Kapha entspricht. Er ist ein Organ ohne feste Form, das für die Regulation der Wärmeverteilung und der Flüssigkeitszirkulation im Körper zuständig ist. Es gibt drei »Erwärmer« im Körper: Der obere Erwärmer liegt im Brustkorb und entspricht dem Ursprung von Kapha, der mittlere Erwärmer liegt unterhalb des Zwerchfells und entspricht Pitta und der untere Erwärmer befindet sich unterhalb des Nabels und entspricht Vata.

Die drei Erwärmer sind für die Transformation von Qi und die Erzeugung von Hitze zuständig, durch welche Umwandlungs- oder Stoffwechselprozesse im Körper stattfinden können. Der obere Erwärmer ist für die Stoffwechselaktivität im Brustkorb verantwortlich, die sich als Umwandlung in den Lungenbläschen manifestiert. Der mittlere Erwärmer reguliert die Stoffwechselaktivität in Leber, Bauchspeicheldrüse, Magen, Milz und Dünndarm. Der untere Erwärmer kann mit der Herstellung von Vitaminen im Dickdarm, aber auch mit einer gewissen Stoffwechselaktivität im Zusammenhang mit den Nieren korrelieren. Obwohl man bei Patienten öfters Probleme mit Muskeln und Sehnen oder knotige Bereiche beobachtet, die für Feuchtigkeit im Dreifachen-Erwärmer-Meridian repräsentativ sind, wird dieser Kanal – mit Ausnahme einiger Punkte zur Hitzeregulation oder lokaler Schmerzpunkte – normalerweise nur für die Diagnostik und Therapie in der Dreifache-Erwärmer-Theorie der Pathogenese von Wärmekrankheiten (Wen Bing) genutzt, die sich auf die Lokalisation einer Krankheit in Bezug auf den Dreifachen Erwärmer fokussiert. Das bedeutet jedoch nicht, dass dieser Meridian unwichtig ist, da der Dreifache Erwärmer in direkter funktioneller Beziehung zum Bindegewebe des ganzen Körpers, zu den daran entlangführenden Kommunikationsbahnen, dem Lymphsystem sowie der Auskleidung des Mesenteriums (der Falte des Bauchfells, in der der Darm aufgehängt ist) in der Bauchhöhle steht.

Vor Kurzem hat die westliche Wissenschaft das Interstitium (die Zwischenräume zwischen Körperorganen oder Körperteilen) als Organ erkannt, das große Ähnlichkeit mit dem San Jiao hat, und auch das Mesenterium als Organ klassifiziert. Ich vermute, dass die Chinesen dieses meinten, als sie von einem anderen Körperteil – dem schwer fassbaren *Mo Yuan* (Membranquelle) – sprachen. Bis jetzt wurde dieses, ebenso wie der Dreifache Erwärmer, noch nicht in größerem Umfang im Zusammenhang mit der Ätiologie von Krankheiten untersucht. Historisch gesehen wurde das Mesenterium meist in erster Linie als Struktur betrachtet, aber ich denke, man wird bald herausfinden, dass es auch zahlreiche funktionelle Aufgaben erfüllt. Das werden höchstwahrscheinlich Aufgaben sein, die mit dem Milz-Qi zusammenhängen, da die Blutzufuhr zwischen dem Mesenterium und dem Darm hindurchläuft. Ich glaube, man wird auch feststellen, dass es mit dem Wei-Qi oder Immunsystem in Verbindung steht, da diese Kommunikation zwischen Mesenterium und Darm etwas mit probiotischen Bakterienstämmen zu tun haben könnte. Es ist auch ein großes Areal, in dem sich Krankheitserreger verbergen können. Außerdem könnte das Mesenterium (sofern es sich dabei tatsächlich um das Mo Yuan handelt) das Fettgewebe sein, das im Ayurveda als das Grundfett bezeichnet wird, welches andere Körpergewebe, einschließlich des Knochens, erzeugt.

Es ist interessant, darüber zu spekulieren, was die alten Chinesen wohl mit dem Mo Yuan gemeint haben könnten: Meiner Ansicht nach umfasst es das Mesenterium und vielleicht auch einige Funktionen der anderen Organe, mit denen das Mesenterium in direktem Kontakt steht. Dieses liegt im mittleren und unteren Erwärmer. Was die Energiekanäle betrifft, so ist es dem Gallenblasenmeridian zugeordnet. Das bedeutet, dass es einen Weg des Qi gibt, der sich kontinuierlich am Dreifachen-Erwärmer-Meridian und Gallenblasenmeridian entlangbewegt. Traditionell waren alle Meridiane paarig, wurden aber nicht als separate Entitäten, sondern als ein zusammenhängender Meridian betrachtet. Der Punkt Dreifacher Erwärmer 5 ist dem Punkt Gallenblase 41 zugeordnet; beide Punkte dienen dazu, den quer verlaufenden außergewöhnlichen Meridian zu öffnen, der um den unteren Taillenbereich herumführt, und um Hitze auszuleiten. Der wohl am häufigsten genadelte Punkt auf dem Dreifachen-Erwärmer-Meridian ist 3E 5. In diagnostischer Hinsicht misst man dem Dreifachen-Erwärmer-Organ normalerweise nur als Hauptursache für Disharmonie oder als Behandlungsschwerpunkt im Falle einer Wen-Bing-Pathogenese Bedeutung bei. Ansonsten richtet man das Augenmerk eher auf die in seinem Inneren liegende Organpathologie.

Leber und Gallenblase

Die Leber hat bei so ziemlich allem, was im Körper passiert, ihre Hand im Spiel. Sie ist für den ungehinderten Fluss von Qi und Blut durch das gesamte System verantwortlich und an jeder Blockade in diesem Fluss entweder direkt oder indirekt beteiligt. Eine der am häufigsten diagnostizierten Pathologien in der chinesischen Medizin ist die Leber-Qi-Stagnation. Ein umfassendes Beispiel für ihre Manifestation ist das prämenstruelle Syndrom (PMS): Launenhaftigkeit und Reizbarkeit stehen mit einer Leber-Qi-Stagnation in Zusammenhang. Da der Lebermeridian direkt durch Brust und Brustwarze hindurch verläuft, sind auch das Spannungsgefühl und die Berührungsempfindlichkeit der Brüste und die Unterleibskrämpfe auf eine Leber-Qi-Stagnation zurückzuführen. Je nach Schweregrad geht das PMS manchmal auch auf eine Blutstauung zurück.

Die in der chinesischen Pharmakologie zur Behandlung von leichter Launenhaftigkeit, Depressionen, innerer Anspannung, Angstzuständen und den oben genannten Symptomen am häufigsten verwendete Rezeptur heißt »Free and Easy Wanderer« (»Freier, leichter Wanderer«, *Xiao Yao Wan*) – ein Name, der den Zweck dieses Präparats sehr treffend beschreibt und gleichzeitig eine Affirmation für die Person darstellt, die es einnehmen soll. Wenn Sie sich nicht frei und leicht fühlen – als würden Sie im Strom des Lebens dahinfließen, ohne dagegen anzukämpfen –, leiden Sie an einer Leber-Qi-Stagnation. Frustration, unterdrückter oder immer wieder aufsteigender ungesunder Ärger, Depression und Angst – all die Dinge, die wir mit Stress assoziieren – sind Manifestationen einer Leber-Qi-Stagnation.

Die Leber kann aber auch geschwächt sein, und zwar normalerweise im Blut (speziell in den roten Blutkörperchen) oder Yin (Flüssigkeiten und Plasma). Die Leber ist ein Holzorgan. Holz neigt zu Trockenheit; daher sind Flüssigkeiten und Blut für seine optimale Funktion unerlässlich. Oft sagen wir, dass wir die Leber weich machen müssen, weil sie entweder trocken oder hart wird. Wir verwenden befeuchtende und saure Heilpflanzen und Nahrungsmittel, um diese trockene, harte Tendenz zu nähren und zu erweichen. Wenn Holz sich in Mustern eines Blut- oder Yin-Mangels zeigt, liegt auch eine Qi-Stagnation vor. Das liegt daran, dass die Leber auf Wurzelebene nicht die Nahrung hat, die sie braucht, um im Gleichgewicht zu bleiben, was sich negativ auf Menstruationszyklus, Verdauung, Stoffwechsel, Entgiftung, Immunsystem, Libido, Schlaf, Fruchtbarkeit, Hormone, eine ausreichende Anzahl an roten Blutkörperchen und letztendlich auch auf die innere Ruhe auswirken kann.

Die Leber steht in enger Beziehung zur Nierenenergie. Die Niere ist ein Wassersystem und im chinesischen Hervorbringungszyklus ist Wasser die Mutter von Holz. Um eine gesunde Leberfunktion aufrechtzuerhalten, muss man also gesunde Nieren haben. Wenn die Leber geschwächt ist, wird der Arzt sowohl die Nieren als auch die Leber tonisieren. Darüber hinaus ist das Leber-Nieren-Verhältnis für die Wechseljahre und für Wechseljahresbeschwerden verantwortlich. Ein Hauptsymptom solcher Beschwerden sind Schlafstörungen. Man sagt, dass die Leber der Sitz des *Hun* oder des Aspekts des Shen-Geistes oder Bewusstseins ist, der mit unserem Verständnis davon zusammenhängt, wer wir als spirituelle Wesen sind. Das Hun ist der Aspekt des Shen oder Geistes im Geist-Körper-System, den wir am ehesten mit der Seele gleichsetzen würden. Im indischen Denken würde man es mit dem Jivatma oder der individuellen Seele vergleichen. Es wird mit Bewegung oder dem Vata-Prinzip assoziiert und wird unruhig, wenn das Leberblut geschwächt ist. Das führt zu einem durch Träume gestörten Schlaf (in dem der Geist wandert oder sich hin und her bewegt), da das Hun Yang ist oder von seiner Natur her ätherisch, und erfordert das Halten von Yin-Leberblut, damit man im Körper verankert bleibt, vor allem nachts.

Die Energie der Leber ist sehr stark und kann sich nach außen hin – anderen Menschen gegenüber – recht deutlich manifestieren. Das ist vor allem dann der Fall, wenn jemand negativ projiziert, normalerweise mit irgendeiner Form von Wut. Man sagt, dass Wut die Leber schädigt. Das bedeutet nicht, dass Wut eine negative Emotion ist, sondern dass sie – wie jedes unterdrückte oder immer wieder heraufbeschworene Gefühl, das nicht auf natürliche Weise im Rahmen der Aufrechterhaltung der Homöostase in uns aufsteigt – das physiologische Gleichgewicht stören kann. Jede unterdrückte emotionale Energie erzeugt Ungleichgewicht und Wut steht mit Frustration, Gereiztheit, Jähzorn, Rage, Kritik, Werturteilen und Engstirnigkeit in Zusammenhang. Es besteht ein allgemeiner Mangel an Akzeptanz des Lebens, so wie es ist, und Zorn darüber, dass es nicht so ist, wie man es sich wünscht.

Mit der Zeit können solche gewohnheitsmäßigen geistigen beziehungsweise emotionalen Zustände zu Entzündungen, flacher Atmung, Müdigkeit und Erschöpfung, Depressionen, Angst, Bluthochdruck, Blutungsstörungen,

Säurereflux und Problemen mit der Gallenblase führen. Die Gallenblase ist das Partnerorgan der Leber. Sie hat die Aufgabe, Gallensalze zu speichern, die dann für die Fettverdauung in den Dünndarm ausgeschüttet werden sollen. Wenn sich der Gallengang verstopft oder wenn sich Steine in der Gallenblase ansammeln, kommt es zu Schmerzen im Oberbauch und möglicherweise auch zu Übelkeit, Erbrechen und Durchfall.

Die Leber wird durch Wut verletzt und im Ayurveda heißt es, dass die Gallenblase durch solche Zustände beschädigt wird. Man kann sagen, dass Gallensteine die körperliche Manifestation von Hass sind. Glücklicherweise kann dieses Problem, wenn es früh genug erkannt wird, durch eine Kombination aus Achtsamkeitsmeditation, Körperarbeit (beispielsweise Akupunktur) und Heilpflanzentherapie gebessert werden. Manche Menschen führen auch eine Entgiftungskur durch, bei der viel Öl getrunken wird, um die Steine aus Leber und Gallenblase »herauszuspülen«. Obwohl das bei manchen Menschen tatsächlich funktioniert, wird empfohlen, einen erfahrenen, ausgebildeten Arzt oder Therapeuten zurate zu ziehen, bevor man es mit einem solchen Verfahren versucht. Denn der Körper kann dadurch ziemlich leicht aus dem Gleichgewicht geraten, vor allem, wenn ohnehin schon ein Ungleichgewicht vorliegt. Manchmal ist es wichtiger, gar nichts zu tun und somit auch keinen Schaden anzurichten, als dem System einen Schock zu versetzen und damit womöglich eine Reaktion hervorzurufen, die das Problem noch komplizierter macht.

Körpergewebe

Sowohl im chinesischen als auch im indischen traditionellen Medizinsystem gibt es Theorien darüber, wie Krankheiten sich manifestieren. Beide Systeme vertreten die Ansicht, dass bestimmte Teile des Körpers besonders anfällig dafür sind; und wenn diese Körperteile aus dem Gleichgewicht geraten oder von krankheitserregenden Faktoren angegriffen werden, kann die betreffende Person ernsthaft verletzt oder in ihrer Gesundheit beeinträchtigt werden oder sogar sterben. Wie im letzten Abschnitt dieses Buches erwähnt, sind manche Organe für das Überleben des Organismus wichtiger als andere. Zum Beispiel wird ein akutes Ungleichgewicht im Bereich des Herzens für einen Menschen verheerendere Auswirkungen haben als ein akutes Dickdarm-Ungleichgewicht. Daher richten die Chinesen ihr Augenmerk auf die Schichten oder Ebenen der Wichtigkeit eines Organs für das Überleben des Organismus im Hinblick auf die Pathologie und Pathogenese. Generell gilt: Je tiefer ein Organ im Körper liegt oder je mehr Yin es ist, desto größer ist seine Bedeutung für das Überleben des Organismus. Je oberflächlicher oder mehr Yang das Organ ist, desto näher liegt es an der ersten Verteidigungslinie zum Schutz der tieferen Ebenen des Körpers.

Es gibt mehrere Bezugsrahmen, in denen die Chinesen den Ursprung und den Weg verschiedener krankheitserregender Einflüsse durch den Körper betrachten. Diese Einflüsse können inneren oder äußeren Ursprungs sein. Aus Sicht der Chinesen gibt es – je nach Ausbildung und Philosophie des behandelnden Arztes – sechs Krankheitsstadien, vier Stufen, drei Erwärmer (oder eines der oben genannten). Bei den sechs Stadien stehen die Kanal- und Organsysteme im Vordergrund. Die vier Ebenen beziehen sich mehr auf das Qi und die Flüssigkeiten und darauf, wie diese durch die Krankheit in Mitleidenschaft gezogen werden. Beim Dreifachen Erwärmer geht es um die Position im Hinblick auf das vertikale Absteigen eines Krankheitserregers durch den Körper.

In der chinesischen Medizin stehen die inneren Organe eng mit den verschiedenen Körpergeweben in Verbindung und regulieren diese; die Flüssigkeiten stehen für sich allein. So ist Blut sowohl in der westlichen Medizin als auch im Ayurveda ein Gewebe, während es in der chinesischen Medizin als Vitalstoff eingestuft wird. In der chinesischen Medizin gibt es jedoch immer noch verschiedene Akteure, die am Blutprozess beteiligt sind. Die Milz erzeugt mithilfe von Herz, Lungen und Nieren das Blut; die Leber speichert es. Leberblut ist für die Ernährung und für die richtige Funktion der Sehnen verantwortlich. In diesem Sinne steht das Lebersystem eng mit dem Gewebe des Blutes in Verbindung; doch die Gewebeart, die von der Leber regiert wird, sind die Sehnen. Die anderen Vitalstoffe sind Qi, Jing (Essenz) und Jin-Ye oder Körperflüssigkeiten. Dazu gehören Gewebsflüssigkeit, Gelenkflüssigkeit, Liquor (Flüssigkeit des zentralen Nervensystems, also des Gehirns und Rückenmarks), Plasma, Schweiß, Tränen, Muttermilch, Speichel, Sekrete und Ausscheidungen. In der chinesischen Medizin gilt Blut alles in allem als Yin-Flüssigkeit, besitzt aber auch Yang-Eigenschaften. Plasma wird als Yin-Aspekt des Blutes betrachtet und ist eher eine Flüssigkeit, während die roten Blutkörperchen als Yang-Aspekt des Blutes gelten. Blutqualität, -quantität und -fluss beziehungsweise deren Mangel sind in der chinesischen Medizin wichtige diagnostische Kriterien. Blut sollte reichlich vorhanden und in seiner Zusammensetzung ausgewogen sein, nicht zu langsam oder zu schnell fließen, nicht zu wässrig oder zu zähflüssig und auch nicht blockiert sein. Blut ist warm und man glaubt, dass es der Sitz des Geistes (im Sinne von Seele) ist. Blut nährt; und wenn es dazu aus irgendeinem Grund nicht in der Lage ist, können der Körper – und sogar das Bewusstsein – dadurch in Mitleidenschaft gezogen werden. Wenn jemand unter einem Blut-Ungleichgewicht, vor allem unter Blutarmut, leidet, äußert sich das möglicherweise in »Gehirnnebel«, schlechtem Gedächtnis, Nervosität, Schlafstörungen, Müdigkeit und Erschöpfung, Kurzatmigkeit, Trockenheit der Haut/Haare/Nägel/Schleimhäute und einer Neigung zu blauen Flecken. Wenn jemand an Blutstauung leidet, ist stechender Schmerz ein häufiges Symptom dafür.

Zusammenfassend kann man sagen, dass Leber, Milz und Herz Blut und Plasma erzeugen und im Körper verteilen. Die Leber ist für die gesunde Funktion der Sehnen, die Milz für eine gesunde Muskulatur und das Herz für die Blutgefäße verantwortlich, die Lunge regiert die Haut und die Nieren stehen mit der Knochengesundheit in Zusammenhang. Das Knochenmark ist das Endprodukt der Nierenessenz und umfasst in der chinesischen Medizin Nervensystem und Gehirn. Und nun wollen wir uns das ayurvedische Modell der Körpergewebe (Dhatus) anschauen.

Dhatus

Im Ayurveda werden die sieben Gewebe Dhatus genannt. Dabei handelt es sich um folgende: *Rasa* (Plasma), *Rakta* (Blut), *Mamsa* (Muskel), *Medas* (Fett/Fettgewebe), *Asthi* (Knochen), *Majja* (Nerven/Mark) und *Shukra/Ar-*

tava (männliches beziehungsweise weibliches Fortpflanzungsgewebe und die dazugehörigen Flüssigkeiten). Das ist ein faszinierendes Modell, das die Inder geschaffen haben, um die Erzeugung, Erhaltung und Ernährung von Geweben zu erklären.

Es gibt zwei Möglichkeiten, wie Gewebe ernährt werden. Die eine Variante: Wenn wir Nahrungsmittel zu uns nehmen, werden diese zuerst vom Dhatu Rasa verarbeitet, welches sich das, was es als Nahrung braucht, herausnimmt und den Rest an das Dhatu Rakta weitergibt. Als Nächstes nimmt Rakta sich das, was es braucht, und gibt den Rest an Mamsa weiter. Das geht so lange weiter, bis auch Shukra und Artava genährt sind. Der zweite Weg der Ernährung der Gewebe besteht darin, dass jedes Dhatu sich einfach das aus dem ihm zugeführten verdauten Speisebrei herausholt, was es braucht, und dann das weitergibt, was es nicht benötigt – und genau *das* brauchen dann die anderen Gewebe, sodass diese Methode ziemlich gut funktioniert.

Krankheit kann sich in jedem Dhatu aus den verschiedensten Gründen manifestieren. Normalerweise beginnt sie mit einem Dosha-Ungleichgewicht, das, wenn es nicht eingedämmt wird, bis zur Ebene eines Organs oder Dhatus fortschreitet. Zum Beispiel kann ein Kapha-(Schleim)-Ungleichgewicht im Kapha-Bereich des Körpers (Lungen/Magen) durch therapeutisches Erbrechen beseitigt werden. Wenn mehr als ein Dosha beteiligt ist und das Ungleichgewicht sich in mehreren oder tieferen Geweben ansiedelt, werden Krankheiten schwer behandelbar.

Die Drei Schätze

Die Kronjuwelen des menschlichen Körpers werden in der chinesischen Medizin als die »Drei Schätze« bezeichnet. Sie sind: Jing oder Essenz, Qi oder Lebensenergie und Shen oder Geist. Über Jing und Qi haben wir bereits gesprochen und wollen nun näher auf Shen eingehen. Der Begriff *Shen* wird üblicherweise mit »Geist« (im Sinn von Seele) übersetzt und mit dem Geist (im Sinn von Verstand) und dem Bewusstsein in Verbindung gebracht. Doch heutzutage erweitern die Menschen die Bedeutung dieses

Begriffs, sodass er auch das emotionale und höhere spirituelle Bewusstsein umfasst.

Die Drei Schätze sind die subtilsten, aufs Höchste verfeinerten Substanzen, die im menschlichen Geist und Körper zirkulieren. Ihre Qualität und Quantität ist ein Gradmesser für den allgemeinen Gesundheitszustand und das Wohlbefinden eines Menschen und sie wirken sich sowohl auf das Bewusstsein als auch auf den physischen Körper aus. Diese drei Substanzen werden in der chinesischen metaphysischen oder inneren Kampfkunstpraxis sehr hoch geschätzt. Sie sind das, wofür praktizierende Taoisten ihren Körper zu reinigen versuchen: um bewusst mit den Drei Schätzen in Verbindung zu treten, ihren Körper und Geist zu kultivieren und wieder mit Energie aufzufüllen und diese Energie ungehindert darin zirkulieren zu lassen.

Die Drei Schätze korrelieren ziemlich genau mit den feinstofflichen Vitalsubstanzen im Ayurveda: Qi entspricht Prana/Vitalenergie, Shen ist eine ungefähre Entsprechung zu Tejas/Vitalfunke und Jing hat Ähnlichkeit mit Ojas/Vitalessenz. Im Ayurveda gelten diese drei lebenswichtigen Schätze als die superfeinstofflichen Essenzen der Doshas. Prana ist in diesem Sinn der feinstoffliche Existenzgrund für das Vata-Dosha oder das grundlegende Bewegungsprinzip, das mit den Qualitäten von Äther und Luft in Zusammenhang steht. Tejas ist das Funkeln in den Augen, der Vitalitätsfunke, der mit dem Pitta-Dosha assoziiert wird, oder das Transformationsgesetz, das die Eigenschaften von Wasser und Feuer beinhaltet. Es ist die Essenz des Agni oder transformierenden Feuers, fördert den Zellstoffwechsel und verleiht Haut und Augen Glanz. Wenn jemand helle, klare, funkelnde Augen hat, sagen wir, dass er ein gutes Shen oder einen gesunden Geist oder Verstand besitzt – eine Eigenschaft von ausgewogenem Tejas. Ojas ist der verfeinerte Seinsgrund für das Kapha-Dosha oder das Gesetz der Nachhaltigkeit und Stabilität, das mit den Elementen Wasser und Erde assoziiert wird.

Es gibt zwei verschiedene Arten von Essenz im menschlichen Körper: pränatale und postnatale. Die pränatale Essenz ist endlich und ihr Vorhandensein erkennt man an der Stärke von Knochen, Zähnen, Haaren und dem Körper im Allgemeinen. Wenn sie verbraucht ist, stirbt der Körper.

Die postnatale Essenz dagegen kann durch gesunde Lebensgewohnheiten wie beispielsweise angemessene Ernährung, Atmung, Meditation, Energiekultivierungspraktiken und ein ausgewogenes körperliches Aktivitätsprogramm immer wieder neu aufgefüllt werden.
Zell-Ojas nährt uns auf tiefer Ebene. Das aufs Höchste verfeinerte Endprodukt jeder Verdauung ist Ojas und auch den Ausgangspunkt jeder körperlichen Aktivität haben wir Ojas zu verdanken. Zell-Prana ist Schwingung. Prana ist Vitalität, Energie, Schwingung, Pulsieren. Zell-Tejas ist Zellintelligenz und Zell-Ojas wird oft mit dem Zellgedächtnis gleichgesetzt.

In der chinesischen Medizin speichern und bewahren die Nieren die Essenz oder das Jing. Auf der greifbarsten, grobstofflichsten physischen Ebene wird die Essenz von den Eizellen und Spermien (beziehungsweise Artava und Shukra im Ayurveda) gebildet, welche ihre Eigenschaften aus der Essenz oder Ojas beziehen. Auf weniger greifbarer, aber ebenso wichtiger Ebene ist Essenz ein Nektar im Körper, der auf sehr feinstofflicher Ebene sämtliche Gewebe nährt, einschließlich des Nieren- und Herzgewebes, damit diese kontinuierlich ihre Leben spendenden Funktionen ausüben können. Diese Essenz stärkt das Immunsystem und bringt Klarheit in den Geist.

Die drei Vitalsubstanzen des Ayurveda sind die drei feinstofflichen Nährstoffe von Geist und Körper, auf die auch im Yoga – dem spirituellen Pendant zu den taoistischen inneren Kampfkunstpraktiken wie Tai-Chi und Qigong – großes Gewicht gelegt wird. Im Yoga reinigt man zuerst den Körper, dann den Geist. Der Geist wird zur Ruhe gebracht, damit man umfassendere, subtilere Bewusstseinszustände erreichen kann. Um das zu bewirken, müssen Prana/Qi/Energie, Tejas/Shen/Geist und Ojas/Jing/Essenz in gesunder Menge, Qualität und Stabilität und in gesundem Fluss vorhanden sein. Sowohl in der taoistischen als auch in der Yogapraxis erfordern die höheren spirituellen Disziplinen, dass diese drei Substanzen in ausreichendem Maß vorhanden sind, um dem Schüler bei der Erreichung seiner esoterischen Ziele zu helfen; andernfalls können fortgeschrittene Praktiken dem Geist und Körper schaden.

6

Bewusstsein

Das Bewusstsein ist ein faszinierendes Thema. Niemand kann genau sagen, was es ist, wie es funktioniert oder woher es kommt. Tatsächlich entziehen seine Ursprünge sich unserer heutigen Kenntnis und unserer heutigen Technologie und um die verschiedenen Definitionen von Bewusstsein brandet in der modernen Philosophie und Wissenschaft eine heiße Diskussion. Ob man nun von einem Hintergrund der Neurowissenschaften, der Philosophie, Psychiatrie, Religion oder irgendeines anderen spirituellen Glaubenssystems herkommt – anscheinend hat jeder seine eigene berufliche und persönliche Vorstellung davon, was Bewusstsein ist, wie es entsteht, wo es sich befindet und was nach unserem Tod damit geschieht. Manche glauben, dass unser Bewusstsein nach dem Tod bei uns bleibt; andere sind der Ansicht, dass wir unser Bewusstsein *sind*. Jeder hat seine eigene persönliche Terminologie für diesen Diskurs über das Thema Bewusstsein.

Wenn es darum geht, das Unsichtbare zu beschreiben, ist Bewusstsein noch schwieriger zu erfassen als Qi oder Prana. Das Bewusstsein ist etwas Subjektives, Intimes. Qi oder Prana ist objektiver und in vielerlei Hinsicht ein Instrument, das uns jederzeit zur Verfügung steht. Unsere Lebensenergie hat klare, genau festgelegte Wege und Verhaltensweisen, die sich bis zu einem gewissen Grad manipulieren lassen. Wir haben ein persönliches Interesse an der Natur des Bewusstseins; und diese enge Beziehung, die wir zu unserem Bewusstsein haben, ist stark in unseren Vorstellungen vom Wesen des Lebens und der Existenz und in unserer Antwort auf die Frage verankert, ob es ein Leben nach dem Tod gibt und wie dieses aussehen könnte. Was wir zu wissen glauben (oder was wir an persönlichen

Vorstellungen vom Bewusstsein haben und hoffen, dass diese zutreffen), hängt eng mit unseren moralischen Grundsätzen, unseren Ritualen und religiösen Neigungen und damit zusammen, ob wir an Gott glauben oder nicht und was das für uns bedeutet. Außerdem steht es mit unserem Dharma, unseren Dogmen und unseren Vorstellungen von Karma in Zusammenhang.

Unser Bewusstsein »auseinanderzupflücken«, obwohl uns dieses nicht vollständig und objektiv bewusst ist, ist eine ziemlich schwierige Aufgabe. Die Menschen haben eine angeborene Neigung dazu, die Frage, was Bewusstsein ist, mit ihrer persönlichen spirituellen und religiösen Wahrheit in Verbindung zu bringen. Da es sich hierbei um ein so vertracktes, emotional aufgeladenes Thema handelt, ist es vielleicht hilfreich, uns zunächst über die Terminologie klar zu werden, die wir hierfür aus westlicher Sicht heranziehen möchten, bevor wir uns der Frage zuwenden, was Bewusstsein in der fernöstlichen Medizin bedeutet. Es ist sinnvoll, uns dabei ein wenig auf die Grundlagen westlichen Denkens zu stützen – als gemeinsame Basis für unsere Erörterungen über die Grundlagen der Existenz, wenn man so will.

In ihrem Buch *Consciousness: An Introduction* (deutsche Ausgabe: *Bewusstsein: Eine sehr kurze Einführung*) schreibt die Autorin Susan Blackmore, dass eine ernsthafte Untersuchung des Bewusstseins große Veränderungen herbeiführen könnte. Weiter sagt sie, dass dies unangenehm sein könnte, weil wir dabei zutiefst persönliche, existenzielle Überzeugungen infrage stellen müssten.[46] Eine Dozentin der Abteilung für Bewusstseinsstudien am Goddard College erklärte mir einmal, dass sie es selbst als lebenslange Yoga- und Sanatana-Dharma-Schülerin nicht wage, sich in das philosophische oder wissenschaftliche Studium des Bewusstseins zu vertiefen. Sie wolle ihre Überzeugungen nicht hinterfragen, wolle ihr geistiges, emotionales und spirituelles Instrumentarium intakt halten, weil es für sie gut funktioniere und eng mit ihrem inneren Wohlbefinden auf Herzensebene zusammenhänge.

Wenn man fragt, was Bewusstsein ist, wird man unterschiedliche Antworten erhalten – je nachdem, wer gefragt wird und in welchem Kontext. In diesem Buch werden wir auf verschiedene Kontexte eingehen. Der erste ist das universale oder »nicht-lokale« Bewusstsein, das alles, was existiert, miteinander verbindet. Diese Bewusstseinsebene war schon für die Völker frühester Zeiten wahrnehmbar und verweist auf den Urgrund des Seins. Sie ist das Ordnungsprinzip der Schöpfung, die Blaupause für die Organisation von Universen und Körpern und gleichzeitig die treibende Kraft dahinter. Dieses nicht-lokale Bewusstsein ist das, was manche Buddhisten als »reinen Geist« und andere als »die Leere« (im positiven Sinne) bezeichnen. Wieder andere haben persönlichere Visionen von einem höchsten Wesen oder Gott. Selbst Atheisten haben vielleicht eine Vorstellung von einem nicht-lokalen Bewusstsein – genannt »Natur« –, das ihrem existenziellen Glaubenssystem zugrunde liegt.

Dr. Stuart Hameroff, zusammen mit David Chalmers Mitbegründer und Direktor des Center for Consciousness Studies an der University of Arizona, ist der Ansicht, dass dieses nicht-lokale Bewusstsein mit der fundamentalen Raum-Zeit-Geometrie auf der elementarsten Ebene des Universums in Verbindung steht. Seine Theorie besagt, dass deshalb alles, was existiert, miteinander verbunden ist. Das Werk, das er zusammen mit Sir Roger Penrose verfasst hat, liefert ein wissenschaftliches Argument für die Konzepte des nicht-lokalen Bewusstseins und der Spiritualität.[47] In manchen wissenschaftlichen Kreisen glaubt man, dass das Bewusstsein ein Teil des ursprünglichen Gefüges des Universums ist und dazu führt, dass alles, was existiert, miteinander in Verbindung steht.

Das nicht lokale Bewusstsein

Dieses nicht lokale Bewusstsein, in dem wir alle miteinander verwoben oder verbunden sind, ist das, was Fernheilung und Fernkommunikation ermöglicht. Reiki-Therapeuten sind darin ausgebildet, heilende Energie an Menschen und Ereignisse zu senden, die von ihnen entfernt sind – vielleicht am anderen Ende des Zimmers, vielleicht aber auch irgendwo auf der Welt, in der Vergangenheit oder Zukunft. Sie nutzen ihre persönliche Verbindung zum nicht lokalen Bewusstsein, um über Zeit und Raum hinweg mit Menschen, Orten und Dingen in Kontakt zu treten. Dieses nicht lokale Bewusstsein ist das, was uns Träume sendet, die sich später tatsächlich im realen Leben manifestieren, oder uns dazu befähigt, bereits zu wissen, wer am Telefon ist, bevor wir den Hörer abnehmen; und dieses nicht lokale Bewusstsein gibt uns auch das Gefühl, dass die Seelen verstorbener Menschen immer noch unter uns weilen.

Bewusstlosigkeit ist ein Zustand vollständigen Eingetauchtseins in das nicht lokale Bewusstsein, bei dem man sich trotzdem immer noch in seinem Körper befindet. Sie tritt während des tiefsten Schlafs, in tiefen Meditationszuständen und manchmal auch unter Narkose auf. Von manchen Yogis sagt man, dass sie in Trance gestorben sind, weil sie ihr Bewusstsein vollständig von ihrem Körper abgekoppelt hatten. Es heißt, dass es verschiedene Bindeglieder zwischen unserem Bewusstsein und unserem Körper gibt und dass das Durchtrennen des Hauptbandes zwischen Bewusstsein und Körper zum körperlichen Tod führt. Ebenso wie der Zustand zwischen Wachsein und Schlafen am Rande des Bewusstseins liegt, das bereits im Unterbewusstsein versinkt, ist das transzendente Bewusstsein lokales Bewusstsein, welches ins nicht lokale Bewusstsein übergeht. Man könnte dieses nicht lokale Bewusstsein auch als Form des Gewahrseins bezeichnen, weil wir seiner gewahr werden, indem wir es erleben. Paradoxerweise führt der Gedanke, dass Bewusstsein erlebt wird, zum Ende dieses Erlebens. Das nicht lokale Bewusstsein kann nicht vollständig in derselben Zeit erfahren werden, in der der Verstand denkt.

Der Philosoph David Chalmers stellt fest, dass es der Wissenschaft nicht nur an einer spezifischen Kognitionstheorie fehlt, sondern dass wir auch keine gute Arbeitstheorie für die Wissenschaft vom Bewusstsein haben, und führt aus, dass manche Menschen Bewusstsein für eine Illusion halten. Chalmers schlägt vor, dass es einen philosophischen Rahmen geben sollte, in dem Bewusstsein untersucht und verstanden werden kann – insbesondere die Frage, warum sensorische Prozesse und Gedanken mit einem subjektiven inneren Erleben einhergehen.[48] Diese subjektive Wahrnehmung des Bewusstseins wäre wohl das, was wir »lokales Bewusstsein« nennen.

Im Yoga und in der damit zusammenhängenden mentalen Disziplin des buddhistischen Geistestrainings gibt es viele detailreiche Erläuterungen zum Thema Bewusstsein. In seinem Buch *Marma Points of Ayurveda* (deutsche Ausgabe: *Marmapunkte des Ayurveda)* beschreibt Dr. Vasant Lad, Direktor des Ayurveda-Instituts in Albuquerque (New Mexico), die verschiedenen Aspekte des Bewusstseins und geht dabei vor allem sehr genau auf das lokale Bewusstsein und die Art und Weise ein, wie wir Informationen verarbeiten. Dr. Lad nennt das den »Fluss des Bewusstseins«.[49] Der Weg von der Wahrnehmung zum reinen Gewahrsein erfolgt in mehreren Schritten, die scheinbar gleichzeitig ablaufen. Zuerst wird ein Gegenstand von Prana durch eines der Sinnesorgane wahrgenommen. Das erzeugt eine automatische Reaktion in uns oder ein Gefühl im Manas oder Geist. Dann können wir das Wahrgenommene beurteilen, kategorisieren und abspeichern. Nichts davon ist möglich ohne Widerspiegelung vom Licht der Seele oder reinen Gewahrseins.

Das lokale Bewusstsein

Das lokale Bewusstsein hat etwas mit der Sinneswahrnehmung – der Wahrnehmung und Verarbeitung unserer inneren und äußeren Welt – zu tun. Unsere innere Welt sind unsere eigenen fünf oder sechs Sinne, Intuition, Instinkt, Gedanken, Emotionen und frühere Erlebnisse und Erfahrungen – das, wovon wir fühlen und glauben, dass *wir* das sind. Die äußere Welt ist das, was wir wahrnehmen, oder die Objekte unserer fünf oder sechs Sinne. Manche nennen das lokale Bewusstsein »Geist«, andere setzen es mit der Seele gleich. Wieder andere sagen, dass Geist und Seele nicht zum Bewusstsein gehören, und umgekehrt.

Aus Sicht des Shintoismus, einer jahrhundertealten japanischen Naturreligion, haben alle Objekte – auch unbelebte – einen Geist oder ein Bewusstsein, das Ursache und Wirkung in Gang setzen kann. Normalerweise ist dieses Bewusstsein von Naturkräften und wichtigen Konzepten und Wesen, einschließlich der Verstorbenen, erfüllt. In ähnlicher Weise ist das lokale Bewusstsein in ein definiertes Objekt, eine Entität, einen Körper oder ein Wesen eingebettet.

Die fernöstliche Medizin richtet ihr Augenmerk in der Diagnostik und Therapie hauptsächlich auf das lokale Bewusstsein; das nicht-lokale Bewusstsein wird als wichtiger Aspekt des Lebens dabei aber ebenfalls nicht außer Acht gelassen. Unser lokales Bewusstsein umfasst ein mit dem Geist und ein mit dem Körper zusammenhängendes Bewusstsein. Das Geist-Bewusstsein wird in drei Bewusstseinszustände unterteilt: bewusstes Gewahrsein, unterbewusstes Gewahrsein und Unbewusstes. Diese sind in dem bekannten OM-Symbol (siehe Abbildung unten) dargestellt, einem Sanskrit-Zeichen, dessen Form die verschiedenen Bewusstseinszustände repräsentiert. Der Punkt an der Spitze ist das transzendente Bewusstsein. Die gekrümmte Linie unter dem Punkt steht für Maya oder den illusorischen Charakter der Existenz, der wie ein Schleier zwischen uns und unserem höheren Selbst steht. Die obere Hälfte des linken Schriftzeichens, das der Ziffer 3 ähnelt, symbolisiert den Tiefschlaf oder das Unbewusste; die untere Hälfte stellt den Wachzustand dar. Das rechte runde Element repräsentiert den Traumzustand und das Unterbewusstsein.

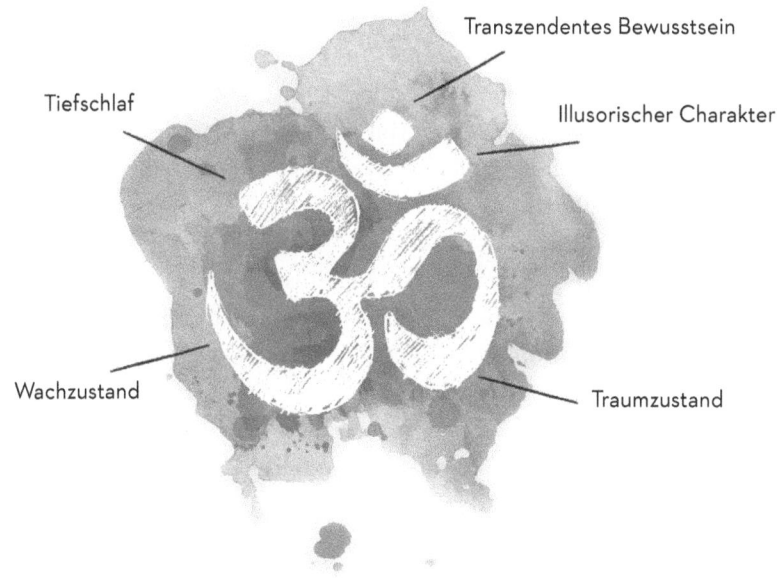

Das OM-Symbol

Bewusstes Gewahrsein (oder Wachzustand) ist das, was Sie jetzt gerade benutzen, um diesen Text oder – genauer gesagt – seine Bedeutung zu lesen und zu verarbeiten. Unterbewusstes Gewahrsein ist die Sprache, die unterhalb des Radars unseres Bewusstseins liegt. Zu dieser Sprache gewinnt man am besten durch eine in »Eigenregie« durchgeführte Traumanalyse Zugang. Dahinter steckt die Vorstellung, dass wir alle eine individuelle Sprache besitzen, die tief in unserem Geist abgespeichert ist. Sie spricht in Symbolen zu uns, wenn wir träumen, verarbeitet die Tagesereignisse und erzählt im Schlaf von unseren eigenen Ängsten und Hoffnungen. Sie benutzt Objekte, Tiere, Naturkräfte, Ereignisse, Menschen, Orte und Emotionen anstelle von Worten oder eines Alphabets. Das ist die Sprache, die verschlüsselt im Körper liegt.

Um das Symbollexikon Ihres persönlichen Unterbewusstseins zu decodieren, sollten Sie Ihre Träume aufschreiben. Wählen Sie ein Thema oder irgendetwas Bestimmtes aus, das Ihnen bei einem Traum oder einer Reihe von Träumen besonders aufgefallen ist, und denken Sie darüber nach. Wie fühlt sich dieses Etwas an? Wie fühlen *Sie* sich dabei? Erinnert es Sie an etwas oder jemanden? Wenn ja, woran und an wen? Wenn Sie diesen Eindruck mit irgendetwas in Ihrem Leben in Verbindung bringen könnten: Was wäre das? Durchstöbern Sie Ihre Erinnerungen: Wann haben Sie dieses Ding zum ersten Mal erlebt oder erfahren? Wie können diese Informationen Ihnen helfen, sich selbst oder jemanden/etwas anderes besser zu verstehen oder eine Situation, mit der Sie in Ihrem Leben konfrontiert sind, zu lösen?

Das Unterbewusstsein ist sehr mächtig. Es ist Ihr inneres Kind, Ihr eigenes Ich, das zu Ihnen spricht. Es sagt Ihnen immer wieder, was emotional wirklich in Ihnen vorgeht, und findet viele kluge Wege, Sie zum Zuhören zu bewegen. Zuerst flüstert es vielleicht nur. Wenn es ignoriert wird, wird dieses Flüstern lauter und kann sich in körperlichen Festhaltens-, Bewegungs- oder Krankheitsmustern manifestieren. Das ist keine Form der Bestrafung, sondern eine natürliche Folge der Unterdrückung Ihres Energieflusses und Ihrer inneren Kommunikation.

Die bewusste Wahrnehmung des Unterbewusstseins beginnt beim Einschlafen. Wenn Sie jemals die Erfahrung gemacht haben, nicht ganz wach zu sein, aber auch noch nicht ganz zu schlafen, wissen Sie, was das ist. Craniosacral-Therapeuten, die eine alternative Behandlungsform praktizieren, welche auf der Strömung des Hirnwassers basiert, nennen das den »Stillpunkt«. Sehr einfach ausgedrückt, handelt es sich dabei um einen heilsamen Zustand, zu dem sie den Körper hinführen wollen, damit er seinen Craniosacral-Rhythmus umstellt. Dies ist gleichzeitig auch der Zustand von *Yoga Nidra*, dem Yoga des Schlafes. In diesem Bewusstseinszustand, am Abgrund des Unterbewusstseins, kann man in seinem Inneren schwelende oder zufällige Bilder auftauchen und wieder verblassen lassen oder diese Bilder loslassen oder verarbeiten. Das führt zu einem integrierteren Bewusstseinszustand; man fühlt sich leichter, vollständiger und schließlich geheilt.

Der lokale Zustand des Unterbewusstseins schließt den physischen Körper mit ein. Tatsächlich schließen *alle* Zustände den physischen Körper mit ein. Das Unterbewusstsein manifestiert seinen Eindruck sehr deutlich im Körper, was es ermöglicht, über den Bewegungsapparat direkt damit zu arbeiten. Die indischen Yogis lehren, dass alle Verspannungen oder Bereiche mit eingeschränkter Beweglichkeit in unserem Körper ihre Wurzeln im Geist haben. Beim Yoga geht es darum, sich dieser Verbindung zwischen Geist und Körper und ihrer Bedeutung für unser Wohlbefinden bewusst zu werden. Dazu gehört auch unsere Fähigkeit, das nicht-lokale Bewusstsein wahrzunehmen oder einen bewussten Kontakt dazu herzustellen. Eine Yoga-Asana oder -pose ist nicht nur eine Möglichkeit, für mehr körperliches Wohlbefinden zu sorgen, sondern auch eine Methode, sich über den Körper Zugang zum Geist zu verschaffen und diesen zu heilen, wodurch dann wiederum der Körper geheilt werden kann.

Laut Yogavisharada B. N. S. Iyengar aus Mysore (Indien) muss es ein Vehikel geben, in oder auf dem das lokale Bewusstsein sich bewegt, um das nicht-lokale Bewusstsein wahrnehmen zu können. Das, sagt Iyengar, ist Prana. Prana ist das Vehikel, mit dessen Hilfe es gelingt, schwebend in einen Zustand glückseligen universalen Bewusstseins (das man auch als Gottesbewusstsein bezeichnet) zu gelangen. Dieses Bewusstsein unterscheidet sich vom Zustand der Selbstwahrnehmung; es ist transzendentes Bewusstsein, das über das Selbst hinausgeht.

Seele, Geist und Verstand werden oft synonym verwendet, sind aber keinesfalls dasselbe. Die Seele ist der transzendentale Aspekt dessen, wer Sie sind. Sie ist stärker auf das nicht-lokale Bewusstsein ausgerichtet – oder auf das nicht-lokale Bewusstsein, das sich in ein individuelles Lebewesen hineinprojiziert. Geist (im Sinne von Seele) ist Ihre persönliche Kraft, Ihre persönliche Energie, Ihre Schwingung und doch mehr als das: Er ist das, was uns belebt und beseelt, und wird von unseren natürlichen Neigungen gefärbt. Geist (im Sinne von Verstand) ist das Denken, das Gewahrsein und unser geistiges/emotionales Leben.

Bewusstsein in der chinesischen Medizin: Wu Shen

In der chinesischen Medizin spricht man von *Wu Shen* oder den fünf Geistern. In diesem Sinn wird das Wort »Geist« verwendet, um eine Kraft oder einen wichtigen Teil des Seins zu bezeichnen. Dieser Geist steht auch eng mit dem Verstand oder Denken und damit in Verbindung, wie wir uns einander auf geistiger Ebene verständlich machen. Jeder Geist hängt mit einem Aspekt des Bewusstseins, des Gefühlslebens oder der mentalen Aktivität zusammen, hat seinen Sitz in bestimmten Körpergeweben und -organen und wird von diesen beeinflusst. Die fünf Geister sind wechselseitig voneinander abhängig. Ein lang anhaltendes Ungleichgewicht in einem Geist wirkt sich zwangsläufig auch auf die anderen Geister aus. Störungen der Geister stehen in engem Zusammenhang mit der Gesundheit des Körpers. Das liegt daran, dass der Geist eine Yang-Kraft ist und das Yin-Material des Körpers braucht, um verwurzelt zu bleiben und optimal zu funktionieren.

Die fünf Geister sind: *Shen* (Geist), *Po* (körperliche Seele), *Yi* (Intellekt und Gewissen), *Hun* (ungreifbare Seele) und *Zhi* (Wille). Das Wort *Shen* wird mit »Geist« übersetzt und bezieht sich sowohl auf die fünf Geister im Allgemeinen als auch auf einen Geist im Besonderen – ähnlich wie das Wort *Prana* sich auf die Lebensenergie bezieht, gleichzeitig aber auch ein bestimmtes Prana, nämlich einen der fünf Untertypen von Vata, meint.

Shen

Mit Shen ist die Klarheit des Geistes gemeint. Wenn man sagt, dass jemand ein »gutes Shen« hat, bedeutet dies, dass man, wenn man diesem Menschen in die Augen schaut, sieht, dass er voll und ganz präsent ist, dass sein Herz unbeschwert und sein Geist ruhig, glücklich und klar sind. Eine Shen-Störung bedeutet, dass die betreffende Person in geistiger, emotionaler oder beiderlei Hinsicht aufgewühlt oder unausgewogen ist.

Shen ist so etwas wie der Oberbefehlshaber der anderen Shens oder Geister im Körper. Genau wie das Herz in der Hierarchie der Organe an erster, wichtigster Stelle steht, gilt der Shen-Geist als der zentrale Geist im menschlichen Körper, der zudem im physischen Herzen verwurzelt ist. Dieser Geist ist für Gedanken und Emotionen, geistige Klarheit, inneren Frieden und für die Verbindung und Kommunikation mit uns selbst und anderen Menschen zuständig. Wenn Shen gestört ist, kann das zu Schlaflosigkeit, innerer Unruhe, Paranoia, Halluzinationen und ganz allgemein zu psychischen Störungen führen. Shen kann unter anderem durch Zustände wie Trauma, Kummer, unverarbeitete Emotionen, anderes Qi oder andere Lebenskräfte, die das Herz bedrängen, innere Hitze und Flüssigkeitsmangel beeinträchtigt werden.

Po

Po ist die leibliche oder körperliche Seele. In diesem Zusammenhang ist mit dem Wort »Seele« eine spezifische Entität gemeint, die mit dem Körper verbunden ist und ihn in seiner Bildung und seinem Wachstum lenkt. Po ist nicht irgendeine allgemeine Kraft oder Energie, die sich beim Tod des Körpers auflöst, sondern die Entität, die im Tod beim Körper bleibt.

Das ist vielleicht eine Erklärung für den anormalen Zustand der Konservierung, in dem die Leichname mancher Weiser und Heiliger nach dem Tod noch eine Zeit lang erhalten geblieben sind und zum Teil noch immer bleiben; wahrscheinlich war das Po dieser Menschen sehr stark. Po ist etwas Individuelles. Es gibt nur ein Po pro Körper, und dieses schwebt auch nicht irgendwohin, wenn das Bewusstsein den Körper verlässt. Dieses manchmal auch als unser tierischer Geist bezeichnete Po ist der Seinsaspekt, der als Ordnungsprinzip hinter der anfänglichen Bildung des Embryos steht, und der Aspekt der DNA, der bestimmt, welche Zellen sich zu welchen Geweben differenzieren und wohin diese Zellen wandern sollen, damit der Körper Gestalt annehmen kann.

Po hat seinen Sitz in den Lungen und die Lungen werden von Po regiert. Da die Haut in der chinesischen Medizin zum Lungensystem gezählt wird, steht sie ebenfalls mit dem Po in Zusammenhang. Po ist für Sinneswahrnehmungen und Emotionen zuständig. Wenn das Shen gestört ist und jemand sich nicht wohlfühlt, vielleicht nicht schläft oder sein Körper gerade eine Krankheit abwehrt, reagiert die betreffende Person normalerweise sehr viel empfindlicher auf Nadelungen, weil Po dann näher an der Hautoberfläche zirkuliert. Po neigt dazu, bei einer wahrgenommenen Bedrohung oder Invasion oder bei akuten emotionalen Störungen nach oben und außen zu steigen und ebenso wie das Qi und Yin der Lungen wird es durch Kummer gestört.

Yi

Yi wird mit »Intellekt« übersetzt und ist für das logische Denken zuständig. Es ist die Fähigkeit des Geistes zur Selbstreflexion und hängt somit auch mit dem Gewissen zusammen. Ein überaktives Gewissen, ständiges Hinterfragen des eigenen Verhaltens oder der eigenen Handlungen in einer bestimmten Situation, Grübeln und Selbstabwertung sind allesamt Symptome eines gestörten Yi. Yi gerät in unserem heutigen verkopften Leben leicht aus dem Gleichgewicht und führt zu übermäßigem Nachdenken und Sorgen. Da es seine Wurzeln in der Milz hat, beeinträchtigt ein Yi-

Ungleichgewicht die Verdauungsfunktionen. Das zeigt sich in dem Mangel an Milz-Qi, den man an der Zunge von Menschen erkennt, die sich ständig Sorgen machen: Eine Zunge mit welligen Rändern, die von Zahnabdrücken herrühren, ist ein Anzeichen für eine Verdauungsinsuffizienz. Diese tritt normalerweise im mittleren Erwärmer – im Bereich von Milz, Magen, Leber, Gallenblase, Bauchspeicheldrüse und Dünndarm – auf. In einem seiner Kurse äußerte Dr. Lad die Vermutung, dass diese Zahnabdrücke an den Zungenrändern auf eine verminderte Enzymaktivität im Dünndarm hindeuten, die wiederum zu einer unzureichenden Nährstoffaufnahme führen könnte.

Hun

Das Hun ist am ehesten mit unserer westlichen Vorstellung von einer ungreifbaren oder nicht körperlichen Seele vergleichbar. Es hat seine Wurzeln in der Leber, genauer gesagt im Leberblut. Wenn das Leber-Qi stagniert oder nicht genügend Leberblut vorhanden ist, kann das Hun unruhig werden und Einfluss auf die Schlafqualität nehmen. Denn eigentlich sollte sich das Hun nachts im Yin des ungestörten Leberbluts erden. Wenn das nicht möglich ist, steigt es auf und folgt seiner natürlichen Neigung, sich zu bewegen. Das beeinträchtigt den Geist und führt dazu, dass lebhafte Träume den Schlaf stören. Die Leberzeit liegt zwischen 1 und 3 Uhr morgens; um diese Zeit wachen Menschen oft auf, wenn das Hun unruhig ist.

Das Hun ist der Aspekt des Shen, der beim Tod den Körper verlässt, an den nächsten Ort reist und dabei Aspekte dessen mitnimmt, wer wir in diesem Leben waren. Es wird auch als Seele (im Gegensatz zum Geist im Sinne von Verstand) bezeichnet, weil es etwas Individuelles repräsentiert und stärker mit dem nicht-lokalen Bewusstsein in Verbindung steht. Das ist ein Paradoxon in der Bewusstseinsforschung! Denn obwohl das Hun etwas Individuelles ist, dreht sich dabei doch alles um Verbindung und es fühlt sich nicht wohl im Körper, wenn die betreffende Person sich aus irgendeinem Grund von sich selbst, anderen Menschen oder der Umwelt isoliert fühlt.

Zhi

Zhi wird mit »Wille« übersetzt. Damit ist aber nicht einfach nur der Wille im Sinn von Willenskraft gemeint, von der wir in unserer Kultur oft sprechen, sondern auch die Entscheidungen, die wir treffen – und zwar nicht so sehr der Entscheidungsfindungsprozess, sondern eher die Richtung, in die wir letztendlich gehen, oder der Weg, auf den wir uns begeben. Zhi ist eine Verschmelzung unserer Vorlieben und Antipathien, Anhaftungen und Abneigungen und hat seinen Sitz in den Nieren. Die Nieren werden durch Angst verletzt und chronische Angst kann unsere Entscheidungen und somit auch unseren Lebensweg negativ beeinflussen. Haben Sie schon einmal den spontanen Impuls verspürt, etwas Lustiges, Spektakuläres oder Lebensverschönerndes zu tun, haben sich diese Idee aber dann aus Angst wieder ausgeredet? So etwas passiert ständig. Angst kann unsere Entscheidungsprozesse auch beeinflussen, indem sie uns dazu veranlasst, stur auf etwas zu beharren, das wir vielleicht lieber noch einmal überdenken sollten, oder Dinge hinauszuzögern, wenn es besser wäre, rechtzeitig zu tun, was getan werden muss. Natürlich hat sie auch etwas mit unserer Entscheidung zu tun, nicht dauerhaft an gesunden Lebensgewohnheiten festzuhalten.

Traditionsübergreifendes Bewusstsein

In gewisser Hinsicht wäre es weit hergeholt, wenn man versuchte, die fünf chinesischen Geister direkt mit den fünf Körperhüllen aus dem indischen Denken in Verbindung zu bringen; und doch gibt es einige große Ähnlichkeiten zwischen beiden. Wir haben bereits über die indischen *Triguna* oder die drei Geisteszustände in der indischen Philosophie gesprochen, die unter den Namen Sattva, Rajas und Tamas bekannt sind. Sattva ist der Zustand, der bei geistiger Klarheit, Frieden, innerer Dankbarkeit, Mitgefühl und Zufriedenheit entsteht – also das, was man im chinesischen System als »gutes Shen« bezeichnet. Rajas ist der Zustand, der auftritt, wenn jemand aufgeregt und sein Geist überaktiv ist. Er ist eng mit gestörtem Shen, unruhigem Hun und überaktivem Yi verwandt. Tamas ist der Zustand, der entsteht, wenn der Geist abgestumpft ist. Er hat am meisten Ähnlichkeit mit unruhigem Po, einer allgemeinen Shen-Störung und sämtlichen Situationen, in denen unsere Wahrnehmung nicht klar ist und wir nicht das wahre Wesen der Dinge sehen, sondern unsere Sichtweise durch Fehlurteile und falsche Wahrnehmungen getrübt ist.

Im Ayurveda korrelieren die Geisteszustände auch mit den Strömen der Energie, die durch die feinstofflichen Urkanäle (die Nadis Ida, Pingala und Sushumna) fließt. Ida und Pingala stehen mehr mit dem lokalen Bewusstsein, Sushumna mit dem Erleben des nicht-lokalen Bewusstseins in Zusammenhang: Das ist der Kanal, den die Craniosacral-Therapeuten zu befreien versuchen. Zusätzlich zum Energiefluss durch die feinstofflichen Kanäle gibt es in der indischen Tradition auch einen Aspekt der esoterischen Anatomie, der in etwa dem Konzept des Shen oder Geistes in der chinesischen Medizin entspricht und der als Kosha-Theorie bezeichnet wird.

Bewusstsein im Ayurveda: Koshas

Kosha wird mit »Hülle« übersetzt. Stellen Sie sich vor, dass der physische Körper die Hülle ist, in die die anderen Körper der Reihe nach hineinpassen, wie mehrere immer kleiner werdende Dolche. Man kann sich das auch wie eine Matroschkapuppe vorstellen, wobei die äußere Puppe für den physischen Körper steht und die kleineren Puppen im Inneren für die feinstofflicheren Körper. Nach der Kosha-Theorie haben wir einen Energiekörper, der mit allen Zellen in Verbindung steht und jede Zelle mit der nächsten verbindet. Diese energetische Form in unserem Inneren, direkt unter und innerhalb der Haut, ist das, was man durch Akupunktur erreichen und manipulieren kann. Wir besitzen auch eine allgemeine energetische Form, die sich vom Körper nach außen in den umliegenden Raum erstreckt und ein paar Zentimeter außerhalb der Hautoberfläche endet; doch diese energetische Form ist das Aurafeld und nicht das, was wir meinen, wenn wir von Koshas sprechen.

Es gibt fünf Koshas im energetischen indischen Anatomiesystem, die nach dem Kriterium ihrer Grob- oder Feinstofflichkeit in verschiedene Kategorien eingeteilt werden. Diese sind, in der Reihenfolge von der grobstofflichsten zur feinstofflichsten Hülle: *Annamaya Kosha* oder Nahrungshülle (physischer Körper), *Pranamaya Kosha* oder Lebenskrafthülle, *Manomaya Kosha* oder Geisthülle, *Vijnanamaya Kosha* oder Intellekthülle und *Anandamaya Kosha* oder Glückseligkeitshülle. Diese Hüllen sind die feinstofflichen physischen Gegenstücke, in denen die verschiedenen Aspekte unseres Seins funktionieren und durch die sie sich bewegen.

Annamaya Kosha ist die Nahrungshülle, das Hauptbehältnis für all die anderen Hüllen und gleichzeitig auch unser physischer Körper. *Annam* bedeutet auf Sanskrit »Nahrung«. Die physische Form wird durch Nahrung genährt, braucht Nahrung und ist auf ihrer grobstofflichsten Ebene im Grunde auch nichts anderes als Nahrung. Daher wurde sie im alten Indien Nahrungshülle genannt.

Die nächste Hülle ist Pranamaya Kosha (Energiekörper oder Prana-Hülle) – der Energiekörper, der unsere physische Form in sich schließt und zusammenhält und ebenso wie der physische Körper durch Lebensmittel genährt wird. Er befindet sich im physischen Körper und stellt einen Teil dessen dar. Die Pranamaya Kosha wird mit den Meridianen, dem Prana-Fluss, dem Gleichgewicht zwischen den beiden Gehirnhälften und den Chakras in Verbindung gebracht. In dem Sinne, in dem die Pranamaya Kosha mit der Aufrechterhaltung eines Gleichgewichts im Gehirn und dem Funktionieren der Chakras in Beziehung steht, wird sie auch mit dem Herzgeist (oder mit dem Shen der chinesischen Medizin) in Verbindung gebracht. Das liegt daran, dass das Shen die mit den Chakras verbundenen Emotionen und auch die Sinneswahrnehmungen kontrolliert und widerspiegelt, die vom Körper an den Geist und das Gehirn weitergeleitet und dann dort vom Prana oder Qi verarbeitet werden. Prana regt auch den Herzschlag an und lenkt die Gedanken, die den Geisteszustand oder die Seele des Menschen beeinflussen. Das ist eine weitere Parallele zwischen Pranamaya Kosha und dem Shen-Geist.

Man könnte davon ausgehen, dass die Annamaya Kosha, und im engeren Sinn die größere Dichte der Pranamaya Kosha, Ähnlichkeit mit dem

Konzept des Po in der chinesischen Medizin haben. Obwohl beim Tod (im Gegensatz zum Po) nicht das ganze Prana beim Körper verbleibt, verharrt ein Teil davon doch dort; und dieser Anteil ist bei manchen spirituellen Aspiranten, wie beispielsweise Yogis und inneren Kampfkünstlern, im Zeitpunkt des Todes ziemlich groß. Deshalb verwesen ihre Körper nicht so schnell wie die anderer Menschen. Tatsächlich kommt es vor, dass Anhänger noch Jahre nach dem Tod eines spirituell fortgeschrittenen Menschen das Vorhandensein einer Kraft in der Umgebung seines Grabes spüren, weswegen sie auch manchmal an den Grabstätten ihrer verstorbenen Mentoren meditieren.

Die nächste feinstoffliche Schicht, die in den physischen und energetischen Körper hineinpasst, ist die Manomaya Kosha oder Geisthülle. Diese Hülle steuert das Denken und die mit den Gedanken verbundenen Emotionen. Sie ist für rationales Denken, Fantasie, Gedächtnis, Wahrnehmung und Kognition zuständig und ähnelt am ehesten dem Yi (Intellekt) oder dem mit den Denkprozessen assoziierten Shen-Geist der chinesischen Medizin. Genauer gesagt, hat sie Ähnlichkeit mit denjenigen Aspekten des Yi, die für die Funktionsweise des Geistes zuständig sind, und auch mit denjenigen, die mit gewohnheitsmäßigen Denkmustern, zu vielem Nachdenken, Sich-Sorgen-Machen, mit Schüchternheit, Scham, Befangenheit und ständigem geistigem Wiederabspielen von Ereignissen zusammenhängen. Die Geisthülle steht im chinesischen System auch mit dem Herzen oder Shen-Geist in Verbindung, da der Geist des Herzens mit den Emotionen zusammenhängt.

Die nächste feinstoffliche Hülle ist die Vijnanamaya Kosha oder der Aspekt des Geistes, der mit unserem Intellekt und unserem Wissen um die Wahrheit zu tun hat. Dieser Aspekt liegt jenseits des emotionalen Geistes in dem Sinne, dass er nicht von Anhaftungen oder Abneigungen beeinflusst wird, sondern sich mit der Wahrheit befasst. Manchmal ist es schwierig, zwischen der Manomaya Kosha oder Geisthülle und der Vijnanamaya Kosha oder dem Intellekt zu unterscheiden, da wir Geist und Intellekt in unserer Kultur oft synonym verwenden. Die Manomaya Kosha – und übrigens auch die meisten Funktionen des Yi-Geistes – hat nichts mit Weisheit zu tun, sondern mit dem Vorhandensein und der Verarbeitung von

Gedanken und Emotionen, welche in der Wahrheit oder Weisheit verwurzelt sein können oder auch nicht. Die Vijnanamaya Kosha dagegen beschäftigt sich nur mit Weisheit und Wahrheit, ohne jeglichen emotionalen Unterton.

Wenn die Wahrnehmung zutreffend und nicht durch Unwissenheit oder falsche Vorstellungen verfälscht ist, sind die daraus folgenden Handlungen tugendhaft. Dieses tugendhafte Handeln ist von einer gesunden Vijnanamaya Kosha inspiriert und in der chinesischen Medizin der Inbegriff eines gesunden Zhi oder Willens. Wenn unser Leben voller zielgerichteter, richtiger Handlungen ist, stehen wir am stärksten unter dem Einfluss der Vijnanamaya Kosha oder unseres Weisheitsgeists. Und wenn wir Entscheidungen treffen, die eher auf Weisheit als auf Emotionen oder falscher Wahrnehmung beruhen, sagt man, dass unser Bewusstsein hauptsächlich von den höheren Chakras aus agiert – denjenigen, die mit der Weisheitsgeisthülle und dem rationalen Verstandesaspekt der Manomaya Kosha in Verbindung stehen. Auf gesunde Weise zielgerichtetes Handeln zeigt einen gesunden Willen und einen starken Geist oder eine starke Vijnanamaya Kosha. Positive, manchmal schwierige Entscheidungen zu treffen, die auf Wahrheit beruhen – zu unserer eigenen Verbesserung und der Verbesserung anderer Menschen, und ohne jegliche Anhaftung oder Abneigung –, hat wiederum Ähnlichkeit mit dem Vorhandensein eines gesunden Zhi-Geistes oder Willens.

Die feinstofflichste, innerste Seinsschicht ist die Anandamaya Kosha oder Glückseligkeitshülle. Diese Kosha ist unsere Verbindung zum transzendentalen oder kosmischen Bewusstsein, zu einer Existenz ohne Ego, Anhaftung oder genau abgesteckte Grenzen. Wie Dr. Wayne Dyer sagen würde, ist diese Kosha unsere Verbindung zur Quelle – das, was wir auf unserer bindungsfreiesten, fundamentalsten Ebene sind. Die Anandamaya Kosha lässt sich am ehesten mit dem Hun in der chinesischen Theorie vergleichen. Das Hun ist der transzendente Geist, der den Körper nach dem Tod überlebt und sich in andere Reiche begibt – der Aspekt des Seins, der sich von der physischen Hülle mancher Yogis, welche die höchsten Zustände meditativer Versenkung erreicht haben, trennt, um niemals zurückzukehren. Und das Hun ist auch das, was Sie um 3 Uhr morgens aufweckt, wenn Sie gerade eine stressige Phase durchmachen, weil es nicht ausreichend in einer ausgewogenen, gesunden Anandamaya Kosha oder physischen Form (vor allem derjenigen der Leber) verankert ist.

Kurz zusammengefasst, stehen die fünf körperlichen Hüllen oder Koshas mit der energetischen Anatomie im Yogasystem in Zusammenhang und mit dem physischen Körper, der Lebensenergie, mit dem Geist, dem Bewusstsein und der Seele in Verbindung. Im Ayurveda greifen wir auf die erste, zweite und dritte Hülle direkt und auf die anderen Hüllen eher indirekt zu, indem wir sie mithilfe von Arzneimittelsubstanzen, Lebensstiländerungen und Körperarbeit durch die physische Hülle hindurch zugänglicher machen. Yogapraktiken der inneren Kultivierung sind zielgerichtete Praktiken, die uns einen bewussten Zugang zu den innersten Hüllen ermöglichen.

In der chinesischen Medizin beeinflussen wir die Koshas Annamaya, Pranamaya und Manomaya auf körperlichem und direktem Weg mithilfe von Heilpflanzen, Akupunktur und Körperarbeit und unterstützen alle fünf Geister oder Wu Shen. Teilweise tun wir dies, indem wir auf direktem, physischem Weg dazu beitragen, die Substrate, die sie benötigen, um sich im Körper zu erden und optimal funktionieren zu können (Organe, Meridiane, Blut, Flüssigkeiten, Yin, Yang, Qi und Jing-Essenz), ins Gleichgewicht zu bringen und zu heilen. Wenn diese sich in harmonischem Gleichgewicht befinden – nicht zu kalt oder zu heiß sind und alle rechtzeitig im richtigen Tempo und am richtigen Ort fließen –, können die Shen-Geister sich ungehindert und ohne Schatten im Körper niederlassen und strahlen.

TEIL II
SICH UND ANDERE MENSCHEN HEILEN

7

Ungleichgewichte und Behandlungsmodalitäten verstehen

Nach der chinesischen und indischen medizinischen Tradition entspringen Krankheiten einer Vielzahl verschiedener Ursprünge und Umstände, die vom Übernatürlichen bis hin zum Erkältungsvirus reichen können. Sowohl in der chinesischen Medizin als auch im Ayurveda ist die Sichtweise von Krankheitserregern, Krankheitsentstehung, Diagnostik und Therapie in ein umfassendes Rahmenwerk eingebettet.

Die acht Prinzipien

In der chinesischen Medizin analysiert man ein Ungleichgewicht aus der Perspektive verschiedener Vorgaben, der sogenannten acht Prinzipien. Bei der Betrachtung von Krankheitszeichen, Symptomen und ursächlichen Faktoren fragt man sich, ob das Leiden innerlich oder äußerlich, heiß oder kalt ist, ob es sich dabei um einen Überschuss oder eine Schwäche beziehungsweise einen Mangel handelt und ob es Yin oder Yang ist. »Innerliche Ursache« bedeutet, dass die Krankheit eine Folge innerer Vorgänge ist. Das können gewohnheitsmäßige negative Denkmuster und unverarbeitete, angestaute emotionale Energie sein, die das Qi durcheinanderbringen. Oft sind innere Ursachen das Ergebnis ungesunder Lebensgewohnheiten wie beispielsweise zu wenig Schlaf, zu vieles Arbeiten, falscher Umgang mit Stress oder eine Kost, mit der man seinem Körper nicht die nötigen Nährstoffe zuführt. Sie sind aber auch genetisch bedingt. Wie wir inzwischen wissen, können unsere geistigen und emotionalen Reaktionen auf das Leben stark genug sein, um Gene an- und auszuschalten. Positive Lebensstilentscheidungen fördern die Gesundheit oder das Wohlbefinden unseres inneren Mikrobioms, das ebenfalls Gene an- oder ausschaltet und die Gesundheit unseres Immunsystems beeinflusst. Äußere Ursachen sind zunächst einmal Krankheitserreger, die in den Körper eindringen, aber auch physische und psychische Traumata wie beispielsweise Autounfälle, Stürze und Missbrauch oder Misshandlungen während der Kindheit.

Jede Krankheit und jedes Leiden sind von ihrer Natur her entweder heiß oder kalt. Wenn Sie sich zum Beispiel beim Basketballspielen am Knie verletzen, fühlt sich diese Stelle bei Berührung dann heiß oder kalt an? Lassen Arthritisschmerzen sich durch Wärme oder Kühlung lindern? Haben Sie den Eindruck, dass eine Verletzung Hitze ausstrahlt? Wenn wir uns einen äußeren Krankheitserreger zuziehen, weist unser Körper dann Zeichen und Symptome eines kalten oder heißen Krankheitserregers auf? Dazu gehören beispielsweise Fieber oder Schüttelfrost (oder beides), Halsschmerzen, Schwitzen, eine bestimmte Färbung des Schleims und so weiter.

Ein Überschuss oder eine Schwäche werden manchmal auch als »voll« beziehungsweise »leer« bezeichnet. Bei einer Schwäche oder einem Mangel greifen wir – entweder durch Lebensstiländerungen, Heilpflanzen oder Körperarbeit – ergänzend, anregend und nährend in das Problem ein. Einen Überschuss zerstreuen wir mithilfe der gleichen Behandlungsmodalitäten, aber mit anderen Substanzen und Vorgehensweisen. Wenn etwas im Übermaß vorhanden oder voll ist, *fühlt* es sich auch voll *an*. Wenn Sie eine Mahlzeit zu sich genommen und das Gefühl haben, dass dieses Essen sich Stunden später immer noch in Ihrem Bauch befindet, leiden sie unter Völlegefühl. Wenn ein Gelenk geschwollen ist, besteht ebenfalls eine übermäßige Fülle. Tut ein bestimmter Körperbereich bei Druck oder sogar schon bei leichter Berührung weh oder reagiert zumindest empfindlich darauf, so handelt es sich auch hierbei um einen Überschuss oder eine Fülle.

Lässt ein Schmerz sich durch Druck dagegen etwas lindern, so deutet dies darauf hin, dass der Schmerz von einem Mangel oder einer Schwäche des Körpers herrührt. Manche Menschen berichten sogar von einem Gefühl der Leere in ihrer Brust oder ihrem Bauch. Auch das gilt als Symptom eines Mangels oder einer Schwäche. Eine solche Schwäche ist in der Regel Folge einer Überbeanspruchung der körpereigenen Ressourcen. Das kann ein akutes Problem sein, das den Körper belastet, aber auch ein Ergebnis jahrelanger schlechter Lebensführung; oder es kann auf eine frühere Krankheit oder Verletzung zurückzuführen sein, die einen Teil des Körpers geschwächt hat, der dadurch nun anfälliger für ein Ungleichgewicht oder das Eindringen von Krankheitserregern ist.

Und zuletzt fragen wir, ob ein Ungleichgewicht Yin oder Yang ist. Erinnern Sie sich noch an die Prinzipien von Yin? Es ist von seiner Natur her schwer, kühl, nass, dicht, eher träge, unbeweglich oder still und materiell. Yang ist, wie bereits erwähnt, leicht, heiß, trocken, schnell, vergänglich, beweglich, ätherisch und steigt – vor allem beim Fehlen von Yin – in einem Raum auf wie Hitze. Wenn etwas mehr Yin ist, neigt es von seinem Charakter her dazu, eher feucht zu sein. Feuchtigkeit ist wie ein stagnierender Teich. Das äußerste Extrem von Feuchtigkeit ist Schleimbildung oder – noch ausgeprägter – ein Schleimpfropfen. Manchmal berichten Menschen, dass ihre Gliedmaßen sich schwer anfühlen. Das liegt an Feuchtigkeit, einem Überschuss an einer krankhaften Yin-ähnlichen Substanz. Bitte beachten Sie, dass Yin kein Krankheitserreger und per se auch nichts Krankhaftes ist! Wahres Yin ist reine Essenz und somit etwas sehr Gutes. Die Substanz Ihres physischen Körpers ist Yin. Nur wenn gesunde Sekrete sich anstauen und zur Gefahr werden, sagt man, dass Yin-ähnliche Eigenschaften im Übermaß vorhanden sind.

Wenn etwas von seiner Natur her Yang ist, so ist es eher heiß und trocken, obwohl Hitze und Feuchtigkeit sich auch vermischen und ein komplizierteres Ungleichgewicht verursachen können, bei dem es manchmal eine Zeit lang dauert, bis es wieder verschwindet. Oft nehmen Menschen, die unter feuchten Hitzeerkrankungen äußerlichen Ursprungs leiden, letzten Endes Antibiotika ein, um die Infektion zu beheben. Harnwegsinfektionen sind ein gutes Beispiel dafür. Candida-Infektionen, bei denen es zu einer übermäßigen Vermehrung von Hefepilzen (Candida) in oder auf dem menschlichen Körper kommt, was zu entzündlichen Reaktionen führt, sind ebenfalls eine Mischung aus Feuchtigkeit und Hitze. Auch echtes Yang ist – ebenso wie Yin – etwas Gutes. Yang ist Ihr Geist. Es bewegt Dinge und wärmt den Körper. Ein Yang-Überschuss manifestiert sich normalerweise als heiße bakterielle Infektion oder Virusinfektion, als hitzköpfiger Mensch mit Bluthochdruck oder chronischen Wutausbrüchen. Rote, heiße, geschwollene Gelenke sind mehr Yang als Yin.

Doch auch ein Yin-Mangel- oder Schwächezustand geht mit einem Element von Hitze einher. Das liegt daran, dass nicht genügend Yin vorhanden ist, um das Yang zu halten. Ein gutes Beispiel dafür sind die Wechseljahre: Die Abnahme des Hormonspiegels hat Ähnlichkeit mit einem Yin-Mangel, was bedeutet, dass der Körper nicht genügend Yin hat, um symptomfrei zu bleiben. Ein Yin-Mangel kann zu Hitzewallungen, Nachtschweiß, Herzrasen und Schlafstörungen führen. Ein Yang-Mangel führt in der Regel dazu, dass man sich chronisch müde oder erschöpft, anfällig für Erkältungen und Grippe und manchmal auch depressiv fühlt. Niedrige Schilddrüsenwerte oder eine Schilddrüsenunterfunktion (Hypothyreose) sind ein Yang-Mangelzustand. Bei einem Yin-Überschuss im Körper neigen Menschen zu Gewichtszunahme, zu viel Schlaf und Darmträgheit.

Wenn wir uns über den Charakter des krankheitserregenden Einflusses oder Ungleichgewichts klar werden, wissen wir, wie wir den Patienten behandeln müssen, um die Harmonie wiederherzustellen. Die acht Prinzipien lassen sich auf äußere Krankheitserreger, die in den Körper eindringen, ebenso anwenden wie auf innere Disharmoniemuster. Sie helfen uns, unseren Fokus einzugrenzen, die oft komplexen Krankheitsmuster unserer Patienten zu vereinfachen und zu behandeln und zukünftigen Erkrankungen vorzubeugen. In der chinesischen Medizintheorie zum Thema der äußeren Krankheitserreger gibt es aber auch noch andere Modelle, mit deren Hilfe man einen eingedrungenen Erreger identifizieren und bestimmen kann, wo im Körper er sich befindet, um anschließend zu entscheiden, wie er behandelt werden muss. Darauf werde ich im Folgenden näher eingehen.

Äußere Krankheitserreger und inneres Ungleichgewicht

Im Hinblick auf äußere krankheitserregende Faktoren unterscheidet sich die Sichtweise der grundlegenden Krankheitsursache in der chinesischen Medizin und im Ayurveda, wenn auch nur geringfügig. Neben Problemen mit dem Qi-Fluss und geistigem/emotionalem Ungleichgewicht als primären ursächlichen Faktoren eines inneren Ungleichgewichts kennen die Chinesen auch noch die sogenannten sechs schädlichen Einflüsse (siehe ab Seite 211) als von außen in den Körper eindringende Krankheitserreger. Die chinesische Medizin legt großes Gewicht auf diese äußeren Krankheitserreger – eine Denkrichtung, die eher dem westlichen Erklärungsmodell entspricht. Das soll nicht heißen, dass Ärzte der chinesischen Medizin innere Disharmoniemuster nicht als Krankheitsursachen anerkennen. Das tun sie durchaus und sie unterscheiden auch zwischen der Behandlung der Wurzel (Ursache) und des Astes (Symptom).

Der Ayurveda erkennt die Existenz äußerer Krankheitserreger, die in den Körper eindringen, zwar an und verfügt auch über ein ganzes Arsenal an antimikrobiellen Substanzen, die in solchen Fällen eingesetzt werden können, geht aber eher davon aus, dass sich ohne innere Disharmonie kein Krankheitserreger im Körper festsetzen kann. Daher besteht das Behandlungsprotokoll des ayurvedischen Arztes in erster Linie darin, die Doshas wieder ins Gleichgewicht zu bringen.

Hinter diesem inneren Ungleichgewicht, das zum Beispiel eine Erkältung oder Grippe verursachen kann, steckt die Vorstellung, dass dabei an irgendeiner Stelle im System Agni geschädigt wird. Das kann unter anderem im Verdauungstrakt, in den Organen oder in der Muskulatur der Fall sein. Agni wandelt eine Sache in eine andere um. Wenn es geschädigt ist, können Ama oder Giftstoffe entstehen. In der chinesischen Vorstellung werden Giftstoffe auf starke Hitze irgendwo im Körper zurückgeführt. In Indien versteht man unter einem Giftstoff oder Toxin jeden unverarbeiteten, nicht umgewandelten Rückstand, der sich irgendwo festgesetzt hat und Agni weiter behindert, was wiederum zu noch größerer Toxizität (oder Ama) führt. Dies würde wahrscheinlich am ehesten der Vorstellung von Feuchtigkeit und deren besonders schwerwiegender Form (Schleim) in der chinesischen Medizin entsprechen. Giftstoffe können sich auch mit Hitze verbinden, was ihre Beseitigung aus dem Körper sehr erschwert.

Es spricht einiges für diese Vorstellung von einer inneren Schwäche oder Disharmonie, die dazu führt, dass der Körper einen Krankheitserreger in sich aufnimmt. Wenn man darüber nachdenkt oder sich schon einmal näher mit Mikrobiologie beschäftigt hat, weiß man, dass es auf unserer Haut und in unserem Körper viele Bakterien (beispielsweise Staphylokokken) gibt, die zwar grundsätzlich schädlich sind, für die wir jedoch nur selten anfällig sind. Wir leben ständig mit diesen Bakterien. Wenn Agni schwächer wird, sammelt sich Ama an, kann an eine besonders geschwächte Stelle im Körper wandern und sich dort festsetzen. Diese Ansammlung von Ama ist ein idealer Nährboden für Bakterien. Deshalb leiden manche Menschen stärker unter Symptomen in den Nasennebenhöhlen, wenn sie sich erkälten, während andere eher Probleme im Bereich des Brustkorbs oder des Verdauungstrakts bekommen.

In beiden Medizinsystemen werden Ärzte darin geschult, Muster eines Ungleichgewichts zu erkennen, lange bevor Symptome auftreten. Ein Krankheitserreger kann nur in einem Bereich gedeihen, in dem das Immunsystem geschwächt ist. Sobald er das getan hat, bringt er aus ayurvedischer Sicht die Doshas ins Ungleichgewicht; und ab diesem Zeitpunkt beginnt man Zeichen und Symptome einer bestimmten Erkrankung zu erkennen. Dann behandelt man das Muster des Ungleichgewichts, also das Dosha-Ungleichgewicht, wobei es einfacher ist, ein Ungleichgewicht zu behandeln, solange nur ein einziges Dosha davon betroffen ist.

Die sechs schädlichen Einflüsse

Die sechs schädlichen Einflüsse der chinesischen Medizin sind: Wind, Kälte, Feuchtigkeit, Hitze, Sommerhitze und Trockenheit. Diese Begriffe sind nicht etwa nur Metaphern für das, was im Körper geschieht, sondern eine Realität. Wenn ein Arzt der chinesischen Medizin sagt, dass irgendwo im Körper Kälte herrscht, dann befindet sich dort tatsächlich eine Kältetasche und dieser Körperbereich kann einen der sechs schädlichen Einflüsse beinhalten. Manchmal spürt der Arzt auch in einer bestimmten Körperregion Kälte, zum Beispiel beim Abtasten. Das ist so ein ähnliches Gefühl, wie wenn man in einen See hineinwatet und dabei Wasserschichten spürt, die kälter (oder wärmer) sind als das übrige Wasser. Bei einer Untersuchung des Unterleibs spürt der Arzt die Kälte vielleicht im Puls oder Bauch des Patienten oder dieser klagt darüber, dass er irgendwo friert, beispielsweise an Händen und Füßen oder in einem Gelenk. Manche Menschen frieren ständig. Als Ärzte der chinesischen Medizin nehmen wir es sehr ernst, wenn wir einen der sechs schädlichen Einflüsse ertasten oder subjektive Berichte von Patienten darüber hören.

Wind

Wenn Wind von außen in den Körper eindringt, verursacht er normalerweise Kopfschmerzen im Hinterkopf und Steifigkeit im Nacken beziehungsweise oberen Rückenbereich. Außerdem kann er zu Niesen, laufender Nase und einer Abneigung gegen Kühle oder Kälte führen. Wind ist häufig das Vehikel, das die anderen krankheitserregenden Faktoren in den Körper hineinträgt. Manchmal bleibt der Wind im Körper und bewegt sich dort oder er wird auf andere Weise erzeugt. Dieser innere Wind manifestiert sich als Schwindel, verschwommenes Sehen, Gleichgewichtsstörungen, unwillkürliche Bewegungen wie beispielsweise Ticks, Zittern und Krämpfe, jegliche Art von übermäßiger Bewegung oder – in schwererer Form – als Bewegungsmangel. Auch bei parkinsonähnlichen Störungen, Schlaganfällen und körperlichen Schädigungen nach einem Schlaganfall spielt er eine Rolle. Auf subtilerer Ebene manifestiert innerer Wind sich normalerweise in Form von Gesichtszuckungen. Dies ist meist auf eine Schwäche und ein Vata-Ungleichgewicht aufgrund von Stress zurückzuführen. Die besten Behandlungsmethoden sind Akupressur im betreffenden Bereich, Entspannung und Ruhe.

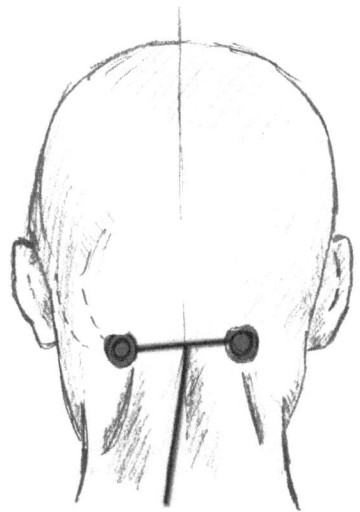

Der Feng-Chi-Akupunkturpunkt Gallenblase (Gb) 20

Sie können auch etwas warmen, beruhigenden Tee oder Brühe trinken und ein bisschen Yoga Nidra praktizieren oder meditieren. An der Zunge manifestiert innerer Wind sich als Zittern.

Der beste Angriff gegen äußeren Wind liegt in der Verteidigung. Tragen Sie bei Kälte oder windigem Wetter immer einen Schal. Achten Sie darauf, die beiden Punkte am Hinterkopf, die als *Feng Chi* oder »Teich des Windes« bezeichnet werden, zu bedecken (siehe Abbildung oben). Sie befinden sich knapp oberhalb der Haarlinie entlang des Vorsprungs unten am Hinterkopf. Wenn Sie das Haus bei Wind oder Kälte mit nassem Haar verlassen müssen, decken Sie Haar und Nacken bitte gut ab.

Kälte

Der schädliche Einfluss von Kälte kann sich mit dem Wind verbinden und von diesem in den Körper hineintragen lassen. Das kann zu Fieber und Schüttelfrost, der Bildung großer Mengen von durchsichtigem Schleim,

Niesen, Gliederschmerzen und möglicherweise auch zu übermäßigem Schwitzen führen. Außerdem kann Kälte Milz und Magen schädigen. Das kann alle möglichen Verdauungsbeschwerden wie beispielsweise Übelkeit, Erbrechen, weichen oder wässrigen Stuhl, Durchfall, Bauchschmerzen, Blähungen und Appetitlosigkeit zur Folge haben. Innere Kälte wirkt erstarrend und zusammenziehend. Sie kann oft Schmerzen verursachen, weil sie den Fluss des Yang-Qi durch das System (und somit auch den wärmenden, erweichenden Kreislauf der Flüssigkeiten, die von Yang angetrieben werden) behindert.

Äußerer Wind und Kälte können mithilfe von wärmenden Substanzen schneller aus dem Körper herausgetrieben werden. Ein großartiges Mittel gegen das Eindringen von Wind und Kälte ist eine Brühe, die man selbst zubereiten kann, um den Krankheitserreger durch die Poren aus dem Körper herauszudrücken und gleichzeitig das Körperinnere zu erwärmen, um die Kälte zu beseitigen: Bringen Sie frischen Ingwer, Cayennepfeffer, Frühlingszwiebeln, schwarzen Pfeffer und Rettich zum Kochen, decken Sie den Topf dann ab und lassen Sie das Ganze köcheln. Sie können dafür auch Bouillon verwenden und Reis hineingeben. Wickeln Sie sich in eine warme, schwere Decke und nippen Sie an dieser Zubereitung, bis Ihnen ziemlich warm und schließlich so heiß wird, dass Sie leicht zu schwitzen beginnen. Trinken Sie diese Mischung den ganzen Tag über weiter, ohne Ihren Körper jedoch erneut zum Schwitzen zu bringen, und vielleicht auch noch am nächsten Tag, wenn Ihnen danach zumute ist. Durch die wärmende, schädliche äußere Einflüsse aus dem Körper vertreibende Wirkung der Brühe dürfte es Ihnen nach ein bis zwei Tagen wieder besser gehen.

Wenn Sie innere Kälte spüren, ist es gut, dem Körper in diesem Bereich äußere Wärme (normalerweise feuchte Wärme) zuzuführen, zum Beispiel durch ein Heizkissen mit feuchter Wärme oder ein mikrowellengeeignetes Wärmekissen. Außerdem empfiehlt es sich, wärmende Tees wie Masala Chai (indischen Gewürztee) zu trinken. Lassen Sie dazu je eine Prise schwarzen Pfeffer, Ingwer, Zimt, Kardamom und Muskat in heißem Wasser ziehen. Wenn Sie ein kaltes Gefühl im Bauch haben, trinken Sie 20 Minuten vor den Mahlzeiten diesen Gewürztee oder einfach nur etwas

Ingwertee, um Ihr Agni anzuregen, die Verdauung zu verbessern und die Körpermitte zu erwärmen. Manchmal zeigen Krankheitserreger und Muster innerer Disharmonie sich auch an der Zunge. Kälte manifestiert sich normalerweise als blassviolette Farbe auf dem Zungenkörper (dem Teil der Zunge unterhalb des Belags).

Feuchtigkeit

Feuchtigkeit manifestiert sich normalerweise nur langsam, kann aber unendlich lange im Körper verweilen, wenn man sie nicht konsequent und sorgfältig behandelt. Oft begleitet sie den Wind beim Eintritt in den Körper als äußerer Krankheitserreger. Sie kann sich in Symptomen wie Gliederschmerzen und Schweregefühl im ganzen Körper, reichlicher Schleimabsonderung, schleimigem Stuhlgang, Übelkeit und Erbrechen zeigen. Mit Hitze vermischte Feuchtigkeit kann sich in Form von Scheidenentzündungen, Harnwegsinfektionen, Candida-Infektionen oder akuter Hepatitis äußern. Innere Feuchtigkeit kann Energiekanäle verstopfen und zu Schwere, Müdigkeit, Gehirnnebel, Schmerzen und unzureichender Nährstoffaufnahme im Verdauungstrakt führen. Feuchtigkeit kann nur bei schwachem Agni entstehen. Deshalb ist es wichtig, Gewürze zu verwenden, die das Agni entfachen, vor allem in den frühen Stadien des Problems. Ein Tee aus Kreuzkümmel, Koriander, Fenchel und Ingwer eignet sich gut dafür.

Auf der Zunge zeigt sich Feuchtigkeit durch einen dicken Zungenbelag. Dieser kann an manchen Stellen besonders intensiv sein (was anzeigt, in welchem Bereich des Körpers sich die Feuchtigkeit befindet) oder er kann sich bis zu den Rändern der Zunge hin erstrecken, was auf ein eher systemisches Feuchtigkeitsproblem hinweist. Ein normaler Zungenbelag ist sehr dünn, bedeckt nur den hinteren und vorderen Teil der Zunge, aber nicht die Seiten, und man kann die Farbe des Zungenkörpers durch den Belag hindurch erkennen. Bei einer Kombination aus Feuchtigkeit und Hitze ist der Zungenbelag dicker und hat einen gelben oder grauen Farbton.

Hitze und Sommerhitze

Man muss richtig mit Hitze umgehen, da sie das Yin und die Flüssigkeiten des Körpers schnell schädigen kann. Wenn sie zusammen mit Wind in den Körper eindringt, verursacht sie oft eher Fieber als Schüttelfrost, Halsschmerzen, gelben oder grünen Schleim, Durst und Rötungen. Sommerhitze ist eine besonders starke Hitzereaktion, die Unruhe, Fieber, spärlichen Urin, Verstopfung, Kopfschmerzen und übermäßiges Schwitzen verursacht. Sommerhitze ist ein äußerer, kalter Krankheitserreger, dem der Patient im Winter oder Frühjahr ausgesetzt war, der aber immer noch im Körper verweilt, sich später im Körperinneren verwandelt und sich im Frühjahr oder Sommer als Hitze manifestiert.

Innerlich erzeugte Hitze wird mit chronischen Entzündungszuständen und Autoimmunerkrankungen in Verbindung gebracht. Das Wesen von Hitze ist Umwandlung. Durch Hitze werden Dinge (beispielsweise die Körperflüssigkeiten) gekocht. Außerdem wandelt Hitze Stoffe ineinander um wie bei einer chemischen Reaktion. Das Vorhandensein von Hitze im Körper kann sich durch eine Rötung des Zungenkörpers oder einen farbigen Zungenbelag äußern.

Trockenheit

Mit Hitze vermischte Trockenheit erzeugt oft trockenen Husten, Durst, Kopfschmerzen, Fieber, einen trockenen Mund und trockene Nasenwege. Auch Hitze kann Trockenheit verursachen, wenn sie die Flüssigkeiten zum Kochen bringt. Denken Sie zum Beispiel an hohen Cholesterinspiegel oder Plaques in den Arterien. Hitze (Entzündung) bringt Feuchtigkeit zum Kochen, die sich dann an den Arterienwänden festsetzt und letztendlich die Durchgänge verengt und den Blutfluss behindert. Von außen in den Körper eingedrungene Kältetrockenheit erzeugt ein Gefühl von Kälte und Dumpfheit im Kopf. Innerliche Kälte und Trockenheit können zu Knochenabbau und Schmerzen führen. Trockenheit kann sich auch als trockene Zunge manifestieren.

Innere Disharmonie und Dosha-Ungleichgewicht

Es gibt häufige Muster innerer Disharmonie, die von der chinesischen Medizin beschrieben worden sind und ziemlich genau mit den Mustern eines Dosha-Ungleichgewichts im Ayurveda übereinstimmen. Wenn Sie zu einem Akupunkteur gehen, fragen Sie ihn einmal nach Ihrer Diagnose; dann werden meine Ausführungen in diesem Abschnitt für Sie vielleicht mehr Sinn ergeben. Aber versuchen Sie ruhig auch anhand meiner Beschreibungen herauszufinden, welches Muster bei Ihnen vorherrscht. Die häufigsten Muster, die wir in der Klinik oder Praxis für chinesische Medizin sehen, sind Milz-Qi-Mangel, Leber-Qi-Stagnation, verschiedene Bi-Syndrome (Schmerzen aufgrund einer Obstruktion der Meridiane), Blutarmut, Feuchtigkeit, Yang-Mangel und Yin-Mangel mit Hitzesymptomen.

Milz-Qi-Schwäche

Die Milz gilt in der chinesischen Medizin als das Hauptorgan, das mit den Anfangsstadien der Verdauung aus Sicht der westlichen Biomedizin in Verbindung gebracht wird. Sie ist ein Organsystem, das die Funktionen abdeckt, die wir heute mit Magen, Dünndarm, Bauchspeicheldrüse und bis zu einem gewissen Grad auch mit der Leber in Verbindung bringen. Ein Mangel an Milz-Qi kann bedeuten, dass die Verdauung nicht optimal funktioniert, dass es zu übermäßigem Blutverlust während der Menstruation oder zu Blutungen an Stellen kommt, an denen diese nicht auftreten sollten, oder dass man zu Blutergüssen und blauen Flecken neigt. Das liegt daran, dass die Milz mit dem Halten assoziiert ist; somit hat sie auch die Aufgabe, das Blut in den Gefäßen zu halten. Was wir in der Klinik normalerweise tagtäglich sehen, ist Milz-Qi- Schwäche in Kombination mit schlechter Verdauung. In diesem Sinn ist das Milz-Qi für die Umwandlung von Nahrung und Flüssigkeiten und für eine ausgewogene Funktion von Magensäure, Enzymaktivität und Stoffwechsel zuständig.

Wenn das Milz-Qi geschwächt ist, kann es vorkommen, dass man häufig unter Blähungen und Luft in den Verdauungsorganen leidet. Wahrscheinlich gibt es eine ganze Reihe von Lebensmitteln, die man nicht gut verdauen kann, und vielleicht fühlt es sich so an, als würde sich der Speisebrei entweder zu schnell oder zu langsam durch das Verdauungssystem bewegen. Es kann sein, dass es den Enzymen an Kraft fehlt, oder die Enzymaktivität im Dünndarm aus irgendeinem Grund zu langsam ist. Der Stuhl ist häufig weich, die Verdauung träge und die allgemeine Energie auf einem niedrigen Niveau. Möglicherweise hat man auch das Gefühl, seinen Bauch zu »spüren«. Menschen mit Milz-Qi-Schwäche berichten häufig, dass sie sich besser fühlen, wenn sie nichts oder nur wenig essen. Es kann auch sein, dass sie sich nach dem Essen sehr müde fühlen und Heißhunger auf Zucker als Muntermacher haben.

Im Ayurveda werden die oben genannten Probleme auf ein geschädigtes oder erschöpftes Agni zurückgeführt. Agni ist der Name der vedischen Feuergottheit und wird mit der Darbringung von Opfern an die Götter assoziiert. Es ist sehr interessant, dass das Verdauungs- oder Stoffwechselfeuer nach dieser Gottheit benannt wurde (oder umgekehrt). Im Ayurveda gilt alles als heilig – sogar etwas, das wir im Westen als alltäglich betrachten würden, wie beispielsweise den Stoffwechsel. Es ist aber alles andere als eine Alltäglichkeit, wenn Verdauung und Stoffwechsel gut funktionieren! Wenn das Agni richtig brennt, fühlt sich alles gut an: Wir fühlen uns leicht, geistig rege, voller Energie, motiviert und inspiriert. Gesundes Agni bedeutet: ausgewogene Magensäure, gut funktionierende Verdauungsenzyme, Fehlen von Ama, strahlende Haut und Augen, ein gesunder, kräftiger Körperbau und eine gute Qualität und Quantität von Prana, Tejas und Ojas. Die Gedanken sind produktiv oder fantasievoll, ohne schwer zu sein und sich im Kreis zu drehen, und Emotionen werden verarbeitet, statt im Inneren zu verweilen oder unterdrückt zu werden. Erkältungen und Grippe treten nur selten und in großen Zeitabständen auf.

Sehr allgemein gesprochen ist eine Milz-Qi-Schwäche gleichbedeutend mit geschädigtem Agni. Um es noch einmal zusammenzufassen: Zeichen und Symptome von Milz-Qi-Schwäche und geschädigtem Agni sind weicher Stuhl, Blähungen, Luft in den Verdauungsorganen, Völlegefühl, Appetitmangel, Müdigkeit und Sorgen. Oft hat die Zunge wellige Ränder, die von Zahnabdrücken herrühren. Das ist ein Zeichen für eine mangelnde Nährstoffaufnahme im Darm. Milz-Qi und Agni sind für die Umwandlung von Nahrung und Flüssigkeiten im Verdauungstrakt und – in ihren feinstofflicheren Aspekten – auch für die Transformation von Gedanken und Emotionen verantwortlich.

Agni ist für die Verdauung, Aufnahme, Assimilation und Umwandlung von Nahrung in Energie zuständig. Im Ayurveda unterteilt man die Verdauungsmuster in vier verschiedene Manifestationen: unregelmäßig, überaktiv, langsam und ausgewogen. Wenn die Verdauung sich als unregelmäßiger Stoffwechsel oder *Vishama Agni* manifestiert, so ist dies auf eine übermäßige Verstärkung des Vata-Doshas zurückzuführen. Solche Menschen können Eiweiß nur schwer verdauen und leiden unter chronischen Blähungen, Völlegefühl oder sogar Verstopfung. Ein überaktiver Stoffwechsel oder *Tikshna Agni* rührt daher, dass Pitta aus dem Gleichgewicht geraten ist. Solche Menschen haben eher Probleme mit der Verdauung von Fetten und Ölen. Sie sind oft hungrig, gereizt, wenn sie nichts gegessen haben, und haben einen großen Appetit, aber nicht die nötige Verdauungskapazität, um die Mengen an Essen, die sie zu sich nehmen, auch verarbeiten zu können. Sie neigen zu Übersäuerung, Magenschleimhaut- und Dickdarmentzündungen und weichem Stuhl oder Durchfall, vor allem nach dem Verzehr von gebratenen, fetten Speisen. Der langsame Stoffwechsel ist auf das Kapha-Dosha zurückzuführen und wird als *Manda Agni* bezeichnet. Solchen Menschen fällt es besonders schwer, Kohlenhydrate und Milchprodukte zu verdauen, und sie haben normalerweise großen Appetit auf beides. Wenn man sich nach dem Verzehr von Milchprodukten verschleimt fühlt, zu husten anfängt oder die Atemwege sich verstopft anfühlen, so ist das ein Hinweis auf Manda Agni. Bei langsamem Stoffwechsel neigt man natürlich auch zu einer Gewichtszunahme; daher kann Manda Agni zu Stoffwechselstörungen wie beispielsweise Diabetes führen. *Sama Agni* ist ausgewogenes Agni. Es ist ein tridoshischer Zustand, der zu einer guten Aufnahme und Assimilation von Nahrungsmitteln und einer gesunden Ausscheidung führt. Solche Menschen fühlen sich vom Verdauungsprozess unbelastet, voller Energie, leicht, geerdet und klar im Kopf. Denken Sie daran, dass bei Agni auch ein dualer Dosha-Typ (zwei verschiedene Verdauungsmuster) vorliegen kann. Außerdem kann Agni in Abhängigkeit von Alter, Jahreszeit oder sonstigen Veränderungen variieren.

Feuchtigkeit, Schleim und Ama

Wie bereits erwähnt, können, wenn Agni beschädigt oder das Milz-Qi geschwächt ist, Giftstoffe (Ama im Ayurveda und Hitze/Feuchtigkeit in der chinesischen Medizin) entstehen und sich im Organismus ansammeln. In der chinesischen Medizin geht Feuchtigkeit oft mit der Diagnose einer Milz-Qi-Schwäche einher. Wir bezeichnen das als »Milz-Qi-Schwäche mit Feuchtigkeit«. Manchmal ist die Feuchtigkeit auch bereits zu einer Schleimansammlung fortgeschritten. Feuchtigkeit wird als dünn und alles durchdringend betrachtet. Schleim ist dicker und befindet sich an einem klarer umgrenzten Ort, es sei denn, er ist von Hitze begleitet oder gekocht; dann kann er sich in einen Nebel verwandeln, der die oberen Körperöffnungen trübt. Das kann zu allen möglichen geistigen beziehungsweise emotionalen Störungen oder auch zu Problemen mit der sinnlichen Wahrnehmung führen. Außerdem kann es unser inneres Gleichgewicht beeinträchtigen.

Wenn Schleim erstarrt, kann er eine raumfordernde Masse bilden, ähnlich wie ein Ganglion oder eine Talgzyste. Im Ayurveda könnte man sagen, dass es sich dabei um Vata handelt, das Kapha an einen Ort und in eine Form drückt, wo dieses nicht hingehört. Feuchtigkeit und Schleim sind aus ayurvedischer Sicht Ama. Wir würden dann sagen, dass die betreffende Person unter »geschädigtem Agni mit Ama-Ansammlung« leidet. Ama kann fettig und klebrig sein und die Aufnahme von Nährstoffen beeinträchtigen, indem es sich wie ein Film an den Innenwänden des Darms ablagert. Außerdem kann es die Sinne und die kognitive Funktion trüben, was zu »Gehirnnebel« führt.

Äußere Windfeuchtigkeit sollte auf ähnliche Weise behandelt werden wie äußere Windkälte. Bei der Behandlung innerer Feuchtigkeit soll man – je nachdem, wo sich diese Feuchtigkeit befindet und ob sie mit Hitze vermischt ist – unterschiedlich vorgehen. Dabei kann es sich um lokales oder *Dhatu Agni* (beispielsweise in einem Muskel) oder um allgemeines Agni handeln, auch (aber nicht nur) im Verdauungstrakt. Alles in allem sollte man Feuchtigkeit von ihrer Wurzel, dem geschädigten Milz-Qi-Agni, her behandeln. Die beste Vorgehensweise dafür wäre eine typgerechte ayurvedische Ernährung. Darauf werde ich in Kapitel 9 noch näher eingehen. Grundsätzlich wird empfohlen, nicht zu viel zu essen, sich an regelmäßige Mahlzeiten zu halten und schleimbildende Nahrungsmittel zu vermeiden. Wenn Sie etwas essen und sich danach verschleimt fühlen oder das Gefühl haben, dass ihre Atemwege verstopft sind, ist dies ein Hinweis darauf, dass das, was Sie gegessen haben, zu diesem Zeitpunkt nicht optimal für Sie geeignet war.

Trinken Sie zimmerwarmes oder warmes Wasser, und zwar nur in kleinen Schlucken – kippen Sie nicht mehrere Tassen Wasser auf einmal hinunter! Und trinken Sie 20 Minuten vor jeder Mahlzeit etwas Ingwertee. Es ist auch gut, den ganzen Tag über einen Tee aus Kreuzkümmel, Koriander und Fenchel zu trinken (einen Rezeptvorschlag finden Sie auf Seite 255). Wenn Sie zu Angstzuständen neigen oder unter Stress stehen, fügen Sie Tulsi (indischen Basilikum) zu dem Tee hinzu. Und achten Sie stets auf eine gesunde, tiefe Atmung! Überprüfen Sie den ganzen Tag über immer wieder, wie Sie atmen. Wenn Sie das Gefühl haben, nicht tief durchatmen zu können, zwingen Sie sich nicht dazu und geraten Sie nicht in Panik. Bleiben Sie ruhig und achten Sie einfach ein paar Minuten lang auf Ihre Atmung; dann wird Ihr Atem sich ganz von selbst vertiefen und verlangsamen. Es ist sehr hilfreich, das vor den Mahlzeiten zu tun. Achten Sie auch darauf, sich den ganzen Tag über immer wieder ein bisschen zu bewegen. Gehen Sie in zügigem Tempo spazieren, springen Sie ein paar Minuten lang auf und ab oder joggen Sie auf der Stelle. Das Hüpfen bringt die Lymphe in Bewegung. Falls Sie regelmäßig Sport treiben, denken Sie daran, dass körperliche Aktivität in der chinesischen Medizin lediglich bis hin zu leichtem Schwitzen empfohlen wird; viel stärker sollte man sich nicht anstrengen, sonst können Qi und Blut dadurch erschöpft werden.

Bi-Syndrome

Ebenso wie äußere Feuchtigkeit kann auch innere Feuchtigkeit oder Ama ein Gefühl der Schwere und Lethargie im Körper erzeugen. Wenn sie sich in den Gelenken festsetzt, kann sie Schwellungen und Schmerzen verursachen. In der chinesischen Medizin fällt jede Art von chronischen Gelenkschmerzen in die Kategorie der Bi-Syndrome. Als *Bi* bezeichnet man eine schmerzhafte Obstruktion in den Meridianen, die sich meist in Muskeln, Sehnen und Gelenken manifestiert. Wind, Kälte, Feuchtigkeit und Hitze können die Energiekanäle verstopfen und Schmerzen, Taubheit, Schwellungen und Schweregefühl verursachen. Wenn Ama und Pitta sich miteinander vermischen, leidet man unter heißen, geschwollenen Gelenken, wobei sich diese Beschwerden bei Feuchtigkeit verschlimmern. Dies würde man als Hitze-Bi, vielleicht sogar als Hitze-Bi mit Feuchtigkeit betrachten. Wenn Ama sich mit Vata vermischt, werden die Gelenkbeschwerden durch Kälte und/oder Wind aktiviert. Das ist Wind- oder Kälte-Bi oder Wind-Kälte-Bi. Da Ama einen feuchten, schweren Charakter hat, verschlimmern sich die Gelenkbeschwerden oft an regnerischen, dunklen, bewölkten Tagen. Das wird natürlich als feuchtes Bi bezeichnet. Oftmals verschreiben Ärzte dann Heilpflanzenrezepturen, die die Feuchtigkeit ableiten und umwandeln. Als Hausmittel kann ein- oder zweimal tägliches Auftragen von aromatischen Massageölen oder Auflegen von Rizinusölpackungen auf die betroffenen Gelenke hilfreich sein.

Leber-Qi-Stagnation

Leber-Qi-Stagnation entspricht in etwa unausgewogenem Pitta und einem gestörten Prana-Vata-Fluss. Dabei handelt es sich um eine Unfähigkeit, mit dem Strom zu schwimmen. Das ist normalerweise ein gewohnheitsmäßiges Muster und wird oft erst dann erkannt oder angegangen, wenn die betroffene Person so wütend, ängstlich, müde oder gestresst ist, dass sie es nicht mehr aushält, oder wenn körperliche Symptome auftreten. Leber-Qi-Stagnation kann sich in ähnlichen Mustern äußern wie eine Typ-A-Persönlichkeit: Perfektionismus, Überlastung und das Bedürfnis, stets alles unter Kontrolle zu haben, sind mögliche Aspekte einer Leber-Qi-Stagnation. Die Seiten der Zunge sind der Leber zugeordnet. Zwar können Leberprobleme dazu führen, dass die gesamte Zunge röter ist als gewöhnlich, doch sind dabei vor allem die Seiten oder Ränder stärker gefärbt, manchmal sogar orangefarben.

Wenn das Leber-Qi stagniert, kann das zu einer Vielfalt von Krankheitszeichen und Symptomen führen und auf die Dauer schwerwiegendere Beschwerden und Erkrankungen nach sich ziehen. Eine der Aufgaben des Lebersystems besteht darin, für einen reibungslosen Fluss von Qi und Blut im Körper zu sorgen. Wenn dieser Fluss verlangsamt, gestört oder beschleunigt wird, kann er sich im mittleren Bereich des Körpers anstauen und zu Ärger, Reizbarkeit, unvernünftigen Erwartungen und übermäßig starken gedanklichen Werturteilen – sowohl sich selbst als auch anderen Menschen gegenüber – führen. Physisch gesehen muss dieser angestaute Fluss irgendwo hingehen. Oft wandert er durch den Körper und beeinträchtigt die Funktion von Milz und Magen. Das kann zu übermäßigem Nachdenken, Sorgen und Verdauungsbeschwerden wie Blähungen und Völlegefühl, Aufstoßen, schwachem Appetit, verstärktem Appetit (um die durch die Stagnation hervorgerufenen unangenehmen Emotionen zu betäuben), Reflux, Übelkeit und weichem Stuhl führen. Wenn das Leber-Qi nach oben steigt und die Lungen bedrängt, kann es zu Kurzatmigkeit, unterdrücktem Kummer, Angst, Husten, Müdigkeit und Abgeschlagenheit kommen.

Die emotionalen/geistigen und die Verdauung betreffenden Symptome einer Leber-Qi-Stagnation hängen im Ayurveda allesamt mit geschädigtem Pitta und Agni und einem Vata-Ungleichgewicht zusammen. Eigentlich handelt es sich bei jeder Qi-Stagnation um ein Vata-Ungleichgewicht, denn wenn etwas stagniert, ist es in seiner Bewegung beeinträchtigt. Wenn der Prana/Qi-Fluss jedoch *blockiert* ist, so ist das etwas anderes, als zu sagen, dass das Qi stagniert. Bei einer Obstruktion liegt eine echte Blockade vor, die den Fluss behindert. Diese Blockade kann einer der sechs schädlichen Einflüsse oder auch eine Raumforderung sein. Qi-Stagnation beziehungsweise Probleme mit dem Prana-Fluss können bedeuten, dass die Energie in die falsche Richtung, in einem ungesunden Muster, zu langsam oder zu schnell fließt oder dass nicht genug Energie vorhanden ist. Wenn Qi oder Prana stagniert, kommt es zu einer Reibung und/oder Ansammlung, die Hitze erzeugen kann. So kann sich ein innerer Hitzezustand oder ein Pitta-Ungleichgewicht manifestieren. Bei der Leber-Qi-Stagnation ist oft ein Element von Hitze vorhanden, auch wenn die betroffene Person friert oder kalte Hände und Füße hat. Manchmal erzeugt die Stagnation der Energie eine innere Energiebewegung und ein inneres Halten der Energie, welche das Qi und das Blut daran hindern, richtig bis in die Extremitäten hinein zu zirkulieren.

Wenn wir übermäßig kritisch und ungeduldig sind und schnell frustriert oder verärgert reagieren, geht man davon aus, dass Pitta aus dem Gleichgewicht ist. Geschädigtes Pitta und Agni können einen »sauren Magen«, Übelkeit und weichen Stuhl verursachen. Vata-Störungen können zu Sorgen, übermäßigem Nachdenken, Blähungen und Völlegefühl, Aufstoßen, unregelmäßigem Appetit und unregelmäßiger Verdauung, Angstzuständen und Atembeschwerden führen. Wenn die Leber-Qi-Stagnation sich verstärkt – vor allem bei Menschen, bei denen naturgemäß eine Pitta-Konstitution vorherrscht –, kann das zu einem Anstieg des Leber-Yang führen. Wie wir aufgrund des Verhaltens von Feuer in der Außenwelt wissen, steigen Rauch und Hitze nach oben. Yang-Qi ist warm. Wenn Leber-Yang aufsteigt, führt es zu extremem Ärger, Schwitzen, Schreien, Wutausbrüchen, rot angelaufenem Gesicht und beschleunigter Herzfrequenz. Als sich wiederholendes physiologisches Muster und Verhaltensmuster kann das gefährlich sein und wird in seiner extremsten Form als Leberfeuer bezeichnet. Es kann zu Bluthochdruck und bestimmten Formen von Schlaganfall führen.

Leberwindprobleme verursachen Lähmungen, idiopathische Fazialisparese (Gesichtslähmung), Ticks, Zittern, Muskelzuckungen, Krämpfe und andere unwillkürliche Bewegungen. Leberwind hat, wie die Bezeichnung »Wind« schon sagt, etwas mit Bewegung oder fehlender Bewegung zu tun. Jede Bewegung wird im Ayurveda mit Luft oder Vata assoziiert und daher auch an der Wurzel des Problems – als Vata-Ungleichgewicht – behandelt. Wir versuchen, den Wind zu beruhigen oder das Vata zu beruhigen und zu regulieren. In der tibetischen und griechischen Medizin wird Vata als Wind bezeichnet. Das liegt daran, dass die einflussreichste Eigenschaft von Vata Bewegung ist. Zu den sekundären Aspekten von Vata gehören Trockenheit, Kälte und Rauheit.

Beginnen Sie mit der Behandlung einer Leber-Qi-Stagnation, bevor sie sich zu etwas Schwerwiegenderem wie aufsteigendem Leber-Yang, Leberfeuer oder Leberwind entwickelt oder so chronisch wird, dass Sie eigentlich fast ständig unglücklich sind! Bewegung ist hilfreich, um Qi und Blut in Bewegung zu versetzen, ebenso tiefe Bauchatmung. Wenn Sie tief einatmen, wird das Zwerchfell nach unten gedrückt und massiert die Leber. Bei flacher Atmung dagegen – so sagen die Chinesen – trifft das Qi auf die Leber und verlässt den Körper. Außerdem, so heißt es in der chinesischen Medizin, wird dann ein Zang- oder Yin-Organ, nämlich die Niere, erschöpft. Das bedeutet, dass die Einatmung nicht tief genug ist, um die Nieren zu ernähren. Die Niere ist die Mutter der Leber. Wenn die Mutter geschwächt ist, wie kann dann das Kind gedeihen? Das Zwerchfell wird als dynamischer Hitzeaustauscher zwischen oberem und unterem Rumpf bezeichnet. Wenn es sich nicht richtig bewegt, wird Hitze im Körper eingeschlossen. Im Grunde ist das die durch Stagnation entstandene Hitze, die längere Zeit vor sich hin geschwelt und ein Ungleichgewicht ausgelöst hat. So entsteht ein Dilemma, das Bewegungsmangel fördert. Also achten Sie den ganzen Tag über immer wieder auf Ihre Atmung! Ihre Leber wird es Ihnen danken. Meiden Sie fettige, gebratene, fettreiche Speisen, Lebensmittel mit hohem Zuckergehalt, Koffein und Alkohol.

Blutarmut

In der chinesischen Medizin sagt man, dass die Leber das Blut speichert; und manchmal ist das Blut erschöpft oder verbraucht. Eine Erschöpfung des Blutes kann als Folge von Überaktivität, Trauma, starkem, lange anhaltendem Stress, langer Krankheit, Hitzezuständen oder übermäßigem Schwitzen auftreten. Das kann zu Trockenheit oder einer Zunahme des Vata-Doshas führen. Schwere Blutarmut entspricht der Anämie in der westlichen Biomedizin. Das mag auch in der chinesischen Medizin am extremeren Ende des Manifestationsspektrums von Blutarmut zutreffen und wir können dieses Problem häufig diagnostizieren und behandeln, bevor es fortschreitet und sich zu einer Anämie entwickelt.

Menschen, die unter Blutarmut leiden, sind häufig müde, vergesslich, haben einen leichten Schlaf, lebhafte Träume, Konzentrationsschwierigkeiten oder Sehstörungen, einen blassen Teint, eine blasse Zunge und einen dünnen Puls. Oft leiden sie unter Herzklopfen und kalten Händen und Füßen, frieren leichter als Menschen ohne Blutarmut und haben trockene Haut, Haare und Nägel. Probleme mit dem Blut fallen im Ayurveda normalerweise in die Kategorie der Pitta-Störungen. Allerdings kann Mangel an Nahrung aufgrund von Blutarmut nicht nur Mangel-Hitze, sondern auch Trockenheit verursachen. Trockenheit ist ein Haupt-Guna von Vata. Da Gleiches Gleiches verstärkt, intensiviert die Zunahme an Trockenheit Vata und die damit einhergehenden Zeichen und Symptome. Blutarmut ist auch eine Art von Yin-Mangel. Das liegt daran, dass alle Körperflüssigkeiten Yin sind.

Yin-Mangel

Obwohl manche diese Einstufung in Zweifel ziehen würden, wird die Menopause mitsamt den damit einhergehenden Symptomen im Allgemeinen als Yin-Mangel diagnostiziert. Viele Symptome der Menopause sind auf unzureichendes Yin zurückzuführen. Yin hat ebenso wie Kapha etwas mit Körperflüssigkeiten und Schmierung zu tun und steht außerdem mit den Hormonen in Zusammenhang, die dafür zuständig sind, den Menstruationszyklus zu regulieren und die Struktur des Körpers stark und geschmeidig zu erhalten. Yin ist ein schweres, kühles, dichtes, feuchtes Substrat. Wenn es im Körper nicht in ausreichendem Maß vorhanden ist, wird der Körper trockener, wärmer und leichter oder weniger dicht. Die Knochen werden poröser und die mit dem Jugendalter einhergehende Weichheit, Fülle, Rundheit und Feuchtigkeit nehmen ab. Wenn dieser kühlende, nährende Aspekt des Seins zurückgeht, leidet man möglicherweise unter trockenen Augen-, Mund- und Scheidenschleimhäuten. Haut, Haare und Nägel können trockener, dünner und brüchiger werden. Die Gelenke werden schwächer und sind nicht mehr so gut abgestützt und Hitze kann aufsteigen und Hitzewallungen, Stimmungsschwankungen, Reizbarkeit, Herzklopfen und Schlaflosigkeit verursachen. Yin-Mangel äußert sich in ähnlichen Symptomen wie geschädigtes Pitta in Verbindung mit einem Vata-Ungleichgewicht.

Yin-Mangel zeigt sich normalerweise an einer roten Zunge, die wenig oder gar keinen Belag oder aber einen Belag mit landkartenähnlichem Muster aufweist. Dann muss der Körper normalerweise genährt und gekühlt werden. Am besten eignen sich dazu regelmäßige Selbstmassagen mit einem nährenden, dem Konstitutionstyp entsprechenden oder tridoshischen Massageöl (siehe Kapitel 8), sofern in den tieferen Geweben kein Ama vorhanden ist. Erholsamer, ausreichender Schlaf ist notwendig, also achten Sie auf eine gute Schlafhygiene. Versuchen Sie sich gut um sich selbst zu kümmern und nicht zu überarbeiten. Nehmen Sie Bäder und machen Sie Spaziergänge in der Natur, am besten in der Nähe von Wasser. Shatavari und Dang Gui sind gute Heilpflanzen gegen Yin-Mangel, aber fragen Sie immer zuerst einen Arzt, bevor Sie etwas einnehmen!

Yang-Mangel

Ebenso wie Yin-Mangel kann auch Yang-Mangel in jedem Alter auftreten, verschlimmert sich aber normalerweise, wenn wir älter werden. Er äußert sich durch Müdigkeit, Erschöpfung und Kälte. Yang ist von seinem Charakter her leicht, trocken und heiß. Yang-Mangel kann die Zirkulation beeinträchtigen, was zu verstopften Energiekanälen, Appetitmangel, weichem Stuhl, übermäßigem, aber nicht erholsamem Schlaf, Schwere, Müdigkeit, mangelnder Motivation, Traurigkeit, Depression, geistiger Trägheit, kalten Extremitäten und einer Neigung zu Flüssigkeitsansammlungen führen kann. Dem Yang liegt Nierenenergie zugrunde, wobei die Nieren den unteren Rückenbereich, die Hüften, Beine, Knie, Knöchel und Füße regieren. Yang-Mangel verursacht häufig Schmerzen im unteren Rücken-, Hüft- und

Kniebereich, vor allem nach dem Sport und nachts. Yang-Mangel kann aber auch Ursache von Ödemen oder Lymphstauungen sein, welche auftreten können, weil Flüssigkeiten Yin, kühl und schwer sind und den leichten, beweglichen, wärmenden Charakter von Yang brauchen, um sich bewegen und verwandeln zu können. Bei Yang-Mangel kann die Zunge blass, geschwollen oder feucht oder irgendeine Kombination aus diesen drei Eigenschaften sein. Normalerweise geht Yang-Mangel mit einem Kapha-Ungleichgewicht, schwachem Agni und möglicherweise auch mit einer Ansammlung von Ama einher.

Ashwagandha und Ginseng sind die populärsten pflanzlichen Produkte zur Behandlung der Symptome von Yang-Mangel. Leichte körperliche Aktivität, energiespendende Pranayama-Techniken, bewusstes Atmen und Warmhalten des Körpers sind hilfreich. Auch würzige Tees, die das Körperinnere erwärmen und Agni entfachen, können helfen. Vor jeder Mahlzeit einen Schluck warmes Wasser mit einer Prise Trikatu-Gewürzmischung zu trinken, kann die Verdauung auf Trab bringen. Auch Knochenbrühe ist gut, da sie Yin und Blut anregt, den Körper tief innerlich nährt und ihm eine Chance gibt, sich zu regenerieren. Öfter einmal aus dem Haus zu gehen und Kontakte mit seelenverwandten Menschen zu pflegen, die die Stimmung heben, ist sehr wichtig; und man sollte sich auch unbedingt Zeit für sich selbst nehmen. Selbstmassagen mit warmem Sesamöl bringen den Kreislauf in Schwung, die Lymphe zum Fließen und erwärmen den Körper. Auch Yoga Nidra und Achtsamkeitsmeditation sind hilfreich. Achtsamkeitsmeditation wird sogar ausdrücklich empfohlen, um zu verhindern, dass sich irgendwelche Muster manifestieren, oder um diese bereits im Frühstadium zu behandeln, damit sie noch rückgängig gemacht werden können.

In der westlichen Medizin wartet man, bis bereits Symptome aufgetreten sind, bevor man sich in Behandlung begibt. In der chinesischen Medizin ist das auch häufig der Fall. Die Ausbildung von Studenten der chinesischen Medizin ist ziemlich klinisch und stark auf die Behandlung akuter und chronischer Erkrankungen ausgerichtet. Manchmal werden ihnen auch Kultivierungspraktiken erklärt und empfohlen; doch es bleibt weitgehend dem Studenten und später dem Arzt überlassen herauszufinden, was Wohlbefinden für ihn persönlich bedeutet. Im Ayurveda, so wie er im Westen gelehrt wird, ist es genau umgekehrt: Man befasst sich zuerst mit dem Thema Wohlbefinden und geht nur oberflächlich auf klinische Aspekte ein. Im Westen umfasst die Ausbildung von Ärzten für chinesische Medizin eine gewisse Schulung in Ernährungs- und Lebensstilberatung; doch in Ayurvedakursen wird sehr viel ausführlicher auf dieses Thema eingegangen. Das chinesische System befürwortet, dass jemand, der Akupunktursitzungen durchführt, über klinische Erfahrung verfügen sollte, und die Krankenversicherungen erstatten keine Kosten für Prävention. In vielen europäischen Ländern muss man approbierter Arzt sein, um Akupunktur durchführen zu dürfen. Das führt dazu, dass die Menschen vom Akupunkteur nur Schmerzlinderung oder die Behandlung von Symptomen erwarten und ihn nicht als Arzt oder Therapeuten für chinesische Medizin als Weg zu einem besseren Leben betrachten. Unsere Gesundheit im Rahmen von Konstitutionstendenzen und persönlichen Denk-, Gefühls- und Verhaltensmustern zu betrachten ist ein Paradigmenwechsel in unseren Vorstellungen von Wohlbefinden, Geist und Körper.

Sowohl in der Theorie als auch in der Praxis der chinesischen und ayurvedischen Medizin darf man nicht vergessen, dass es nur selten ein unkompliziertes, einfaches Muster gibt. Wir sehen selten nur eine Qi-Stagnation, nur ein Vata-Ungleichgewicht, nur Hitze, nur Kälte oder nur Feuchtigkeit. Oft sind diese schädlichen Einflüsse und Dosha-Muster kompliziert und treten in Kombination miteinander auf. Feuchtigkeit und Hitze vermischen sich häufig miteinander, ebenso Wind und Feuchtigkeit, Kälte und Hitze, Überschuss und Mangel. Es bedarf eines gut ausgebildeten, intuitionsbegabten, erfahrenen Arztes, um stets richtig einschätzen zu können, welche Ebene zuerst behandelt werden muss und auch wie sie zu behandeln ist.

8

Vorbeugung und Gesunderhaltung

Wir alle kennen das Sprichwort »Angriff ist die beste Verteidigung«. Auf unsere Gesundheit und unser Wohlbefinden trifft das mit Sicherheit zu. Es ist immer besser, gar nicht erst krank zu werden oder zu sehr aus dem Gleichgewicht zu geraten. Denn wenn das Gleichgewicht erst einmal stark oder lange genug gestört ist, ist es schwierig oder vielleicht sogar unmöglich, dieses Problem wieder zu korrigieren. In der asiatischen Medizin unterscheidet man zwischen Krankheiten, die leicht zu behandeln sind, Erkrankungen, deren Therapie Zeit und umfassende Maßnahmen erfordert, und solche, die irreversibel sind.

Falls Sie es nicht schon getan haben, ist jetzt vielleicht der geeignete Zeitpunkt dafür gekommen, den Konstitutions-Selbsttest in Kapitel 4 zu machen und meine Ausführungen über die Elemente und Doshas noch einmal zu lesen. Wenn Sie diese Informationen parat haben und auf sich selbst anwenden, können Sie den Rest dieses Teils meines Buches – vor allem meine Ausführungen über Tagesgestaltung und Ernährung – durchlesen und diese Informationen leichter zur Verbesserung Ihres eigenen Wohlbefindens nutzen.

Manche Leute glauben anscheinend, dass alternative Medizin Wunderheilungen bewirken kann. Dies mag in seltenen Fällen tatsächlich zutreffen, ebenso wie in der westlichen Medizin; doch man sollte nicht vergessen, dass der Ayurveda und die chinesische Medizin sich immer noch im Bereich der Natur bewegen, genau wie die allopathische Biomedizin. Deshalb ist es für uns so wichtig, unsere natürlichen Tendenzen zu kennen und zu wissen, wie wir am besten damit umgehen, um gesund zu bleiben. Außerdem sollte man sich überlegen, ob man das Gefühl hat, unter einem der sechs schädlichen Einflüsse zu leiden. Wenn ja, dann denken Sie daran, dass Gleiches sich gegenseitig verstärkt und dass jede Änderung des Wetters oder Klimas oder der Jahreszeit sich positiv oder negativ auf Sie auswirken wird, je nachdem, welcher Einfluss am stärksten ist beziehungsweise welche Einflüsse am stärksten sind. Wenn Sie zum Beispiel immer wieder unter Trockenheit leiden und in einem Haus mit Warmluftheizung wohnen, wissen Sie, dass der Winter diese Trockenheit verschlimmern wird; also sollten Sie sich einen guten Luftbefeuchter besorgen. Ein anderes Beispiel: Angenommen, Sie leiden unter Feuchtigkeit und leben an einem Ort mit feuchtem Klima, beispielsweise in Seattle. Dann sind Sie besonders anfällig für die Auswirkungen des feuchten Klimas dort und müssen Maßnahmen ergreifen, um sich warm und trocken zu halten.

Es gibt so viele kleine Korrekturen, die wir vornehmen können, um unsere Lebensqualität und unser Wohlbefinden zu verbessern. Viele davon beschreibe ich in diesem Kapitel. Manche erfordern nur etwas Wissen, das ich Ihnen in meinen Erläuterungen zur Morgen- und Abendgestaltung vermitteln werde; für andere braucht man die Hilfe eines Arztes oder Therapeuten. Diejenigen Maßnahmen, die Sie am meisten ansprechen, sind für Sie der beste Einstieg in diese Vorbeugungsmaßnahmen. Ich empfehle, Veränderungen in einem praktikablen Tempo durchzuführen. In letzter Zeit sind viele hervorragende Studien zum Thema Lebensgewohnheiten erschienen.

Diese Studien zeigen, dass Ihr ganzes Leben sich allmählich verändern wird, wenn Sie nur eine winzig kleine Korrektur an Ihrem Leben vornehmen; dann werden sich naturgemäß auch andere Lebensbereiche verbessern. Also gehen Sie die Sache in aller Ruhe an! Denn wenn man sich zu viel auf einmal vornimmt, hält man es vielleicht nicht durch. Oder wie der Verkäufer mich ermahnte, als ich den Verkaufsraum mit meiner neuen Vespa verließ: »In der Ruhe liegt die Kraft!« Ich empfehle Ihnen, einen Lebensbereich zu wählen, der Ihnen besonders wichtig ist, und zunächst einmal nur einen Aspekt daran zu verändern. Mein persönlicher Favorit ist es, auf die Atmung zu achten.

Atemarbeit

Das Wichtigste, was wir gleich jetzt in diesem Augenblick tun können, um unsere Lebensqualität zu verbessern, ist, richtig zu atmen. Diese einfache Maßnahme stellt den optimalen Energiefluss durch unsere Meridiane wieder her, versetzt uns in einen Zustand innerer Ruhe und positiver Lebenseinstellung, versorgt unsere Gewebe gut mit Sauerstoff und entgiftet sie. 70 Prozent aller Toxine werden über die Atmung aus dem Körper ausgeschieden. Wie wir atmen, wirkt sich nicht nur auf unser körperliches, sondern auch auf unser emotionales Befinden aus. Richtige Atmung kann ein Gefühl der Ruhe und Gelassenheit in uns wecken und Stress abbauen. Außerdem kann sie den Kreislauf, die Verdauung und den Schlaf verbessern und das Immunsystem stärken.

Der Yogameister T. K. V. Krishnamacharya diagnostizierte die Gesundheitsprobleme seiner Klienten, indem er sie beim Atmen beobachtete; denn er konnte sehen und spüren, wie Menschen atmen und in welcher Hinsicht ihr Atem unausgewogen ist. Er besaß die Gabe, den Zusammenhang zwischen bestimmten Atemmustern und Erkrankungen intuitiv zu erkennen, und wusste, dass unsere emotionale Energie den Fluss der Lebenskraft durch unseren Körper beeinflusst. Unwohlsein oder Trauma können sich negativ auf den Körper auswirken, indem sie ein Flussmuster (oder fehlendes Flussmuster) erzeugen, das sich in den Geweben festsetzt und unsere Körperhaltung und unsere Bewegungen beeinflusst. All das wirkt sich auch auf die Qualität unseres Atems aus. Wenn der Atem blockiert ist oder der Körper nicht mühelos atmen kann, entsteht ein Ungleichgewicht im Fluss der Lebenskraft. Dieses Ungleichgewicht kann zu unbewussten Haltemustern im Körper und zu negativen Gedankenkreisläufen führen, die unseren allgemeinen Gesundheitszustand beeinträchtigen.

Wenn solche Muster sich erst einmal in uns festgesetzt haben, werden sie mit der Zeit immer stärker – wie eine Gewohnheit, die zu dem wird, was wir von Augenblick zu Augenblick tun. Diese unbewussten Reaktionen auf das Leben sind kaum wahrnehmbar und können sich langsam aufbauen oder schichtweise übereinanderlegen. Dann entfernen wir uns weiter von der Wahrheit des Menschen, der wir sind. Durch den Atem können wir wieder in einen Zustand der Ganzheit und des Wohlbefindens gelangen – indem wir einfach fünf bis zehn Minuten pro Tag dasitzen und unsere Atmung beobachten. Obwohl ich Ihnen in diesem Buch Informationen darüber gebe, wie ein optimaler Atemzug aussehen sollte, erleben Sie vielleicht etwas ganz anderes, wenn Sie auf Ihre Atmung achten – und das ist auch völlig in Ordnung.

Es gibt ein Verfahren, mit dessen Hilfe man den Atem zum Zweck der Heilung nutzen kann. Der erste Schritt dazu ist Bewusstheit. Selbstwahrnehmung ist der Schlüssel zum Erfolg, wenn man sich mithilfe seiner Atmung heilen möchte; und paradoxerweise sollte man dabei nicht versuchen, etwas daran zu verändern. Der zweite Schritt besteht im Zulassen – darin, seinen Atem so zu akzeptieren, wie er ist. Wenn jemand seinen Atem so wahrnimmt (ohne den Versuch, etwas daran zu ändern), geschieht etwas Magisches: Dann beginnt der Körper sich automatisch zu entspannen und das Atmen wird einfacher und angenehmer. Wenn sie anfangen, ihre Atmung zu beobachten, fällt vielen Menschen auf, dass sie unwillkürlich denken, ihr Atem sollte eigentlich anders sein, als er ist. Das gibt ihnen das Gefühl, dass irgendetwas nicht stimmt, und sie fühlen sich mit ihrer eigenen Atmung unwohl. Obwohl das vielleicht eine häufige Reaktion ist, sollte man nicht danach handeln. Nehmen Sie die Gedanken, die in Ihnen aufsteigen, einfach wahr – werden Sie zum mitfühlenden Beobachter Ihres eigenen Atems und der Gefühle, die mit diesen Gedanken einhergehen.

Lassen Sie Gefühle und Gedanken, die unter der Oberfläche Ihres Bewusstseins begraben sind, zur Verarbeitung an die Oberfläche steigen. Die Akzeptanz dieser Gedanken und Überzeugungen (ohne sie zu beurteilen) ist etwas ungeheuer Wertvolles; und wenn Ihnen das bei Ihrer Atmung gelingt, beginnt diese innere Akzeptanz vielleicht auch in Ihre Wahrnehmung der Welt insgesamt hineinzusickern. Wir bilden uns Urteile über alle möglichen Dinge, um uns selbst von anderen und andere wiederum von weiteren Menschen zu unterscheiden. Das ist ein Entwicklungsprozess, der für die Aufnahme und Assimilation von Informationen eine wichtige Rolle spielt. Problematisch wird es erst, wenn wir diese Fähigkeit gegen uns selbst und andere Menschen anwenden. Sitzen Sie stattdessen einfach da und beobachten Sie Ihre Atmung, ohne jede Anhaftung oder Abneigung – seien Sie sich dieses Atems einfach als Beobachter bewusst und lassen Sie sich atmen. So teilt das Bewusstsein dem Unterbewusstsein mit, dass Atmen etwas Sicheres ist. Durch diese Praxis kann man sich wiederholende ungesunde Atemmuster, die vielleicht eine Struktur der Unterdrückung oder Fehlleitung von Lebensenergie aufrechterhalten, korrigieren.

Optimalerweise entspringt der Atem aus dem Zwerchfell. Deshalb ist es wichtig, Ihren Bauch entspannt zu halten. Erzählen Sie das einmal einem jungen Mädchen, das seinen Bauch einzuziehen versucht, um gut auszusehen, oder jemandem, der unter chronischen Angstzuständen leidet und den Bauch unwillkürlich nach innen zieht, weil bei ihm ständig eine Kampf-oder-Flucht-Reaktion abläuft! Der Bauch sollte meistens beweglich sein. Beim Einatmen streckt sich der Bauch vor, der Brustkorb weitet sich und Luft füllt den Raum vom Beckenboden bis zum oberen Rückenbereich und Brustkorb. Beim Ausatmen leert sich der Brustkorb wie ein Ballon und die Atemluft strömt aus dem ganzen Bauch und Brustkorb heraus: am schnellsten aus dem unteren Teil des Brustkorbs, dann aus dem mittleren und schließlich aus dem oberen. So einfach ist das. Die Atemluft fließt durch die Nase hinein und wieder hinaus, die Schultern sind entspannt, Ein- und Ausatemphase sind ungefähr gleich lang und es gibt keinerlei Anstrengung, kein Die-Luft-Anhalten. Der gesamte Atemzyklus (Einatmen – Übergang vom Einatmen zum Ausatmen – Ausatmen und die Pause nach dem Ausatmen) läuft mühelos und ungehindert ab.

Es ist gesund, im Durchschnitt ungefähr zwölfmal pro Minute zu atmen. Bei körperlicher Anstrengung, Meditation oder Krankheit verändert sich dieses Muster natürlich; und wir atmen auch schneller und flacher, wenn wir unter Stress stehen, aufgeregt oder wütend sind. Jede Atemfrequenz, die über 16-mal pro Minute im Ruhezustand liegt, deutet auf ein Problem mit der Atmung hin.

Es wird empfohlen, in bequemer Haltung dazusitzen und den durch die Nasenlöcher ein- und ausströmenden Atem zu beobachten. Ist er kühl oder warm? Bewegt er sich durch beide Nasenlöcher gleich stark oder schnell?

Und nun beobachten Sie, wie die Atmung weiter unten in Ihrem Körper abläuft. Was bewegt sich beim Atmen? Ihre Schultern? Ihr Rücken? Ihr

Bauch? Und was bewegt sich nicht? Im Idealfall werden Sie mit der Zeit auf subtiler Ebene das Gefühl bekommen, dass Ihr ganzer Körper sich beim Atmen bewegt. Die Organe schaukeln im Rhythmus des Atems hin und her und ein kaum wahrnehmbares Summen erfüllt sämtliche Zellen und Poren. Doch vorläufig beobachten Sie Ihre Atmung bitte einfach nur und versuchen nicht, irgendetwas zu bewirken.

Achten Sie einmal darauf, wann Sie sich am wohlsten fühlen – beim Ein- oder Ausatmen? Wie fühlt sich der Übergang zwischen Ein- und Ausatemphase an? Wie ist die Pause? Welcher Teil Ihres Atemzyklus gefällt Ihnen am besten? Welchen mögen Sie am wenigsten? Vielleicht werden Sie feststellen, dass sich das im Laufe der Zeit ändert. Versuchen Sie bitte nicht, über Bereiche hinwegzuatmen, in denen Sie ein unangenehmes Gefühl oder Beschwerden haben, als wollten Sie diese Bereiche gewaltsam durchbrechen oder schwächen; denn dann ist die Lebenskraft nicht in der Lage, tief liegende ungesunde Atemmuster ans Tageslicht zu fördern. Damit verstärken Sie einen vielleicht bereits bestehenden fehlgeleiteten Fluss oder eine existierende Blockade höchstens oder übertünchen sie sogar noch mehr. Lassen Sie Ihren Atem einfach fließen. Glauben Sie daran, dass Sie mit diszipliniertem Vorgehen und der Absicht, zu heilen, etwas verändern können.

Der Atemzyklus beginnt mit dem Einatmen (siehe Abbildung auf Seite 82). Zwischen Ein- und Ausatmung liegt eine Pause. Jetzt erledigt das Milz-Qi seine Arbeit in den Lungen. Es gibt Enzyme in den Lungenbläschen, den kleinen Luftsäckchen in den Lungen. In den chinesischen Klassikern heißt es, dass zwischen dem Einatmen und dem Ausatmen »die Milz Körner und Aromen empfängt«. Das bedeutet, dass diese kleinen Enzyme das verdauen, was in diesem Moment durch die Kapillaren in den Lungenbläschen fließt. Erstaunlich, nicht wahr? Nach der Pause findet die Ausatmung statt. Am Tiefpunkt der Ausatmung liegt eine weitere, längere Pause. Das ist der Punkt, an dem Yogis den Atem anhalten und in einen Zustand transzendentalen Gewahrseins – Samadhi oder Erleuchtung – eintreten.

Atemarbeit kann etwas sehr Starkes, Beglückendes, manchmal sogar ein bisschen Beängstigendes sein. Mit der konsequenten Absicht, gesund zu atmen und sich eine feste Atemarbeitspraxis anzugewöhnen, steuern Sie auf ein besseres Wohlbefinden zu. Sobald Sie sich eine solche Praxis angewöhnt haben, wird Ihr Körper auch dann besser atmen, wenn Sie gar nicht darüber nachdenken. Dabei können jederzeit Emotionen in Ihnen aufsteigen, mit denen Sie nicht gerechnet haben – ob Ihnen der Zeitpunkt dafür nun passend erscheint und ob es Sinn ergibt oder nicht. Das kann auch dann geschehen, wenn Sie gerade *nicht* still dasitzen und auf Ihren Atem achten. Das Wissen, dass so etwas passieren kann, gibt Ihnen vielleicht ein Gefühl der Sicherheit, wenn es tatsächlich einmal geschieht. Atmen Sie einfach in diese Emotionen hinein und durch sie hindurch und lassen Sie sie vorüberziehen. Wenn Sie sich eine feste Atemarbeitspraxis angewöhnen, sollten Sie mit kurzen Sitzungen – anfangs vielleicht nur zwei bis drei Minuten – beginnen und diese mit der Zeit immer länger ausdehnen. Atemarbeit ist nichts, was man überstürzt angehen sollte, als würde man für die Olympischen Spiele trainieren. Wenn Sie den ganzen Tag auf Ihre Atmung zu achten versuchen, schaffen Sie damit womöglich sogar ein Ungleichgewicht. Atmung sollte weitgehend unwillkürlich ablaufen; daher sollte man sie die meiste Zeit nicht beobachten, sondern einfach *sein* lassen. Haben Sie Geduld. Manchmal können bei der Atemarbeit ernste Themen oder Emotionen in Ihnen aufsteigen; in solchen Fällen ist es nicht immer die beste Idee, diese Probleme allein bewältigen zu wollen. Wenn Sie feststellen, dass es Ihnen schwerfällt, Ihren Atem zu beobachten, wählen Sie einen anderen Aspekt Ihres Lebens aus, an dem Sie etwas verändern möchten, und suchen Sie sich einen ausgebildeten Experten, der Ihnen hilft, falls Ihre Atemarbeit problematische Themen ans Tageslicht gefördert hat.

Achtsamkeit

Achtsamkeit ist ein ganz erstaunliches therapeutisches Instrument. Damit kann man Angstzustände und Stress hervorragend lindern und aktuelle wissenschaftliche Untersuchungen zeigen, dass sich dadurch auch systemische Entzündungen beruhigen lassen. Es tritt immer deutlicher zutage, dass Entzündungen bei der Entstehung von Krankheiten eine wichtige Rolle spielen. Solche Entzündungsprozesse abmildern zu können – und zwar auf eine Weise, die uns nicht nur in körperlicher, sondern auch in geistiger und emotionaler Hinsicht weiterhilft –, ist wirklich ein Geschenk des Himmels. Achtsamkeit lässt sich auf alle Lebenssituationen anwenden. Wirklich auf *alle*. Durch Achtsamkeit kann man besser mit Ungeduld in der Menschenschlange an der Supermarktkasse, mit Schmerzen, unangenehmen emotionalen Reaktionen und anstrengenden Situationen wie beispielsweise einer Zahnbehandlung oder Entbindung umgehen.

Um Achtsamkeit zu praktizieren, braucht man keine besondere Ausrüstung oder Kleidung. Achtsamkeitsübungen kann man einfach vor dem Einschlafen im Bett oder auch als regelmäßige Meditationspraxis machen. Wenn Sie im Bett liegen, machen Sie es sich einfach bequem. Wenn Sie gerne auf dem Rücken liegen, ist das die beste Position für Sie. Als Meditationspraxis können Sie Ihre Achtsamkeitsübungen im Sitzen machen. Lassen Sie Beine und Arme locker und führen Sie einen Körperscan durch, indem Sie Ihre Aufmerksamkeit auf einen Körperteil nach dem anderen richten, und zwar in einer natürlichen Reihenfolge, wie im folgenden Kasten beschrieben.

Den Körper scannen

Folgen Sie zunächst Ihrer Atmung auf ihrem Weg in Ihren Körper hinein und wieder hinaus. Sobald Sie das Gefühl haben, zur Ruhe gekommen zu sein, lenken Sie Ihre Aufmerksamkeit in Ihren Kopf hinein. Wie fühlt Ihr Kopf sich an? Tut er weh? Fühlt er sich schwer an? Was für ein Gefühl ist es, auf Ihrer Unterlage zu liegen? Wie fühlt sich die Temperatur Ihres Kopfes an? Gibt es an Ihrem Kopf oder Gesicht irgendetwas, das sich unangenehm anfühlt? Falls ja, verweilen Sie ein paar Sekunden lang dort und lassen Sie sich dieses Gefühl wahrnehmen, während Sie weiteratmen. Achten Sie darauf, ob mit dem unangenehmen Gefühl (oder mit Ihren Gedanken darüber) irgendwelche Emotionen verbunden sind. Versuchen Sie, nichts daran zu ändern, wie Sie sich fühlen; atmen Sie einfach weiter und seien Sie sich dessen bewusst.

Nun wandern Sie in Gedanken in Ihren Nacken, Ihre Schultern und Ihre obere Rückenpartie hinein. Machen Sie bei jedem dieser Bereiche die gleiche Bewusstseinsübung. »Hören« Sie in Ihre Arme, Ellbogen, Handgelenke, Hände und Finger hinein. Als Nächstes gehen Sie in Gedanken zu Ihrem Brustkorb, zum mittleren Rückenbereich und zu den Rippen. Achten Sie auf Ihren Bauch oberhalb und unterhalb des Nabels. Spüren Sie Ihre Seiten, Ihre Taille und Ihren unteren Rückenbereich. Richten Sie Ihr Augenmerk auf Hüften, Becken und Beckenboden. Dann gehen Sie zu Ihren Leisten und Beinen – zuerst zu den Oberschenkeln, dann zu den Unterschenkeln. Machen Sie sich Ihre Knie, Fußknöchel, Füße und Zehen bewusst. Gehen Sie dabei ganz langsam vor. Lassen Sie sich Zeit. Nachdem Sie einen vollständigen Körperscan durchgeführt haben, kehren Sie wieder zurück und schauen, ob sich etwas verändert hat, und wenn ja, in welcher Hinsicht.

Diese Übung kann ungefähr 20 Minuten dauern und im Rahmen einer Meditation durchgeführt werden. Wenn Sie sie im Sitzen machen, nehmen Sie dabei den Schneidersitz ein oder sitzen Sie auf einem Stuhl oder Sessel, während Ihre Füße auf dem Boden stehen. Ihre Wirbelsäule sollte dabei gestreckt und gerade, aber entspannt sein. Während dieser Übung können Sie in bestimmte Muskeln oder Organe hineinhören. Wenn Sie es eilig haben, richten Sie Ihre Aufmerksamkeit einfach darauf, was Ihnen an Ihrem Körper momentan am meisten auffällt. Unser Bewusstsein in unserem Körper zu verankern, hilft uns dabei, uns selbst besser kennenzulernen, und gibt dem Körper die Möglichkeit, sich entspannt dem hinzugeben, was ist. Wenn ihm das gelingt, kann er leichter geheilt werden. Außerdem hilft uns diese Übung dabei, einfach bei dem zu sein, was ist, ohne dagegen ankämpfen oder es verändern zu wollen. Dann fällt es uns leichter, unsere Energie von ängstlichen Gedanken und Emotionen abzuziehen; denn mit der Zeit wird das Bewusstsein, dass wir mehr sind als das, was wir denken und körperlich fühlen, mächtiger als der Schmerz.

Irgendwann kommt eine Zeit, in der die meisten von uns beginnen, über ihre physische Sterblichkeit nachzudenken. Wenn es uns gelingt, diese Erfahrung unserer Sterblichkeit zu einem Teil unseres täglichen Lebens zu machen, können wir uns für eine größere Wahrheit, tägliche Dankbarkeit und ein tieferes Gefühl der Verbundenheit öffnen. Das bereitet uns besser auf den ständigen Wandel des Lebens vor, den wir als Beobachtende und Erfahrende des großen Plans der Dinge alle tagtäglich erleben. Loslassen und Manifestieren ist ein solches Gleichgewicht, wobei wir lernen müssen loszulassen. Ob wir uns nun von kleinen täglichen Gewohnheiten lösen, die uns kontrollsüchtig oder ängstlich machen, sodass wir unser Leben nicht richtig genießen können oder ob dieses Loslassen auf existenziellerer Ebene geschieht – wir benutzen dabei stets denselben »Muskel«.

Als ich in Indien an der Yoga Shala von Pattabhi Jois studierte, veranstaltete dieser wöchentliche Frage-und-Antwort-Sitzungen. Bei einer dieser Sitzungen wollte ein Schüler wissen, wie lange man in der Yogahaltung namens Savasana *bleiben solle.* Savasana *wird mit »Totenstellung« übersetzt. Normalerweise praktiziert man Savasana ungefähr 20 Minuten lang am Ende einer Yogasequenz. Herr Jois versank eine Zeit lang in tiefes Nachdenken. Dann gab er uns eine sehr schöne Erklärung dafür, was Savasana ist. Seine Antwort lautete, dass es mehrere Leben dauert, sich in Savasana zu vervollkommnen, weil diese Praktik dazu dient, bewusst und tief in unserem Inneren zu erkennen, dass wir nicht der Körper sind. Diese Erkenntnis hilft uns, den Körper zum Zeitpunkt des Todes durch den richtigen Energiekanal zu verlassen und auf energetischer Ebene zum besten Ort im Jenseits zu wandern, ohne übermäßig an unserem Körper oder an irgendetwas anderem im Leben zu hängen. Deshalb bezeichnet man diese Position auch als Totenstellung – denn so wird der Körper in den späteren Stadien der Yogapraxis letztendlich betrachtet. Obwohl der junge Mann, der die Frage stellte, mit dieser Antwort unzufrieden war, weil er eine genaue Minutenangabe erwartet hatte, fand ich sie ziemlich gut und sehr aufschlussreich.*

Diese Ergebung in den Fluss der Dinge ist etwas, was wir mithilfe von Achtsamkeit leichter erreichen und unsere Existenz auf diese Weise mehr genießen können. Achtsamkeit hilft dem Körper bei seinem Heilungsprozess, verhilft uns zu einem klareren Geist und ausgewogeneren Emotionen – durch Achtsamkeit kann unsere Seele sich innerhalb der materiellen Grenzen dieses Körpers, in diesem Leben, an diesem Ort und zu diesem Zeitpunkt frei fühlen.

Fester Tagesablauf

Sowohl im Ayurveda als auch in der chinesischen Medizin gibt es ein System zur Planung des Tagesablaufs. Im großen Maßstab betrachtet, gibt es jahreszeitliche Muster, die größtenteils mit dem Sonnenzyklus zusammenhängen; und im täglichen Ablauf gibt es – ebenfalls von der Sonne beeinflusste – körperliche Muster, die sich auf den Energiefluss durch die Meridiane und Organe auswirken und von denen man ablesen kann, welche Doshas zu welcher Tageszeit am aktivsten sind. Die Körperuhren sind hervorragende Richtlinien dafür, wann man bestimmte Dinge tun oder lieber nicht tun sollte, um ein größtmögliches Gefühl von Harmonie aufrechtzuerhalten. Gleichzeitig sind diese Uhren aber auch ein diagnostisches Verfahren, das zeigt, warum zu bestimmten Tageszeiten bestimmte Dinge in uns ablaufen. Diese körperlichen Muster fallen in zwei Zeitfenster pro Tag, die jeweils vier Stunden anhalten. Der Ayurveda betrachtet diese Vier-Stunden-Zeiträume als Phasen, in denen bestimmte Doshas besonders aktiv sind. In der chinesischen Medizin zeigt die Körperuhr die Meridian- und Organaktivität an, die sich alle zwei Stunden verändert.

Im Ayurveda ist die Organ- beziehungsweise Dosha-Uhr (siehe Abbildung rechts) folgendermaßen eingeteilt:

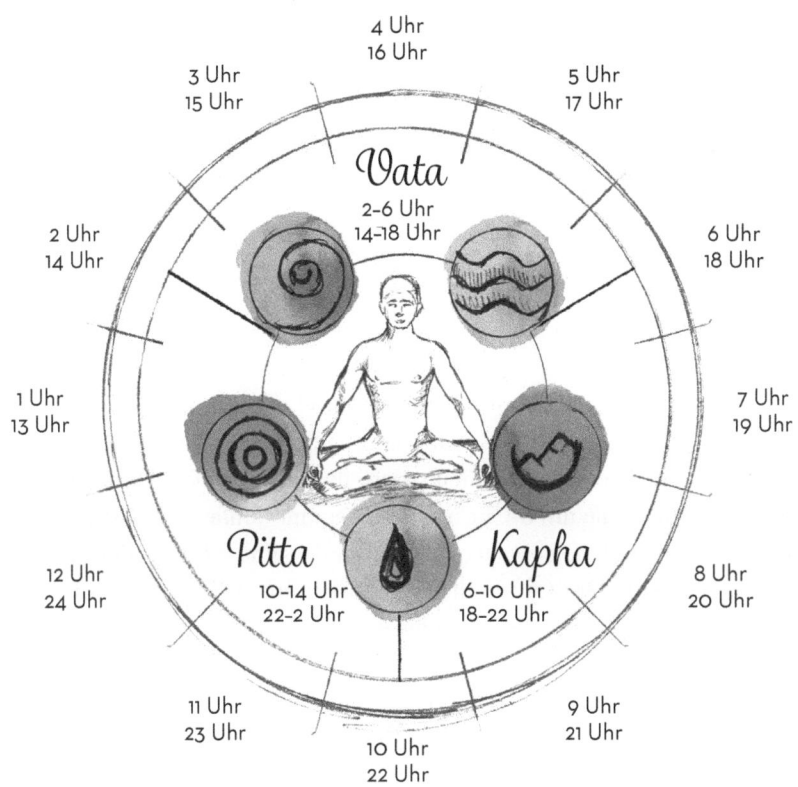

Die ayurvedische Dosha-Uhr zeigt, wann die Doshas
tagsüber und nachts am aktivsten sind

6.00–10.00 Uhr: Kapha herrscht vor. Am besten ist es, spätestens um 6 Uhr morgens aufzuwachen, da die Schwere von Kapha uns sonst dazu verleitet, auf die Schlummertaste zu drücken. Da Kapha die Energetik der Nachhaltigkeit und Kraft ist, sollte man idealerweise zwischen 6 und 10 Uhr morgens Sport treiben.

10.00–14.00 Uhr: Pitta ist am stärksten. Die Umwandlungsfunktion der Verdauung befindet sich jetzt auf ihrem Höhepunkt; daher ist es besser, die Hauptmahlzeit mittags einzunehmen.

14.00–18.00 Uhr: Vata herrscht vor. Diese Zeit verstärkter Vata-Aktivität eignet sich gut zum Arbeiten, da Denken und Kreativität jetzt auf ihrem Höhepunkt angelangt sind.
18.00–22.00 Uhr: Kapha wird wieder stärker. Die Schwere von Kapha bringt Körper und Geist vor dem Schlafengehen zur Ruhe.
22.00–2.00 Uhr: Pitta herrscht vor. Zeit zum Ausruhen und Verdauen!
2.00–6.00 Uhr: Vata regt sich und weckt Körper und Geist behutsam auf. Im Yoga wird empfohlen, vor Sonnenaufgang (gegen 4 Uhr morgens) aufzuwachen und zu meditieren.

Die Körperuhr der chinesischen Medizin (siehe Abbildung rechts) ist nach dem Qi-Fluss durch die Meridiane und nach der Organ-Qi-Aktivität eingeteilt. Sie zerfällt in zwei Hälften zu jeweils zwölf Stunden. Die erste Zwölf-Stunden-Phase, die um 3 Uhr morgens beginnt, umfasst die Ausscheidung und Verdauung. In der zweiten Zwölf-Stunden-Phase finden Filterung und Reinigung statt. Das Qi nimmt einen bestimmten Weg durch die Meridiane. Dieser Weg beginnt am Lungenmeridian.

3.00–5.00 Uhr: Lunge. Jetzt herrscht im Lungenmeridian rege Aktivität. Das ist eine gute Zeit für die Ausscheidung gasförmiger Abfallstoffe aus dem Blut über die Lungen. Denken Sie daran: 70 Prozent aller Giftstoffe in unserem Körper werden über die Atmung ausgeschieden! Normalerweise beginnt der Körper um diese Zeit allmählich zu erwachen. Traditionsgemäß und in den inneren Wissenschaften des Tai-Chi, Qigong und Yoga wachen Menschen, die diese Disziplinen praktizieren, um diese Zeit auf und machen Atemübungen, wobei sie ihre Lungen nutzen und diese dabei gleichzeitig reinigen und aufladen. Die Lungen regieren auch Haut, Hals und Nasennebenhöhlen. Menschen mit Nebenhöhlen- oder Lungenproblemen wachen um diese Zeit aufgrund solcher Probleme vielleicht auf. Oft ist das der Zeitpunkt, zu dem wir mit einem kratzigen Hals aufwachen, wenn sich bei uns eine Erkältung ankündigt.
5.00–7.00 Uhr: Dickdarm. Jetzt sind der Dickdarmmeridian und das ihm zugeordnete Organ am aktivsten. Das ist ein guter Zeitpunkt, um

seinen Darm zu entleeren und sich von den Stoffwechselschlacken des Vortags zu befreien.

7.00–9.00 Uhr: Magen. Nehmen Sie ein gutes, aber leichtes Frühstück zu sich. Der Magen reagiert morgens noch empfindlich; also essen Sie nur leicht gewürzte Lebensmittel mit leichtem Aroma, die warm und leicht verdaulich sind. Die größten Mahlzeiten des Tages sollten Frühstück und Mittagessen sein. Auf diese Weise befindet sich der Speisebrei zu der Zeit im Dünndarm, in der die Enzymaktivität am höchsten ist.

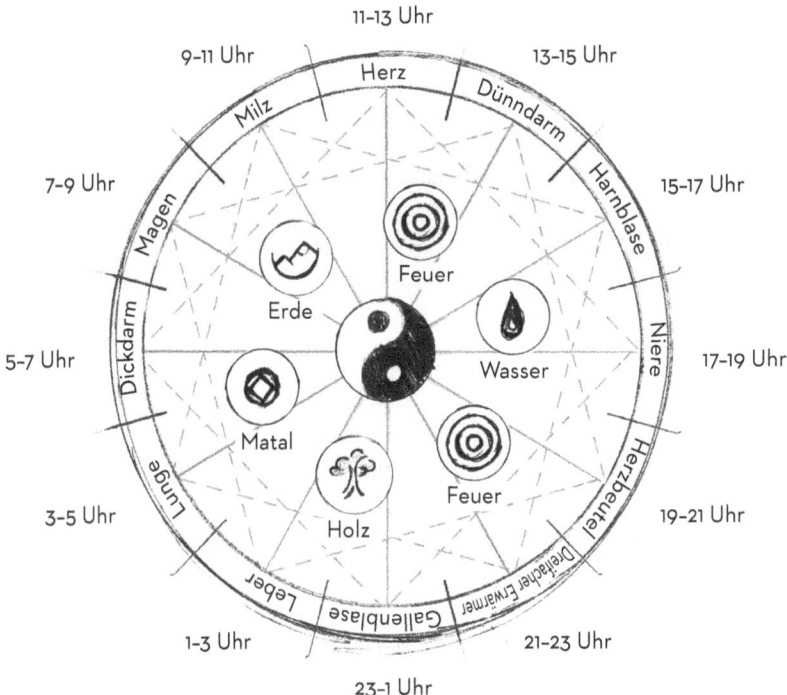

Die chinesische Körperuhr. Tag und Nacht sind in Zwei-Stunden-Segmente unterteilt, in denen jeweils eine verstärkte Aktivität des entsprechenden Meridians/Organsystems stattfindet. Der Zwei-Stunden-Zeitraum, der dem Meridian/Organ, das sich auf seinem Höhepunkt befindet, genau gegenüberliegt, ist die Zeit, in der der Meridian/das Organ sich auf seinem niedrigsten Vitalitätsniveau befindet.

9.00–11.00 Uhr: Milz. Um diese Zeit ist die Umwandlungsaktivität am stärksten. Jetzt können Sorgen und Probleme mit dem Selbstwertgefühl vorherrschen.

11.00–13.00 Uhr: Herz. Das ist die Tageszeit, in der die meisten biomedizinischen Herzprobleme auftreten. Es ist auch die Zeit, in der das Herz Nährstoffe am besten durch den Organismus transportiert, wo sie dann von den Geweben und anderen Organen aufgenommen werden.

13.00–15.00 Uhr: Dünndarm. Jetzt wird die Aufspaltung der in den Stunden zuvor aufgenommenen Nahrung zu Ende geführt.

15.00–17.00 Uhr: Blase. Die Blase bereitet das Blut für die Filterung in den Nieren auf. Dabei trennt sie in Zusammenarbeit mit den Lungen das Klare vom Trüben und nimmt das Trübe auf, um es auszuscheiden.

17.00–19.00 Uhr: Niere. Die Nieren filtern das Blut und da sie auch mit den Nebennieren in Verbindung stehen, ist dies eine Zeit, in der sich manchmal Ängste zu manifestieren beginnen.

19.00–21.00 Uhr: Herzbeutel. Der Herzbeutel ist für die emotionale Stabilität verantwortlich; diese zwei Stunden gelten traditionsgemäß als die beste Zeit für sexuelle Aktivitäten. Vielleicht liegt das an der Art und Weise, wie sich die Hormone im nächsten Zwei-Stunden-Zyklus verändern.

21.00–23.00 Uhr: Dreifacher Erwärmer. Die endokrine Aktivität setzt ein. Der Dreifache Erwärmer ist für den Hormonhaushalt zuständig.

23.00–1.00 Uhr: Gallenblase. In der Gallenblasenzeit wird das Cholesterin verarbeitet und der Körper auf Schlaf und Regeneration vorbereitet. Das Yang-Qi taucht ins Innere des Körpers ein und erfüllt dort seine Aufgabe, das Körperinnere zu erwärmen und Giftstoffe über Nacht umzuwandeln, damit sie am Morgen ausgeschieden werden können.

1.00–3.00 Uhr: Leber. Die Leber filtert nun die Giftstoffe aus dem Blut heraus und das Hun lässt sich zu einem erholsamen Schlaf im Leberblut nieder.

Es gibt viele Überschneidungen zwischen den beiden Körperuhren, vor allem im Hinblick darauf, welches Element zu welcher Tageszeit vorherrscht. Wichtig ist, dass sich die gegen Ende einer Phase und zu Beginn der nächsten Phase herrschenden Energetiken miteinander vermischen können, da die Lebensenergie jetzt ihren Schwerpunkt verlagert. Das gilt vor allem dann, wenn in einem Bereich ein Ungleichgewicht oder Überschuss herrscht; dann kann dieser Bereich übermäßig stark in das darauffolgende Zeitfenster übergreifen. Man kann sehen, wie die ayurvedische Körperuhr diese Überschneidungen integriert: Ihre Richtlinien sind allgemeiner. Die chinesische Körperuhr ist detaillierter und spezifischer.

Eine gute Möglichkeit, mit diesen Uhren zu arbeiten, besteht darin, aus der ayurvedischen Uhr allgemeine Empfehlungen darüber abzuleiten, was man während des Tages wann tun sollte, um besser mit den natürlichen Rhythmen im Gleichklang zu bleiben. Die Vata-, Pitta-, Kapha-Zeiten des Tages sind nicht nur Orientierungshilfen für den Körper, sondern zeigen auch an, was zu dieser Zeit in unserer Umgebung passiert. Indem wir mit dem biorhythmischen Fluss des Lebens mitschwimmen, fördern wir das Gleichgewicht in unserem eigenen Leben. Wenn wir beispielsweise wissen, dass von 6 bis 10 Uhr morgens Kapha-Zeit ist, und wenn wir die Gunas oder Eigenschaften von Kapha berücksichtigen, wissen wir, dass es uns schwerer fallen wird aufzuwachen, wenn wir um diese Zeit noch schlafen. Es ist tatsächlich ratsam, vor 6 Uhr morgens – während der Vata-Zeit – zu erwachen, weil Vata leicht und beweglich ist. Außerdem wissen wir, dass Kapha sich hervorragend für routinemäßige Abläufe eignet. In diesen Stunden ist es also leichter, ein gesundes Morgenprogramm zu praktizieren, als später. Wenn Sie schon einmal verschlafen haben, wissen Sie, was ich meine: Der Rest der Welt ist bereits auf den Beinen und stört uns eher in unserer morgendlichen Gesundheitspflege, als wenn wir bereits damit beginnen, bevor der Tag in vollem Gang ist. Wir können die Eigenschaften der verschiedenen Tageszeiten zu unserem Vorteil nutzen.

Die Körperuhr der chinesischen Medizin eignet sich am besten, um zu verstehen, was um welche Zeit mit uns geschieht – vor allem, wenn Ungleichgewichte vorliegen. Wenn Ihnen auffällt, dass Sie immer um 3 Uhr morgens aufwachen, ist Ihre Leber vielleicht nicht glücklich. Diese Phase geht auch bereits in die Lungenzeit über. Warum könnten in Ihrem Körper beim Übergang von der Leber- zur Lungenzeit Aktivitäten ablaufen, die Sie aufwecken? Ist Ihre Leber überlastet und nicht in der Lage, die Energie loszulassen? Oder ist Ihre Leberenergie übermäßig groß, sodass sie auf die Lungen übergreift? Haben Sie auch noch andere Probleme mit den Lungen, zum Beispiel Kummer oder Kurzatmigkeit?

Bei der Betrachtung der chinesischen Körperuhr sollte man Folgendes beachten: Wenn ein Organ sich auf dem Höhepunkt seiner Aktivität befindet, hat das ihm auf der Uhr direkt gegenüberliegende Organ die geringste Energie. Zum Beispiel ist von 5 bis 7 Uhr morgens Dickdarmzeit. Das ist die beste Tageszeit, um die Abfälle vom Vortag auszuscheiden und den Körper auf einen neuen Tageszyklus vorzubereiten. Es wird Ihnen jedoch schwerfallen, jetzt aufzuwachen, wenn Ihre Nieren-Yang-Energie zu schwach ist, denn dies ist die Tageszeit, zu der die Nieren von Natur aus am wenigsten Energie haben. Da die Nierenenergie uns antreibt und unser allgemeines körperliches Wohlbefinden fördert, ergibt es Sinn, dass der Körper bei einem Energiemangel der Nieren müde wird. Gleichzeitig fällt dies auch mit der Kapha-Zeit zusammen. Sind die Nieren schwach, so macht die Schwere von Kapha es für Ihren Körper noch schwieriger aufzuwachen.

Das Haupt-Guna des Schlafs ist Tamas. Das muss so sein, weil wir unseren bewusst denkenden Geist abstumpfen müssen, um einschlafen zu können. Der frühe Morgen gilt als Sattva-Guna-Tageszeit. Daher ist es laut Ayurveda für alle Dosha-Typen ratsam, früh am Morgen – vor Sonnenaufgang – aufzuwachen. Vata-Typen brauchen am meisten Schlaf und sollten gegen 5.30 Uhr morgens aufwachen. Pitta-Typen benötigen einen mittellangen Schlaf; für sie ist es empfehlenswert, gegen 5 Uhr morgens aufzuwachen. Kapha-Typen brauchen am wenigsten Schlaf, obwohl sie von allen drei Konstitutionstypen am liebsten schlafen; sie sollten versuchen, gegen 4 Uhr morgens aufzuwachen.

Morgenprogramm

Im Allgemeinen ist das, was die verschiedenen Konstitutionstypen zu jeder Tageszeit tun, ziemlich gleich. Die Unterschiede liegen nur in den Lebensmitteln, die sie essen, den Produkten, die sie nutzen, und in der Intensität ihrer körperlichen Aktivität. Nehmen Sie sich nach dem Aufwachen einen Moment Zeit, bevor Sie aus dem Bett aufstehen. Hören Sie in sich hinein, fragen Sie sich, wie Sie sich fühlen, und schreiben Sie vielleicht auch Ihre Träume auf. Dann treten Sie mit Ihrer Atmung in Kontakt und recken und strecken Sie sich. Beugen Sie Ihre Füße und dehnen Sie Ihre Waden sanft, bevor Sie mit den Füßen den Boden berühren. Wenn Ihr Fußboden eiskalt ist, sollten Sie im Bett Socken tragen oder Hausschuhe neben dem Bett stehen haben, um gleich hineinschlüpfen zu können. Falls Sie den Drang dazu verspüren, entleeren Sie Ihre Blase und Ihren Darm. Waschen Sie sich die Hände und spülen Sie Ihr Gesicht ab. Die Gesichtsspülung trägt dazu bei, tamasische Energie von der Nacht zu beseitigen. Dann reinigen Sie Ihre Zunge.

Zungenreinigung

Das Abschaben der Zunge sollte vor dem Zähneputzen erfolgen, weil es die Bakterien beseitigt, die sich während des Schlafs angesammelt haben. Gerne können Sie Ihre Zunge auch putzen; doch das ist kein Ersatz für das Zungenschaben, denn dieses regt die inneren Organe an. Die Zunge ist ein Mikrokosmos des gesamten Körpers. Jedes Organsystem öffnet sich zur Zunge hin (siehe Abbildung auf Seite 248). In China gibt es Therapeuten, die nur die Zunge akupunktieren. Durch die Stimulation der Geschmacksknospen mit dem Zungenreiniger bitten Sie Ihren Körper sanft und behutsam, aufzuwachen und alles vom Vortag Gespeicherte loszulassen. Außerdem sieht man dann den Belag oder Schleim, der sich dabei vielleicht von der Zunge ablöst. Das ist ein guter Gradmesser für die Stärke Ihres Agni und dafür, wie viel Ama sich bei Ihnen über Nacht angesammelt hat.

Wenn Ihr Zungenbelag dicker ist als sonst, bedeutet dies, dass Sie etwas gegessen haben, was Ihr Körper nicht gut assimilieren konnte. Es kann aber auch ein Hinweis darauf sein, dass bei Ihnen ein Atemwegs- oder Verdauungsproblem im »Anzug« ist oder dass Sie bereits krank sind. Ist der abgekratzte Schleim gelb, so bedeutet dies, dass Hitze vorhanden ist. Das ist nichts, was Sie morgens als Allererstes schlucken sollten! Gleich nach dem Aufwachen ist der Magen besonders empfindlich – warum soll man ihm dann so einen unbekömmlichen Glibber zumuten? In den meisten Naturkostläden gibt es Zungenreiniger zu kaufen. Ich empfehle einen Reiniger aus Edelstahl, da dieser sich leicht sauber halten lässt: Einfach das U bis zum Zungenrücken einführen. Dann ziehen Sie den Zungenreiniger nach vorne über die Zunge und spülen ihn anschließend über dem Waschbecken ab. Wiederholen Sie das so lange, bis das daran haftende Material ziemlich durchsichtig ist. Sie sollten nicht zu fest drücken oder versuchen, den ganzen Belag abzukratzen, da ein leichter Zungenbelag normal ist. Schaben Sie Ihre Zunge einfach leicht ab, bis Sie keinen Schleim mehr auf dem Zungenreiniger sehen, sondern nur noch ganz normale Feuchtigkeit. Manchmal löst das Schaben mit dem Zungenreiniger einen leichten Würgereiz aus. Das ist etwas Positives (vor allem, wenn Sie während der Nacht unter dem Postnasal-Drip-Syndrom, also einer übermäßigen Produktion von Schleim im Bereich der Nase und der Nasennebenhöhlen, gelitten haben), denn es trägt dazu bei, auch Schleim aus Ihrem Rachen zu entfernen.

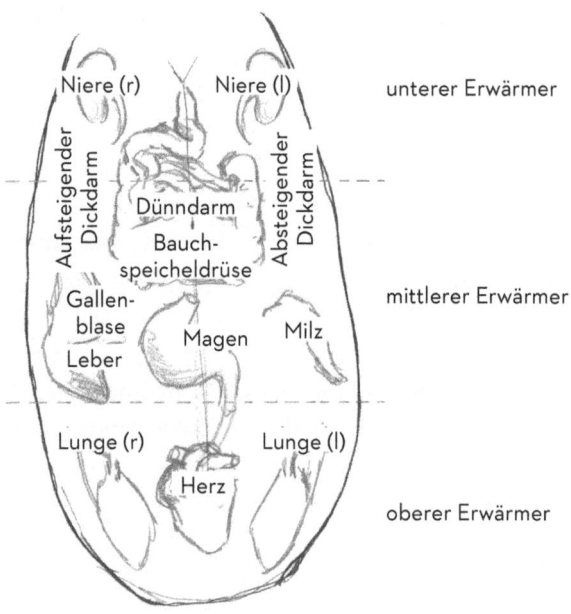

Zungenbereiche, die den inneren Organen entsprechen

Ölziehen

Ölziehen sollte im Anschluss an die Zungenreinigung erfolgen. Dabei handelt es sich um eine jahrhundertealte Mundspülungstechnik zur Bekämpfung von Bakterien in der Mundhöhle, die Karies und Mundgeruch verursachen. Dabei tut man im Grunde nichts anderes, als – je nach Größe des Mundes – einen Teelöffel bis Esslöffel Kokos- oder Sesamöl (oder eine Mischung aus beidem) 20 Minuten lang im Mund hin und her zu bewegen. Dabei verändert das Öl seine Konsistenz. Es bindet fettlösliche Giftstoffe von den Wänden der Mundhöhle und zieht sie aus dem Mund heraus, während es gleichzeitig potenziell schädliche Bakterien beseitigt. Das Ölziehen löst auch Plaque auf; daher sollte man es 20 Minuten lang machen. Außerdem soll es bei Mund- und Rachentrockenheit helfen, Entzündungen lindern, die Zähne kräftigen und aufhellen, Karies vorbeugen, Mundgeruch beseitigen und das Zahnfleisch stärken. Es gibt sogar Hinweise darauf, dass Sesamöl antineoplastische (krebshemmende) Eigenschaften besitzt und dass beide Öle antiviral, antibakteriell und antimykotisch wirken.

In der *Charaka Samhita* findet man folgende Ausführungen zum Thema Ölziehen:

> Bei Zahnfleisch-, Zahn- und Mundkrankheiten wird Selbiges zur Heilung verschrieben. Als vorteilhafte Wirkungen werden aufgeführt: »Es wirkt sich positiv auf die Stärke der Kiefer, die Tiefe der Stimme und Erschlaffung des Gesichts aus, verbessert das Geschmacksempfinden und verleiht einen guten Geschmack für Lebensmittel. Wer es regelmäßig praktiziert, bekommt niemals einen trockenen Hals, noch werden seine Lippen jemals rissig; seine Zähne werden nie von Karies befallen und sind tief im Kiefer verwurzelt; er wird keine Zahnschmerzen bekommen und seine Zähne reagieren auch nicht gereizt auf saure Lebensmittel; seine Zähne können sogar die härtesten Nahrungsmittel kauen.«[50]

Ich empfehle normalerweise, beim Ölziehen klein anzufangen und sich dann allmählich bis zu einer Ölmenge und Zeitdauer hochzuarbeiten, die man noch als angenehm empfindet. Beginnen Sie mit einem bis zwei Teelöffeln Bio-Sesamöl (nicht geröstet) und schwenken Sie dieses bis zu fünf Minuten lang im Mund hin und her. Anschließend spucken Sie das Öl in den Mülleimer, damit nicht zu viel Öl in die Abflussrohre gelangt. Wenn Ihnen daraufhin nichts Unangenehmes an Ihrem Zahnfleisch oder Mund auffällt, können Sie mit dem Ölziehen weitermachen. Arbeiten Sie sich im Laufe von ein paar Wochen allmählich bis zu einem Esslöffel Öl und einer Zeitdauer von 20 Minuten vor. Wenn Ihr Mund sich heiß oder entzündet anfühlt, ist Ölziehen vielleicht nicht das Richtige für Sie. Während des Ölziehens können Sie *Garshana* (Trockenmassage mit Rohseidenhandschuhen), *Abhyanga* (Selbstmassage mit Öl) oder kleine Hausarbeiten verrichten. Danach spülen Sie Ihren Mund mit warmem Wasser aus und putzen sich dann die Zähne.

Garshana

Garshana (Trockenmassage) kann täglich vor dem Duschen durchgeführt werden. Im Ayurveda wird empfohlen, dafür Garshana-Handschuhe zu verwenden. Das sind im Grunde genommen nichts anderes als genoppte Seidenhandschuhe, die zur Massage der Haut verwendet werden können. Sie können alternativ aber auch eine Natur-Luffa- oder Badebürste für den Körper verwenden; für das Gesicht empfiehlt sich jedoch ein spezieller, sanfter Naturschwamm. Garshana-Handschuhe eignen sich für die Behandlung sämtlicher Körperregionen, da man den Massagedruck verändern kann, um empfindliche Haut nicht zu verletzen. Grundsätzlich wird vor einer Selbstmassage mit Öl (Abhyanga, siehe unten) oder vor dem Duschen eine Trockenmassage der Haut mit einem der oben genannten Hilfsmittel durchgeführt, und zwar stets in Richtung Herz. Streichen Sie von den Zehen zu den Leisten hin; dann massieren Sie Gesäß und Bauch und streichen schließlich von den Händen bis zu den Achselhöhlen und über die Schultern. Eine Trockenmassage sollte stets in angenehmen Massagestrichen zum Herzen hin durchgeführt werden. Das ist die Richtung, in die die Lymphe fließt, und eine solche Massage trägt dazu bei, den Lymphfluss zu verbessern. Außerdem werden dabei abgestorbene Hautschüppchen abgelöst, die Poren können wieder atmen und die Durchblutung wird verbessert.

Abhyanga

Abhyanga ist eine Selbstmassage mit Öl. Sie wird durchgeführt, um das Nervensystem zu beruhigen, den Körper von fettlöslichen Giftstoffen zu reinigen, Haut, Muskeln und Gelenke weich und geschmeidig zu halten, den Lymphfluss anzuregen, die Durchblutung zu verbessern und Haut und Haare zu ernähren. Wenn Sie ein Pitta-Typ sind oder rote, gereizte, entzündete Haut haben, verwenden Sie dafür Kokosöl. Wenn Sie ein Vata-Typ sind, nehmen Sie bitte Sesamöl. Kapha-Typen können Sesam- oder Distelöl verwenden. Erwärmen Sie das Öl, indem Sie die Flasche in heißes Wasser stellen. Dann tragen Sie das Öl am ganzen Körper mit langen Strichen in Richtung Herz auf Ihre Haut auf. An den Gliedmaßen streichen Sie zu den großen Lymphknotenbereichen in Achselhöhlen und Leisten hin. Von den Füßen aus massieren Sie das Öl in Richtung Leistengegend. Am Bauch arbeiten Sie mit kreisenden Massagebewegungen; und geben Sie auch reichlich Öl in den Bauchnabel. Zwischen den Rippen streichen Sie mit den Fingerspitzen sanft in Richtung Achselhöhlen, sowohl oberhalb als auch unterhalb der Brustwarzen. Massieren Sie auch die Seiten und den Rücken so gründlich wie möglich und begießen Sie Kopf, Gesicht und Ohren mit dem Öl. Machen Sie Massagebewegungen von den Fingern in Richtung Achselhöhlen und massieren Sie Ihre Gelenke mit kreisenden Bewegungen. Sie sollten so viel Öl verwenden, dass es in Ihre Haut einzieht und anschließend noch etwas davon auf der Haut verbleibt. Belassen Sie das Öl bis zu 20 Minuten lang auf Ihrer Haut. Auf diese Weise sollten Sie, nachdem Sie Ihre Selbstmassage durchgeführt und gewartet haben, bis das Öl eingezogen ist, auch mit dem Ölziehen fertig sein.

Als Nächstes nehmen Sie eine schöne warme Dusche und waschen sich das Öl aus den Haaren. An wichtigen Stellen können Sie Seife verwenden; doch das ist nicht überall notwendig. Wischen Sie das überschüssige Öl einfach mit den Händen ab. Das Öl füllt Ihre Poren anstelle von Wasser, sodass Sie danach wahrscheinlich keine Feuchtigkeitscreme mehr brauchen. Abhyanga ist wie eine kleine Umarmung für alle Nervenendigungen, die sich zur Haut hin öffnen. Es wirkt sehr zentrierend und entspannend. Das Öl bindet fettlösliche Giftstoffe in der Haut und das heiße Duschwasser öffnet Ihre Poren und spült diese Toxine ab. Menschen, die regelmäßig Abhyanga praktizieren, haben eine strahlende Haut, die auch weich und geschmeidig ist, und glänzendes Haar. Menschen, die Yoga machen, berichten, dass sie sich durch regelmäßiges Abhyanga in ihren Yogapraktiken rapide verbessern: Sie werden beweglicher und haben das Gefühl, in ihren Yogaposen standfester zu sein.

Allerdings sollte man bei der Durchführung von Abhyanga auch ein paar Vorsichtsmaßnahmen beachten. Vieles davon sagt einem schon der gesunde Menschenverstand: Tragen Sie kein Öl auf verletzte Haut auf und verzichten Sie auf Abhyanga, wenn Sie geschwollene oder rote Stellen am Körper haben. Auch während der Schwangerschaft sollten Sie kein Abhyanga praktizieren, es sei denn, Sie erhalten dafür spezielle Anleitungen von einem qualifizierten Arzt oder Therapeuten; und Sie sollten auch auf Selbstmassage verzichten, wenn Sie gerade Ihre Menstruation haben oder an einem akuten Problem wie Erkältung, Grippe, Verletzung oder Infektion leiden. Menschen, bei denen sich viel Ama angesammelt hat oder die unter irgendeiner Krankheit leiden, sollten Abhyanga ebenfalls nicht ohne Anleitung eines qualifizierten Arztes durchführen.

Essen und Trinken

Das Erste, was Sie morgens zu sich nehmen, sollte ein kleines Glas sauberes, reines, warmes Wasser sein. Ich sage bewusst »ein kleines Glas«, weil manche Menschen sonst an einen riesigen Bottich denken könnten. Ein Glas für die morgendliche Wasseraufnahme sollte aber nur 120 bis 180 Milliliter fassen. Das Gleiche gilt auch für Kaffee. Kaffee ist säurehaltig, dehydriert und kann Ihrem Organismus Mineralstoffe (nämlich Kalzium) entziehen. Kaffee kann – ebenso wie alles andere – bei bestimmten Konstitutionstypen in Maßen genossen eine medizinische Wirkung haben. Auf einen großen

Kaffeetopf mit Milchkaffee oder Latte macchiato trifft das jedoch nicht zu. Für medizinische Zwecke wird normalerweise empfohlen, 120 bis 180 Milliliter Kaffee zu trinken. Alles, was darüber hinausgeht, kann – regelmäßig konsumiert – Vata und Pitta verstärken und abhängig machen. Es gibt Alternativen zu Kaffee, die einen ähnlich erdigen Geschmack und eine ähnlich emotional befriedigende Wirkung haben wie dieser. Normalerweise handelt es sich dabei um Instant-Kaffeeersatz aus gerösteter Gerste oder Zichorie.

Trinken Sie morgens als Erstes Ihre Tasse warmes Wasser mit einer Scheibe oder einem Spritzer Zitrone oder Limette. Das warme Wasser regt die Darmperistaltik (Darmbewegungen) an, während die Zitrone oder Limette dem Körper hilft, Ama zu bekämpfen. Obwohl Zitronen Zitrusfrüchte sind, sollte ihre Säure sich nicht negativ auf den Körper auswirken, da sie im Organismus alkalisierend wirkt. Wenn Sie sich inzwischen nicht schon um Ihre Ausscheidung gekümmert haben, können Sie das jetzt tun. Außerdem ist jetzt ein guter Zeitpunkt für leichte körperliche Aktivität, Yoga-Asanas für mehr Wohlbefinden, Pranayama (Atemübungen) und Meditation. All das sollte vor dem Essen geschehen und wird Ihr Agni und Ihre Verdauungsfunktion noch mehr anregen.

Und danach ist es Zeit zu essen! Konzentrieren Sie sich dabei auf die Speisen, die Sie zu sich nehmen. Verzehren Sie so oft wie möglich nahrhafte, warme, unverarbeitete, vollwertige Lebensmittel. Achten Sie darauf, zu den Mahlzeiten nicht zu viel zu essen oder zu trinken. Der Magen sollte zu einem Drittel mit Luft, einem Drittel mit Essen und einem Drittel mit Flüssigkeit gefüllt sein. Zu dieser Flüssigkeit zählt auch der Flüssigkeitsgehalt der Nahrung, zum Beispiel, wenn Sie Suppe oder Congee (asiatischen Reisbrei) oder ein dünnflüssiges Müsli essen. Größere Mahlzeiten und schwerere Nahrungsmittel früher am Tag zu sich zu nehmen, ist besser für Körper und Geist, als sie später am Tag oder in der Nacht zu verzehren. Das liegt daran, dass Ihr Körper sich in den früheren Stunden des Tages im Verdauungsmodus befindet und Speisen besser verarbeiten kann. Am Abend ist er eher im Entspannungsmodus und nutzt seine Energie für andere Dinge als für den Abbau von Nahrung an vorderster Front des Verdauungsprozesses.

Die chinesische Medizin empfiehlt, die größte Mahlzeit des Tages morgens zu sich zu nehmen; der Ayurveda sagt, dass man sie zwischen 11 Uhr und 14 Uhr essen sollte. Der Grund dafür ist, dass der Magenmeridian und der Magen nach der chinesischen Organuhr während der Frühstückszeit am aktivsten sind. Der Ayurveda dagegen orientiert sich an der Stärke von Agni insgesamt und hält sich an das Prinzip »Wie oben, so unten«. Die Sonne befindet sich mittags auf ihrem Höhepunkt – um diese Zeit sind ihr Licht und ihre Wärme am stärksten. Da unser Körper mit der Atmosphäre und mit unserer Umgebung in Resonanz steht (vor allem im Hinblick auf die Himmelskörper Mond und Sonne), wird das Verdauungsfeuer durch die Sonnenstrahlung beeinflusst und ist am stärksten, wenn die Sonne am intensivsten scheint.

Beide Zeitpunkte – Frühstück und Mittagessen – eignen sich gut für eine herzhafte Mahlzeit. Wenn man kein starkes Agni hat, sollte man allerdings darauf achten, nicht zu viel zu essen. Essen Sie zwischendurch, wenn Sie das Bedürfnis danach haben, aber geben Sie Ihrem Magen stets Zeit, sich zu leeren, bevor Sie wieder neue Nahrung aufnehmen! Es ist nicht gut, wenn frische Nahrungsmittel auf teilweise verdautes Essen treffen, da dies den Magen überlastet, Agni dämpft und zur Entstehung von Ama führt. Achten Sie darauf, jeden Tag viel Wasser zu trinken – aber nicht alles auf einmal! Am besten ist es, den ganzen Tag über daran zu nippen, statt seinen Körper mit einer großen Flüssigkeitsmenge zu überlasten. Stets hydriert zu bleiben, ist gut für alle inneren Organe, für den reibungslosen Fluss von Qi und Blut, für die Kognition und für Haut, Augen, ja sogar für die Bandscheiben im Rücken. Die Bandscheiben enthalten normalerweise viel Flüssigkeit; wenn nicht genügend Flüssigkeit vorhanden ist, können Probleme wie Arthritis, degenerative Bandscheibenerkrankungen, Bandscheibenvorfälle und Ischias sich verschlimmern. Es kann auch passieren, dass ein Mangel an Flüssigkeit beim Stehen Schmerzen in den Fußsohlen verursacht.

Eine allgemeine Faustregel besagt, dass man täglich die Hälfte seines Körpergewichts in Unzen Wasser trinken sollte (eine Unze entspricht ungefähr 30 Millilitern).[51] Wie viel Flüssigkeit man braucht, kann je nach Luftfeuchtigkeit oder -trockenheit unterschiedlich sein und hängt auch davon ab, wie viel man sich bewegt oder wie stark man schwitzt. Das Wasser sollte entweder warm sein oder Zimmertemperatur haben. Wärmeres Wasser eignet sich für Menschen, die an einem Vata-Ungleichgewicht leiden oder von ihrer Konstitution her ausgeprägte Vata-Typen sind. Das sind normalerweise Menschen, deren Körper nicht gut isoliert sind und zur Abkühlung neigen.

Appetit auf Süßes kann jederzeit zuschlagen, tritt aber normalerweise während des Mittagstiefs besonders intensiv auf, unter dem manche Menschen nach einem schweren Mittagessen leiden. Eine gute Möglichkeit, diesen Heißhunger auf Zucker zu stillen, ist ein Tee aus Kreuzkümmel, Koriander und Fenchelsamen. Solche Tees gibt es in Naturkostgeschäften lose zu kaufen. Normalerweise genügt es schon, eine Prise von jeder Samenart in eine Tasse zu geben und das Ganze mit kochendem Wasser zu übergießen. Sie können dazu ein Tee-Ei verwenden oder die Samen einfach im Wasser schwimmen lassen. Wenn ein paar Samenkörner in Ihren Mund geraten, können sie bedenkenlos gekaut werden, denn sie sind eine hervorragende Verdauungshilfe.

Abendprogramm

Am Abend, nach der Arbeit und dem Abendessen, sollten Sie einen entspannenden Tee trinken. Tulsi, Lavendel oder Kamille eignen sich besonders gut dafür. Am besten ist es, abends keine Nachrichten anzuschauen und auch alles andere zu vermeiden, was übermäßige innere Anteilnahme weckt oder verstörend wirken könnte. Denn jetzt schaltet Ihr Geist ab und alles, was ihn anregt, kann Pitta vor dem Schlafengehen übermäßig verstärken und einen zweiten Wind erzeugen, der sich negativ auf den Schlaf auswirkt. Sie sollten vor dem Schlafengehen auch nicht mehr zu viel Flüssigkeit trinken. Es ist besser, Ihren Flüssigkeitskonsum jetzt einzuschränken, damit Sie nachts nicht dauernd aufstehen müssen, um auf die Toilette zu gehen. Sie können ein Öl wie beispielsweise Brahmi oder Bhringraj auf der Basis von Sesamöl in Füße und Kopfhaut einmassieren. Brahmi macht den Kopf frei und beruhigt das Nervensystem und Bhringraj ist gut für Haut und Haare. Bhringraj wird im Ayurveda sogar gegen vorzeitiges Ergrauen, Haarausfall und zur Unterstützung der Blutbildung angewendet. In der chinesischen Medizin dient diese Heilpflanze auch zur Unterstützung des Leber- und Nieren-Yin.

Was wir essen, kann die Qualität unseres Schlafs beeinflussen. Das liegt vor allem daran, dass Lebensmittel eine beruhigende oder anregende Wirkung auf den Geist ausüben können. Wir alle wissen, dass man Koffein- und Zuckerkonsum vor dem Schlafengehen vermeiden sollte, aber was ist mit Knoblauch und Zwiebeln? Menschen, die eine strenge Yoga- und Meditationspraxis pflegen, verzichten auch auf rohe Zwiebeln und Knoblauch, da diese eine rajasische Wirkung auf den Geist haben. Das bedeutet, dass sie die geistige Aktivität verstärken und es erschweren, höhere Erkenntniszustände zu erreichen. Ich plädiere jedoch nicht dafür, dass jeder Durchschnittsmensch diese Nahrungsmittel meiden sollte, da sie viele gesundheitsfördernde Wirkungen haben. Allerdings kann ein Verzicht darauf beim Abendessen zu einem erholsameren Schlaf beitragen, vor allem, wenn man an Schlaflosigkeit leidet. Auch Alkohol kann den Geist durcheinanderbringen: Er kann ihn zunächst rajasisch, dann tamasisch oder stumpf machen, sodass man leichter einschläft; doch seine erhitzenden, sauren Eigenschaften stören die Leber und führen dazu, dass der Geist mitten in der Nacht rajasisch wird, was zu Unruhe, Durchschlafschwierigkeiten und gestörtem Schlaf führt.

Auch technische Geräte können den Geist anregen. Also versuchen Sie es abends lieber einmal mit einem richtigen gedruckten Buch aus Papier, das Sie bei der schummrigen Beleuchtung eines Nachtlichts lesen; oder, wenn Sie einen Bildschirm benötigen, aktivieren Sie abends den Blaulichtfilter oder dimmen Sie das Licht herunter. Halten Sie auch Ihr Telefon nachts vom Körper fern. Manche Menschen schlafen mit dem Handy unter ihrem Kopfkissen. Warum soll man sich übermäßiger Strahlung aussetzen? Bewahren Sie das Telefon nachts am besten in einem anderen Zimmer auf oder schalten Sie es gleich ganz aus.

Diese Richtlinien für das Alltagsleben wurden schon lange aufgestellt, bevor es Technik und Nachtschichtarbeit gab. Natürlich sollten Sie diese Empfehlungen mit gesundem Menschenverstand befolgen; integrieren

Sie sie einfach in Ihr Leben, so gut es geht, ohne ständig darüber nachzugrübeln, ob Sie auch wirklich alles richtig gemacht haben. Wenn Sie nicht jeden Morgen Zeit für Abhyanga und Ölziehen haben, können Sie sich stattdessen vielleicht eine kleine Selbstmassage mit Öl gönnen, wenn Sie Zeit dazu haben, beispielsweise an einem freien Tag. Sie sollten lediglich wissen, dass dieses tägliche Morgenprogramm, das im Ayurveda *Dinacharya* genannt wird, der empfohlene Idealzustand ist. Sie können dieses Programm ruhig ein bisschen modifizieren, wenn es notwendig ist; und wenn Sie Fragen haben, wenden Sie sich an einen ayurvedischen Arzt oder Therapeuten, der Ihnen zeigen kann, wie einige dieser Prinzipien sich nahtlos in Ihr tägliches Leben integrieren lassen.

Sie sollten in den Trubel Ihres Alltagslebens immer wieder Zeitfenster einbauen, in denen Sie sich besonders gut um sich selbst kümmern – auch wenn Sie während dieser Zeit vielleicht einfach nur ein paarmal tief durchatmen oder eine Tasse Tee trinken. Wenn Sie normalerweise flach atmen, sollten Sie sich regelmäßig ein paar Minuten Zeit nehmen, um tiefer zu atmen. Das muss nicht unbedingt gleich der tiefste Atemzug aller Zeiten sein – nach stundenlanger beengter, abgehackter oder flacher Atmung ist so etwas gar nicht möglich. Doch wenn Sie ein paar Minuten lang auf Ihren Atem achten, wird Ihnen das dabei helfen, sich eine bessere, tiefere, gesündere Atmung anzugewöhnen, die sich positiv auf Körper und Geist auswirken kann.

Ätherische Öle und Heilpflanzen

Ätherische Öle und Pflanzen sind sehr wirksame Werkzeuge zur Heilung. »Natürliche« Medikamente wie beispielsweise Nahrungsmittel wirken sich auf die feinstofflichen energetischen und grobstofflichen körperlichen Aspekte Ihrer Existenz aus. Bitte behalten Sie das im Auge und denken Sie daran, die nun folgenden Empfehlungen und sonstige Informationen, auf die Sie vielleicht irgendwo stoßen, mit Vorsicht und Bedachtsamkeit zu befolgen. In den letzten Jahren ist der Konsum ätherischer Öle drastisch gestiegen und manche der Informationen, die darüber in Umlauf sind, können sogar Schaden anrichten. Was die Anwendung von Heilpflanzen anbelangt, empfehle ich, stets einen gut ausgebildeten Experten für Pflanzenheilkunde zurate zu ziehen.

Aromatherapie

Die Aromatherapie ist in den letzten zehn Jahren immer beliebter geworden. Sie ist ein Element sowohl der chinesischen Medizin als auch des Ayurveda in dem Sinn, dass Aromen auf uns wirken; doch ätherische Öle werden heute ganz anders angewendet. Es gibt riesige Direktvertriebsunternehmen und wahrscheinlich Hunderte von Kleinunternehmen, die ätherische Öle vertreiben und Menschen über deren Anwendung informieren. Ich erwähne das hier, weil es sich zu einem so großen Geschäft entwickelt hat, dass Ärzte, die traditionelle ayurvedische oder chinesische Medizin praktizieren, anfangen mussten, die Öle nach Elementen und Doshas zu kategorisieren. Es gibt sogar spezielle Produktlinien mit ätherischen Ölen, die eigens für die chinesische und ayurvedische Medizin entwickelt wurden.

Wenn Sie sich über die richtige Anwendung ätherischer Öle beraten lassen möchten, empfehle ich Ihnen, nach einem Arzt mit Zeugnissen von einer angesehenen Schule zu suchen. Auf der Website der National Association for Holistic Aromatherapy (NAHA) finden Sie eine Liste solcher Ärzte und Therapeuten.[52] Über die Anwendung ätherischer Öle gibt es Unmengen an Informationen, die allgemein zugänglich und als zutreffend anerkannt sind. Doch manche dieser Informationen können auch Schaden anrichten, obwohl sie sich großer Popularität erfreuen. Selbst approbierte Angehörige von Gesundheitsberufen werden über die sichere Anwendung ätherischer Öle oft falsch informiert. Also lassen Sie beim Umgang mit solchen Ölen bitte Vorsicht walten. Als allgemeine Faustregel gilt: Nehmen Sie ätherische Öle nicht ein und bringen Sie sie auch nicht unverdünnt auf Ihre Haut auf. Bei kleinen Kindern und Haustieren sollte man solche Öle gar nicht (oder höchstens auf Empfehlung eines approbierten Gesundheitsexperten mit entsprechender Ausbildung) anwenden.

Bei manchen Ölen (wie beispielsweise Lavendel) gilt es im Allgemeinen als sicher, sie im Raum zu verdunsten oder sogar als Parfüm zu benutzen. Bei Frauen, die eine bestimmte Brustkrebsart durchgemacht haben, ist dies jedoch kontraindiziert. Auch viele Zitrusöle sind mit Vorsicht zu verwenden, da sie eine Überempfindlichkeit gegenüber Sonnenlicht verursachen, wenn man sie auf die Haut aufträgt, was zu Sonnenbrand führen kann. Und selbst die mildesten Öle können eine Kontaktdermatitis verursachen. Ständig mit Ölen herumzuexperimentieren, kann die Atemwege reizen und ein übermäßiger Gebrauch von Ölen im Allgemeinen kann sämtliche Doshas – zuallererst Vata – verschlimmern. Wie eine traditionell ausgebildete Aromatherapeutin und staatlich geprüfte Krankenschwester mir einmal erklärt hat, wissen wir nicht, wie der Körper Öle verarbeitet. Wir wissen nicht einmal, ob er sie *überhaupt* verarbeitet. Sie könnten auch einen Klumpen auf der Leber bilden oder sich durch Schleimhäute hindurchfressen. Wenn Ihnen ein Glas Wasser mit ätherischem Öl angeboten wird, lehnen Sie also bitte immer freundlich ab.

Letzten Endes kann man die Spielregeln für den Umgang mit ätherischen Ölen folgendermaßen zusammenfassen: Ätherische Öle sind etwas anderes als Speise- oder Massageöle. Olivenöl wird zum Beispiel so hergestellt, dass es für das menschliche Verdauungssystem leicht bioverfügbar ist. Ätherische Öle dagegen sind sehr hoch konzentrierte chemische Substanzen. Es sind Chemikalien, die in erster Linie auf das olfaktorische System wirken sollen. Sicherlich handelt es sich dabei um natürliche Substanzen – aber Giftsumach (auch Giftefeu genannt) und Erdnüsse sind schließlich auch etwas Natürliches. Wie David Crow, der Begründer von Floracopeia, in einem Kurs, an dem ich teilnahm, einmal erklärt hat, sind ätherische Öle das konzentrierte Immunsystem der Pflanze. Als solches sind sie hilfreich, um nach dem Resonanzprinzip unser eigenes Immunsystem anzuregen. Aber man muss solche Öle nicht einnehmen, um diese Stimulation zu bewirken; es genügt, sie im Raum zu verdunsten. Unten stehend habe ich für Sie eine kleine Liste von Ölen zusammengestellt, die man verdunsten, als Reinigungsmittel verwenden oder (mit einem Trägeröl – also einer anderen Art von Öl, die zur Verdünnung ätherischer Öle verwendet wird, wie beispielsweise Oliven- oder Kokosöl – vermischt) bei

Erwachsenen auf die Haut auftragen kann. Ätherische Öle sind wunderbare Instrumente zur Heilung; man muss sie nur richtig anwenden, damit sie keinen Schaden anrichten.

Vor allem Lavendelöl ist sehr beliebt. Es eignet sich hervorragend zur Beruhigung des Nervensystems; Lavendelblüten werden auch als Bestandteil von Produkten wie Augenkissen oder Duftkissen verwendet, die man unter sein Kopfkissen legen kann, um einen erholsamen Schlaf zu fördern. Teebaumöl tötet nachweislich in vivo MRSA ab, also Bakterien, die selbst gegen Methicillin und ähnliche Antibiotika resistent sind. Dieses Öl ist allgemein als antimykotische, antivirale und antimikrobielle Substanz anerkannt und mit nur ein paar Tropfen Teebaumöl als natürlichem Desinfektionsmittel pro Eimer Wasser können Sie zum Beispiel auch Ihre Böden reinigen. Sie können das Öl aber auch im Raum verdunsten, um die Luft sauber zu halten. Manche Menschen verwenden Teebaumöl auch in einem Trägeröl (hierfür eignen sich beispielsweise Oliven- oder Kokosöl) als Antimykotikum (eine antimikrobielle Substanz, die gegen Pilze wirkt) für ihre Zehen. Auch das ursprünglich aus Madagaskar stammende Ravensaraöl eignet sich hervorragend zum Verdunsten – beispielsweise im Büro –, da es allgemein für seine immunstärkenden Eigenschaften bekannt ist. Ein Tropfen Nelkenöl, mit Trägeröl vermischt, kann man auf entzündetes Zahnfleisch reiben, um Zahnschmerzen zu lindern. Zitronenöl eignet sich hervorragend als Reinigungsmittel. Rosenöl ist teuer, aber die Anschaffung lohnt sich: Es hält lange vor, denn man braucht nicht viel davon, um eine Wirkung zu erzielen. Es lindert emotionalen Stress, wirkt besänftigend auf das Herzchakra und beruhigt Pitta, Hitze und Entzündungszustände.

Ätherische Öle haben eine starke Wirkung auf unseren Geist und unsere Emotionen. Heutzutage werden wir mit Informationen und Energiewellen aus vielen verschiedenen Quellen geradezu überflutet; unser Körper wird in einer Weise mit Reizen bombardiert, wie es noch nie zuvor der Fall war. Deshalb ist auch die Gefahr entsprechend groß, unbedacht mit ätherischen Ölen umzugehen und diese Aromen zu inflationär zu verwenden. Doch wenn wir uns um ein einfacheres, ausgewogeneres Leben bemühen, wird unsere Aufmerksamkeit stärker zentriert. Dann können wir solche Öle in der idealen Quantität und Qualität anwenden, ohne es damit zu übertreiben.

Dampfbäder zur Reinigung der Körperöffnungen

Ein Tropfen Eukalyptusöl in einer Dampfinhalation ist ein hervorragendes Mittel zur Befreiung der Nasennebenhöhlen. Dazu bringt man Wasser in einem kleinen Topf zum Kochen, stellt den Topf auf einen rutschfesten Topflappen auf den Tisch und gibt ein paar Tropfen Eukalyptusöl in das Wasser. Sobald der Dampf nicht mehr zu heiß ist, setzt man sich an den Tisch und hält seinen Kopf in einer Entfernung von etlichen Zentimetern über den Topf. Legen Sie sich ein Handtuch über den Kopf, um in den Genuss der vollen Wirkung des aufsteigenden Dampfes zu kommen, und atmen Sie ihn nach Möglichkeit durch die Nase ein. Der Dampf verflüssigt angestauten Schleim in den Nebenhöhlen, sodass er abfließen kann; und das Öl trägt dazu bei, die Körperöffnungen zu öffnen und den Körper von Krankheitserregern zu befreien. So eine Dampfinhalation ist übrigens auch ein wunderbares Mittel zur Behandlung verschleimter Bronchien.

Tees

Es gibt viele Tees für die Hausapotheke, die überall im Handel erhältlich sind. Zu den Favoriten gehört die ayurvedische Kombination aus Kreuzkümmel, Koriander und Fenchelsamen, die auch als CCF-Tee bezeichnet wird. Diese drei Samen ergeben einen tridoshischen (auf alle drei Konstitutionstypen ausgleichend wirkenden) Tee, der nicht nur die Verdauung verbessert und sanft entgiftend wirkt, sondern gleichzeitig auch den Appetit auf Süßes lindert. Dieser Tee wirkt sich während der saisonalen ayurvedischen Entgiftungskur sehr positiv aus, weil er diesen schädlichen Heißhunger dämpft. Um ihn zuzubereiten, kaufen Sie einfach lose Kreuzkümmel-, Koriander- und Fenchelsamen. Geben Sie jeweils eine Prise davon in eine Tasse mit heißem Wasser oder in ein Tee-Ei, lassen Sie den Tee fünf bis zehn Minuten lang ziehen und trinken Sie ihn dann. Wenn Sie kein Tee-Ei verwenden, werden unweigerlich ein paar Samen in Ihrem Mund landen, die Sie ruhig auch kauen dürfen. Kreuzkümmel wirkt erwärmend und reduziert Vata und Kapha, während er Pitta leicht stimuliert und Agni entfacht. Koriander hat eine kühlende Wirkung, beruhigt zu starkes Pitta und wirkt außerdem leicht beruhigend auf den Geist. Fenchelsamen wirken kühlend und schmecken süß; daher lindern sie den Heißhunger auf Süßes und entfachen Agni, ohne das Pitta-Dosha übermäßig zu verstärken. Sie wirken ausgleichend auf Vata und Kapha und sind berühmt für ihre Fähigkeit, Blähungen zu lindern, Fett umzuwandeln und den Wasserstoffwechsel anzuregen. Bitte beachten Sie, dass eine Tasse Tee kein Ersatz für das Trinken der entsprechenden Menge Wasser ist!

Sie können auch noch andere Kräuter oder Gewürze in Ihren CCF-Tee hineingeben oder diese für sich allein als Tee trinken oder verzehren, um die Resorption und Assimilation von Nährstoffen zu unterstützen oder Ihren Geist zu beruhigen. Eines davon ist Tulsi, ein Kraut, das es lose oder in Teebeuteln zu kaufen gibt. Tulsi wirkt ausgleichend auf Vata und Kapha; doch wenn Pitta bereits übermäßig zugenommen hat, kann Tulsi diese Situation noch verschlimmern. Tulsi wirkt erwärmend, lindert Atemwegs- und Verdauungsbeschwerden (wie beispielsweise Blähungen) und stärkt das Immunsystem.

Auch Ingwer ist eine wunderbare Zutat zum CCF-Tee. Man kann ihn aber auch für sich alleine als Tee trinken oder essen. Ingwer dient in beiden Medizinsystemen als Verdauungshilfe. Er trägt zu einer besseren Nährstoffaufnahme bei und lindert Übelkeit. In der chinesischen Medizin wird die Schale von frischem Ingwer verwendet, um Feuchtigkeit und Schwellungen aus der Hautoberfläche herauszuziehen. Frischem Ingwer wird keine so stark erhitzende Wirkung zugeschrieben wie getrocknetem. Getrockneter Ingwer wird als heiß eingestuft und sollte nur in geringen Mengen im Rahmen von Rezepturen zur Behandlung von Erkrankungen mit starkem Yang-Mangel angewendet werden. Es wird empfohlen, eine halbe Stunde vor den Mahlzeiten in kleinen Schlucken frischen Ingwertee zu trinken. Schneiden Sie mehrere Stücke frische Ingwerwurzel mit einem Durchmesser von ungefähr 25 Millimetern in Scheiben. Wenn der Ingwer sauber ist und aus biologischem Anbau stammt, können Sie die Schale ruhig dranlassen. Legen Sie die Ingwerscheiben in einen Topf mit Wasser, bringen Sie das Wasser zum Kochen und lassen Sie das Ganze ein paar Minuten lang köcheln (und zwar mit Deckel, damit die ätherischen Öle nicht verdampfen). Abseihen und genießen! Süßholztee ist ein wunderbares Mittel, um eine heiße Leber oder einen heißen Magen zu kühlen. Er wirkt ausgleichend auf Vata und Pitta und verstärkt Kapha. In diesem Sinn ist er nahrhaft und wurde schon zur Behandlung von Problemen wie Säurereflux oder Sodbrennen, Magen-Darm-Geschwüren und zur Beruhigung einer entzündeten Leber verwendet, vor allem nach Infektionen wie Epstein-Barr oder Mononukleose (auch bekannt als Pfeiffer'sches Drüsenfieber). Süßholzwurzel ist süß und kann zur Linderung von Heißhunger auf Süßes beitragen. Sie wird in kleinen Dosen in chinesischen Arzneimittelrezepturen verwendet, um die Wirkungen der anderen Inhaltsstoffe zu harmonisieren.

Pflanzenheilkunde

Die Pflanzenheilkunde ist sowohl in der chinesischen als auch in der ayurvedischen Medizin eine sehr hoch entwickelte Behandlungsmethode. Chinesische und ayurvedische Ärzte kennen sich sehr gut in der Verabreichung von Heilpflanzen, Mineralstoffen und tierischen Produkten und in deren bekannten potenziellen Nebenwirkungen in Kombination mit pharmazeutischen Medikamenten aus. Der chinesischen Medizin und den ayurvedischen Heilmitteln liegt eine sehr komplizierte medizinische Theorie zugrunde. Das Vorgehen ist anders als in der westlichen Pflanzenheilkunde, in der man ein Symptom durch Verabreichung eines Tees oder einer Tinktur bekämpft. Stattdessen werden in der chinesischen Medizin und im Ayurveda alle oben genannten konstitutionellen Faktoren und Ungleichgewichte berücksichtigt. Rezepturen, die aus zwei bis Dutzenden von Heilpflanzen bestehen, werden verabreicht, um nicht nur die Symptome zu lindern, sondern gleichzeitig auch die Ursache der Krankheit zu bekämpfen. In der chinesischen Medizin wird diese Methode als »Wurzel und Zweig« bezeichnet. Es ist wichtig, den Zweig oder das Symptom zu behandeln, um das Leiden des Patienten zu lindern, sein Vertrauen zu gewinnen und ihm die Zuversicht zu geben, dass das Medikament wirken wird. Man muss aber auch die Wurzel oder Ursache behandeln, um das Leiden langfristig zu lindern und die Harmonie wiederherzustellen. Auch im Ayurveda heißt es, dass man die Ursache der Krankheit beheben muss. Manchmal ist diese Ursache nichts, was man mit einer Pille behandeln kann; doch es gibt Situationen, in denen eine Pille oder ein Heilpflanzenabsud dazu beitragen kann, den Energiefluss zu befreien oder zu korrigieren, sodass ursächliche Lebensstilfaktoren zutage treten, die dann behandelt werden können.

Jede chinesische Arzneimittelsubstanz besitzt thermische Eigenschaften: Sie wirkt entweder wärmend, kühlend oder neutral auf den Organismus. Außerdem weist jede Substanz eine oder mehrere Geschmacksrichtungen auf. Jedes dieser Aromen verstärkt oder schwächt verschiedene physiologische Prozesse. Zum Beispiel regt die Säure einer Zitrone den Speichelfluss an oder die Salzigkeit einer Substanz führt zu einer Wassereinlagerung im Körper. Neben ihrer Temperatur und ihrem Geschmack werden chinesische Heilpflanzen auch nach den Energiekanälen, in die sie eintreten, und nach ihrer Hauptwirkungsweise klassifiziert. Bei der Zusammenstellung einer Rezeptur berücksichtigt der Arzt all diese verschiedenen Faktoren, damit ein ausgewogenes Heilmittel ohne Neben- oder Wechselwirkungen entsteht. Die meisten Ärzte für chinesische Pflanzenheilkunde verwenden klassische Rezepturen, die oft schon seit Jahrtausenden hergestellt werden, als Basis für die Arzneimittel, die sie ihren Patienten verabreichen. Manche Ärzte halten sich ausschließlich an die Rezepturen in den klassischen Texten. Immer mehr Ärzte teilen Arzneimittelsubstanzen und Rezepturen in Konstitutionstypen ein und verordnen sie dementsprechend.

Ayurvedische Arzneimittel werden auf ähnliche Weise klassifiziert wie die chinesischen. Auch sie weisen bestimmte Temperaturen und Geschmacksrichtungen auf. Interessanterweise haben die Inder festgestellt, dass es bei Arzneimittelsubstanzen eine sofortige Wirkung (*Virya*) und eine erst nach der Verdauung einsetzende Wirkung (*Vipaka*) gibt. Diese nach der Verdauung einsetzende Wirkung auf den Körper kann entweder eine saure, scharfe oder süße Wirkungskaskade im Organismus auslösen. Deshalb achten Ärzte bei der Berücksichtigung der Wirkung von Heilpflanzen und anderen Substanzen (beispielsweise Mineralstoffen, Metallen und tierischen Produkten) auch auf die nach der Verdauung einsetzende Wirkung. So gibt es im Ayurveda eine geschmackliche Eigenschaft – Rasa –, eine thermische Wirkung – Virya – und eine erst nach der Verdauung einsetzende Wirkung – Vipaka. All diese Aspekte werden im Licht ihrer Auswirkung auf die Doshas betrachtet. Manche Ayurvedaärzte stellen eigene Rezepturen her, die normalerweise weniger als zehn Heilpflanzen oder Substanzen enthalten. Traditionelle Rezepturen können Dutzende von Arzneistoffen beinhalten.

Chinesische und ayurvedische Arzneimittel können sowohl äußerlich als auch innerlich angewendet werden. In der chinesischen Medizin werden Rezepturen gekocht und zu Honigpillen verarbeitet, als Absud zubereitet, zu Pulver zermahlen und in Wasser gekocht, zu wasserlöslichem Granulat verarbeitet, mit Ei vermischt, in Congee gekocht oder zur Linderung von Verletzungen oder offenen Wunden äußerlich verabreicht. Im Ayurveda werden medizinische Öle auf Haut, Haare, Augen oder Ohren aufgetragen. Sie können auch rektal verabreicht werden. Moderne Rezepturen werden zu Kapseln oder Pillen für die innerliche Einnahme hergestellt, so wie es in der heutigen chinesischen Medizin üblich ist. Früher waren bestimmte Rezepturen in beiden Medizinsystemen nur für die Einnahme als Tee oder Pulver bestimmt. Aufgrund der Forderung nach moderner, bequemer Einnahme und der Abneigung gegen den medizinähnlichen Geschmack erfreut sich diese Praxis inzwischen jedoch keiner großen Beliebtheit mehr. Das ist keine optimale Entwicklung, da der Geschmack eines Arzneimittels eine unmittelbar ausgleichende Wirkung auf den Organismus hat.

Heute sind viele einzelne Heilpflanzen und Rezepturen rezeptfrei erhältlich, zum Beispiel in Drogerien, Geschäften für Nahrungsergänzungsmittel, Reformhäusern und online. Die Qualität dieser Produkte ist sehr unterschiedlich und ihre Zusammensetzung ist normalerweise so spezifisch, dass viele dieser Präparate nur für bestimmte Konstitutionen oder unter bestimmten Umständen angewendet werden sollten. Ein gutes Beispiel dafür ist *Yin Qiao San*, ein traditionelles chinesisches Arzneimittel zur Behandlung eines beginnenden Eindringens äußerer Krankheitserreger in den Organismus: Wenn dieses Mittel erst nach dem ersten Kratzen im Hals eingenommen wird, ist es für die Behandlung der Infektion ziemlich nutzlos. Der durchschnittliche Patient, der das nicht weiß und drei Tage nach

Beginn seiner Erkältung mit der Einnahme dieses Mittels beginnt, wird feststellen und denken, dass es einfach nicht wirkt. Dabei ist Yin Qiao San ein Wundermittel, wenn es zum richtigen Zeitpunkt und in der richtigen Dosis eingenommen wird. Solche Informationen sind dem durchschnittlichen Käufer von Nahrungsergänzungsmitteln allerdings häufig nicht bekannt.

Das darmregulierende und sanft entgiftende Pflanzenheilmittel *Triphala* ist bei Menschen, die Ayurveda oder Yoga praktizieren, sehr beliebt. Dabei handelt es sich um eine Kombination aus drei Früchten, die die Darmtätigkeit regulieren und Giftstoffe sanft und schonend in den Dickdarm hineinziehen, damit sie ausgeschieden werden können. Normalerweise ist dieses Präparat in Kapselform erhältlich. Triphala hat einen sehr eigentümlichen Geschmack, der Ihren Körper dazu animiert, mit diesem Prozess zu beginnen. Wenn Sie einfach nur eine Pille schlucken, überspringen Sie diesen Schritt. Triphala sollte als Pulver eingenommen und mit ein bisschen warmem oder heißem Wasser hinuntergespült werden. Die meisten Menschen würden dieses Mittel nicht einnehmen, wenn sie das wüssten. Manche Menschen haben so viele Giftstoffe im Körper, dass Triphala für sie vielleicht zu anregend wirkt. Sie sollten dieses Mittel nur dann einnehmen, wenn ihr Agni am stärksten ist, um die Kraft des Verdauungsfeuers für die Verbrennung ihrer Giftstoffe (oder ihres Ama) zu nutzen; sonst kann es passieren, dass sie unter unruhigem, durch lebhafte Träume gestörtem Schlaf leiden. Es ist immer ratsam, sich von einem qualifizierten Arzt beraten zu lassen, wenn man vorhat, mit einem bestimmten Behandlungsprogramm zu beginnen.

Rizinusöl

Rizinusöl wird in Ägypten und Indien schon seit Jahrtausenden als Medikament eingesetzt. Im Westen kam es durch die Lehren des modernen Propheten Edgar Cayce wieder in Mode, der einem Assistenten im Trancezustand Heilmittel für verschiedene Krankheiten beschrieb, welche dieser dann aufnotierte. Innerlich eingenommen, dient Rizinusöl als starkes Abführmittel, das den Dünn- und Dickdarm reinigt. Manche Menschen, die

Ayurveda praktizieren, nutzen das Öl bei ihren saisonalen Entgiftungskuren. Viele Menschen kennen es noch als gefürchtetes Heilmittel gegen Verstopfung aus ihrer Kindheit. Rizinusöl kann aber auch zur Einleitung von Wehen eingesetzt werden, weil es Apana Vayu so stark aktiviert. Rizinusölpackungen kann man auch auf die Gelenke auflegen, um Vata auszugleichen und Ama abzubauen. Wenn Ama sich in den Gelenken ansammelt, nehmen die Schmerzen bei Kälte, Feuchtigkeit, Hitze oder einer Kombination aus allen drei Faktoren zu. Vata in den Gelenken erzeugt knackende, knallende Geräusche, Schmerzen bei Bewegung und Berührungsempfindlichkeit. Laut Ayurveda wirkt Rizinusöl bei äußerlicher Anwendung kühlend, bei innerlicher Einnahme jedoch erwärmend. Obwohl dieses Öl also äußerlich kühlend wirkt, wird es bei den meisten Erkrankungen, die mit Vata, Pitta oder Kapha zusammenhängen, trotzdem erfolgreich eingesetzt. Außer bei Gelenkschmerzen können Rizinusölpackungen auch zur Verbesserung der Verdauung, zur Behandlung von Verstopfung und Blähungen, zur Entgiftung der Leber, zur Auflösung von gutartigen Tumoren, Zysten und Narbengewebe, zur Verbesserung der Lymphzirkulation und zur Beruhigung schmerzender, geschwollener, entzündeter oder verspannter Muskeln eingesetzt werden. Bei Verdauungsstörungen legen Sie die Packung bitte auf den betroffenen Bereich.

Rizinusölpackungen eignen sich darüber hinaus wunderbar dazu, die Leber und das umliegende Gewebe sanft zu beruhigen, zu reinigen und zu ernähren. Im Gegensatz zu Heilpflanzen tut Rizinusöl dies ganz langsam und allmählich, indem es die Giftstoffe zur Ausscheidung an die Körperoberfläche zieht. Eine Rizinusölpackung für die Leber legt man seitlich auf die rechte untere Rippe und vorne auf den Bauch, direkt unterhalb der unteren Rippen, auf. Überall, wo Rizinusöl verwendet wird, dringt es durch die Haut und bindet fettlösliche chemische Substanzen und Giftstoffe, die dadurch aus dem darunterliegenden Gewebe herausgezogen und aus dem Körper ausgeschieden werden. Das Öl wirkt beruhigend, nährend und entzündungshemmend und befreit den Körper von Ama.

Für eine Rizinusölpackung benötigt man Rizinusöl, ein Stück Flanell, das bis auf eine Dicke von einem halben Zentimeter gefaltet werden kann, ein Stück Plastik (zum Beispiel eine Frischhaltefolie oder ein Stück von einer alten Einkaufstüte), eine Wärmflasche oder ein Heizkissen mit feuchter Wärme, Zeit und Geduld. Wenn die Packung erst einmal drauf ist, wirkt sie sehr entspannend; nur die Vorbereitung empfinden manche Menschen als lästig. Bitte legen Sie keine Rizinusölpackung auf offene Wunden und wenden Sie sie auch in folgenden Fällen nicht an: wenn Sie an einem bösartigen Tumor leiden, während der Schwangerschaft oder Menstruation, oder ohne Einverständnis Ihres Arztes, sofern Sie sich in ärztlicher Behandlung befinden. Falls Sie sich aufgrund der Hitze unwohl oder gereizt fühlen sollten, senken Sie die Temperatur oder entfernen Sie die Packung.

So wird eine Rizinusölpackung hergestellt und aufgelegt:

1. Lassen Sie heißes Wasser ins Spül- oder Waschbecken einlaufen und legen Sie die Flasche mit dem Öl in das Wasser, um es zu erwärmen.
2. Sobald das Rizinusöl sich erhitzt hat, träufeln Sie es auf den Flanell. Es ist ziemlich dickflüssig und breitet sich leicht in dem Flanell aus; Sie brauchen also nicht viel Öl für eine Packung.
3. Massieren Sie an der Stelle, an der Sie die Packung auflegen möchten, etwas Rizinusöl in Ihre Haut ein.
4. Legen Sie die Packung mit der öligen Seite nach unten auf die Haut auf.
5. Decken Sie die Packung mit der Plastikfolie ab, damit das Öl nicht in Ihre Kleidung oder anderen umliegenden Stoff hineinsickern kann. Rizinusöl macht Flecken – beachten Sie dies bitte bei der Anwendung!
6. Legen Sie die Wärmequelle auf die Packung.
7. Decken Sie sich mitsamt der Packung mit einer Decke zu und entspannen Sie sich 30 bis 60 Minuten lang.

Diese Packung können Sie eine Woche lang täglich (oder je nach Bedarf) anwenden. Legen Sie die Packung nach jedem Gebrauch in einen sauberen Behälter und stellen Sie diesen in den Kühlschrank. Wärmen Sie das Rizinusöl bei jeder Anwendung wieder auf und geben Sie etwas von dem Öl auf das Tuch. Das Tuch kann ungefähr ein Dutzend Mal verwendet werden, bevor es entsorgt werden muss. Waschen Sie es nicht, sondern werfen Sie es weg, sonst verschmutzt das Öl Ihr ganzes Waschbecken oder Ihre Waschmaschine. Rizinusöl eignet sich auch hervorragend als Augentropfen! Es hilft gut gegen gerötete, gereizte, juckende, trockene oder geschwollene Augen. Massieren Sie Ihre Augenumgebung vor dem Schlafengehen vorsichtig und geben Sie dann ein bis zwei Tropfen in jedes Auge. Massieren Sie Ihre Augenumgebung erneut, nachdem Sie das Öl in Ihre Augen getropft haben, aber seien Sie dabei ganz vorsichtig! Lassen Sie überschüssiges Öl auf die Augenlider und auf die umliegende Haut fließen, vor allem, wenn Sie Falten, Schwellungen oder spärliche Wimpern haben, da das Öl auch hier gute Dienste erweisen und die Faltentiefe reduzieren sowie das Wimpernwachstum anregen kann. Sie können das Öl auch verwenden, wenn Sie unter grünem oder grauem Star leiden; doch wenn Sie bereits verschreibungspflichtige Augentropfen anwenden, fragen Sie vorher bitte Ihren Augenarzt um Rat. Manche pharmazeutischen Augentropfen werden tatsächlich aus einem Bestandteil von Rizinusöl hergestellt! Bei aufgesprungenen Lippen tragen Sie das Öl vor dem Schlafengehen auf Ihre Lippen auf. Es ist das beste Naturheilmittel gegen rissige Lippen, das ich kenne.

Bewegungstherapie

Bewegung ist ungeheuer wichtig. Sie trägt zur Zirkulation von Qi oder Prana, Blut und Lymphe bei. Bewegung erhält und erhöht die Beweglichkeit, wo es nötig ist, lockert verspannte Muskeln und Gewebe, verbessert die Durchblutung solcher Gewebe und dient der Stabilisation von Körper und Geist, wenn man sie in der richtigen Intensität und im richtigen Maß ausführt. Manche Menschen sind so beschäftigt, dass sie das Gefühl haben, keine Zeit für körperliche Aktivität zu haben; andere bewegen sich zu viel oder treiben übermäßig viel Sport. Das kann den Körper sogar belasten und zu einem zu starken Vata, geschädigtem Pitta und – ob Sie es glauben oder nicht – auch zu einer Qi-Stagnation führen. Also bauen Sie bitte ein festes Bewegungsprogramm in Ihren Tagesplan ein und betrachten Sie dies als eine Art Therapie! Damit tun Sie nicht nur etwas für Ihre Gesundheit, sondern beugen vielleicht auch einer Vielzahl von Krankheiten und Beschwerden vor.

Qigong

Qigong ist eine traditionelle chinesische innere Kampfkunst, bei der man lernt, Qi in seinem Körper zirkulieren zu lassen und zu speichern. Es gibt einen Aspekt dieser Praxis, der als medizinisches Qigong bezeichnet wird und Ähnlichkeit mit Reiki und der Klopftherapie (Tapping) hat. Doch dabei channelt man nicht nur Energie aus der Umgebung, sondern nutzt auch die im Körper gespeicherte Energie. Beim Reiki channelt der Heiler die Energie und lenkt sie mithilfe seiner Intuition in die richtige Richtung. Beim Tapping wird nichts gechannelt, aber es gibt ein System zum Umleiten des Energieflusses. Qigong arbeitet mit einem System, das die Energie zum Fließen bringt und bis zu einem gewissen Grad auch channelt; doch dabei wird die Energie bewusst von Sonne, Mond, Sternen und Erde gechannelt. Außerdem wird sie ausgestrahlt und projiziert. Tatsächlich sprechen Kampfkünstler, die einen gut ausgebildeten, erfahrenen Gegner beschreiben, der sie kaum berührt und dennoch durch den Raum fliegen lässt, dabei im Grunde von den Fähigkeiten und der Kraft des Qigong.

Wie beim Yoga wird auch beim Qigong der Atem genutzt. Dies ist sowohl beim persönlichen Qigong als auch beim medizinischen Qigong der Fall. Oft arbeitet man dabei auch mit Klängen, um das Qi in Bewegung zu bringen, aufzulockern oder zu speichern. Dabei handelt es sich um eine äußerst wirksame Energieheilungsmethode zur Selbstbehandlung und zur Heilung anderer Menschen. Gut ausgebildete Qigong-Meister – diejenigen, die aus einer seriösen Linie kommen und ihre Praxis jahrzehntelang verfeinert haben – können die Physiologie eines anderen Menschen sehr stark beeinflussen. Sie sind so etwas Ähnliches wie die Jedi in *Star Wars* und vielleicht hat George Lucas von ihnen tatsächlich seine Inspiration für diese

Figuren bezogen! Es gibt Berichte von Qigong-Meistern, die Glühbirnen ein- und ausschalten, welche nicht an einem Stromkabel hängen – einfach nur mit der Kraft, die durch ihre Hände fließt. Von manchen Qigong-Meistern wurde sogar berichtet, dass sie Tumore verkleinern konnten. In einer Show von Stan Lee demonstrierte ein Qigong-Praktizierender seine Fähigkeit, einen Stier mit den Händen einzuschläfern.

Da beim Qigong die Energiezirkulation manipuliert wird, ist es auf jeden Fall ratsam, eine zuverlässige Informationsquelle zu finden, wenn man sich darin ausbilden lassen möchte. Es gibt wahrscheinlich Tausende verschiedener Qigong-Formen. Bei den meisten Qigong-Praktiken ist Bewegung im Spiel, auch wenn man diese Bewegung manchmal nur visualisiert. Doch meistens bewegt sich der Körper dabei tatsächlich bis zu einem gewissen Grad, auch wenn man Qigong im Sitzen praktiziert. Die Bewegungen sind ziemlich langsam und kontrolliert, wiederholen sich und sind leicht auszuführen, aber schwierig zu beschreiben, und man sollte sie sich von einem qualifizierten Fachmann erklären lassen.

Konstitutionsyoga

In Indien wird Yoga als eine Form von *Chikitsa* oder Therapie eingesetzt. Es wirkt sehr gut gegen Atemwegserkrankungen, Schmerzen, Verdauungsprobleme, Schlafstörungen und viele andere Beschwerden. B. N. S. Iyengar ist ein berühmter Yogi aus Puna, der sich als junger Mann tatsächlich mit Yogaübungen von Tuberkulose geheilt hat. Sein Lehrer, T. K. V. Krishnamacharya, konnte die Krankheiten von Menschen durch Beobachtung ihrer Atmung diagnostizieren und ihnen dann ein entsprechendes tägliches Yogaprogramm verordnen. Yoga wurde traditionell frühmorgens praktiziert. Heute finden Yogakurse zu jeder Tageszeit statt. Es empfiehlt sich, Yoga zu machen, wenn man viel Zeit hat (am besten morgens), und man sollte es in einem Raum mit angenehmer Temperatur ohne Zugluft und ohne direktes Sonnenlicht praktizieren.

Yoga umfasst Atemübungen, Visualisationen, Asanas und Mudras, mit denen man den Energiefluss im Körper bewusst umleitet, versiegelt und speichert. Im Folgenden finden Sie eine Reihe von Vorschlägen für Atemübungen und Yogaposen, die dazu beitragen, jedes der drei Doshas ins Gleichgewicht zu bringen. Wie man eine Yogapose einnimmt, ist genauso wichtig (wenn nicht sogar noch wichtiger) wie die Frage, um was für eine Pose es sich handelt. Natürlich ist es immer am besten, einen Fachmann um Rat zu fragen, bevor man mit einem neuen Gesundheits- oder Übungsprogramm beginnt, vor allem, wenn man bereits unter gesundheitlichen Problemen leidet. Da Pranayama- und Mudra-Techniken den Fluss der Lebensenergie umlenken, sollten sie erlernt und zunächst unter Aufsicht eines qualifizierten Lehrers praktiziert werden.

Vata-Yoga

Vata-Yoga beruhigt das Nervensystem. Die meisten Vata-Typen bewegen sich gern. Normalerweise mögen sie am liebsten schnelle Yogaübungen, bei denen die Posen nicht lange gehalten werden und die Savasanas kurz sind – es sei denn, ihr Vata ist so sehr aus dem Gleichgewicht geraten, dass sie erschöpft sind und sich über die Ruhepause freuen. Posen, die Kraft und Stabilität fördern, eignen sich am besten für Vata-Typen oder aus dem Gleichgewicht geratene Vata-Typen (siehe Abbildung rechts). Vorwärtsbeugungen und -drehungen sind hilfreich, weil sie die Energie im unteren Jiao in Bewegung bringen und Blähungen und Verstopfung lindern. Yogaposen, die Druck auf Knochen und Gelenke ausüben, sollten ebenso vermieden werden wie schnelle, anstrengende Sonnengrüße und *Vinyasa*-Praktiken. Außerdem sollten die Yogahaltungen ausgewogen sein und das Nervensystem beruhigen. Sie sollten auch gehalten werden, aber nicht so lange, dass sie zu geistiger Erregung oder Überdehnung führen, wie dies in manchen Yin-Yoga-Kursen der Fall ist. Der Schwerpunkt sollte vielmehr auf der Atmung und im Körper liegen.

Der Geist eines jeden Menschen neigt unabhängig von seiner Konstitution zum Wandern; doch Menschen mit unausgewogenem Vata sind manchmal regelrecht in einem Gedankenkarussell gefangen oder haben nervöse, aufgewühlte Gedanken und ängstliche Vorstellungen von der Zukunft.

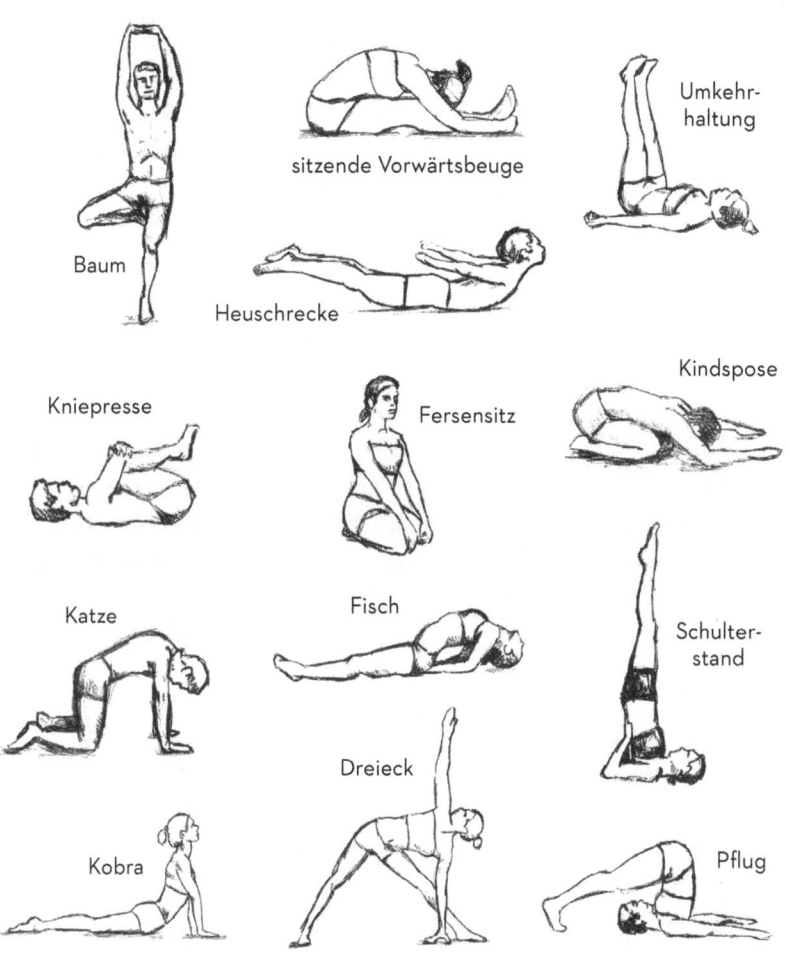

Empfohlene Yogaposen für Vata

Vata-Typen müssen ihre Aufmerksamkeit aus dem Kopf herausholen und mehr auf ihren Körper richten – weg von der nervösen Energie und hin zum beständigen Auf und Ab der Atmung und zur Stabilität und Stille des Erdelements in ihrem Körper. Im Allgemeinen brauchen Vata-Typen in ihrer Yogapraxis mehr Ruhe und sollten die Asanas länger halten.

Vata-Menschen neigen dazu, ihre Lebensenergie zu zerstreuen, und können unter übermäßiger Lockerheit der Gelenke leiden; daher sind kraftaufbauende Yogaposen für sie generell am besten. Sich auf die Körperteile zu konzentrieren, die bei den Übungen den Boden berühren, ist für Vata-Typen sehr hilfreich. Wenn man sich so deutlich wie möglich bewusst macht, wie schwer man sich fühlt, wie der Boden sich anfühlt – ob er warm, hart oder weich ist – und wo die Ränder eines Fußes, Arms oder Gesäßmuskels den Boden berühren, kann man seine Aufmerksamkeit von Gedanken an die Flucht vor dem Augenblick ablenken und zum Zweck der Erdung und Beruhigung in den Körper hineinleiten.

Yogaposen, die Stille und Weiträumigkeit fördern, die die Nieren anregen und Blähungen und Verstopfung lindern, sind besonders wichtig. Dazu gehören Vorwärtsbeugen wie die sitzende Vorwärtsbeuge (*Paschimottanasana*), sanftes Rückwärtsbeugen, zum Beispiel verschiedene Varianten der Kobra- und Heuschrecken-Pose, Katze-Kuh-Pose, Fersensitz, Dreieckspose, Baumpose, Kniepresse, Kindspose, Umkehrhaltung und die Totenstellung. Die Posen sollten mindestens zehn Atemzüge lang (oder zehn Atemzüge pro Seite, wenn man dabei die Seiten wechselt) gehalten werden. Allgemein werden langsame, tiefe Atemzüge und insbesondere Wechselatmung empfohlen.

Pitta-Yoga

Pitta-Yoga eignet sich gut dazu, die Intensität, den Stoffwechsel und die Hitze des Pitta-Typs auszugleichen. Pitta-Typen müssen sich vielleicht auch beruhigen – nicht, weil sie zerstreut oder nervös sind, sondern weil ihrer eher etwas aggressiven Natur oft entgegengewirkt werden muss. Sie profitieren von einer gemäßigteren Yogapraxis als Vata-Typen, mit etwas mehr Bewegung, zusätzlichen kühlenden Posen und Entspannung. Auch Pitta-Typen können im Gedankenkarussell gefangen sein; ihr Geist ist jedoch weniger nervös und dafür kritischer – sogar sich selbst gegenüber. Für Pitta-Typen kann Yoga ein Wettkampf gegen sich selbst und gegen alle anderen Kursteilnehmer sein. Es tut ihnen gut, sich auf ihre Atmung und ihren Körper zu konzentrieren – aber mit der Absicht, sich zu entspannen und das anzunehmen, was ist, ohne ein Urteil darüber zu fällen. Beim Yoga kann es für Pitta-Typen hilfreich sein, sich auf Mitgefühl und Akzeptanz und auf ihre Verbindung zu allem, was ist, zu konzentrieren.

Bei Pitta-Posen (siehe Abbildung unten) steht die Zirkulation überschüssiger Energie und die Anregung des Leber-Qi-Flusses im Vordergrund. Sie helfen bei der abwechselnden Expansion und Kompression in Bereichen mit starkem Pitta im Körper. Zu den klassischen Pitta-Posen zählen Dreieck, gedrehtes Dreieck, Drehungen im Sitzen, Rückwärtsbeugen wie Bogen und Brücke, Boot oder halbes Boot, Kamel, Fisch, Heuschrecke, Kindspose mit gespreizten Knien, Drehung im Liegen und Leichenpose sowie sanfte, einfache Sonnengrüße – insgesamt zwölf Sonnengrüße, weil man beim Pitta-Yoga darauf achten muss, die innere Hitze nicht übermäßig anzufachen.

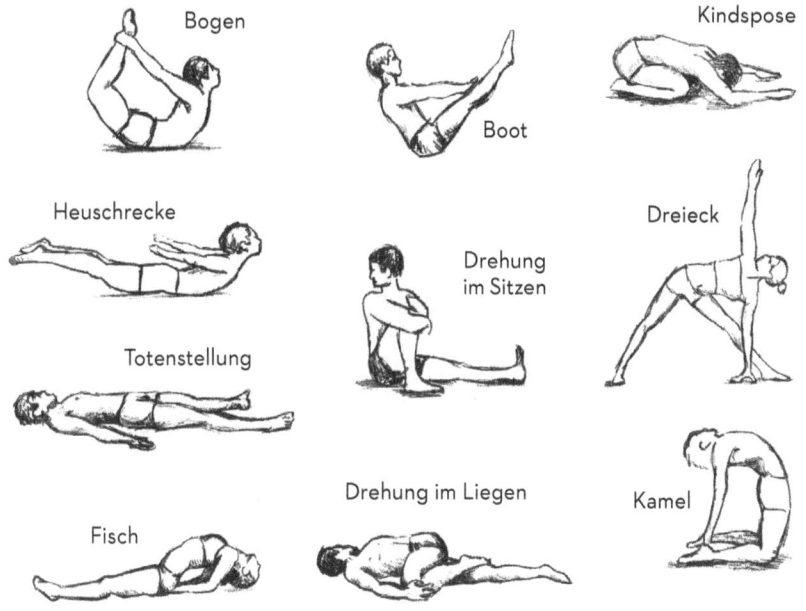

Empfohlene Yogaposen für Pitta

Positionen, bei denen der Kopf nach unten und die Beine nach oben zeigen (insbesondere Kopfstand), sollte man vermeiden, weil diese das Pitta-Dosha sehr verstärken. Leichte, entspannte Atmung und *Sitali* Pranayama sind ebenfalls zu empfehlen.

Kapha-Yoga

Kapha-Yoga dient zur Unterstützung und Stabilität und zur Belebung träger Körperlichkeit und Mentalität. Kapha-Typen haben im Allgemeinen eher eine ambivalente Einstellung zu körperlicher Aktivität, profitieren aber sehr davon. Für sie sind Sonnengrüße und Hitze aufbauende Bewegungen und weniger Phasen der Ruhe und Bewegungslosigkeit zu empfehlen (siehe Abbildung rechts). Obwohl manche Kapha-Typen vielleicht denken: »Oh Gott, wann kann ich endlich Savasana (also die entspannende Totenstellung) machen?«, sollten sie sich darauf konzentrieren, ihren Atemfluss aufrechtzuerhalten, und darauf achten, wie gut Bewegung sich anfühlt. In den Yogasutras von Patanjali heißt es: *Sthira Sukham Asanam* (»Die Haltung sollte stabil und angenehm zugleich sein«). Kapha-Typen können sich auch auf diesen Spruch konzentrieren, wenn ihre typische Neigung zum Stillsitzen oder -liegen wieder einmal in ihnen aufsteigt. Eine weitere gute Praxis für den Kapha-Typ besteht darin, sich während und zwischen den Posen und Bewegungen geistig auf die geerdete Energie in seinem Inneren zu konzentrieren. Alles in allem sollten die Yogaposen anregend und schwierig sein und die Herzfrequenz erhöhen. Ein exemplarisches Kapha-Yoga-Programm würde einen Sonnengruß beinhalten, bei dem man die Posen nicht hält, sondern bewusst und kontinuierlich ineinander übergehen lässt. Die Heldenpose und die Kriegerpose wirken anregend und stellen eine Herausforderung dar. Andere wirksame Posen sind: herabschauender Hund, Boot, Tischhaltung, Drehung im Sitzen (*Bharadvajasana*), Löwe, Schulterstand, Pflug und Fisch. Es wird empfohlen, sich beim Atmen etwas vorzustellen, also beispielsweise zu visualisieren, wie man in unendlichen Raum hinein atmet und wie sich dieser Raum beim Ausatmen um einen herum ausdehnt. Auch *Bhastrika* Pranayama (Blasebalg-Atmung) wird empfohlen.

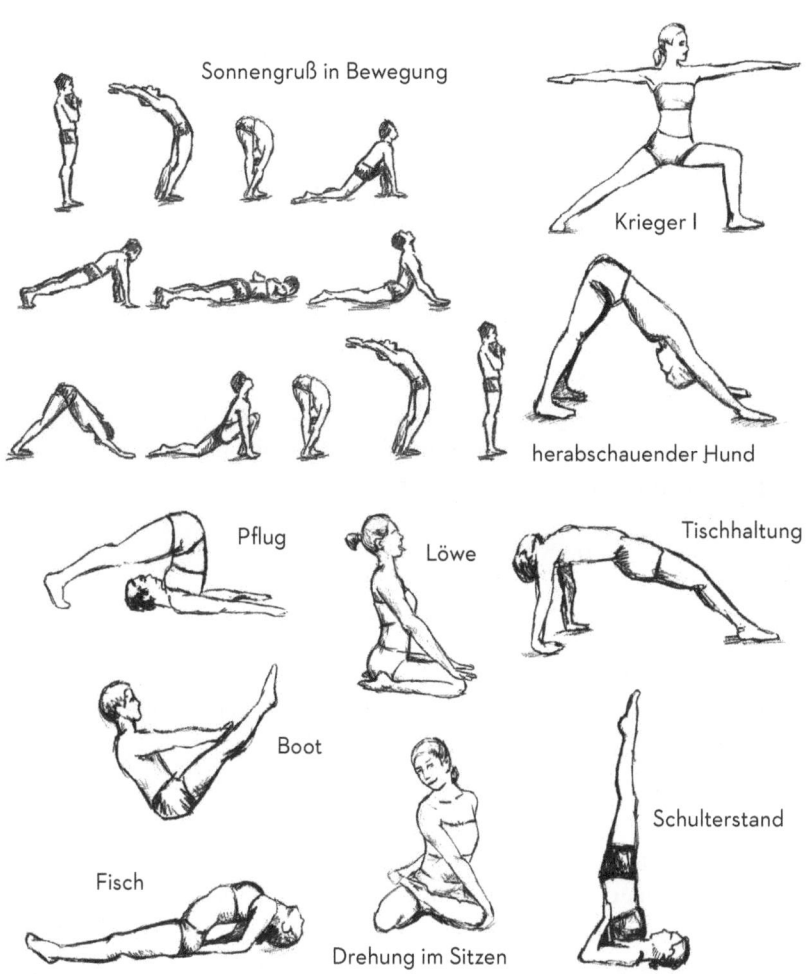

Empfohlene Yogaposen für Kapha

Yoga Nidra

Yoga Nidra ist für alle Körper- und Geisttypen gut geeignet. Wie bereits erwähnt, ist es das Yoga des Schlafs oder der Bewusstseinszustand zwischen Wachen und Schlafen, in dem das Unterbewusstsein im Vordergrund steht. Es wirkt wunderbar entspannend und ermöglicht eine tief greifende Befreiung von emotionaler Restenergie und Traumata, die im Binde- und Muskelgewebe gespeichert sind. Yoga Nidra umfasst nur einige wenige Posen, die sich wiederholen und auf sanfte, behutsame Weise ausgeführt werden, damit der Körper in eine bequeme Rückenlage hineinfindet. Eine Yoga-Nidra-Übung kann bis zu 20 Minuten oder auch eine Stunde dauern. Immer mehr Lehrer bieten solche Yogakurse an. Diese Yogaform ist jedoch so sicher, dass man sie auch zu Hause nach Anleitungen auf einer CD oder DVD machen kann.

Körperarbeitstherapien

Unabhängig davon, ob Sie das oben beschriebene Lebensstilprogramm in Ihren Tagesablauf integrieren können, sollten Sie sich von außen Unterstützung für eine optimale vorbeugende Selbstfürsorge suchen. Es gibt viele verschiedene Arten von Therapeuten und oft ist es schwierig zu entscheiden, welche Therapieform für einen selbst die richtige ist. Der beste erste Schritt dazu besteht darin, auf Mundpropaganda zu hören; doch leider ist das nicht immer möglich und so gehen wir oft blind in eine neue Therapieerfahrung hinein. Die nun folgenden Beschreibungen sollen Ihnen Klarheit darüber geben, worum es bei den verschiedenen Techniken geht und was Sie in Ihrer ersten Sitzung erwartet. Bei jeder Körperarbeitsmethode bewegt man sich oft drei Schritte vorwärts und zwei Schritte zurück. Also erwarten Sie nicht, dass Sie nur ein einziges Mal zu so einer Behandlung zu gehen brauchen und dann gleich geheilt sind! So funktioniert das normalerweise nicht. Meist dauert es Jahre, um aus dem Gleichgewicht zu geraten; daher kann man auch nicht erwarten, dass das Problem sich innerhalb von ein bis zwei Stunden lösen lässt. Also haben Sie Geduld, legen Sie gemeinsam mit Ihrem Therapeuten einen Behandlungsplan fest und halten Sie sich dann konsequent daran.

Akupunktur

Bei der Akupunktur werden dünne, biegsame Nadeln in den Körper eingestochen. Diese Nadeln sind (von der amerikanischen Gesundheitsbehörde Food and Drug Administration [FDA]) zugelassen und für den einmaligen Gebrauch verpackt und bestehen aus chirurgischem Edelstahl. Jeder Akupunkteur hat seinen eigenen Stil. Ganz allgemein kann man sagen, dass chinesische Akupunkteure eher zu aggressiverem Nadeln neigen. Daran ist absolut nichts Negatives. Es bedeutet einfach nur, dass sie beim Einstechen der Nadeln versuchen, eine sogenannte Qi-Reaktion zu erzeugen. Das ist normalerweise ein schmerzhaftes Gefühl an der Einstichstelle der Nadel, das spätestens bis zum Ende der Sitzung nachlässt. Manche Menschen empfinden das als erschreckend, während andere nicht das Gefühl haben, behandelt worden zu sein, wenn sie es nicht spüren. Japanische Akupunkteure dagegen dürfen die Nadel nicht einmal einstechen. Manchmal setzen sie sie einfach innerhalb des Führungsrohrs auf die Haut, ziehen das Rohr dann weg und treten durch die Nadel, die Ihre Haut kaum berührt, mit Ihrem Qi in Verbindung. Interessanterweise kann das genauso wirkungsvoll sein wie ein Einstich mit einem starken Nadelgefühl.

Wenn Sie einen Klienten an einen Akupunkteur überweisen möchten, ist es ratsam, sich vorher mit den verschiedenen Stilen der Akupunkteure in Ihrer Region vertraut zu machen. Empfindlichere Patienten werden höchstwahrscheinlich eher konsequent bei einem Behandlungsprogramm bleiben, wenn sie keine Angst davor haben müssen, die Nadeln zu sehr zu spüren; also schicken Sie sie lieber zu einem sanfteren Therapeuten. Das könnte zum Beispiel ein japanisch ausgebildeter Akupunkteur oder auch ein Akupunkteur der chinesischen Schule sein, der beim Nadeln besonders sanft und behutsam vorgeht.

Auch Triggerpunkt-Akupunkteure erfreuen sich immer größerer Beliebtheit. Sie wenden die chinesische Akupunkturtheorie an, wobei ihr Nadelungsstil allerdings ziemlich aggressiv und unsanft ist und eher der Vorgehensweise mancher Physiotherapeuten ähnelt; doch Physiotherapeuten sind auf diesem Gebiet meist nicht so gut ausgebildet wie Akupunkteure und in der Akupunkturszene ist man der Ansicht, dass beispielsweise das Risiko für die Entstehung eines Pneumothorax bei von Physiotherapeuten durchgeführten Behandlungen höher ist. Bei der Triggerpunkt-Akupunktur wird eine längere Nadel meist in einen sogenannten Muskelbauch eingestochen, wobei versucht wird, eine neuromuskuläre Reaktion anzuregen. Oft muss die Nadel in der Haut hin und her bewegt werden, bis sie auf die neuromuskuläre Endplatte trifft und der Muskel zuckt. Folge – und Ziel – dieser Behandlung ist eine befreiende Wirkung. Dieses Verfahren eignet sich hervorragend für Sportler mit wiederkehrenden Zerrungen oder für Patienten mit einer starken Blockade in einem bestimmten Bereich. Es kann zwar blaue Flecken und Schmerzen verursachen, aber viele Menschen schwören darauf.

Moxibustion

Moxibustion (kurz: Moxa) ist das Verbrennen von getrocknetem Beifuß über bestimmten Punkten des Körpers, um eine Heilung zu bewirken. Sie wird normalerweise in Verbindung mit Akupunktur durchgeführt. Das Moxa-Kraut kann an den Griffen der eingeführten Nadeln verbrannt werden, in einer Moxa-Box über dem Bauch des Patienten vor sich hin glimmen, über die jeweiligen Punkte gehalten oder in reiskorngroßen Stücken direkt auf der Haut verbrannt werden. Moxa regt das Yang-Qi und das Immunsystem an, lindert Entzündungen und Schwellungen und reguliert die Darmtätigkeit. Über dem Punkt Milz (Mi 1) wird es angewendet, um übermäßige Gebärmutterblutungen zum Stillstand zu bringen. Bei Anwendung über dem Punkt Blase (Bl 67) kann es ein Baby aus der Steißlage in die richtige Position drehen. Die grundlegende Wirkung ist wärmend und beruhigend.

Gua Sha

Gua Sha ist im Grunde genommen nichts anderes als ein Reiben oder Schaben auf der Haut. Dabei wird medizinisches Öl aufgetragen und die Haut mit einem glatten Gegenstand, beispielsweise der Kante eines chinesischen Suppenlöffels, abgerieben. Normalerweise wird Gua Sha während einer Akupunktursitzung durchgeführt und lindert Muskelverspannungen und Atemwegserkrankungen. Dabei schabt der Arzt für gewöhnlich über Bereiche mit tief sitzender Anspannung, um Stauungen im Gewebe zu lösen. Die Spuren, die er dabei hinterlässt, verschwinden normalerweise innerhalb von ein paar Tagen wieder und werden *Sha* genannt, was so viel wie »Sand« bedeutet. Dahinter steht die Vorstellung, dass dieser Schmutz aus dem Gewebe ausgestoßen wird, damit der Körper sich davon befreien kann. Je dunkler er ist, umso notwendiger war die Behandlung. Manche Gua-Sha-Behandlungen sind so intensiv, dass sie nicht öfter als einmal pro Halbjahr durchgeführt werden sollten.

Schröpfen

Auch das Schröpfen wird normalerweise in Kombination mit Akupunktur durchgeführt. Ebenso wie Gua Sha trägt es dazu bei, Verklebungen im Gewebe zu lösen, Giftstoffe auszuschwemmen und die Zirkulation von Qi und Blut zu steigern. Die Wirkung des Schröpfens kann bis zu zehn Zentimeter in den Körper hineinreichen; daher hilft diese Behandlungsmethode auch recht gut gegen Atemwegserkrankungen wie Asthma, Allergien oder Husten. Ich habe sogar schon erlebt, wie Belastungsasthma durch Schröpfen innerhalb weniger Wochen geheilt werden konnte. Dabei trägt man zuerst Öl auf die Haut auf und setzt dann bauchige Schröpfköpfe auf, die sich aufgrund von Unterdruck an der Haut festsaugen. Anschließend werden die Schröpfköpfe auf der Haut hin und her geschoben.

Therapeuten arbeiten mit verschiedenen Methoden und Arten von Schröpfköpfen. Beim Blitzschröpfen werden die Schröpfköpfe immer wieder schnell aufgesetzt und dann wieder abgezogen. Beim stationären

Schröpfen werden sie nach dem Aufsetzen bis zu 20 Minuten lang auf der Haut belassen. Sie saugen die Haut in sich hinein, was genau das Gegenteil der Druckwirkung von Gua Sha ist. Während Gua Sha ziemlich intensiv sein kann, vermittelt das Schröpfen dem Klienten eher ein Gefühl der Erleichterung und Befreiung. Die Schröpfköpfe können aus Glas, Plastik mit daran befestigten Pumpen, Silikon oder Naturkautschuk sein und an vielen Stellen des Körpers aufgesetzt werden. Silikon- und Gummischröpfköpfe in kleineren Größen erfreuen sich zurzeit auch bei Behandlungen zur Gesichtsverjüngung immer größerer Beliebtheit und lassen sich bei Menschen, die gewohnheitsmäßig die Zähne aufeinanderbeißen, mit den Zähnen knirschen oder an einer craniomandibulären Dysfunktion (CMD) leiden, auch im Kieferbereich anwenden. In solchen Fällen kann das Schröpfen auch zu Hause durchgeführt werden, aber nur, wenn der Patient nicht unter akuten zahnärztlichen Problemen wie beispielsweise einer Infektion oder einem Abszess leidet.

Akupressur, Shiatsu und Marma-Therapie

Unter Akupressur versteht man die Stimulation von Punkten mit den Fingerspitzen, den Daumen und manchmal auch mit den Ellbogen gemäß der chinesischen Akupunkturtheorie. Japanische Akupunkteure und solche, die in der Behandlung kleiner Kinder ausgebildet sind, verwenden dazu auch kleine Werkzeuge mit stumpfen oder abgerundeten Kanten. Die Punkte können berührungsempfindlich sein, sodass diese Behandlung nicht unbedingt hundertprozentig entspannend wirkt; allerdings sollte sich das Gefühl der Entspannung anschließend einstellen. Shiatsu ist eine japanische Form der Akupressur. Oft stimuliert ein Shiatsu-Therapeut einen Punkt, während er ein Glied bewegt oder an dem Kanal entlangstreicht, auf dem der Punkt liegt. In Deutschland umfasst die Ausbildung zum Shiatsu-Therapeuten 500 Unterrichtsstunden über mindestens drei Jahre und folgt den hohen Qualitätsstandards der GSD (Gesellschaft für Shiatsu in Deutschland). Bei der Marma-Therapie handelt es sich um eine indische Akupressur, die nach den Prinzipien des Ayurveda und des Yoga arbeitet und bei der die Punkte oft auch mit Umschlägen und Heilpflanzenölen behandelt werden.

Fußreflexzonenmassage

Die Reflexzonenmassage ist eine Form der Akupressur. Dahinter steht die Vorstellung, dass die Fußsohle ein Mikrokosmos des übrigen Körpers ist. Der Behandler kann empfindliche Bereiche des Fußes als diagnostisches Werkzeug nutzen, um besser zu verstehen, was in den Drüsen und Organen des Patienten abläuft, und die betroffenen Bereiche mithilfe dieser Informationen dann durch Druck auf die Punkte behandeln. Reflexzonentherapeuten massieren ihre Patienten auch bis zu den Knien; viele beziehen auch etwas Hand-, Unterarm- und manchmal auch eine leichte Kopfmassage in die Behandlung mit ein. Doch obwohl sie auch diese anderen Bereiche mitbehandeln, liegt der Schwerpunkt stets auf den Füßen. Diese Therapie eignet sich hervorragend für Menschen, die an Kreislaufproblemen und einer diabetischen oder postchemotherapeutischen Neuropathie leiden. Auch Patienten mit Lymphstauungen in Beinen und Knöcheln können von einer Reflexzonenmassage sehr profitieren.

Klopftherapie

Die Klopftherapie oder Tapping wird immer beliebter und ist eine wunderbare Option für alle, die sich eine einfache Behandlungsmethode wünschen, für die man keine spezielle Ausbildung benötigt. Dabei wird auf Meridiane, Punkte und andere Körperbereiche geklopft, um eine sehr spezifische Heilungsreaktion zu bewirken. Tapping hat seinen Ursprung in der Qigong-Praxis und wurde erst vor Kurzem im Westen standardisiert. Es umfasst jetzt spezifische Mantras oder Affirmationen, die in Kombination mit vorgeschriebenen Klopfmustern verwendet werden, um alle möglichen Probleme zu lindern, von körperlichen Schmerzen über Süchte bis hin zu negativen Denkmustern. Die Emotional Freedom Technique (EFT), die Thought Field Therapy (TFT) und die von Donna Eden entwickelte Energiemedizin stehen bei dieser Therapieform an vorderster Front. EFT und TFT sind sehr schöne Behandlungsmethoden, weil die meisten Therapeuten dem Klienten Übungen für zu Hause mitgeben, die dieser bei Bedarf ein Leben lang anwenden kann.

Neurolinguistisches Programmieren

Neurolinguistisches Programmieren (NLP) ist eine weitere Therapieform, die sich wachsender Beliebtheit erfreut. Sie arbeitet mit Vorstellungskraft, geführten Visualisationen, Frage-Antwort-Sitzungen und bewusster Absicht. NLP hilft Heilung suchenden Menschen, ihr Denken mithilfe von Worten und Bildern neu zu programmieren. Diese Behandlungsmethode kann bei Süchten, körperlichen Reaktionen und Phobien sehr wirksam sein.

Craniosacral-Therapie

Die Craniosacral-Therapie ist eine sanfte Behandlungsmethode und kann zutiefst entspannend wirken. Sie beruht auf dem Prinzip, dass es einen speziellen Rhythmus für die Zirkulation von Liquor durch das Gehirn und Rückenmark gibt. Dieser Rhythmus wird gestört, wenn irgendwo im Körper Läsionen im Bindegewebe entstehen. Der Craniosacral-Therapie liegt die Vorstellung zugrunde, dass die Faszien – einschließlich des Bindegewebes und der Dura mater, die Wirbelsäule und Gehirn umgibt – wie ein riesiger Strumpf sind. Wenn sich in einem Strumpf eine zusammengezogene Masche befindet, zieht diese Masche das übrige Gewebe zu sich hin und entwickelt sich schnell zu einer Laufmasche, die die ganze Strumpfhose ruiniert. Im Körper kann diese Zugbewegung tatsächlich die mikrobeweglichen Schädelplatten und andere Strukturen aus ihrer Position herausziehen, blockieren oder dazu führen, dass sie sich nicht mehr im richtigen craniosacralen Rhythmus bewegen.

Craniosacral-Therapeuten sensibilisieren sich für diesen Rhythmus, der sich vom Rhythmus der Atmung oder des Herzschlags unterscheidet, und versuchen ihn zu korrigieren, indem sie ihre Hände an verschiedenen wichtigen Faszienpunkten des Körpers (unter anderem des Hinterkopfs, des Schlüsselbeinbereichs, der Taille und der Hüften) auflegen. Das hilft dem Körper, sich an den Stellen zu entspannen, wo der Rhythmus gestört ist. Während ihre Hände auf diesen wichtigen Stellen aufliegen, erspüren die Therapeuten den Rhythmus, erkennen, wo er aus dem Gleichgewicht geraten ist, und geben dem Körper die Möglichkeit, ihn wieder zu normalisieren. Dabei steht der Rhythmus im Grunde für einen Augenblick still – man nennt dies den Stillpunkt –, woraufhin sich der Körper wieder auf eine optimale Rhythmik einstellt. Diese Behandlung eignet sich hervorragend für Menschen mit Angstzuständen, Kopfverletzungen, postkommotionellem Syndrom nach einer Gehirnerschütterung und für jeden, der ein Trauma erlebt hat. Sie ist sehr schonend, der Klient bleibt dabei bekleidet, und die Berührungen sind sehr leicht. Die Craniosacral-Therapie ist auch eine wunderbare Behandlungsmethode für junge Mütter und deren Babys, sofern der Arzt in dieser speziellen Therapieform ausgebildet ist. Das ist eine gute Gelegenheit, Geburtstraumata jeglicher Art bei Mutter oder Kind zu überwinden; außerdem hilft diese Therapie der Mutter und dem Baby, eine Bindung zueinander aufzubauen und sich miteinander zu synchronisieren. Der Stillpunkt-Aspekt der Craniosacral-Therapie kann eine ziemlich tief greifende, transformierende Erfahrung sein. Manchmal kann sich das so anfühlen, als überwinde man Zeit und Raum. Nach der Lehre der Craniosacral-Therapie kann an diesem Stillpunkt eine tief greifende Heilung stattfinden. Man kann den Stillpunkt zwar auch in anderen Behandlungsmodalitäten erleben; doch in der Craniosacral-Therapie ist es die bewusste Absicht des Therapeuten, seinen Klienten dorthin zu bringen.

Wenn man die Vorteile der Craniosacral-Therapie in den eigenen vier Wänden erleben möchte, gibt es zumindest Möglichkeiten, einen ersten Einblick zu gewinnen. Eine dieser Möglichkeiten besteht darin, Yoga Nidra praktizieren. Man kann aber auch mit einem Stillpunkt-Induktor arbeiten. Das ist eine Schaumstoffmatte, auf die man sich legt, wobei der Apparat unter der Schädelbasis platziert wird. Am besten tut man dies auf einem festen

Massagetisch oder man legt sich dazu auf den Boden. Lassen Sie sich vorher stets von einem qualifizierten Fachmann beraten, vor allem, wenn Sie Probleme mit dem Nacken oder der Propriozeption (Tiefensensibilität) haben.

Massage

Massagetherapie ist ein Oberbegriff, der eine ganze Reihe von Techniken umfasst, bei denen man die Muskeln stimuliert, um einen Heilungsprozess in Gang zu setzen. Eine Massage kann – je nach Stil des Behandlers – entweder entspannend oder auch ziemlich kräftig sein. Normalerweise entkleidet sich der Patient dazu und legt sich, von Laken und Decken bedeckt, auf einen häufig beheizten Massagetisch. Die Therapeuten gehen dabei sehr feinfühlig vor und fragen stets um Erlaubnis, bevor sie eine sensible Körperregion wie beispielsweise die Innenseiten der Oberschenkel, die Leisten oder Stellen in der Nähe der Brüste berühren. Sie versuchen auch, die Körperbereiche, die gerade nicht massiert werden, bedeckt zu halten.

Der ausgeübte Druck variiert je nach Therapeut und Massagestil. Eine Massage des Tiefengewebes fühlt sich genauso an, wie der Name schon sagt: Dabei bohrt sich der Therapeut förmlich in den Körper des Patienten hinein und versucht, verspannte Muskeln und verklebte Faszien mit Fingern, Daumen, Unterarmen, Ellbogen und manchmal auch mit speziellen Massagewerkzeugen zu lockern. Manche Therapeuten wenden Wärme an, andere fahren mit heißen Steinen über den Körper. Die klassische oder schwedische Massage ist die Massageform, die in westlichen Ländern normalerweise durchgeführt wird. Wenn Sie Patienten an Massagetherapeuten überweisen, achten Sie darauf, für sensiblere Vata-Typen jemanden auszuwählen, der sanfter massiert! Pitta-Typen sagen aufgrund ihres konkurrenzorientierten Charakters zwar oft, dass sie lieber eine kräftige Massage mögen; doch in Wirklichkeit sollte man bei ihnen nur mäßigen Druck anwenden, weil sie sich entspannen müssen. Kapha-Typen profitieren normalerweise am meisten von tieferen, kräftigeren Massagegriffen.

Heutzutage arbeiten Massagetherapeuten öfter mit Schröpfen und Gua Sha. Das sind zwar hervorragende Behandlungsmethoden, sie wirken aber in der Regel nicht so stark stimulierend, wie man sie von einem Therapeuten für chinesische Medizin erhalten würde. Eine Massage ist nicht zu empfehlen, wenn Sie das Gefühl haben, eine Krankheit »auszubrüten«, oder wenn Sie das Kribbeln verspüren, das einem akuten Herpes-Ausbruch vorausgeht. Massage hat einen ausbreitenden Charakter: Sie dehnt Ihren Körper aus. Ebenso verbreitet sie allerdings auch Krankheitserreger im Körper. Wenn Sie die ersten Anzeichen einer Erkältung oder Grippe verspüren, verschieben Sie den Termin also lieber, denn Massage kann den Krankheitskeim noch tiefer in Ihren Körper hineindrücken. Lassen Sie sich stattdessen lieber mit Akupunktur behandeln, um die Erkrankung aus dem Körper freizusetzen, oder praktizieren Sie optimale Selbstfürsorge, indem Sie sich einen arbeitsfreien Tag mit genügend Ruhe gönnen, viel Flüssigkeit und etwas zusätzliches Vitamin C oder antimikrobielle, immunstärkende Heilpflanzen zu sich nehmen.

Tuina

Tuina ist eine Massageform aus China, die »Schieben und Ziehen« bedeutet. Dabei handelt es sich um eine ziemlich aggressive Form der Muskelmanipulation, die Techniken wie Zupfen und Kneifen umfasst, die genauso »angenehm« sind, wie sie klingen. Doch auch wenn diese Massagegriffe im Moment unangenehm sind, können sie doch recht tief greifende Nachwirkungen haben. Tuina ist eine großartige Behandlungsmethode für Athleten wie beispielsweise Kampfsportler, die oft zu intensiv trainieren und sich verletzen. In China praktizieren sogenannte Knochensetzer (die wir als Chiropraktiker bezeichnen würden) und Ärzte für chinesische Medizin Tuina.

Abhyanga

Abhyanga ist eine ayurvedische Massageform. Dabei wird mit *richtig viel* Öl gearbeitet und oft wird man dabei von zwei Therapeuten (einem auf jeder Körperseite) gleichzeitig behandelt. Diese traditionelle ayurvedische

Massage wird auf einem Holztisch durchgeführt, der an den Rändern eine Rinne hat, um das verbrauchte Öl vom Tisch in die darunterliegenden Behälter zu leiten. Normalerweise trägt der Patient dabei ein von den Therapeuten zur Verfügung gestelltes Höschen; Frauen decken sich zusätzlich mit einem über den Brüsten gefalteten Handtuch ab. In Indien ist dies jedoch nicht unbedingt der Fall. Die Therapeuten beginnen mit langen Massagestrichen und vertiefen diese im Laufe der Zeit. Die Striche erfolgen in einem synchronisierten Muster. Abhyanga unterscheidet sich insofern von der durchschnittlichen klassischen Massage, als die Therapeuten sich dabei nicht einfach nur auf einen bestimmten Bereich konzentrieren: Sie versuchen, Lymphe, Blut, Prana und Giftstoffe in Bewegung zu bringen, indem sie sich sanft in den Körper hineinarbeiten und Wärme erzeugen. Das Öl wird erhitzt und trägt dazu bei, die Haut weich zu machen, Giftstoffe zu binden und herauszuziehen und Gewebe und Nervensystem zu ernähren. Diese Form der Massage wirkt äußerst entspannend.

Thai-Massage

Die Thai-Massage erfreut sich immer größerer Beliebtheit, da viele Yogalehrer aus Indien, von denen die meisten bereits in irgendeiner Form von Körperarbeit ausgebildet sind, im Urlaub nach Thailand reisen, dort die Thai-Massage erlernen und dieses Verfahren dann wieder mit nach Hause bringen. Sie ist eine Art Kombination aus Akupressur, Massage und Yoga. Dabei spielen passive Dehnungen eine wichtige Rolle. Während der Masseur die Dehnungen ausführt, arbeitet er manchmal auch an Druckpunkten oder macht eine kleine Massage, um Bereiche mit blockierter Energie zu lösen.

Shirodhara

Shirodhara (auch Stirnölguss genannt) ist eine wunderbare Technik zur Linderung von Vata-Störungen und zur Entspannung des Geistes. Sie wird auf einem ayurvedischen Massagetisch durchgeführt, wobei heißes medizinisches Sesamöl gleichmäßig über das Dritte Auge und die Stirn gegossen wird. Der Rhythmus, in dem der Shirodhara-Topf bewegt wird, sowie die Temperatur des Öls, die Geschwindigkeit, mit der es aus dem Topf herausgegossen wird, und die Entfernung zwischen Topf und Stirn des Patienten sind genau festgelegt. Da Shirodhara sich direkt auf den Geist auswirkt, sollte der Therapeut in dieser Technik gut ausgebildet sein und während der Sitzung große Aufmerksamkeit walten lassen sowie auf seine Intuition hören.

Basti

Basti ist eine Therapie, bei der ein ayurvedischer Therapeut einen Damm aus Teig auf einem bestimmten Körperbereich (oder außen herum) errichtet, der der Heilung bedarf – beispielsweise auf einem Gelenk, auf dem Bauch bei Verdauungsbeschwerden oder auf dem Kopf, wenn der Patient unter geistigen/emotionalen oder sensorischen Problemen leidet –, und diesen »Damm« dann mit heißem medizinischem Öl füllt. Dabei saugen die Therapeuten das abkühlende Öl mit Naturschwämmen oder Tüchern auf und füllen immer wieder neues Öl in die Vertiefung im Inneren des Damms, bis die Behandlung beendet ist. Basti ist eine sehr spezifische Therapie, die dazu beitragen kann, die Verdauung zu regulieren, Gelenkschwellungen und Schmerzen zum Abklingen zu bringen und Klarheit in den Geist und die fünf Sinne einkehren zu lassen.

Chiropraktische Therapie

Viele Menschen stehen Chiropraktikern misstrauisch gegenüber; doch es gibt in diesem Bereich viele hervorragende Therapeuten, die sich sehr gewissenhaft um die Belange ihrer Patienten kümmern. Hinter der chiropraktischen Therapie steht die Idee, dass Knochen sich ein Stück weit aus ihrer Position herausbewegen können: Sie können sich leicht verdrehen oder subluxieren, also verrenken, indem sich die Knochen eines Gelenks gegeneinander verschieben. Wenn dies im Rückenbereich geschieht, kann es die Nervenimpulse zwischen dem Gehirn und den Körperregionen, die von diesem Nerv versorgt werden, beeinträchtigen. Dann leidet man unter Umständen nicht nur unter Schmerzen in dem betroffenen Areal, sondern es können beispielsweise auch Probleme mit der Verdauung, Blasenentleerung oder Atmung auftreten. Rippen können sich ebenso verschieben wie Zehen oder Finger. Durch Dehnung oder Massage, Ultraschall oder Wärme entspannt der Chiropraktiker den Körper des Patienten so weit, dass er seine Knochen einrichten kann, ohne dass die Muskeln sie wieder aus ihrer korrekten Position herausziehen.

Es kommt generell gar nicht so selten vor, dass Knochen durch verspannte Muskeln aus ihrer Position gezogen werden; daher ist eine regelmäßige Yogapraxis oder Massage wichtig, um die Muskeln so sehr zu entspannen, dass sie keine Zugwirkung mehr auf die Knochen ausüben. Heute gibt es Chiropraktiker, die in sanfteren Korrekturmethoden ausgebildet sind. Sie arbeiten zum Beispiel mit Aktivatoren (Handgeräten, die einen Wirbel gezielt wieder in die richtige Position bringen). Viele nutzen auch Kinesiologie oder Muskeltests. Dabei stellt man dem Körper eine Frage, beobachtet seine Reaktion und behandelt den Patienten dann dementsprechend. Chiropraktiker setzen auch verschiedene Energieheilverfahren ein.

Reiki

Reiki ist eine aus Japan stammende Energieheilmethode durch Handauflegen, bei der der Therapeut mit seiner reinen Absicht ein Gefäß für die Lebensenergie bildet, um diese dann durch seine Hände in den Patienten hineinzusenden. Die Sitzungen dauern normalerweise etwa eine Stunde und der Klient ist dabei vollständig bekleidet. Reiki ist eine wunderbar sanfte Technik, die mit oder ohne Berührung arbeitet und tiefe Entspannungszustände hervorrufen kann. Manche Menschen berichten, dass sie dabei Visionen haben und ihre liebsten Kindheitserinnerungen wieder in ihnen aufsteigen. Reiki-Therapeuten sind oft sehr an der unsichtbaren mystischen Erfahrungswelt interessiert, weil sie immer wieder mit dem Unerklärlichen in Berührung kommen, wenn sie andere Menschen oder sich selbst behandeln. Das Wunderbare an Reiki ist, dass jeder – egal ob jung oder alt – es praktizieren kann. Es erfordert keinen besonderen Glauben, außer dem Glauben an die Existenz von Prana/Qi oder Ki.

Das Wort *Reiki* bedeutet »universell geführte Lebenskraftenergie«. Dabei zentriert sich der Therapeut, klärt seinen Geist und fasst die Absicht, beim Empfänger eine Heilung zu bewirken. Dann stimmt er sich auf das Energiefeld des Klienten ein und lässt sich zum Kanal für die universelle Lebensenergie werden, die durch ihn hindurch in die Person oder das Haustier, das die Heilung empfängt, hineinfließt. Er legt seine Hände ins Energiefeld seines Patienten oder auch direkt auf dessen Körper. Er kann aber auch mit einem allgemeinen, standardisierten Handauflege-Protokoll direkt an einem betroffenen Bereich oder am Körper des Patienten arbeiten. Zurzeit ist Reiki keine staatlich reglementierte Therapie; doch das bedeutet nicht, dass die Therapeuten unseriös sind. Hören Sie bei der Wahl eines Therapeuten auf Ihr Bauchgefühl und auf Mundpropaganda. Informationen für selbstverwaltende Institutionen gibt es beim International Center for Reiki Training, beim Reiki Council und bei der International Association of Reiki Professionals. In Deutschland sind die Therapeuten in Berufsverbänden wie Reiki-Verband-Deutschland e. V. oder ProReiki – der Berufsverband e. V. organisiert.

9

Ernährung und Geschmacksrichtungen

Ernährung ist im Ayurveda und in der chinesischen Medizin ein ungeheuer wichtiges Thema. Wahrscheinlich ist sie sogar der wichtigste Aspekt, der die Menschen am Ayurveda fasziniert. Heutzutage macht sich jeder Gedanken über seine Ernährung. Bei gentechnisch veränderten Organismen (GVOs), Umweltschadstoffen, Hormon- und Antibiotikabehandlung von Tieren und Massentierhaltung im Allgemeinen gibt es tatsächlich guten Grund zur Sorge. Die Rindfleischindustrie ist nicht nur eine der Hauptursachen globaler Erwärmung; Rindfleisch schadet auch unserer Gesundheit, wenn wir zu viel davon essen. Die Befürworter landwirtschaftlicher Kleinbetriebe und vegetarischer Ernährung weisen nicht nur auf das mit dem Rindfleischkonsum einhergehende Krebsrisiko hin, sondern auch auf den Energieverbrauch durch die Fleischproduktion. Viele glauben, dass es Auswirkungen auf unser Bewusstsein hat, wenn wir Fleisch aus Massentierhaltung essen. Das gilt vor allem für Rindfleisch, aber auch für andere Fleischsorten wie beispielsweise Geflügel und sogar für Eier.

Dahinter steht der Gedanke, dass die im Gehirn des Tiers produzierten chemischen Substanzen seinen ganzen Körper überschwemmen und in dem Fleisch, das wir verzehren, enthalten sind. In der Massentierhaltung leben Tiere dicht zusammengedrängt in unvorstellbarem Schmutz. Manchmal greifen sie sich aus lauter Frustration und einer extrem aus dem Gleichgewicht geratenen Psyche gegenseitig an. Sie werden mit minderwertigem

Futter versorgt und mit Hormonen und Antibiotika vollgepumpt. Diese Substanzen gelangen nicht nur in das Fleisch und die Milch, die wir täglich konsumieren, sondern werden auch von den Tieren wieder ausgeschieden und landen im Boden und im Grundwasser. Manche Wissenschaftler warnen davor, dass dies zum Anstieg der Häufigkeit antibiotikaresistenter Bakterien beiträgt.

Der Verzehr von Fleisch von Tieren, die unter so schrecklichen Bedingungen leben und mit Arzneimitteln vollgestopft werden, beeinflusst das Prana (oder den Mangel an Prana). Für jemanden, der Erfahrung mit Meditation hat, führt dieser Fleischkonsum zu einer starken tamasischen oder rajasischen Bewusstseinsveränderung. Wie mir gesagt wurde, rät man Mitarbeitern von Polizei und Militär in Indien dazu, Fleisch zu essen (obwohl 80 Prozent der indischen Bevölkerung Hindus und viele davon Vegetarier sind), weil sie dadurch aggressiver werden und weil Aggressivität in diesen Berufen als notwendige Eigenschaft gilt. Wenn das stimmt, dann stellen Sie sich einmal vor, wie Fleischverzehr sich auf einen modernen, überreizten präpubertären jungen Mann auswirken könnte! Die Hormone machen ihn sowieso schon verrückt und Trotz ist eine aggressive Eigenschaft. Aus all diesen Gründen ist es ratsam, den Fleischkonsum einzuschränken, hauptsächlich Biofleisch aus Kleinbetrieben zu essen und Milch von Kühen zu trinken, die nicht mit künstlichen Wachstumshormonen oder Antibiotika behandelt worden sind.

Vor Kurzem habe ich erfahren, dass Kühe in Indien nur zu bestimmten Jahreszeiten gemolken werden – je nachdem, ob der Landwirt möchte, dass die Milch süß schmeckt oder nicht, und je nach dem Fettgehalt, den sie haben soll.[53] Kuhmilch verändert sich von Jahreszeit zu Jahreszeit in ihrer Zusammensetzung und ihren medizinischen Eigenschaften. Das Gleiche gilt auch für Lebensmittel und Pflanzenheilmittel. Manche Heilpflanzen gelten nur dann als medizinisch wirksam, wenn sie zu bestimmten Zeiten geerntet werden. Einige Heilpflanzen werden zu Beginn ihrer Wachstumssaison gesammelt, weil man damit eine andere medizinische Wirkung erzielt als mit Pflanzen, die im ausgewachsenen Zustand geerntet werden.

Was sich an diesen Gaben von Mutter Erde verändert, sind ihre chemischen Eigenschaften, die dazu führen, dass sie etwas Bestimmtes im

Körper bewirken. Diese Merkmale spiegeln sich in den verschiedenen Aromen wider, die wir wahrnehmen, wenn wir die betreffenden Lebensmittel verzehren, und in dem Einfluss, den sie auf unsere Doshas und unseren Geist ausüben. Nahrung ist von ihrem Charakter her entweder anabol oder katabol: Sie baut entweder Gewebe auf oder unterstützt den Körper beim Abbau. Wenn wir etwas essen, können wir an der Hauptgeschmacksrichtung dieses Lebensmittels erkennen, ob es eine anabole oder katabole Wirkung hat.

Geschmacksrichtungen im Ayurveda und in der chinesischen Medizin

Im Ayurveda gibt es sechs Geschmacksrichtungen: süß, sauer, salzig, bitter, scharf und zusammenziehend (adstringierend). Die chinesische Medizin kennt die Geschmacksrichtungen süß, sauer, salzig, scharf und bitter. Im Westen unterscheiden wir normalerweise zwischen süß, salzig, sauer, bitter und würzig. Im Ayurveda und in der chinesischen Medizin werden Lebensmittel und Medikamente je nach ihrem Geschmack in verschiedene Kategorien eingeteilt und der Geschmack spiegelt letztendlich die Elemente wider, die in dem betreffenden Produkt hauptsächlich enthalten sind. Um einen Geschmackseindruck hervorzurufen, müssen eines oder mehrere der fünf Elemente vorhanden sein. In beiden Systemen hat jede Geschmacksrichtung eine Affinität zu einem bestimmten Organ oder mehreren Organen und kann die Funktion dieses ihm zugeordneten Organs verstärken. Interessanterweise haben Wissenschaftler Geschmacksrezeptoren für bittere Aromen auf menschlichem Herzgewebe entdeckt. In der chinesischen Medizin wird bitterer Geschmack traditionellerweise ohnehin dem Herzsystem zugeordnet. Und auch im Ayurveda unterstützt diese Geschmacksrichtung den Kreislauf, also die Domäne des Herzens. Es ist ungeheuer spannend, wenn die moderne Wissenschaft uralte Weisheiten bestätigt! Die gewebebildenden Aromen sind süß, sauer und salzig. Geschmacksrichtungen, die bewegen, zirkulieren und klar sind, sind bitter und scharf (würzig oder beißend). Zusammenziehender Geschmack bewirkt ein bisschen von beidem. Und nun wollen wir darauf eingehen, mit welchen Elementen die verschiedenen Aromen assoziiert werden.

Süß

In der chinesischen Medizin gilt Süße als anregend und das ihr zugeordnete Organ ist die Milz. Wenn wir etwas Süßes essen – so heißt es im *Nei Jing*, einem der ältesten Standardwerke der chinesischen Medizin, –, geht der süße Geschmack zuerst zur Milz. Kinder, deren Milz ihre volle Kraft noch nicht entwickelt hat, und Menschen mit einer Milz-Qi-Schwäche haben Heißhunger auf Süßes, weil dieses (natürlich nur in Maßen genossen) das Milz-Qi anregt. Süße Aromen fördern auch das Gewebewachstum – ein weiterer Grund, warum Säuglinge und Kleinkinder so großes Verlangen danach haben.

Wenn wir den Einfluss von Süße auf die Elemente untersuchen, können wir besser verstehen, was süßer Geschmack ist und wie er wirkt. Aus ayurvedischer Sicht beinhaltet Süße die Elemente Erde und Wasser. Sie erinnern sich: Die Eigenschaften von Erde sind schwer, fest, dicht, stabil, dumpf und langsam. Die Eigenschaften von Wasser sind flüssig, feucht, kalt, langsam, weich, glatt. Die Haupteigenschaften von Süße sind letztendlich kühl und schwer. Aufgrund ihrer kühlenden Wirkung lindert Süße Durst, brennende Empfindungen, innere Unruhe und Gereiztheit. Außerdem nährt und erhält sie, befeuchtet und verleiht Stabilität. Lebensmittel und Getränke mit süßem Geschmack enthalten Energie. Die festen, dichten Aspekte von Erde sind also insofern auch in der Süße enthalten, als hier eine Struktur vorhanden ist, die Energie hält. Kohlenhydrate und Eiweiß fallen in diese Kategorie.

Gleiches verstärkt Gleiches; wenn man die Eigenschaften eines bestimmten Elements oder Doshas in sich aufnimmt, wird dieses Dosha also verstärkt. Auch das Gegenteil trifft zu: Wenn man die Eigenschaften eines bestimmten Elements oder Doshas nicht mehr in sich aufnimmt, hört der Organismus möglicherweise mit der Ansammlung dieses Doshas auf oder es wird weniger stark. Deshalb verstärkt Süße Kapha, vermindert aber Vata und Pitta. Süße verhindert, dass Vata sich im Übermaß ansammelt, weil dieses Aroma schwer und feucht ist, während Vata leicht und trocken ist. Ja, es stimmt: Pitta ist Feuer *und* Wasser; aber es ist mehr Feuer als Wasser. Süße dient dazu, Pitta auszugleichen, weil es Feuer kühlt.

Fette gehen häufig mit süßem Geschmack einher und nehmen diesen an. Gute Beispiele dafür sind Fleisch und Nüsse. Einfachzucker haben eine stark süchtig machende Wirkung und lassen sich nur schwer aus unserer Kost eliminieren. Sie sind auch die Lieblingsnahrung von Bakterien und Parasiten. Wenn Süße im Übermaß vorhanden ist, kann sie Kapha so sehr verstärken, dass das Gleichgewicht gestört wird. Das führt zu irgendeiner Kombination der folgenden Symptome: Erkältung und Husten, schleimige Ausscheidungen, Gewichtszunahme (Fettleibigkeit), Schwere, Lethargie, Fatigue, Lymphstauungen und Trägheit. Für Heißhunger (den man normalerweise auf süße oder salzige Lebensmittel hat) gilt Folgendes: Jemand, der sich im Gleichgewicht befindet, hat besonders großen Appetit auf den Geschmack beziehungsweise die Geschmacksrichtungen, die das gerade aus dem Gleichgewicht zu geraten drohende Dosha vermindern. Oft ignorieren wir dieses Prinzip oder essen und trinken zu viel von etwas Bestimmten; und wenn etwas bereits aus dem Gleichgewicht geraten ist, lässt es sich durch eine einfache Maßnahme (indem man einfach mehr von den Lebensmitteln isst, auf die man Heißhunger hat) nicht mehr beheben. In diesem Fall ist Heißhunger auf ein oder mehrere stark unausgewogene Doshas zurückzuführen.

Süße soll und kann nicht aus der Ernährung eliminiert werden, da im Aroma der meisten Lebensmittel, die Gehirn und Körper ernähren, eine gewisse Süße mitschwingt. Es ist jedoch sehr ratsam, den Konsum von Einfachzucker – beispielsweise raffiniertem Weißzucker – einzuschränken. Verhaltensbezogene und emotionale Kapha-Eigenschaften, die aus einem Übermaß an Süße entstehen können, sind Festhalten und Sich-an-etwas-Klammern. In ihrer Funktion als Unterstützung des Organismus bewirkt

Süße ein Gefühl der Sättigung und Zufriedenheit. Sie kann auch zu Empfindungen von Freude, Glück, Verbundenheit, Liebe und Mitgefühl beitragen.

Sauer

Säure hat in der chinesischen Medizin eine Affinität zur Leber. Das Energiesystem der Leber ist der erste Ort, an den dieses Aroma im Rahmen des Verdauungsprozesses gelangt. Säure macht die Leber weich und feucht. Daher verwenden wir sie, um die Leber zu »erweichen«. Das bedeutet, dass Säure Aggressionen oder andere Aspekte einer Leber-Qi-Stagnation beruhigen sowie verspannte Sehnen und Bänder weicher und geschmeidiger machen kann. Außerdem hat Säure eine haltende Qualität – so etwas wie eine sanfte Umarmung. Sie hilft auch, Flüssigkeiten zu halten. Im Gegensatz zu den Indern kennen die Chinesen keinen sechsten, zusammenziehenden Geschmack; Nahrungsmittel und Getränke, die die Kraft haben, Flüssigkeiten zu adstringieren (zusammenzuziehen), werden in der chinesischen Medizin dem sauren Aroma zugeordnet. Im chinesischen System kann jede Flüssigkeit – einschließlich Schweiß, Urin, Sperma, Blut und Scheidensekrete – mit dem sauren Geschmack adstringiert werden.

Diese haltende Qualität ist mit dem Einfluss des Erdelements auf die Wirkung saurer Aromen im Körper zu erklären, die darin besteht, Wasser zu verstärken. Im Übermaß kann Säure Flüssigkeit aus den Membranen in die tiefer liegenden Gewebe ziehen, was zur Austrocknung der Membranen führen kann. Da Erde vorhanden ist, wirkt Säure verstärkend auf Kapha und ausgleichend auf Vata; und da sie auch das Feuerelement (heiß, intensiv, subtil, trocken und klar) enthält, wirkt sie erhitzend und verstärkend auf Pitta.

Säure regt den Geist an und verbessert das Urteilsvermögen. Wenn zu viel davon in Ihre Ernährung hineingerät, kann sie Neidgefühle verstärken. Alles in allem wirkt Säure wärmend und schwer. Sie kann Agni entfachen (also den Stoffwechsel anregen), Speichelfluss und Magensekretion aktivieren und den Appetit verstärken. Beispiele für saure Nahrungsmittel sind Joghurt, Käse, fermentierte Lebensmittel, Hagebutten und Weißdornbeeren.

Salzig

Salzigkeit geht zu den Nieren. In der chinesischen Medizin heißt es, dass ein Übermaß an Salz in der Nahrung die Nieren schädigen kann, in Maßen genossen können salzige Arzneimittel die Nieren aber sogar auch anregen. Bestimmte salzige Substanzen sind hilfreich, um das Jing oder die Essenz zu nähren und zu halten. Salz wird auch dazu verwendet, andere Aromen in Lebensmitteln hervorzubringen. Gute Beispiele für salzige Lebensmittel sind Meeresgemüse, also alle Formen von Algen, und Steinsalz. Von ihrer Funktion her betrachtet, verwendet man salzig schmeckende Arzneimittel, um Härte zu erweichen und Massen und Schleim aufzulösen. In kleinen Mengen können sie die Verdauungsfunktion verbessern und das Gewebe befeuchten. Im Übermaß können sie austrocknend wirken und zu einer Degeneration des Gewebes führen.

Salzigkeit ist eine Kombination aus Wasser und Feuer; daher ist sie schwer und wirkt erhitzend. Sie kann als Abführmittel und Heilmittel gegen Blähungen verwendet werden und zur Linderung von Krämpfen und Aufrechterhaltung eines ausgewogenen Elektrolythaushalts beitragen. Außerdem bringt sie Selbstvertrauen und Begeisterung. Wenn man zu viel davon verzehrt, kann sie das Blut verdicken, den Blutdruck durcheinanderbringen und zu Wassereinlagerungen, Hitzeempfindungen, Haarausfall und Erbrechen führen.

Salzigkeit verstärkt Pitta (Feuer) und Kapha (Wasser) und verursacht somit zusätzlich zu Reizbarkeit (aus dem Gleichgewicht geratenes Pitta) auch Habgier, Besitzgier und Probleme, die daher rühren, dass man sich zu stark an etwas klammert (aus dem Gleichgewicht geratenes Kapha). Salzigkeit bringt einen Lebenshunger mit sich, der im Übermaß schon als Hedonismus angesehen werden kann. Andererseits kann Salzmangel zu Niedergeschlagenheit oder geistiger Stumpfheit beitragen. Er kann auch zu Müdigkeit und Abgeschlagenheit führen. Es muss Feuer im Organismus vorhanden sein und das Jing (die Essenz) muss gehalten werden. Aus diesem Grund empfehlen beide Medizinsysteme, dass wir unserem Körper mit der Nahrung täglich alle fünf Geschmacksrichtungen zuführen sollten. Allerdings muss man – je nach seinem Dosha und möglicherweise bestehenden

Ungleichgewichten – manche Aromen in größeren Mengen konsumieren als andere. Eigentlich ist es ideal, bei jeder Mahlzeit jede der fünf oder sechs Geschmacksrichtungen in gesunder Form zu sich zu nehmen.

> *Ich habe einmal den Fehler gemacht, eine Entgiftungskur mit Salzwasser auszuprobieren. Das war das beste Beispiel dafür, was für Folgen es hat, wenn man nicht auf seinen Körper hört, obwohl dieser förmlich schreit: »Nein, tu es nicht!« Es war eine ungute Kombination aus Ignorieren meines eigenen gesunden Menschenverstands, Nachgiebigkeit gegenüber den Überzeugungen anderer Leute und unzureichendem Wissen, sodass ich nicht auf rationaler Ebene begriff, warum diese Kur für mich falsch sein könnte. Es war Frühling und ich bekam jedes Jahr um diese Zeit das Gefühl, dass in meinem Zwerchfell irgendetwas blockiert war. Zu jener Zeit wohnte ein Yogi bei mir und das Yogastudio, bei dem ich Mitglied war, bot diese Reinigungskur an. Ich wusste, dass ich sie nicht in der Öffentlichkeit durchführen wollte; also beschloss ich, es zu Hause damit zu versuchen. So etwas erfreut sich in der Yogaszene wachsender Beliebtheit und der Yogi, der bei mir wohnte, versprach, mich durch die Kur hindurch zu begleiten.*
>
> *Im Grunde genommen bestand diese Entgiftungskur darin, viereinhalb Liter Salzwasser zu trinken – was ich übrigens niemandem empfehlen kann. Als ich das Wasser zu trinken begann, litt ich unter einem zunehmenden Völlegefühl. Das Wasser lief nicht durch mich hindurch und das Gefühl der Blockade wurde immer schlimmer. Schließlich musste ich mich übergeben. Eigentlich soll das Wasser durch einen hindurchfließen und den ganzen Magen-Darm-Trakt reinigen. Bei mir – Fehlanzeige. Im Grunde genommen habe ich mit dieser Kur ein Virechana (therapeutisches Erbrechen) ohne richtige Vorbereitung durchgeführt. Kurz gesagt: Ich kann aus eigener Erfahrung bezeugen, dass zu viel Salz Erbrechen verursacht und dass eine weitere Nebenwirkung übermäßigen Salzkonsums Reizbarkeit ist – ich war damals jedenfalls extrem gereizt, das können Sie mir glauben!*

Die Geschmacksrichtungen süß, sauer und salzig wirken allesamt anabol oder unterstützend, aufbauend und nährend auf das Gewebe. Alle drei Aromen enthalten entweder Erde oder Wasser oder beides. Erde und Wasser sind schwer und bewegen sich nach unten.

Und nun wollen wir uns mit den subtileren Geschmacksrichtungen befassen, die hauptsächlich von den Elementen Feuer, Luft und Äther beeinflusst werden. Diese weisen eine leichtere Qualität und eine Aufwärts- und Auswärtsbewegung auf. Sie sind stärker katabol, das heißt, sie tragen dazu bei, Substanzen, Giftstoffe oder Doshas abzubauen, umzuwandeln und aus dem Körper hinaus zu transportieren.

Scharf, würzig

Schärfe ist nützlich, um das Oberflächenniveau zu lösen. Das bedeutet, dass sie das Lungen-Qi (Schärfe wird in der chinesischen Medizin mit den Lungen assoziiert) und das Wei-Qi aktiviert, um in den Körper eindringende krankheitserregende Einflüsse zu zerstreuen. Schärfe trägt auch dazu bei, die oberen Körperöffnungen und Nasennebenhöhlen, die ebenfalls den Lungen zugeordnet sind, zu reinigen, da viele scharf schmeckende Arzneimittel flüchtige Öle enthalten. Bestimmte Medikamente, die von Natur aus scharf sind, helfen dem Lungen-Qi sogar beim Absteigen und bringen dadurch Husten zum Abklingen. Pfeffer verursacht beim Einatmen Niesen, eine Lungen-Qi-Aktivität, die die obere Körperpartie reinigt. Schärfe aktiviert die Zirkulation von Qi, vor allem an der Oberfläche, und zerstreut Feuchtigkeitsansammlungen.

Schärfe setzt sich aus Luft und Feuer zusammen. Sie wirkt ausgleichend auf das Kapha-Dosha (wie die Zerstreuung von Feuchtigkeitsansammlungen zeigt), kann aber Pitta und Vata verstärken. Schärfe dient dazu, das Verdauungsfeuer zu entfachen. Viele scharfe Zutaten haben diese positive Wirkung. Das liegt daran, dass sie leicht und heiß sind und nur in kleinen Mengen verwendet werden müssen. Scharfe Nahrungsmittel sind durchdringend, leicht und trocken. Ein paar Beispiele dafür sind Peperoni, Chilis, Senfkörner, Ingwer, Kardamom, Zwiebeln, Rettiche und

Knoblauch. In ausgleichender Mäßigung eingenommen, können diese Substanzen Kraft und Klarheit bringen und den Stoffwechsel sowie die Aufnahme, Zirkulation und Ausscheidung von Schleim und Abfallstoffen verbessern. Im Übermaß genossen, können scharfe Nahrungsmittel und Substanzen Pitta-Erkrankungen des Magen-Darm-Trakts wie beispielsweise Sodbrennen, Übelkeit und weichen Stuhl verursachen. Zu viel Schärfe kann den Schlaf stören und zu Entzündungen, Durst und brennenden Empfindungen führen. Letztendlich kann Schärfe dem Jing schaden und auf diese Weise Sperma und Eizellen schädigen. Scharfe Nahrungsmittel erzeugen ein Gefühl von Aufregung und Leidenschaft. Im Übermaß verzehrt, führen sie zu Wut.

Bitter

Bitterkeit geht zuerst zum Herzen. Übermäßige Hitze oder das, was wir vielleicht als Entzündung erkennen, ist sehr schädlich für das Herz und auch für das Kreislauf- und Nervensystem, das die Chinesen mit diesem Organ assoziieren. In der westlichen Biomedizin gilt Entzündung als eine Grundursache für Erkrankungen des Kreislaufsystems wie beispielsweise einen zu hohen Cholesterinspiegel. Entzündungen schaden aber auch dem geistigen Gleichgewicht, der Domäne des Herz-Shen oder der Seele. Heute weiß man, dass die Wirkstoffe bitter schmeckender Arzneimittel dazu beitragen, Entzündungen im Körper zum Abklingen zu bringen. Bitterstoffe haben auch eine antimikrobielle, reinigende Wirkung, beseitigen Hitze und Giftstoffe aus dem Körper und trocknen Feuchtigkeit.

Bitterstoffe sind sehr kalt. Sie setzen sich hauptsächlich aus den Elementen Luft und Raum zusammen und haben daher eine übermäßig verstärkende Wirkung auf Vata. Haben Sie schon einmal zu viel Kaffee getrunken und sich danach nervös und zappelig gefühlt und unter rasenden Gedanken gelitten? Das ist ein gutes Beispiel dafür. In Maßen ist Bitterkeit wie eine kühle Brise, die den feuchten, heißen Schleim aus Körper und Geist wegweht und Leber und Blut reinigt. Ihre Eigenschaften sind kühl, leicht und trocken. Bitterkeit verringert Pitta (Entzündung) und Kapha (Feuchtigkeit oder schleimige

Ausscheidungen). Sie erzeugt einen Wunsch nach Veränderung (wiederum Vata). Im Übermaß verzehrt, weckt sie diesen Wunsch deshalb, weil man sich dann seiner Unzufriedenheit mit dem eigenen Leben intensiv bewusst wird. In diesem Sinn ist sie das Gegenteil von Süße.

Bitterkeit ist die kühlendste Geschmacksrichtung, die es gibt. Im Übermaß führt sie zu Ressentiments, Zynismus, Trennung und möglicherweise auch zu Isolation. Sie kann erschöpfend und schwächend wirken, Schwindel und Trockenheit verursachen und die Libido schwächen – typische Auswirkungen von Luft und Äther. Wir würden die meisten Medikamente und Rezepturen als bitter schmeckend bezeichnen. Gute Beispiele für bittere Substanzen sind Kanadische Gelbwurz, Echinacea, Kurkuma, Löwenzahn und Kaffee.

Zusammenziehend

In der chinesischen Medizin fällt das zusammenziehende (adstringierende) Aroma im Hinblick auf seinen Geschmack und seine Wirkung im Körper ins saure Geschmacksspektrum. Im Ayurveda ist Adstringenz etwas sehr Interessantes: Dabei handelt es sich nämlich um die Kombination aus dem ungreifbarsten Element (Raum) und dem dichtesten Element (Erde). Das verleiht ihr eine kühlende, aber gleichzeitig auch erhebende Wirkung. Vielleicht erkennen die Inder sie deshalb als sechste Geschmacksrichtung an. Im Gegensatz zur schweren und erhitzenden Säure ist Adstringenz leicht. Sie verstärkt Vata, vermindert aber Pitta und Kapha. Sie wirkt anregend und trocknend und drückt die Gewebe so stark zusammen, dass sie beinahe Falten werfen.

Adstringenz verbessert die Nährstoffaufnahme im Verdauungstrakt, trägt zur Linderung oder Vorbeugung von Entzündungen bei und hat abschwellende Eigenschaften. Sie kann weichen Stuhl binden, Ausscheidungen austrocknen und Blutungen stillen. Gute Beispiele für adstringierende Nahrungsmittel und Heilpflanzen sind Granatapfel, Bärentraube (ein Heidekrautgewächs), Alfalfa-Sprossen und unreife Bananen. Lebensmittel mit leicht adstringierender Geschmacksnote oder Wirkung sind Kichererbsen, grüne Bohnen, gelbe Spalterbsen und Okra (auch als Gemüse-Eibisch bekannt). Kurkuma ist ebenfalls leicht adstringierend. Es hilft einem, sich geistig geerdet, aber trotzdem innerlich offen und gut organisiert zu fühlen. Adstringenz lenkt den Geist nach innen. Im Übermaß kann sie allerdings auch Muskelkrämpfe, Mundtrockenheit, Verstopfung, verstärkte Blutgerinnung und Introversion verursachen. Sie kann auch dazu führen, dass Vata aus dem Gleichgewicht gerät, sodass man sich zerstreut und unorganisiert fühlt, und die erdhafte Qualität des Haltens und Sich-an-etwas-Klammerns übermäßig verstärken.

Nach der Verdauung eintretende Wirkungen

Zusätzlich zu der Tatsache, dass Elemente entweder erhebende oder absinkende Eigenschaften haben, liegt die Energie von allem, was es gibt, auf einem Spektrum von kalt bis heiß. Dies bezeichnet man als thermische Potenz oder Virya. Erhitzende (nicht heiße) Substanzen haben eine erweiternde Wirkung. Sie öffnen Kanäle und Gefäße, steigern die Durchblutung und regen Agni an, wodurch sich die Verdauungsfähigkeit verbessert. Alles, was eine kühlende Wirkung auf den Körper hat, schwächt Agni und verengt die Energiekanäle. Und wie in jedem auf Regeln beruhenden System gibt es auch hier immer wieder Ausnahmen. Diese Ausnahmen haben, wie es im Ayurveda heißt, besondere Eigenschaften oder *Prabhav*. Das bedeutet, dass eine Substanz trotz ihrer uns bekannten Eigenschaften eine Wirkung ausübt, die eigentlich keinen Sinn ergibt, aber trotzdem auftritt.

Manchmal nehmen wir einen Geschmack nicht mit unseren Geschmacksknospen wahr; erst nachdem Agni diese Substanz aufgespalten hat, wird ihr Aroma im Organismus freigesetzt. Außerdem haben die meisten Substanzen mehr als nur einen Geschmack, obwohl für unsere Zunge normalerweise nur ein oder zwei Geschmacksrichtungen vorherrschen.

Im Ayurveda bezeichnet man den Geschmack, der nach Abschluss des Verdauungsprozesses auftritt, Vipaka. Es gibt drei verschiedene Vipakas: süß, sauer und scharf. Der Ayurveda lehrt, dass es eine prä- und eine postdigestive Wirkung gibt. Der ayurvedische Arzt muss diese Wirkungen kennen, um seinen Patienten die am besten geeigneten Rezepturen verschreiben zu können. Zu den postdigestiven (nach der Verdauung auftretenden) Wirkungen von Süße und Salzigkeit gehören süßliche Ausscheidungen und eine abführende Wirkung. Säure hat ein saures Vipaka und verursacht sauren Stuhlgang. Schärfe/Würzigkeit, Bitterkeit und Adstringenz werden nach der Verdauung allesamt scharf und können bei der Ausscheidung ein Brennen verursachen. Die Kenntnis der Vipaka oder postdigestiven Wirkung kann für den Arzt bei der Ermittlung der Ursache eines Ungleichgewichts, aber auch bei der Vorbeugung und Behandlung sehr hilfreich sein. Dem medizinischen Laien empfehle ich, sich mit dem, was er isst und trinkt, und den Hauptgeschmacksrichtungen und -wirkungen seiner Speisen und Getränke zu beschäftigen. Wählen Sie am besten Nahrungsmittel aus, die von den heilkundigen Menschen früherer Zeiten als vorteilhaft für Ihre Konstitutionstendenzen empfohlen wurden.

Rasa

Um das Thema Geschmacksrichtungen aus Sicht des Ayurveda und der chinesischen Medizin richtig zu verstehen, darf man es nicht nur aus der Perspektive der Geschmacksnerven betrachten. Geschmack wird in der ayurvedischen Medizin als *Rasa* bezeichnet. Wenn wir in der traditionellen Medizin über Geschmack sprechen, geht es dabei auch um das Thema Ernährung und – im übertragenen Sinn – um das Nähren unseres ganzen Seins. Geschmack spielt wegen seiner Auswirkungen auf Körper und Geist eine sehr wichtige Rolle. Das Wort *Rasa* hat auf Sanskrit viele verschiedene Bedeutungen: Es bedeutet »Geschmack« und gleichzeitig »Saft«, aber auch »Essenz«, »Verständnis«, »Melodie« und »Nahrung«. Rasa ist auch das erste Gewebe, das im Ayurveda genährt wird und die Nahrung dann zu den anderen Geweben transportiert. Das Fehlen einer Geschmacksrichtung weckt in uns ein natürliches Verlangen danach. Ungesunde Gelüste und Heißhungerattacken sind normalerweise auf Ama zurückzuführen, das unseren Organismus durcheinanderbringt.

Triguna Rasa und der Geist

Neben unseren Speisen und Getränken wirkt sich auch das, was wir über die anderen Sinnesorgane in unseren Organismus einbringen, aufgrund der Gehirnchemie auf unser Bewusstsein (und somit auch auf unsere Physiologie) aus. Idealerweise will man Sattva-Guna (Klarheit) fördern. Geistige Klarheit weckt Empfindungen, die das Leben angenehmer, sicherer und bequemer machen und uns helfen, auch Dinge zu akzeptieren, die nicht unseren Wünschen entsprechen. Fragen Sie sich, ob das, was Sie tun, in Ihnen unabhängig von den äußeren Umständen geistige Klarheit, inneren Frieden und eine korrekte Wahrnehmung der Realität hervorruft. Denken Sie darüber nach, was für Bücher oder sonstige Materialien Sie lesen, was für Gespräche Sie führen und was für Filme und Fernsehsendungen Sie sich anschauen.

Alles, was den Geist verunsichert, ihn unruhig, ängstlich, besorgt oder wütend macht, fördert eine Vorherrschaft des Gunas Rajas. Das ist ein Geisteszustand der Verärgerung. Alles, was Selbstzufriedenheit, geistige Stumpfheit oder Geistesabwesenheit fördert, ist hingegen tamasischer Natur. Versuchen Sie, sich von solchen Einflüssen fernzuhalten. Laute Geräusche und übermäßige Lichtexposition können anregend wirken, ebenso kratzige Kleidung oder kalte Luft. Alle unsere Sinne verarbeiten Informationen, die entweder beruhigend und vitalitätsfördernd oder anregend und erschöpfend wirken. Auch bestimmte Gerüche können eine beruhigende oder anregende Wirkung haben oder sogar starke unerwünschte Reaktionen hervorrufen. Alles, was wir in uns aufnehmen oder worauf wir reagieren, ist *Rasa*. Im wortwörtlichen Sinn ist Rasa Geschmack; doch dieser Begriff bezieht sich auch darauf, wie und womit wir unsere Sinne füttern. Rasa ist die Süße des Lebens und das Sich-hingezogen-Fühlen zum Schönen.

Das, womit wir unseren Körper und unsere Seele füttern, wirkt sich auch auf unseren Geist aus. Alles kann in erster Linie einem der drei geistigen/emotionalen Gunas zugeordnet werden. Im Hinblick auf unsere Ernährung besitzt jedes Nahrungsmittel Eigenschaften, die entweder anregend oder stumpf sind oder geistige Klarheit bewirken. Nahrungsmittel können nicht nur nach ihrem Geschmack klassifiziert werden, sondern auch danach, was für psychische Zustände sie fördern. Sattva ist geistige Klarheit und Gleichmut, Rajas ist Stimulation, im Extremfall Aggression, und Tamas ist Trägheit und geistige Stumpfheit.

Natürlich ist es am besten, sich eher sattvisch zu ernähren. Das wirkt beruhigend und klärend auf den physischen und emotionalen Körper. Es sorgt für geistige Klarheit und für ein gleichmäßigeres Energieniveau im Tagesverlauf. Das bedeutet nicht, dass es schlecht ist, auch Lebensmittel zu essen, die die anderen Gunas verstärken. Manchmal tut ein kleiner rajasischer Energieschub gut – zum Beispiel vor einem Wettkampf oder Spiel –, und wenn Sie sich überreizt fühlen, kann etwas Tamasisches erdend wirken und hilfreich sein, vor allem zum Abendessen. Diese Empfehlungen sind jedoch nur grobe Richtlinien und »mit Vorsicht zu genießen«, wie es so schön heißt. In Zeiten, in denen Sie eine bestimmte emotionale Verfassung darauf zurückführen können, was Sie gegessen haben, können solche Ratschläge durchaus hilfreich sein. Im Ayurveda geht es darum, sich selbst zu kennen und zu wissen, was am besten für Sie ist, um ein harmonischeres Leben führen zu können.

Sattvisches Essen bedeutet auch, nicht zu viel und nicht zu wenig zu essen. Der Magen sollte laut Ayurveda zu einem Drittel mit fester Nahrung, einem Drittel mit Flüssigkeit und einem Drittel mit Luft gefüllt sein, damit eine richtige Verbrennung stattfinden kann. Sattvische Nahrungsmittel verstärken die Klarheit und Leichtigkeit von Vata, die erhitzende Wirkung und Schärfe von Pitta und die Flüssigkeit und Öligkeit von Kapha. Sattvische Lebensmittelkategorien und -qualitäten sind zum Beispiel Bioprodukte, frisches Obst und Gemüse, Vollkornprodukte, Nüsse und Kerne, Samen- und Nussmilch, Hülsenfrüchte, Honig, Rohmilch (auf besondere Art und Weise gewonnen und zubereitet und am besten frisch und warm getrunken) und Ghee. Zu den sattvischen Obst- und Gemüsesorten zählen Granatäpfel, Feigen, Datteln, Kokosnüsse, Mangos, Süßkartoffeln, Sprossen, grüner Salat/

grünes Blattgemüse, Kürbis und Spargel. Empfehlenswerte Getreidesorten sind Vollkorngetreide wie Reis und Gerste. Eiweißpulver und verarbeitete oder gefrorene Lebensmittel, Konserven und Essensreste sind nicht sattvisch.

Rajasische Nahrungsmittel neigen dazu, die geistige Aktivität auf eine Weise zu verstärken, die zu übermäßigem Nachdenken und auch zu mehr Konkurrenzdenken und Aggressivität führt. Andere typische Eigenschaften eines rajasischen emotionalen Zustands und Geisteszustands sind Angst, innere Anspannung, Wut und Eifersucht. Rajasisches Essen tendiert dazu, den beweglichen Aspekt von Vata zu verstärken, Pitta aus dem Gleichgewicht zu bringen und die trüben und schleimigen Aspekte von Kapha zu verstärken. Fleischige Nahrungsmittel, die Rajas besonders stark fördern, sind Fisch, Garnelen, Hühnerfleisch und Eier. Unter den Milchprodukten sind Sauerrahm, Sahne und Eiscreme rajasisch. Zu den rajasischen Obst- und Gemüsesorten gehören Äpfel, Guaven und Bananen, weiße Kartoffeln, Brokkoli, sauer eingelegte Lebensmittel und so gut wie alle Nachtschattengewächse, beispielsweise Auberginen und Tomaten. Hirse, Buchweizen und Mais wirken ebenfalls Rajas-fördernd. Auch wenn man den ganzen Tag über ständig etwas isst, kann das eine rajasische Wirkung haben. Bei jeder Nahrungsaufnahme gerät unser ganzer Verdauungstrakt in einen leichten Entzündungszustand. Das soll die Aufnahme von Nährstoffen verstärken; aber es ist auch eine Menge Aktivität in den Verdauungsorganen. Daher sollten wir unserem Körper immer wieder Ruhephasen vom Essen gönnen.

Tamas schließlich ist der stumpfeste aller Geisteszustände. Er kann mit folgenden Problemen einhergehen: Gefühl der Einsamkeit, übermäßiges Sich-Klammern an Menschen und Dinge, chronische Müdigkeit und Depression. Auch wenn man in einem negativen emotionalen Muster festgefahren ist, so ist dies ein typisch tamasischer Zustand. Tamasische Nahrungsmittel verlangsamen Vata und machen Kapha schwer. Der üble Geruch, der manchmal mit krankhafter Hitze im Körper einhergeht, ist ebenfalls ein Aspekt von Tamas. Tamas wird durch eine fleischreiche Ernährung erhöht, vor allem durch den Verzehr von Rind-, Schweine- und Lammfleisch. Auch Milch und Hartkäse können geistige Stumpfheit verstärken. Weizen und Naturreis gelten als tamasische Lebensmittel, wahrscheinlich, weil sie schwer sind; aber denken Sie daran: Das bedeutet nicht, dass man sie nicht essen sollte! Auch

Pilze werden als tamasisch betrachtet, ebenso Knoblauch und Zwiebeln (je nach Quelle). Manche stufen sie jedoch als rajasisch ein. Avocados, Wassermelonen, Pflaumen und Aprikosen fallen ebenfalls in die Kategorie der tamasischen Lebensmittel.

Denken Sie daran, dass es sich bei diesen Kategorien um Verallgemeinerungen handelt. In den Details variieren sie häufig, je nachdem, von welcher Linie die Informationen überliefert wurden. Die Lehrer haben unterschiedliche Ansichten zu diesem Thema, doch im Allgemeinen empfehlen sie, in physischer Hinsicht mehr sattvisch zu sein, um leichter zu geistiger Klarheit und innerem Frieden zu gelangen. Daher sind diese Kategorien für meditationserfahrene Menschen besonders wichtig, da sie die Auswirkungen von Lebensmitteln auf ihr Erleben während der Meditation und auf ihre persönliche Sichtweise am deutlichsten spüren.

Ich empfehle, sich beim Essen an den Wünschen und Bedürfnissen des Körpers zu orientieren. Alle oben genannten Nahrungsmittel haben medizinische Wirkungen, wobei je nach den konkreten Umständen empfohlen wird, einige davon zu bestimmten Zeiten häufiger zu essen als andere. Das sind aber nur grundlegende Empfehlungen, die am stärksten für Situationen gelten, in denen jemand regelmäßig bestimmte rajasische oder tamasische Nahrungsmittel zu sich nimmt. Wenn Sie beispielsweise zweimal am Tag Rindfleisch essen und sich schwer und träge fühlen, macht es Sinn, sich an diese Ratschläge zu halten. Und wenn Sie ohne vernünftigen Grund unter allgemeinen Angstzuständen leiden und viele saure Lebensmittel wie beispielsweise Nachtschattengewächse und Garnelen essen, trägt diese rajasische Ernährung vielleicht zu Ihren ständigen Sorgen bei. Diese Nahrungsmittelkategorien können also gute Denkanstöße sein.

Lebensmittelkombinationen

Lebensmittel miteinander zu kombinieren, bedeutet, sie in Kombinationen oder Paaren zu sich zu nehmen, die sich gut zusammen verdauen lassen. Außerdem schließt es das Wissen darüber mit ein, welche Lebensmittelkombinationen nicht gut verdaulich sind. Interessanterweise neigen wir dazu, Nahrungsmittel miteinander zu kombinieren, die unser Agni durcheinanderbringen oder zu stark verwässern. Gute Beispiele dafür sind Obst und Joghurt oder Käse und Eier. Wenn wir Lebensmittel kombinieren, die sich im Körper nicht miteinander vertragen, kann das Verdauungsstörungen, Blähungen und Schleimbildung bewirken; und wenn wir das oft und lange genug tun, führt es schließlich zur Entstehung von Ama. Andere Beispiele für Nahrungsmittel, die zu einer Ansammlung von Ama führen, sind pulverisierte, verarbeitete Produkte, Konserven in Dosen oder Gläsern und Essensreste.

Eine allgemeine Faustregel besagt, dass man Obst von anderen Lebensmitteln getrennt essen sollte. Damit sind wir beim Thema Smoothies/Entsaften. Menschen, die alles in den Mixer geben (vor allem, wenn auch noch irgendein Pulver mit dabei ist), landen normalerweise früher oder später mit einem Milz-Qi-Mangel in der Klinik. Warum? Ganz einfach: Pulver ist etwas Verarbeitetes und alle verarbeiteten Produkte können das Verdauungssystem belasten. Außerdem ist Pulver trocken und rau, was das Vata-Dosha oder die Luft- und Ätherqualitäten des Körpers verstärkt. Pulver eignet sich gut dazu, ein Feuer zum Verlöschen zu bringen; das ist so, wie wenn man Erde auf ein Lagerfeuer werfen würde. Wenn Sie einen Smoothie trinken, weil der Verzehr »richtiger« Lebensmittel bei Ihnen ein zu starkes Schweregefühl erzeugt, leiden Sie unter einem Mangel an Agni. Normalerweise wird dieses Problem durch einen Smoothie allerdings nur noch schlimmer.

Das Gleiche gilt für Rohkostdiäten: Kälte löscht Feuer. Seitdem die Höhlenmenschen zum ersten Mal Fleisch auf ihre Feuerstellen warfen, hat unser Körper sich zum Verzehr gekochter Lebensmittel hin entwickelt. Wir sind keine wilden Tiere mehr, vor allem, was unsere Verdauungskapazität anbelangt, sondern haben inzwischen einen Zustand größerer Verfeinerung erreicht. Der regelmäßige Verzehr größtenteils dichter, ungekochter Speisen schwächt Ihr Agni; solches Essen wird Sie entweder binden oder Ihren Verdauungstrakt unverdaut passieren. Wenn Sie schon einmal etwas Rohes gegessen haben, waren Sie vielleicht schon nach ein paar Bissen satt – und zwar für lange Zeit. Vielleicht hat Ihnen dies aber auch ein Gefühl der Leichtigkeit und Beweglichkeit vermittelt, das mit dem Vata-Dosha assoziiert ist, zumal Sie nicht schon nach kurzer Zeit wieder etwas essen mussten; doch auf die Dauer ist eine solche Ernährungsform nicht gut für Sie und Ihren Körper. Ein Grund dafür ist, dass eine ausgewogene Rohkostdiät zu viel Zeit, Mühe (und Geld) erfordert. Ich kenne mehrere Menschen, die sich schon seit Langem nur von Rohkost ernähren. Solche Menschen sind normalerweise eher dünn und drahtig, haben eine gräuliche Gesichtsfarbe und sehen vielleicht sogar älter aus, als sie sind. Infolge der schwer verdaulichen Mahlzeiten, die sie regelmäßig zu sich nehmen und die ihr Agni überfordern, fehlt es ihrer Haut an gesundem Glanz.

Smoothies sind für die meisten Menschen schwer verdaulich. Eiweiße sind ohnehin schon schwer zu verdauen, also ist es absolut nicht sinnvoll, sie in hochkonzentriertes Pulver zu verwandeln; und dieses Pulver dann in eine Küchenmaschine mit Obst zu schütten, ist eine ungünstige Lebensmittelkombination. Fügt man Honig oder ein anderes Süßungsmittel, irgendeine Form von Milch, rohes Gemüse, Leinsamen und was man vielleicht sonst noch in seinem Kühl- oder Gefrierschrank hat, hinzu, so muss der Körper eine ganze Menge verarbeiten. Außerdem werden solche Smoothies normalerweise das ganze Jahr über auf nüchternen Magen getrunken, und zwar gleich morgens, wenn der Magen nach Auffassung der chinesischen Medizin besonders empfindlich ist. Selbst wenn man kein Eiweißpulver hineingibt, ist es nicht gut, Obst mit irgendetwas anderem zu kombinieren. Das liegt daran, dass Obst sich leicht aufspalten lässt und im Magen fast sofort zu gären beginnt.

Und nun stellen Sie sich einmal vor, was passiert, wenn etwas gärt, während alles andere noch kaum verdaut ist. Im Idealfall sollte das Obst eigentlich zu diesem Zeitpunkt bereits aus dem Magen in die Därme weitertransportiert werden können; doch stattdessen bleibt es zusammen mit allen anderen Lebensmitteln im Magen. Das ist kein optimaler Zustand, mit dem man sein Agni stark halten und eine Ansammlung von Ama verhindern kann.

Als allgemeine Faustregel gilt, dass man Obst eine Stunde vor oder nach anderen Nahrungsmitteln essen sollte. Das gilt vor allem für Melonen, die zwar botanisch zum Gemüse zählen, aber aufgrund ihres süßen Geschmacks für gewöhnlich wie Obst behandelt werden: Sie bilden im Magen einen schleimigen Ball und mit diesem Schleim können sich die anderen Lebensmittel, die Sie außerdem vielleicht noch zu sich genommen haben, überziehen, sodass es schwierig ist, die darin enthaltenen Nährstoffe umzuwandeln und in den Körper aufzunehmen. Deshalb sollte man Melone stets »pur« essen. Unglaublich, nicht wahr? Und dabei wird Melone immer in alle Obstsalate hineingegeben! Wahrscheinlich, weil sie ein kostengünstiger Füllstoff ist.

Käse und Äpfel sind eine weitere Kombination, die dem Agni-Milz-Qi nicht guttun. Manchmal ist das Agni noch nicht so stark geschädigt, dass schlechte Nahrungsmittelkombinationen zum Problem werden. Und vielleicht hat man diese Nahrungsmittel so regelmäßig gegessen, dass der Körper sich daran gewöhnt hat. Doch wenn man ungünstige Nahrungsmittelkombinationen regelmäßig verzehrt, obwohl das Agni schwach ist oder der Körper sich noch nicht richtig darauf eingestellt hat, verursachen solche Kombinationen früher oder später Verdauungsstörungen, Blähungen, Verstopfung, Hirnnebel und noch eine ganze Reihe anderer Symptome. Deshalb sollte man seine Essgewohnheiten kritisch unter die Lupe nehmen; denn irgendein Lebensmittel, das man regelmäßig zu sich nimmt, könnte an diesen Beschwerden schuld sein, selbst wenn dieses von der Gesellschaft als gesund oder normal eingestuft wird.

Übermäßiges Essen, Verzehr von Essensresten, Nahrungsaufnahme in aufgeregtem oder wütendem Zustand, Essen, bevor die vorausgegangene Mahlzeit richtig verdaut worden ist, nächtliches Essen oder unregelmäßige Mahlzeiten können das Milz-Qi und Agni ebenfalls schwächen. Essensreste und verarbeitete Lebensmittel haben ein sehr stumpfes Prana. Nahrungsmittel, denen es an Prana oder Qi fehlt, werden von der Weisheit des Körpers auf feinstofflicher Ebene erkannt. Wir brauchen allerdings nicht nur Nahrung in Form von Nähr- und Mineralstoffen. Um einen starken, gesunden, gut funktionierenden Geist und Körper und eine ebensolche Seele zu haben, benötigen wir auch pranische Nahrung. Diese kommt aus dem Boden, der Luft, der Atmosphäre, der Energie von Mond, Sternen und Sonne und aus unserer Nahrung und dem Wasser, das wir trinken.

Verarbeitete Lebensmittel und Getränke, tiefgekühlte Lebensmittel, Dosenkonserven und Essensreste haben nicht genug Prana. Das gilt auch für ein paar andere Produkte, die man nicht regelmäßig zu sich nehmen sollte, beispielsweise künstliche Farb- und Aromastoffe, die meisten Rapsöle und Lebensmittel mit Zucker- und Salzzusatz. Wenn man einen nur leicht gedämpften Brokkoli mit einem Brokkoli vergleichen würde, der eine halbe Stunde lang gekocht worden ist, würde man deutlich erkennen, dass der verkochte Brokkoli weniger Prana oder Qi enthält als der hellgrüne, noch intakte Kohl. Wenn man Wasser frisch aus einer Quelle trinken und dieses mit gereinigtem Wasser vergleichen würde, wäre auch hier ein deutlicher Unterschied erkennbar.

Natürlich müssen wir die Frage, was wirklich gut für uns ist, gegen unser hektisches Leben abwägen. Manchmal lässt es sich gar nicht vermeiden, Essensreste aufzubrauchen. Oft werden Vorräte und Soßen gleich in größeren Mengen zubereitet und eingefroren. Wir sind zu solchen Maßnahmen gezwungen, um Zeit zu sparen, und das ist auch durchaus sinnvoll. Suchen Sie beim Einkauf von Zutaten für die oben erwähnten Soßen und Brühen möglichst nach nicht gentechnisch veränderten Bioprodukten und essen Sie wann immer möglich frische Lebensmittel aus Ihrer Region. Eine Mohrrübe, die bis zu Ihrem Heimatort 5000 Kilometer zurücklegen musste, hat weniger Prana als eine in Ihrer Region angebaute Bio-Mohrrübe, die anderthalb Kilometer von Ihrem Wohnort entfernt gerade das Licht der Welt erblickt hat. Etwas, das Sie zu Hause zubereiten, wird höchstwahrscheinlich besser für Sie sein als irgendeine Mahlzeit in einem Restaurant. Schließlich weiß man nie, wie es um den Gesundheitszustand oder die Gedanken und Absichten des Küchenchefs bestellt ist, wenn man auswärts isst. Die Energie aus seinem Geistkörper kann auf feinstofflicher Ebene in das Essen eindringen und tut dies auch. Also tun Sie das Beste, was Sie können: Wenn Ihnen gerade keine frischen Lebensmittel zur Verfügung stehen, suchen Sie nach der besten Alternative für sich und Ihre Familie.

Denken Sie aber bitte daran, dass all das Gesagte nur grobe Richtlinien abbilden kann, die die meisten Menschen natürlich nicht alle genau befolgen können; doch Informationen darüber zu haben, wie Sie Ihrem größten Wohlbefinden am besten dienen können, lohnt sich – zumindest für die Fälle, in denen Sie sich daran halten können. Ich bin hier – wie so oft – eine große Befürworterin des goldenen Mittelwegs.

Ernährungsempfehlungen für das Vata-Dosha

Für Vata-Typen eignen sich leicht verdauliche, feuchte, warme, ölige Lebensmittel. Denken Sie daran, dass die Haupteigenschaften von Vata kalt, rau, trocken und leicht sind, sodass alles, was diese Eigenschaften hat, Vata verstärkt, und alles, was die entgegengesetzten Eigenschaften besitzt, Vata beruhigt. Die Geschmacksrichtungen, die Vata vermindern, sind süß, salzig und sauer. Aromen, die Vata verstärken, sind bitter, scharf und zusammenziehend.

Die nun folgende Liste ist nicht vollständig und enthält – abgesehen von ein paar Ölen, auf die man verzichten sollte – nur die jeweils empfehlenswerten Nahrungsmittel. Normalerweise mag ich keine Lebensmittellisten; aber da jeder sie haben möchte, stelle ich sie Ihnen hier zur Verfügung. Sie sollten jedoch lernen, die Stimme Ihres Körpers immer mehr zu verfeinern und letztendlich ihr zu folgen.

Folgende Lebensmittel gleichen das Vata-Dosha aus:

Obst (frisch, gekocht oder eingeweicht)

- Ananas
- Äpfel
- Aprikosen
- Avocados
- Bananen
- Beeren
- Cantaloupe-Melonen
- Datteln
- Dörrpflaumen
- Feigen
- Grapefruit
- Kirschen
- Kiwis
- Kokosnüsse
- Limetten
- Mangos
- Melonen
- Orangen
- Papayas
- Pfirsiche
- Pflaumen
- Rosinen
- Weintrauben
- Zitronen

Gemüse (nur gegart)

- brauner Senf
- Brunnenkresse
- Erbsen
- Fenchel
- grüne Bohnen
- grüne Chilis
- Gurken
- Kürbis
- Lauch
- Mohrrüben
- Okra
- Pastinaken
- Rote Bete
- schwarze Oliven
- Spargel
- Spinat
- Steckrüben
- Süßkartoffeln
- Zucchini

Getreide

- Amaranth
- Hafer
- Quinoa
- Reis
- Seitan
- Weizen

Hülsenfrüchte

- Miso
- Mungbohnen
- rote Linsen
- Tofu

Milchprodukte

- Butter
- Buttermilch
- Ghee
- Hüttenkäse
- Käse
- Ziegenmilch
- Kuhmilch (kochen, dann Haut abschöpfen und die Milch im Kühlschrank aufbewahren)

Fleisch und Fisch

- Büffel
- dunkles Hühnerfleisch
- dunkles Putenfleisch
- Eier
- Garnelen
- Lachs
- Rind
- Sardinen
- Thunfisch

Nüsse und Kerne

- Cashewkerne
- Chiasamen
- Erdnüsse
- Kürbiskerne
- Leinsamen
- Macadamianüsse
- Mandeln
- Paranüsse
- Pekannüsse
- Pinienkerne
- Pistazien
- Sesamsamen
- Sonnenblumenkerne
- Walnüsse

Öle (alle außer den folgenden Ölen sind geeignet)		
• Leinöl • Maisöl	• Rapsöl	• Sojaöl
Gewürze		
• Anis • Asant (Hing) • Basilikum • Curry • Estragon • Fenchel • Gewürznelken • Ingwer • Kardamom	• Koriander • Kreuzkümmel • Kümmel • Majoran • Muskat • Orangenschale • Oregano • Piment • Rosmarin	• Salbei • Salz • schwarzer Pfeffer (in Maßen) • Senf • Süßholz • Zimt

Ernährungsempfehlungen für das Pitta-Dosha

Für Pitta-Typen sind kühle, kühlende, dichte, erdige und nahrhafte Lebensmittel gut geeignet. Denken Sie an die Haupteigenschaften von Pitta: heiß, scharf, intensiv und leicht. Alles, was diese Eigenschaften hat, verstärkt Pitta; alles, was die entgegengesetzten Eigenschaften besitzt, beruhigt es. Die Geschmacksrichtungen, die Pitta vermindern, sind süß, bitter und zusammenziehend; die Aromen, die es verstärken, sind scharf, sauer und salzig.

Die folgende Liste ist nicht vollständig und enthält nur die Lebensmittel, von denen Pitta-Typen sich vorzugsweise ernähren sollten. Bitte beachten: Obwohl Pitta-Typen empfindlich auf heiße, leichte und scharfe Nahrungsmittel reagieren, sind in dieser Liste einige entsprechende Gewürze enthalten, weil sie möglicherweise kühlend wirken. Und denken Sie auch daran: Statt sich auf Lebensmittellisten zu verlassen, sollten Sie lieber lernen, aufmerksam auf Ihren Körper zu hören und sich daran zu halten, was er Ihnen sagt.

Folgende Lebensmittel gleichen das Pitta-Dosha aus:

Obst (sollte immer reif und süß gegessen werden)

- Ananas
- Äpfel
- Aprikose
- Avocados
- Beeren
- Birnen
- Datteln
- Dörrpflaumen
- Feigen
- Kirschen
- Kokosnüsse
- Melonen
- Pflaumen
- Rosinen
- Wassermelonen

Gemüse (vor allem süße und bittere Sorten)

- Blattsalat
- Blumenkohl
- Brokkoli
- Erbsen
- grüne Bohnen
- grüne Paprika
- grünes Blattgemüse
- Gurken (wenn Ihr Agni stark ist)
- Kopfkohl
- Kürbis
- Lauch (gegart)
- Okra
- Petersilie
- Pilze
- Rosenkohl
- Sellerie
- Spargel
- Sprossen
- Süßkartoffeln
- Zucchini

Getreide

- Gerste
- Hafer
- Reis
- Weizen

Hülsenfrüchte

- Adzukibohnen
- Kichererbsen
- Kidneybohnen
- Limabohnen
- Linsen
- Mungbohnen
- Schälerbsen
- schwarze Bohnen
- Soja
- Tempeh
- Tofu

Milchprodukte

- Butter
- Eiklar
- Ghee
- Milch

Fleisch

- Hähnchen
- Pute
- Wild

Nüsse und Kerne

- Kürbiskerne
- Leinsamen
- Mandeln (geschält)
- Sonnenblumenkerne

Öle		
• Kokosöl • Olivenöl	• Sojaöl	• Sonnenblumenöl |"""

Gewürze		
• Dill • Fenchel • Grüne Minze • Kardamom	• Koriander • Korianderkraut • Kurkuma	• Minze • Safran • Zimt

Ernährungsempfehlungen für das Kapha-Dosha

Für Kapha-Typen eignen sich leicht verdauliche Lebensmittel, die leicht, trocken und wärmend sind. Denken Sie daran: Die Haupteigenschaften von Kapha sind kühl, schwer und feucht. Alles, was diese Eigenschaften hat, verstärkt Kapha, und alles, was entgegengesetzte Eigenschaften besitzt, beruhigt Kapha. Die Geschmacksrichtungen, die Kapha vermindern, sind scharf, bitter und leicht zusammenziehend; die Aromen, die es verstärken, sind süß, sauer und salzig.

Die folgende Liste ist keineswegs vollständig und enthält nur die Lebensmittel, von denen Kapha-Typen sich vorzugsweise ernähren sollten. Es ist immer am besten zu lernen, auf seinen Körper zu hören.

Folgende Lebensmittel gleichen das Kapha-Dosha aus:

Obst		
• Äpfel • Aprikosen • Birnen • Dörrpflaumen	• Feigen • Granatäpfel • Himbeeren • Kirschen	• Limetten • Pfirsiche • Preiselbeeren • Zitronen

Gemüse (bittere und/oder scharfe Gemüsesorten)

- Blattsalat
- Blumenkohl
- Brokkoli
- Chilis
- grünes Blattgemüse
- Knoblauch
- Kohl
- Lauch
- Mais
- Mohrrüben
- Paprika
- Rettich
- Rosenkohl
- Rote Bete
- Sellerie
- Spargel
- Spinat
- Sprossen
- Steckrüben
- Zwiebeln

Getreide

- Amaranth
- Buchweizen
- Dinkel
- Gerste
- Haferkleie
- Hirse
- Mais
- Quinoa
- Roggen
- Weizenkleie

Hülsenfrüchte

- Adzukibohnen
- Kichererbsen
- kleine weiße Bohnen
- Limabohnen
- Linsen
- Mungbohnen
- Pintobohnen
- Schwarzaugenbohnen
- schwarze Bohnen
- Straucherbsen

Milchprodukte

- idealerweise Ghee, aber nur in Maßen

Fleisch und Fisch

- Eier
- helles Hühnerfleisch
- helles Putenfleisch
- Süßwasserfisch
- Wild

Nüsse und Kerne

- Kürbiskerne
- Sonnenblumenkerne

Öle

- Distelöl
- Ghee
- Leinöl
- Maisöl
- Mandelöl

Gewürze

- alles außer Salz

10

Entgiftung im Wechsel der Jahreszeiten

Einer der Vorteile des Ayurveda ist, dass er ein gut durchdachtes, bewährtes Behandlungsprotokoll zur Beseitigung von unerwünschten Substanzen oder Ama aus dem Körper anbietet. Auch in der chinesischen Medizin gibt es ein Konzept zum Thema Giftstoffe; doch diese werden in den klassischen Texten als Hitze- oder Feuertoxine beschrieben, die nur schwere Hitze (welche die Flüssigkeiten erschöpft) oder – aus ayurvedischer Sicht – Pitta-Ungleichgewichte (die Kapha verzehren) umfassen und nicht die Norm sind. In der chinesischen Medizin ist das, was Ama oder einer schleichenden, chronischen Ansammlung von Giftstoffen am nächsten kommt, Feuchtigkeit und Schleim. Um chronische Feuchtigkeit und Schleim zu behandeln, empfehlen Ärzte für chinesische Medizin, bestimmte Nahrungsmittel zu meiden und andere bevorzugt zu essen; und schließlich verordnen sie Heilpflanzenrezepturen, um den Überschuss an Feuchtigkeit und Schleim einzudämmen. Sie haben zwar eine klinische Vorgehensweise für das, was die Inder als Beseitigung von Ama aus dem Körper bezeichnen; doch die Stoffe, auf die diese Therapien abzielen, werden nicht als Giftstoffe, sondern als ungesunde Ansammlung natürlicher Substanzen im Körper angesehen. Normalerweise handelt es sich dabei um Feuchtigkeit, die sich oft mit Wärme vermischt, oder um ein Problem mit dem Flüssigkeitshaushalt.

Im modernen westlichen Denken werden Giftstoffe entlang eines Spektrums betrachtet. Da gibt es zum Beispiel das subjektive Gefühl, mit Giftstoffen belastet zu sein, wenn man nicht täglich Stuhlgang hat oder zu viel Junkfood in sich hineinstopft. Ferner gibt es eine tatsächliche Giftstoffbelastung durch Pestizide, Schwermetalle oder Strahlen, die möglicherweise eine ernsthaftere schulmedizinische Behandlung erfordert. Das vage, subjektive Gefühl einer Belastung mit Giftstoffen (oder ein geistiger Eindruck oder eine Angst davor) veranlasst Menschen zu dem Versuch, ihren Körper auf verschiedenste Art und Weise innerlich zu reinigen oder zu entgiften. Diese Methoden beruhen normalerweise auf dem aktuellen Modetrend der »Entschlackung« und berücksichtigen nur selten das uralte bewährte Konzept der Konstitution. Diese Bemühungen um eine innere Reinigung des Organismus können durchaus dazu führen, dass man sich wohler fühlt, doch hält diese Wirkung in der Regel nicht lange an; und sie können auch zu einem noch größeren Ungleichgewicht führen und manchmal sogar sofortige unerwünschte Nebenwirkungen verursachen.

Die meisten Menschen führen im Grunde eine Art Saftfasten oder irgendeine andere Fastenkur durch. Wenn ihr Agni geschädigt ist, sich Ama oder Giftstoffe in ihrem Körper angesammelt haben und keine Probleme mit der Blutzuckerregulation vorliegen, werden sie sich während so einer Kur wahrscheinlich fantastisch fühlen. Sie werden mehr Energie, einen deutlich erhöhten Stoffwechsel und entsprechend mehr Ausscheidungen haben. Möglicherweise fühlen sie sich dann auch leichter und haben das Gefühl, weniger Schlaf zu brauchen. Einerseits geben sie ihrem Körper damit eine Erholungspause vom Essen und dem Konsum von Einfachzuckern. Andererseits ändert diese kleine Auszeit aber nichts an der Tatsache, dass ihr Agni geschädigt ist und dass sich in ihrem Körper Ama angesammelt hat; sie spüren nur eine Zeit lang nichts davon. Und dieser Energieschub, dieses Gefühl der Leichtigkeit kann in Wirklichkeit der Anfang dessen sein, was letzten Endes zu einer regelrechten Fastensucht führt, die wiederum ein echtes Vata-Ungleichgewicht verursacht.

Agni und Ama sind hundertprozentige Gegensätze. Agni muss nicht gedämpft oder unterdrückt, sondern beschützt und entfacht werden. Ama hat aber leider eine dämpfende oder unterdrückende Wirkung auf Agni – so lange, bis dieses sich schließlich nicht mehr dagegen wehren kann und infolgedessen noch mehr Ama entsteht. Die Eigenschaften von Agni sind heiß, scharf, leicht, trocken, feinstofflich, klar, stabil und duftend. Die Eigenschaften von Ama sind dumpf, schwer, zähflüssig, nass, grobstofflich, klebrig, schleimig, sich ausbreitend, stagnierend und faulig. Ama wird man nicht so leicht los; oft setzt es sich richtig im Körper fest und kann zu Entzündungen oder Hitze führen. Dann wird es durch die Hitze gekocht und bäckt noch stärker im Inneren des Körpers an. Gerade deshalb ist es so wichtig, ein gut durchdachtes Verfahren zu haben, mit dem Ama sich lösen und aus dem Körper entfernen lässt. Danach muss der Körper mit gesunden Flüssigkeiten und Geweben und transformierender Energie wieder aufgebaut werden. Im Ayurveda bewirkt man dies, indem man Ama und aus dem Gleichgewicht geratene Doshas aus ihren Verstecken sanft und behutsam in den Verdauungstrakt hineinlockt, damit sie ausgeschieden werden können.

Panchakarma

Panchakarma ist der Sanskrit-Begriff für eine ayurvedische Entgiftungs- oder Reinigungskur und wird oft zur Unterstützung des als *Rasayana* (Verjüngung und Langlebigkeit) bekannten Zweigs des Ayurveda praktiziert. Wie in Kapitel 1 erwähnt, bedeutet *Pancha* »fünf« und *Karma* »Handlung«. Diese tief greifende ayurvedische Entgiftung umfasst fünf Handlungen zur Reinigung des Körpers durch Ausgleich der Doshas. Diese fünf Aktionen sind: *Vamana* oder *Emesis* (therapeutisches Erbrechen), *Virechana* oder Abführen und *Basti* oder Einlauf (zum Zweck der Darmreinigung), *Nasya* oder Nasenreinigung und *Rakta Mokshana* oder Aderlass. Klingt nach einer ziemlich durchgreifenden Maßnahme, nicht wahr? Ist es auch. Eine echte Entgiftung des Körpers ist ein komplizierter Prozess, der klinische Fähigkeiten und erfahrene Ärzte erfordert, weil es sich dabei nicht um ein Einheitsverfahren handelt. Jeder Patient braucht eine genau auf seine individuellen Bedürfnisse zugeschnittene Behandlung. Echtes Panchakarma ist nach meinen bisherigen Erfahrungen und Nachforschungen kaum außerhalb Indiens zu finden. Viele dieser Techniken kann weder ein Massagetherapeut noch ein lizenzierter Akupunkteur durchführen.

Die Tatsache, dass Panchakarma für die meisten Menschen im Westen nicht zugänglich ist, macht das Konzept der Befreiung des Körpers von Ama aber noch lange nicht nutzlos oder unverständlich. Es gibt durchaus Maßnahmen, die wir ergreifen können, um neu anzufangen: nämlich kurze Reinigungskuren, die man gefahrlos in den eigenen vier Wänden durchführen kann, sowie Lebensstiländerungen und langfristige Modifikationen unserer Ernährung, die in den Lehren des Ayurveda verankert sind. Wir können viele Techniken zur Entgiftung und Verjüngung, die in den klassischen Texten beschrieben sind, auf gefahrlose, sanfte Art und Weise in unser Leben einbauen und regelmäßig durchführen. Für Menschen, die eine tief greifendere innere Reinigungskur absolvieren möchten, gibt es ayurvedische Ärzte aus Indien mit BAMS-Studienabschluss, die ihre Patienten vielleicht im Rahmen von Einzeltherapiesitzungen zur Durchführung intensiverer oder komplizierterer Entgiftungstechniken bei sich zu Hause anleiten können.

Was im Westen als ayurvedische Entgiftungskur in den eigenen vier Wänden populär geworden ist, ist in Wirklichkeit *Purvakarma*, vielleicht mit einer Beimischung von Panchakarma-Praktiken wie leichtem Abführen, Einläufen oder Nasya-Behandlungen gegen Ende der Kur. *Purva* bedeutet »vorher«. Somit führt man Purvakarma in Indien durch, um den Körper auf Panchakarma vorzubereiten. Dabei handelt es sich um eine Vorbereitungsphase mit einfacher Ernährung, nur leichter körperlicher Aktivität und Anwendung von viel medizinischem Öl (sowohl innerlich als auch äußerlich).

Auch leichtes, ärztlich überwachtes Schwitzen vom Hals abwärts ist ein Bestandteil von Purvakarma. Bei diesem als *Swedana* bezeichneten Verfahren sitzt der Patient in einer Kiste, aus der sein Kopf jedoch herausschaut. Aus ayurvedischer Sicht ist es nicht empfehlenswert, den Kopf zu erhitzen wie in einer westlichen Sauna, was als ungesund gilt. Das leichte Schwitzen wird durchgeführt, weil die Kombination aus Schwitzen und Ölmassage unausgewogene Doshas und Ama sanft dazu anregt, sich aus den Geweben, in denen sie sich angesammelt haben, zu lösen, sodass sie zur Ausscheidung in den Verdauungstrakt gelangen können. Bei der Ölbehandlung wird auf verschiedene Art und Weise warmes medizinisches Öl auf den Körper aufgebracht, oft von zwei Therapeuten gleichzeitig. Dieses Öl dringt tief in den Körper ein und bindet fettlösliche Giftstoffe im tiefer liegenden Gewebe. Die Kombination aus Ölbehandlung und leichtem therapeutischen Schwitzen trägt dazu bei, die Kanäle für die innere Reinigung zu erweichen und zu öffnen. Außerdem beruhigt die Ölmassage den Geist und entspannt und stärkt den Körper für die nächste Phase des Reinigungsprozesses. Immer mehr lizenzierte Massagetherapeuten in den USA sind in der Durchführung solcher Ölbehandlungen ausgebildet.

Purvakarma ist ein wichtiger Bestandteil des Entgiftungsprozesses. Ayurvedaärzte wissen, dass es schädlich ist, den Körper völlig unvorbereitet einer Entgiftungskur zu unterziehen. Das ist genauso, wie wenn man versuchen würde, einen Topf mit angebackenem Fett ohne Topfbürste oder Spülmittel, sondern einfach nur mit kaltem Wasser zu säubern. Wenn sich Ama im Körper festgesetzt hat, braucht man die richtige Menge an Hitze und Gleitmittel, um dieses Ama zu lockern, und die richtige Ernährung und Körperarbeit sowie die richtigen Heilpflanzen, um es aus dem Organismus »herauszukratzen«. Die Tatsache, dass warmes Öl entspannend auf das Nervensystem wirkt, ist ein zusätzlicher Vorteil. Entspannung ist wichtig, um den Geist ins Gleichgewicht zu bringen; und es ist auch viel einfacher, in bestimmte Bereiche des Körpers einzudringen, wenn dieser entspannt ist, da Spannung dazu beiträgt, die unausgewogenen Doshas und Giftstoffe an Ort und Stelle zu halten. Wenn man sich einem Entgiftungsprozess unterzieht, kann der Geist dadurch leicht gestört oder aufgewühlt werden. Also muss man sich dabei ganz sanft und behutsam, mit Vertrauen und Geduld, vorarbeiten. Wenn man den Körper zur Ausscheidung von Giftstoffen zwingt, kann das viele negative psychische Auswirkungen wie beispielsweise Schlafstörungen, Nervosität und Ängste haben. Im Grunde genommen kann dadurch ein Vata-Ungleichgewicht entstehen und das Agni noch mehr geschädigt werden.

Die aus dem Gleichgewicht geratenen Doshas müssen aus ihrem Dornröschenschlaf an den Stellen des Körpers, wo sie nicht hingehören, vertrieben und zur Ausscheidung in den Verdauungstrakt transportiert werden. Es hat zum Beispiel keinen Sinn, therapeutisches Erbrechen durchzuführen, bevor sich Kapha im Magen befindet, oder abzuführen, wenn Pitta noch nicht in den Dünndarm hineingewandert ist. Deshalb ist Purvakarma so wichtig.

Im Anschluss an Purvakarma werden die oben beschriebenen fünf Haupthandlungen des Panchakarma durchgeführt: Vamana, Virechana, Basti, Nasya und Rakta Mokshana. Dies ist die zweite von drei Stufen einer klassischen Panchakarma-Kur. *Pradhana* bedeutet »Haupt-« oder »am wichtigsten«. Somit bedeutet *Pradhana Karma* so viel wie die »wichtigsten Handlungen« des Panchakarma.

Der dritte Aspekt der ayurvedischen Entgiftungskur ist *Paschatkarma* – die Rehabilitationsmaßnahmen nach dem Panchakarma. Das ist eine Zeit des Ausruhens und der Verjüngung. Im Anschluss an Purvakarma und Pradhana Karma hat der Körper große Ähnlichkeit mit einem unbeschriebenen Blatt. Er wird nun langsam und allmählich genährt, um seine Energie wiederaufzubauen, indem man dem Patienten leicht verdauliche Getreidesuppen und anregende, Agni bildende Heilpflanzen verabreicht. Durch den Wiederaufbau oder das Entfachen von Agni kann der Körper wieder richtig transformieren und dadurch einer weiteren Ansammlung von Ama vorbeugen. Wenn jemand sich in ein gutes Panchakarma-Zentrum in Indien begäbe, würde dieser gesamte Prozess (vor allem beim ersten Mal) etwa 30 bis 40 Tage dauern, je nachdem, wie viel Ama sich im Körper des Patienten angesammelt hat und wie stark sein Agni ist. *Ayurveda* bedeutet »Weisheit vom Leben«. Dabei darf man nichts überstürzen. Oder um es mit den Worten von Laotse im *Tao Te King* auszudrücken, der ungefähr Folgendes gesagt hat: »Die Natur eilt nicht und doch ist alles vollbracht.« Die Menschen hetzen sich ab, aber was wird dadurch schon an Bedeutsamem erreicht?

Natürlich kann der Durchschnittsbürger sich nicht einen Monat Urlaub nehmen, um sich auf der anderen Seite der Welt massieren und mit Abführmitteln behandeln zu lassen. Vielleicht ist das der Grund, warum die chinesischen Heilkundigen früherer Zeiten diesen Zweig der Medizin nicht weiterentwickelt oder übernommen haben: Er war ihnen einfach zu aufwendig oder es ging ihnen mehr um die praktische Durchführbarkeit. Vielleicht befanden sie sich aber auch zu sehr im Überlebensmodus, um Zeit in die Erforschung von etwas zu investieren, was man sich heutzutage nur mit besonderen Privilegien und einem hohen verfügbaren Einkommen leisten kann. Oder vielleicht bemühten sie sich so verzweifelt darum, einen gewissen Anschein von Gesundheit in der Bevölkerung aufrechtzuerhalten, dass sie auf diese Idee völlig verzichtet haben. In der chinesischen Kultur gibt es jedoch das Konzept der Langlebigkeit und auch Praktiken, die man zu diesem Zweck durchführen kann und die der Idee der Verjüngung im Ayurveda oder der Aufbauphase des Paschatkarma entsprechen.

Obwohl die meisten Menschen in ihrem Leben niemals eine vollständige ayurvedische Entgiftung und Verjüngung erfahren werden, gibt es doch eine Alternative: Wir können uns sanft und schrittweise innerlich reinigen, unser Umfeld und unseren Lebensstil allmählich immer mehr verbessern und schädliche ursächliche Faktoren dadurch auf ein Minimum reduzieren. Viele Menschen führen regelmäßige saisonale Entschlackungskuren, regelmäßige Purvakarmas, in Kombination mit ein bisschen Panchakarma und Paschatkarma durch. Diese Kuren kann man bei Bedarf theoretisch zu jedem Jahreszeitenwechsel anwenden, sollte dies idealerweise jedoch im Vorfrühling und frühen Herbst tun. Das liegt daran, dass die Qualitäten der Veränderung in diesen beiden Jahreszeiten die Freisetzung von Giftstoffen aus dem Körper stark fördern. Die heilkundigen Menschen früherer Zeiten waren versiert genug, um die vielen Facetten unserer wechselseitigen Beziehung zur »Außenwelt« wahrzunehmen, und zwar unabhängig von den Feinheiten. Aus diesem Wissen leiteten sie die besten Zeiten im Jahreszyklus ab, um den Körper aufzubauen oder zu reinigen.

Ritucharya: richtiges Verhalten zu den jeweiligen Jahreszeiten

Ritucharya ist der Begriff für ein Leben in harmonischem Einklang mit den Jahreszeiten. *Ritu* bedeutet »Jahreszeiten« und mit *Charya* wird eine Routine bezeichnet, an die man sich halten sollte. Ritucharya beruht auf der Auswirkung, die die Stärke der Sonneneinstrahlung in ihrer jährlichen Umlaufbahn auf die Erdatmosphäre hat. Meist wird dies so interpretiert, dass es mehr mit den Wetterverhältnissen zusammenhängt. Witterungsmuster machen uns anfällig für bestimmte Schwächen. Wenn wir ziemlich gut im Gleichgewicht sind, werden Wetterveränderungen keine allzu starken Auswirkungen auf uns haben. Trotzdem sollten wir die Prinzipien des Ritucharya befolgen, um uns unser Wohlbefinden zu erhalten. Wenn bei uns jedoch ein oder mehrere Doshas ziemlich stark aus dem Gleichgewicht geraten sind, werden wir Veränderungen des Wetters und der Jahreszeiten deutlich zu spüren bekommen. Je nach vorliegendem Ungleichgewicht kann ein bestimmter Jahreszeitenwechsel sich dann besonders negativ auf uns auswirken.

Die jahreszeitlichen Faktoren, die uns vielleicht zu schaffen machen, sind eine Folge der tieferen, subtileren Wirkung der einjährigen Reise der Erde um die Sonne und der befeuchtenden oder austrocknenden Wirkung der Sonne auf unsere Atmosphäre. Der Winkel, den die Erde zur Sonne bildet, ist das Fundament von Ritucharya. Das Wetter, das in einer bestimmten Jahreszeit herrscht, und seine Eigenschaften – wie beispielsweise kalt, heiß, windig oder feucht – wirken sich zwar auch auf uns aus; doch das sind eher sekundäre Probleme oder Symptome, die unseren Körper und unseren Geist stark beeinflussen können oder eben auch nicht. Der Körper reagiert naturgemäß auf die Hitze oder Kälte in der Luft, indem er sich innerlich abkühlt oder erwärmt, um sich ins Gleichgewicht zu bringen. Ein gutes Beispiel dafür ist Agni, das in unserem Körper im Herbst stärker wird als Ausgleichsmechanismus zur Abkühlung des Wetters in der Außenwelt. Außerdem befindet sich die Erde oberhalb des Äquators noch in der Mondzeit, wenn Pitta im Körper aufsteigt, und Mondlicht wirkt naturgemäß beruhigend auf Pitta. Das ist ein ganz hervorragender Ausgleichsmechanismus.

Jede Jahreszeit hat bestimmte Eigenschaften, die eines der Doshas verstärken oder vermindern. Das entspricht einer Zunahme oder Abnahme der fünf Elemente. Die Zunahme bestimmter Eigenschaften in der Natur kann dazu führen, dass ein Dosha sich ansammelt, übermäßig verstärkt und dann wieder beruhigt. Der Körper ist so eingerichtet, dass er die Veränderung des Sonnenlichts oder das Vorherrschen von Mondlicht,

Trockenheit, Nässe, Kälte und Hitze spürt und sich daran anpasst, um die Homöostase aufrechtzuerhalten. Nur wenn das Ungleichgewicht zu groß ist, als dass der Rhythmus der Natur es beruhigen könnte, bleibt es das ganze Jahr über bestehen und verschlimmert sich schon durch geringfügige Änderungen des Luftdrucks, des Wetters oder sogar der Tageszeit.

Es ist wichtig zu erklären, warum der Ayurveda Entgiftungskuren zu bestimmten Jahreszeiten empfiehlt und was für Zeiten das sind. Viele Menschen führen solche Kuren planlos zu irgendeiner Jahreszeit durch und wenden dabei womöglich auch noch Praktiken an, die ihrer Konstitution schaden können. Ein Beispiel dafür wäre ein Mensch mit zu starkem Vata, der im Spätsommer oder Herbst eine Darmreinigung durchführt. Das ist die Zeit, um die das Vata-Dosha sich naturgemäß auf seinem Höhepunkt befindet und allmählich in die Phase übergeht, in der es eigentlich zur Ruhe kommen sollte. Stattdessen spült dieser Mensch seinen Dickdarm (den Sitz von Vata im Körper) mit klarem Wasser (nicht nahrhaft genug, um Vata ins Gleichgewicht zu bringen), ohne sich richtig darauf vorzubereiten (Purvakarma) oder seinem Körper anschließend die richtige Nahrung zu geben (Paschatkarma) – und das auch noch während der besonders kräftezehrenden Jahreshälfte am Übergang zur kältesten Zeit des Jahres. Solche Menschen verstärken ihr Vata viel zu sehr, erzeugen einen leeren Raum in ihrem Körper (Vata ist Raum und Luft) und schwächen ihren Organismus.

Dann gehen sie mit verstärkten statt beruhigten Vata-Eigenschaften in den Winter (kalt und trocken) und in die im Haus herrschende trockene Wärme hinein. Infolgedessen wird Vata das ganze Jahr über nicht beruhigt und scheint in diesem Winter und das ganze darauffolgende Jahr hindurch – bis in den Herbst hinein – viel zu stark zu sein. Wenn dann die Ansammlungsphase von Vata nach dem Frühling beginnt, hat dieser Mensch wahrscheinlich eine schlimmere Vata-Störung als im Vorjahr und fühlt sich dadurch so unruhig und erschöpft, dass er glaubt, durch das viele Essen im Winter hätten sich zu viele Giftstoffe in ihm angesammelt, weshalb er seinen Körper im Sommer, wenn Vata sich naturgemäß ansammelt, erneut entgiften möchte – ein Teufelskreis. Eine Darmreinigung muss allerdings nicht unbedingt immer zu einem starken Ungleichgewicht führen.

Das oben skizzierte Szenario dient lediglich als Beispiel für die unzähligen Möglichkeiten, wie wir unabsichtlich zu unserem eigenen Ungleichgewicht beitragen können, wenn wir etwas zum falschen Zeitpunkt tun oder wenn eine bestimmte Therapie für unsere individuelle Konstitution nicht geeignet ist.

Und nun wollen wir uns die Aufteilung des Jahres einmal genauer anschauen. Es untergliedert sich in zwei Hälften. Die erste Hälfte beginnt um die Wintersonnenwende und dauert bis zur Sommersonnenwende. Das ist die Zeit des Lichts, da zu dieser Jahreszeit auf einem größeren Teil der Erde mehr Tageslicht herrscht, zumindest auf der Nordhalbkugel. Aufgrund der Zunahme der Sonneneinstrahlung erlebt die Erde jetzt eine Umwandlung von Wasser: Verdunstung. Es gibt zu dieser Zeit auch viele Stürme mit starken Böen. Außerdem wird es, wenn wir uns dem Sommer nähern, draußen heißer. Die erhöhten Temperaturen erhitzen den Körper, wodurch Kapha (Wasser) verdunstet und Vata (Luft) zunimmt. Daher führt diese Jahreszeit zu einer vermehrten inneren Trockenheit. Das ist die Sonnenhälfte des Jahres, die von ihrem Charakter her Yang ist, weil es in dieser Zeit mehr Licht, Hitze, Strahlung und Ausdehnung gibt. Die in dieser Jahreszeit vorherrschenden Doshas sind zunächst Kapha und Vata und – später im Sommer – Vata und Pitta. Dies macht sich auf körperlicher Ebene als langwierige Erkältungen und Grippen im Spätwinter, Allergien mit Schleimabsonderung im Frühjahr und Schwäche, Schlafstörungen, Dehydrierung und Trockenheit im Sommer bemerkbar.

In der zweiten Jahreshälfte werden die Tage immer kürzer. Der der Sonne zugewandte Teil der Erde ist von kurz nach der Sommersonnenwende (Ende Juni) bis ungefähr zur Wintersonnenwende (Ende Dezember) kleiner. Diese Phase gilt als die feuchte Zeit des Jahres. Es gibt nicht mehr so viel Sonnenenergie, die Wasser verdampfen lässt. Die Tage sind kürzer, die Nächte länger und es herrscht häufiger stürmisches Wetter. Diese Jahreszeit beginnt warm, kühlt sich aber ab dem Spätsommer bis in den frühen Herbst hinein ab. Das ist die lunare oder vom Mond beherrschte Zeit. Der Mond wird mit Wasser, dem Weiblichen und Yin-Energien in Verbindung gebracht. Das ist eine Zeit, in der die körperliche Energie abnimmt – in der zuerst Vata und dann Pitta vorherrschen und

Ärzte viele Schübe chronischer Entzündungen und mit Wind zusammenhängende Zustände beobachten. Diese Zeit beginnt im Juli und dauert bis Mitte Januar.

Was den Einfluss der Doshas (siehe Abbildung auf Seite 330) betrifft, so beginnt Kapha sich im Spätwinter (ungefähr von Mitte Januar bis Mitte März) anzusammeln. Im Frühjahr, von Mitte März bis Mitte Mai, verstärkt Kapha sich übermäßig und beruhigt sich dann im Früh- bis Hochsommer (von Mai bis Juli) wieder. Im Hochsommer beginnt Vata sich anzusammeln, nimmt im Spätsommer (von Juli bis Mitte September) übermäßig zu und beruhigt sich im Herbst wieder. Im Spätsommer (von Mitte Juli bis Mitte September) beginnt schließlich Pitta sich im Körper anzusammeln, nimmt im Herbst, also von September bis Ende November, übermäßig zu, um sich dann vom Anfang bis zur Mitte des Winters (Mitte November bis Mitte Januar) wieder zu beruhigen.[54] Anschließend beginnt dieser Zyklus sich wieder von vorne zu wiederholen.

Denken Sie daran, dass Doshas oder Elemente in einem Menschen zu jeder Jahreszeit aus dem Gleichgewicht geraten können. Ein weiterer Faktor, der zu diesem Phänomen beiträgt, ist, dass es manchmal tatsächlich einige Zeit braucht, bis die Energetik der vorherrschenden Kraft, die gerade am Werk ist, sich nach außen hin manifestiert. Zunächst ist sie vielleicht nur im Puls spürbar. Ein gutes Beispiel dafür ist jemand, der unter Stress oder starkem emotionalem Druck steht beziehungsweise gerade mit einer großen Veränderung in seinem Leben konfrontiert ist, aber trotzdem das Gefühl hat, sich und sein Leben gut im Griff zu haben und auch für Außenstehende diesen Anschein erweckt. Erst wenn er diese schwierige Zeit hinter sich hat, beginnt der Zusammenbruch. Dieser kann sich in beliebig vielen physischen oder geistigen Mustern oder Krankheiten äußern.

Wenn man die Auswirkungen der Jahreszeiten auf Körper und Geist betrachtet, muss man als Unterzyklen des Jahreszyklus der Sonne auch die klimatischen Bedingungen berücksichtigen. Gilt eine bestimmte Region als Wüste oder gemäßigte Klimazone? Liegt sie auf Meereshöhe oder befindet sie sich in einer Höhenlage? Auch globale Witterungsmuster wie El Niños, die sich in manchen Jahren verändern, können unser inneres

Gleichgewicht beeinflussen. Also müssen wir bei der Beurteilung unserer selbst oder eines Patienten Tageszyklen, Mondzyklen, Sonnenzyklen und Lebenszyklen in Kombination mit Umwelt, Lebensstil und dem derzeitigen Vikruti oder konstitutionellen Ungleichgewicht der betreffenden Person berücksichtigen. Diese Faktoren sind auch für die Entscheidung wichtig, ob und wann man eine Entgiftungskur durchführen sollte. Doch bevor wir uns darüber Gedanken machen, ist es sinnvoll, dass wir uns zunächst ein bisschen näher mit den Jahreszeiten beschäftigen.

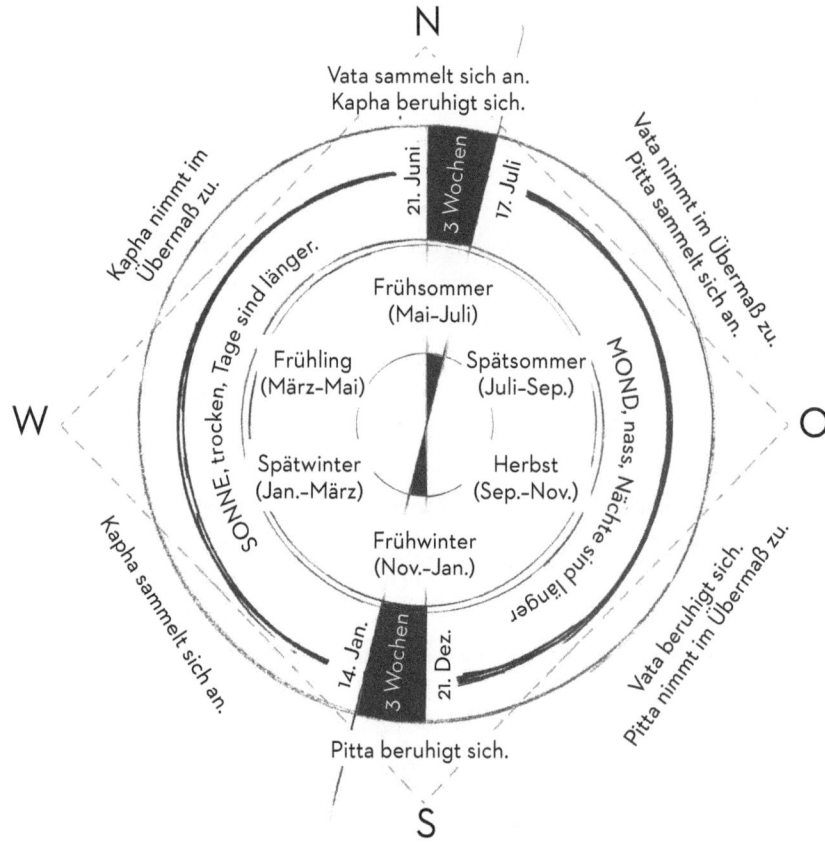

Übersicht über die Ansammlung, übermäßige Zunahme und Beruhigung der Doshas

Frühling

Laut Ayurveda ist der Jahreszeitenwechsel der beste Zeitpunkt für eine Entgiftungskur. Je nach eigener Konstitution und dem Muster des Ungleichgewichts, unter dem man leidet, eignet sich ein bestimmter Jahreszeitenwechsel vielleicht besonders gut für eine Entgiftung. Beim Wechsel der Jahreszeiten bewegt und verschiebt sich nämlich die Energie, was man auch im eigenen Körper spürt. Dadurch kann man die Veränderungen, die eine solche Entgiftungskur mit sich bringt, leichter verkraften und in Zusammenarbeit mit der Energie des Jahreszeitenwechsels die besten Ergebnisse erzielen. Es geht darum, sich jeweils mit der jahreszeitlichen Energie mitzubewegen und diese zu seinem Vorteil zu nutzen. Im Allgemeinen ist der Frühling (normalerweise von Ende März bis Mitte April) meine Lieblingsjahreszeit für eine Entgiftung, weil die Energie der Leber um diese Zeit besonders stark ist und das Kapha-Dosha vorherrscht. Bei manchen Menschen macht sich dieser Umstand vielleicht als Entzündung vom Kapha-Typ oder in Form von Frühlingsallergien bemerkbar.

Der Körper kommt nun aus der Kräfte aufbauenden winterlichen Ruhephase mit ihrem starken Agni heraus und tritt in eine Zeit von abnehmendem Agni und zunehmendem Kapha ein. Die allmähliche Verstärkung bringt auch eine Zunahme der Körpersekretion mit sich. Es ist, als wären wir jetzt ein fruchtbarer Boden, der in Kooperation mit den jahreszeitlichen Gegebenheiten einen guten Gesundheitszustand erzeugt. Wenn man an einer Entgiftungskur interessiert ist, warum dann nicht gleich mit dieser Energie arbeiten, um die Giftstoffe aus den tiefer liegenden Geweben herauszuspülen? Da die Kapha-ähnlichen Sekrete dies sowieso bereits bewirken, sparen wir, wenn wir diese Dynamik nutzen, Körperenergie ein und arbeiten in Synergie mit den natürlichen Prozessen, die in dieser Jahreszeit ohnehin ablaufen. Das Kapha-Dosha ist eine Kombination aus den Elementen Wasser und Erde und im Frühling kann man das Vorherrschen des Erdelements in der Luft regelrecht riechen. Der Boden lockert sich, neues Wachstum regt sich darin und die Erde wird durch die Schnee- und Eisschmelze genährt, bevor sie in die trockene Sommersaison übergeht.

Auch in der chinesischen Medizin gibt es eine Entsprechung zwischen der Reise der Erde um die Sonne und der Wirkung, die diese auf den Körper besitzt. So ziehen die Chinesen Parallelen zwischen den Jahreszeiten und den Elementen unter Berücksichtigung der ihnen jeweils zugeordneten Organe. In der chinesischen Medizin wird der Frühling vom Holzelement und von der Leber beherrscht. Die Chinesen dachten dabei wahrscheinlich an knospende Blätter an den Bäumen und Blütenknospen an Pflanzen. Die Leber korreliert mit dem Holzelement und mit dem Akt des Sich-Ausdehnens, da dies eine der Eigenschaften von Holz ist. Wenn man diese Ausdehnung nicht richtig in Schranken hält, kann sie zu invasiv werden. Das bedeutet, dass diese Überaktivität Milz und Magen bedrängen kann, was Verdauungsprobleme verursacht und Hitze im Zwerchfell erzeugt. Oder sie bedrängt die Lungen, was Hitzezustände zur Folge hat und tiefes Durchatmen erschwert. Die Chinesen empfehlen, im Frühjahr saure Lebensmittel zu meiden und mehr süße Nahrungsmittel zu sich zu nehmen. Das liegt an der haltenden Qualität des sauren Geschmacks, der zu einer Unterbrechung des Energieflusses der Leber und zu einer Stauung führen kann. Diese Stauung kann sich in der Leber (Holz) aufbauen, quer über den Rumpf wandern und Milz beziehungsweise Magen (Erde) in ihrer Aktivität hemmen. Bei gestörter Verdauung im Frühling ist es also hilfreich, den Verzehr von saurem Essen einzuschränken und mehr Süßes zu essen. Ein bisschen Süßes kühlt die Leber, ohne kalt zu sein, und fördert die Verdauung. Eigentlich machen Kinder (und all die Erwachsenen, die im Grunde ihres Herzens Kinder geblieben sind) es genau richtig, wenn sie ihren Nachtisch schon vor der eigentlichen Mahlzeit haben möchten. Es ist naturgemäß am besten für uns, bereits in einer frühen Phase der Mahlzeit einen süßen Geschmack aufzunehmen, um die Verdauungssekretion anzuregen.

Wenn Kapha sich im Frühling übermäßig stark ansammelt, kommt es statt zu einer Zunahme der Sekretion zu einer entzündlichen Kapha-Reaktion und einer entsprechenden Zunahme an Exkreten. Sekrete gelten als gesunde physiologische Flüssigkeiten, während Exkrete das Ergebnis eines Ungleichgewichts sind. Exkrete sind übermäßige Aktivität und können sich als Stauung manifestieren. Eine übermäßige Zunahme von Kapha zehrt an unserer Energie, macht uns empfindlich gegenüber Veränderungen in der Atmosphäre und Umwelt und manifestiert sich in den verschiedensten allergischen Symptomen. Sie kann auch zu einer erhöhten Anfälligkeit für Erkältungen und Grippe führen. Schließlich befindet sich die Kapha-Zeit von Ende Januar bis Ende Mai (und damit in der klassischen Infektzeit) auf ihrem Höhepunkt.

Wenn das Leber-Qi sich im Frühjahr ausdehnt, kann es sich seitlich über den Körper in die Domäne von Milz und Magen (die dem Erdelement zugeordnet sind) hinein erstrecken. Ein anschauliches Beispiel sowohl für die Frühlings-, Holz- beziehungsweise Leberenergie in der chinesischen Medizin als auch für die Frühlings-Akasha-Energie im Ayurveda ist ein Keimling, der durch die Erde nach oben drängt und sie aus dem Weg räumt, um ans Sonnenlicht zu gelangen. Die Chinesen bezeichnen dies als Yin, das sich zum Yang hinbewegt. Diese Energetik – tief aus den Geweben heraus durch die vergangene Winterruhe in den Raum des Verdauungstrakts hineinzudrücken – ist die gleiche Wirkungsweise, die wir im Frühjahr für eine Entgiftungskur nutzen. Es ist eine nach oben und außen gerichtete, sich ausbreitende Bewegung. Wenn die Milz-, Magen- beziehungsweise Erdenergie schwach ist, wird diese Ausbreitung naturgemäß überfließen, um die fehlende Energie wieder aufzufüllen.

Der Magen ist in aller Ruhe mit Halten und Sich-Vorbereiten beschäftigt, während die Milz Nahrung und Flüssigkeiten umwandelt und transportiert. Die Milz und Magen bedrängende Leber kann zu Reflux, Oberbauchschmerzen, geblähtem Bauch, unzureichender Nährstoffaufnahme im Verdauungstrakt und allgemeinem Unwohlsein führen. Sie kann die Milz schwächen, sodass schleimige Sekrete oder Exkrete vom Milz-Yang (das die Milz eigentlich umwandeln sollte) nicht mehr kontrolliert und eingedämmt werden können. Das kann zu verstärkter Stauung und zu all den Problemen führen, die als Reaktion darauf auftreten: zum Beispiel aus dem Gleichgewicht geratene Immunreaktionen, Postnasal-Drip-Syndrom, tränende Augen und so weiter. Hinzu kommt, dass alles, was man im Winter im Übermaß verzehrt hat, sich im Körper angestaut hat, und das daraus entstandene Ama oder die dadurch entstandenen Giftstoffe machen sich im Frühjahr sehr deutlich bemerkbar. Sie steigen entweder auf natürlichem Weg auf und aus dem Körper heraus oder werden durch eine Kapha-Stauung niedergedrückt. Das ist ein echtes Dilemma, weil es zu einer weiteren Stagnation des Leber-Qi führen kann.

Durch eine Entgiftungskur im Frühling nutzt man die Leberenergie, um den Körper von Giftstoffen zu befreien, die sich im Winter angesammelt haben und nun naturgemäß allmählich aus den tieferen Geweben herausgedrückt werden. Die Leber hat im Frühjahr viel Energie, weshalb die Chinesen dazu mahnen, jetzt gut auf sie aufzupassen und sie mit der richtigen Ernährung und Bewegung an der frischen Luft zu versorgen. Das ist genauso, wie wenn man ein Kind oder einen Welpen mit ihrem enormen Überschuss an Energie, die in Umlauf gebracht werden muss, auf engem Raum oder im Haus einsperren würde: Dann werden sie unleidlich, reagieren frustriert und wütend und werden früher oder später vielleicht sogar krank. Das passiert uns allen, wenn das Leber-Qi sich staut und verstopft, vor allem, wenn es sich dabei um ein chronisches Problem handelt. Indem man eine Entgiftungskur durchführt, wenn die Leberenergie am aktivsten ist, macht man sich die Funktionen und das Potenzial dieser Energie zunutze, anstatt sie außer Kontrolle geraten zu lassen.

Unter den richtigen Umständen sondert die Leber etwas ab, das den Körper dazu veranlasst, vom Modus des Gewebeaufbaus (Kapha) in den Modus der Reinigung und Entgiftung (Pitta-Agni) zu wechseln. Das geschieht dann, wenn Sie Ihrem Körper an einem oder zwei Tagen pro Woche eine genau Ihrem Gewicht entsprechende Kalorienmenge zuführen. Dafür gibt es Anleitungen und eine auf dem Markt erhältliche Diät, die auf diesen Informationen aufbaut, um Menschen nicht nur beim Abnehmen zu helfen, sondern auch Entzündungsmarker zu senken und den Blutzuckerspiegel ins Gleichgewicht zu bringen. Vielleicht empfiehlt der Ayurveda regelmäßige Entgiftungskuren, weil die ayurvedischen Ärzte diese Vorteile dank ihrer Intuition und Erfahrung schon vor Jahrtausenden erkannt haben. Tatsächlich gehört es zur indischen Kultur, an einem Tag pro Woche zu fasten, um dem Körper eine Erholungspause von der Assimilation von Nahrung zu gönnen, damit er sich stattdessen um seine Reinigung kümmern kann.

Im Frühling brauchen wir Raum zum Atmen. Das ist eine gute Zeit, um ein bisschen Abstand zu gewinnen und darüber nachzudenken, welche Verhaltensweisen, Einstellungen, geistigen beziehungsweise emotionalen Muster und Lebensstilentscheidungen nicht mehr vorteilhaft, gesund oder wünschenswert für uns sind. Um diese Jahreszeit führen wir nicht nur in unserer Umgebung, sondern auch in unserem Geist und Körper eine Art Frühjahrsputz durch. Manche Menschen beginnen bereits in den Wintermonaten damit. Der Frühling ist eine gute Zeit dafür, denn die Kapha-Energie schafft mit ihrer Stabilität eine Basis, von der aus man wünschenswerte Veränderungen klarer erkennen kann. Die chinesische Medizin empfiehlt, jetzt aus sich herauszugehen, sich einfach ein bisschen mehr gehen zu lassen, Zeit an der frischen Luft zu verbringen, Spaziergänge in der freien Natur zu machen und auch das Haar offen und locker zu tragen. Das bringt das Leber-Qi zum Zirkulieren und entspannt das Nervensystem. Tatsächlich gibt es Indianerstämme, die glauben, dass das Haar eine Verlängerung des Nervensystems ist und bei unserer Verbindung zur Natur und zu unserer Intuition eine Rolle spielt. Ergänzend schafft das Ausmisten von Schränken, Dachböden und Kellern auch außerhalb unseres Körpers Platz. Das Auslüften der Wohnung bringt zusätzliche Frische und Leichtigkeit.

Aufgrund des naturgemäß zunehmenden Vorhandenseins von Sonne sind wir jetzt stärkerer Lichteinwirkung ausgesetzt und dieses Licht scheint auch auf die dunklen Stellen in unserem Inneren. Der Luft sind wir nun ebenfalls vermehrt ausgesetzt, was insofern wunderbar ist, als wir nicht mehr drinnen eingesperrt sind, keine recycelte Luft oder Heizungsluft atmen, aber auch noch nicht die Klimaanlage einschalten müssen. Das kann jedoch insofern eine bittersüße Zeit sein, als wir uns durch das vermehrte Licht und die längere Zeitdauer, die wir im Freien verbringen können, einerseits zwar wohler fühlen, gleichzeitig aber auch in ein Dilemma geraten können: Denn wenn wir jetzt nicht erkennen, was nicht mehr unserem höchsten Wohl dient, und entsprechende Veränderungen in unserem Leben vornehmen, kann Holz stagnieren, die Erde bedrängen und zu Problemen bei der Verarbeitung von Gedanken und Emotionen sowie zu Sorgen und Nachdenklichkeit führen.

Um im Frühjahr im Gleichgewicht zu bleiben, sollten Sie also Folgendes tun und beachten:

- Schränke, Schubladen und Dachböden ausmisten,
- Überflüssiges hinauswerfen, genauso wie der Körper angesammelte Giftstoffe freisetzt,
- bei schönem Wetter draußen in der Natur spazieren gehen,

- Ihre Haare offen tragen und sich generell ein bisschen mehr gehen lassen,
- sich entspannen,
- sich mehr bewegen,
- leichte Mahlzeiten mit Gewürzen zu sich nehmen,
- morgens warmes Wasser mit Honig trinken,
- tief durchatmen,
- Ihre Wohnräume lüften,
- darauf achten, was erdrückend oder beklemmend auf Sie wirkt, und Veränderungen vornehmen, die Ihnen innerlich mehr Raum geben.

Sommer

Das Nervensystem ist die Domäne des Vata-Doshas, das mit dem Abklingen der Kapha-Zeit im Frühsommer zu erwachen beginnt. Das ist nicht die beste Zeit für eine Entgiftungskur, da Vata von Luft und Raum regiert wird und leicht die Bodenhaftung verliert. Durch die Trockenheit längerer, sonniger Tage und viele Veränderungen unserer Lebensweise im Sommer nimmt Vata noch weiter zu. Außerdem kann es durch folgende Faktoren verstärkt werden: die im Sommer vermehrt stattfindenden Reisen, Wetterveränderungen, scharfe, heftige Winde, die Gewohnheit, abends spät ins Bett zu gehen und morgens spät aufzustehen, kalte oder eisgekühlte Speisen und Getränke, nicht genug Schlaf, vermehrter Alkoholkonsum, verminderte Nahrungsaufnahme und ganz allgemein durch ein ungeregeltes Leben und unregelmäßige Mahlzeiten. Unregelmäßige Zeiteinteilung und Ernährung sind ein wichtiger Faktor, der zu Vata-Ungleichgewichten und einer erhöhten Aktivität des Nervensystems beiträgt.

Im Sommer richtet die ayurvedische Medizin ihr Augenmerk auf die trockenen, leichten Vata-Aspekte und darauf, wie die Zunahme von Vata den Körper schwächen kann. Ganz ähnlich betrachten die Chinesen den Sommer als Feuerzeit des Jahres, die am engsten mit dem Herzen in Verbindung steht. Das ist auch nicht weiter verwunderlich, da viele Feuerqualitäten in der chinesischen Medizin den Eigenschaften von Vata im Ayurveda entsprechen. Feuer ist trocken, feinstofflich und in Bewegung und es enthält Luft und Raum. Die Gemeinsamkeit in der Sichtweise zwischen dem chinesischen und ayurvedischen System besteht darin, dass der König der Organe, das Herz, ein Feuerorgan ist. Es trägt dazu bei, Qi und Blut in Umlauf zu bringen, und wird von Prana Vayu, einem Vata-Subtyp, zum Schlagen gebracht. Die Stimulation des Atrioventrikularknotens, der das Herz regelmäßig und stetig schlagen lässt, ist von seinem Charakter her Vata. Sie kommt von Prana Vata, das vom Gehirn zum Herzen kommuniziert. Das Herz beherbergt den Shen-Geist und ist auch für die anderen Geister zuständig, wobei der Geist von Vata entweder bewegt wird oder eben auch nicht.

Viele Feuerqualitäten sind von ihrem Wesen her Vata. Feuer trocknet, bewegt sich, braucht Luft, um zu existieren, und trägt zu Vata-ähnlichen Störungen bei, die im Sommer häufig vorkommen, wie beispielsweise Unregelmäßigkeiten in Tagesablauf und Ernährung, unruhiger Schlaf, Verdauungsbeschwerden, Trockenheit und Schlaflosigkeit. Auch Dünndarmhitze, die zu weichem Stuhl und Durchfall führt, kann Folge eines Herzfeuers sein. Der Dünndarm ist das Yang-Partnerorgan des Herzens. Er ist eine Art Reservoir für überschüssige Herzhitze und häufig wird der Dünndarmmeridian genau aus diesem Grund behandelt. Da der Dünndarmmeridian zusammen mit dem Blasenmeridian eine Bahn bildet, kann diese Hitze sich wiederum negativ auf die Harnblase auswirken und Blasenentzündungen verursachen. Angesichts der äußerlichen Hitze der Sommermonate, unserer geradezu krankhaften Besessenheit davon, uns auch in den Mittagsstunden der Sonne auszusetzen und dadurch unseren Körper zu stark zu erhitzen sowie allgemein ausgiebige Sonnenbäder zu genießen, wozu auch die Ausübung von Sport in der Sonne zählt, kommt diese Symptomatik gar nicht so selten vor. Erschwerend kommen unsere sommerlichen Ernährungsgewohnheiten wie beispielsweise Grillfeste mit würzigen Speisen und erhöhter Alkohol- sowie oft auch Koffeinkonsum in dieser Jahreszeit hinzu.

Der Sommer zehrt naturgemäß an der Energie und schwächt Agni. Die Tage werden ab der Sommersonnenwende kürzer und zusätzlich zur natürlichen Schwäche von Agni frönen die Menschen jetzt auch noch schädlichen Lebensgewohnheiten und Nahrungsmitteln. Schauen Sie sich einmal an, was die Tiere im Sommer tun: Sie folgen ihrer Natur und liegen einfach nur herum, was sich beispielsweise an älteren Hunden wunderbar beobachten lässt. Das ist eine Zeit, in der auch wir uns ausruhen und alles ein bisschen ruhiger angehen lassen sollten. Es ist unnatürlich, in der Sonne und Hitze herumzurennen, bei windigem Wetter auf heißem, trockenem Sand zu liegen und sich von der Sonne rösten zu lassen oder mittags im Park Yoga zu machen. Auch wenn es heutzutage an der Tagesordnung ist, sich im Sommer so zu verhalten, ist das noch lange nicht gut für uns. Der Sommer ist eine Zeit natürlicher Dehydrierung und unsere Gesellschaft und Kultur gehen in dieser Hinsicht ganz offensichtlich mit dem Trend, denn Dehydrierung, Hitzschlag und Sonnenallergie kommen im Sommer häufig vor. Außerdem ist Schweiß die Flüssigkeit des Herzens und die Lebenskraft des Herzens kann durch zu starkes Schwitzen erschöpft werden. Das gilt insbesondere für Menschen, die in der Hitze trainieren, vor allem in der prallen Sonne, denn dadurch entziehen sie ihrem Körper Flüssigkeit und rufen Herzfeuer hervor.

Wir können diese vermehrte Wärme- und Sonnenkraft im Sommer aber auch zu unserem Vorteil nutzen. In der chinesischen Medizin gibt es ein Verfahren zur Vorbeugung saisonaler Allergien. In der Zeit, wenn die Sonne am hellsten scheint, bevor die Mondzeit beginnt, wird eine trockene Moxa-Behandlung empfohlen. Dazu trägt man eine ätzende Paste auf mehrere Yang-Punkte am Rücken, oberhalb der Lunge, auf. Diese Paste verbrennt tatsächlich die Haut. Das ist weder angenehm noch schön, aber es funktioniert: Mit diesem Verfahren lädt man das Yang-Qi des Körpers auf, bevor er in die Mondzeit geht, und nutzt die Kraft erhitzender, austrocknender Heilpflanzen und die Energie der Sonne zur Zeit der Sommersonnenwende. Durch das Aufladen des Yang entfacht man Agni und stärkt die Immunantwort. Dadurch soll das Immunsystem in Vorbereitung auf Herbst- und Frühjahrsallergien ins Gleichgewicht kommen. Dies wird um die Zeiten der Sonnenwende herum dreimal wiederholt; für eine vollständige Behandlung muss man es allerdings konsequent drei Jahre hintereinander praktizieren.

Die Menschen werden um diese Jahreszeit immer müder und müssen sich wirklich körperlich dazu aufraffen, irgendetwas zu tun – nicht nur wegen des naturgemäß geschwächten Agni, sondern auch aufgrund der weitverbreiteten, aber falschen Lebensgewohnheiten, die nicht dem entsprechen, was im Sommer gesund ist. Die Menschen neigen jetzt vermehrt dazu, Eistee oder Eiskaffee zu trinken, Eis zu essen, ihre Wasserflaschen in den Kühlschrank zu stellen und Eiswasser zu trinken. Zusätzlich zum erhöhten Konsum von Koffein, einem Diuretikum, also einem generell schon harntreibenden und entwässernd wirkenden Mittel, schwitzt man jetzt auch stärker und womöglich nimmt auch die Wasseraufnahme insgesamt ab, da Wasser oft durch andere Getränke ersetzt wird. In dem Bemühen, ihren Harndrang zu reduzieren, weil sie eine Bootsfahrt machen, in den Swimmingpool gehen oder im Bikini nicht aufgedunsen aussehen möchten, trinken die Menschen jetzt weniger hydrierende Substanzen, als sie eigentlich sollten. Der übermäßige Konsum eisgekühlter Speisen und Getränke führt zu einer weiteren Schwächung von Agni, was die Entstehung von niedrigen Energien und Ama begünstigt und genau die richtigen Voraussetzungen für ein Pitta-Ungleichgewicht im Herbst schafft. Eine Kombination aus all diesen Faktoren ist viel schwieriger zu behandeln als eine bloße übermäßige Verstärkung von Pitta.

Ob Sie es glauben oder nicht: Wir sind in den Sommermonaten auch durch (künstlichen oder natürlichen) Wind gefährdet, der zu einer Vata-Verstärkung führen kann. Wind gibt es nicht nur draußen (zum Beispiel, wenn man Motorroller, Motorrad oder Boot fährt), sondern auch drinnen durch Klimaanlagen und Ventilatoren. Da die Poren im Sommer aufgrund der Hitze weiter geöffnet sind, ist es nicht ratsam, sich der Zugluft auszusetzen: Sie trägt Pestilenz-Qi in den Körper hinein. Leider kommt es ziemlich häufig vor, dass Menschen jetzt in Räumen mit Klimaanlagen oder Ventilatoren sitzen und sich sogar im Schlaf von einem Ventilator anblasen lassen. Sommererkältungen sind alles andere als angenehm und die chinesische Medizin lehrt, dass Krankheitserreger, die man sich im Sommer zuzieht, im Körper bleiben und dann im Herbst oder Winter zu einem richtigen Problem werden können. Die ayurvedische und die chinesische Medizin geben ähnliche Ratschläge im Hinblick auf die Jahreszeiten und darauf, wie man während jeder Jahreszeit gesund bleiben kann. Da Vata jetzt vorherrscht, bis zum Spätsommer übermäßig zunehmen kann und Agni naturgemäß schwach ist, ist der Sommer keine gute Zeit für eine Entgiftungskur. Nehmen Sie sich stattdessen lieber Zeit, sich nach Möglichkeit zu entspannen, und zwar in einer der Jahreszeit angemessenen Form. Versorgen Sie Ihren Körper gut mit Flüssigkeit und ernähren Sie ihn sanft und behutsam. Fahren Sie Ihre körperliche Aktivität zurück und essen Sie leichte, nährstoffreiche, der Jahreszeit angemessene, gut verdauliche, leicht gewürzte Speisen und Getränke. Denken Sie auch daran, sparsam mit Eiswürfeln und allem Eisgekühlten umzugehen. Die chinesische Medizin empfiehlt sogar, im Sommer warme Arzneimittel einzunehmen, um eine möglicherweise vorhandene Magenkälte zu lindern, die großenteils auf ein Zusammenspiel von geschwächtem Agni und einem für die Jahreszeit unangemessenen Lebensstil zurückzuführen ist.

Gewürze, leichte Speisen, regelmäßige Mahlzeiten und kleinere Portionen können dazu beitragen, dass das Agni-Feuer nicht ausgeht. Denken Sie daran, dass Vata kalt ist und dass Kälte ebenso wie Hitze Durchfall verursachen kann. In manchen Fällen kann Kälte sogar Hitze aufflammen lassen. Bitter schmeckende Nahrungsmittel und Getränke können dem Körper Wärme entziehen, weshalb es empfehlenswert ist, diese im Sommer nur in Maßen zu sich zu nehmen. Scharf schmeckende Nahrungsmittel wärmen stärker und werden in den Sommermonaten empfohlen, um einen Ausgleich zu schaffen. Knoblauch und Zwiebeln sind in warmen Klimazonen sehr beliebt, ebenso Chilis. Die Schärfe tritt durch die Poren aus und kann bei der Abwehr von Insekten helfen.

Achten Sie bitte auch darauf, worauf Ihr Körper im Sommer Appetit hat. Versuchen Sie herauszufinden, ob es sich dabei um ein emotionales oder nostalgisches Verlangen handelt oder ob es von einem Ort in Ihrem Inneren kommt, der Ihrer Gesundheit etwas Gutes tun möchte. Wenn Sie darauf achten, werden Sie den Unterschied erkennen. Falls es sich um ein emotional bedingtes Verlangen handelt, fragen Sie Ihren Körper, warum er dieses spezielle Essen oder Getränk braucht. Bei einem nostalgischen Verlangen essen oder trinken Sie es in Maßen. Gesunde Gelüste fühlen sich anders an als Gelüste, die durch ein Ungleichgewicht entstehen. Leider ignoriert man sie aber auch leichter. Achten Sie darauf, wie Sie sich nach dem Essen fühlen, und bevorzugen Sie Nahrungsmittel, die Ihren Organismus nicht zu sehr beschweren, keine Verdauungsstörungen verursachen oder in Ihnen das Bedürfnis nach einem Schläfchen wecken. Mäßigung ist – wie in allen Dingen – der richtige Weg. Es ist nicht gut für den Energiefluss, wenn man sich so starr an diese Richtlinien hält, dass der Verzicht auf bestimmte Lebensmittel zur Obsession wird. Seien Sie sich dieser Regeln einfach bewusst und treffen Sie dann die beste Entscheidung. Denken Sie daran, dass aus ayurvedischer Sicht das größte Ungleichgewicht darin besteht, die Wahrheit zu kennen und sich trotzdem nicht daran zu halten.

Folgendes können Sie tun, um im Sommer im Gleichgewicht zu bleiben:

- Falls Sie im Freien Sport treiben möchten, tun Sie das frühmorgens, bevor die Sonne zu kräftig scheint.
- Schützen Sie sich beim Yoga vor Sonne und Wind.
- Tun Sie beim Sport oder Training nur das, wofür Sie genug Energie haben.
- Schränken Sie den Verzehr von eisgekühlten Speisen und Getränken ein.
- Konsumieren Sie Alkohol und Zucker nur in Maßen.
- Essen Sie zum Mittagessen rohe oder kalte Speisen.
- Essen Sie weiterhin regelmäßig Suppen, Eintöpfe und gegarte Gerichte.
- Versuchen Sie, sich an einen regelmäßigen Zeitplan zu halten.

Herbst

Nach dem Frühjahr ist der Herbst die zweitbeste Jahreszeit für eine Entgiftungskur. Er dauert von Ende September bis Ende November. Eine Entgiftung zu einem früheren Zeitpunkt im Jahr ist nur dann sinnvoll, wenn Pitta in den Spätsommermonaten Juli bis September gut aufrechterhalten wurde. Da Pitta jetzt naturgemäß stärker ist, kann eine Entgiftungskur um diese Zeit mit diesem natürlichen Auf und Ab zusammenwirken und helfen, sich davon zu befreien. Durch schlechte Verdauung und ungesunde Ernährungsgewohnheiten hat sich im Sommer möglicherweise Ama angesammelt. Außerdem hat sich das zu starke Vata inzwischen wieder beruhigt. In diesem Sinne sind Körper und Geist jetzt stärker geerdet und die Gefahr, Vata durch die Entgiftung aus seinem harmonischen Gleichgewicht zu bringen, ist entsprechend geringer. Sowohl aus chinesischer als auch aus indischer Sicht sind Frühling und Herbst die wechselhaftesten Jahreszeiten, in denen alles im Fluss ist. Deshalb eignen sie sich besonders gut dazu, auch in physiologischer Hinsicht etwas zu verändern.

Im Herbst herrscht eine Atmosphäre des Loslassens. Nach der chinesischen Theorie korreliert diese Jahreszeit mit dem Element Metall und mit den Organen Lungen und Dickdarm. Auch im Ayurveda ist der Herbst Lungenzeit. Das Lungen-Qi ist für die Verarbeitung von Kummer zuständig. Unbewältigte Sorgen treten in dieser Jahreszeit besonders häufig an die Oberfläche. Wenn die Lungenenergie übermäßig aktiv wird, kann das die Leber beeinträchtigen. Im Herbst beobachten Ärzte häufig Windstörungen wie beispielsweise Hautprobleme und Zittern, epileptische Anfälle und Ticks. Diese stehen alle mit dem Holzelement im Zusammenhang. In der chinesischen Theorie spricht man davon, dass Metall (Lungen-Qi) jetzt übermäßig stark gegen Holz (Leber-Qi) wirkt. In dieser Zeit ist es also wichtig, auf ein gutes Gleichgewicht zu achten. Atmen Sie tief durch, essen Sie regelmäßig und bevorzugen Sie leichte, saisonale, qualitativ hochwertige und leicht verdauliche Speisen.

Wenn unverarbeiteter Kummer im Herbst in Ihnen aufsteigt, tun Sie Ihr Bestes, um ihn zu verstehen und sich aktiv mit ihm auseinanderzusetzen. Es ist nämlich durchaus möglich, Kummer zu empfinden und trotzdem glücklich zu sein. Entdecken Sie gewissermaßen das Bittersüße in Ihrem Seelenschmerz, konzentrieren Sie sich auf das Schöne im Leben und begreifen Sie diese Energie als Teil des natürlichen Aufs und Abs des Lebens, als Teil des Gleichgewichts zwischen Yin und Yang. Bemühen Sie sich, tief durchzuatmen und zu meditieren und die Reichtümer der Natur zu schätzen. Die Blätter fallen jetzt von den Bäumen, weil die Energie des Baums sich ebenso wie unsere eigene Energie in Vorbereitung auf den Winter nach innen zurückzieht. Der

Herbst ist eine Zeit extremer Veränderung und des Sich-Erinnerns. Lassen Sie die Gedanken und Emotionen, die jetzt in Ihnen aufsteigen, durch sich hindurchfließen oder von sich abfallen. Nichts verschwindet jemals völlig; es wird nur transformiert. Wir leben nur deshalb mit unverarbeiteter emotionaler Energie, weil wir uns an statische Objekte und unerfüllte Erwartungen klammern. Menschen und Haustiere leben leider nun einmal nicht ewig und auch glückliche Zeiten gehen irgendwann wieder vorbei.

In der indischen Philosophie gibt es deshalb ein Konzept namens *Kleshas*. Das sind die fünf Hindernisse, die uns davon abhalten, die wahre Natur des Selbst oder des Tao zu erkennen: Unwissenheit, Egoismus, innere Bindungen, Abneigungen und ein Sich-Klammern ans Leben. Tatsächlich gilt dieses letzte Hindernis, das manchmal auch mit »Angst vor dem Tod« übersetzt wird, selbst bei den am stärksten erleuchteten Menschen als das größte. Tatsächlich sind alle Hindernisse, die innerem Frieden, Wissen und Zufriedenheit entgegenstehen, auf unsere Bindungen und Abneigungen zurückzuführen. Alles, woran wir uns zu sehr hängen, bringt uns Kummer, wenn es aus unserem Leben verschwindet. Alles, wogegen wir eine Abneigung haben, verursacht Schmerz und Leid, wenn es auf uns zukommt. Im Herbst kommen uns diese Dinge besonders stark zum Bewusstsein, da sie alle in der einen oder anderen Form Kummer verursachen können und dieser Kummer von den Lungen verarbeitet werden muss.

Die Lungen atmen. Ohne Atem gibt es kein Leben. Mit Atem gibt es Leben, Bewegung, Transformation und Nachhaltigkeit, wenn auch noch so vorübergehend. Wenn wir das große Ganze im Auge behalten und unser inneres Unbehagen in unser Bewusstsein aufsteigen lassen, statt es zu verdrängen, fällt es uns leichter, im Herbst im Gleichgewicht zu bleiben. Normalerweise haben wir eine Abneigung gegen Kummer und versuchen daher, ihm aus dem Weg zu gehen; doch in Wirklichkeit ist es viel hilfreicher für uns, unserem Seelenschmerz standzuhalten, ihn einfach zu beobachten oder zuzulassen. Wissenschaftler haben festgestellt, dass Traurigkeit, die manchmal durch uns hindurchfließt (keine klinische Depression), unserem Wachstum als Menschen eher zuträglich als schädlich ist. Im Herbst bewegen wir uns von einer Zeit schwächer werdenden Feuers (Agni) und abnehmenden Lichts (Sonnenenergie) in eine Zeit des Yin/der Dunkelheit – also auch in die innere

Welt unseres Selbst – hinein. Die Energie, die während des Sommers abgelenkt und zerstreut wurde, ist nun gezwungen, sich nach innen zurückzuziehen, sodass wir sie nur schwer ignorieren können. Auf Chinesisch bezeichnet man das als Yang-Qi, das sich tief in den Kern hineinbewegt. Das tut es zwar jede Nacht, im Winter jedoch in stärkerem Ausmaß. Wenn es irgendetwas in uns gibt, das wir nicht wahrhaben wollen, fühlen wir uns jetzt sehr unwohl, und dieses Unbehagen wird durch den Impuls, alles, was uns verunsichert, zu verdrängen, nur noch verstärkt. Vielleicht sind das Eigenschaften, die wir an uns selbst nicht mögen, oder der Kummer, der uns quält, weil wir einen geliebten Menschen verloren haben. Dies wirkt sich auf systemischer Ebene negativ auf Atmung, Lungen, Geist und Körper aus. Eine Entgiftungskur im Herbst kann uns helfen, diese Dinge wahrzunehmen und zu verarbeiten, bevor wir in den Winter hineingehen. Wenn die Energie der Dunkelheit zunimmt, kann vorübergehende Traurigkeit zu chronischer Traurigkeit oder Depression werden, statt dass wir einfach nur eine Zeit durchleben, in der unsere inneren Widerstände und Bindungen und unser Kummer uns stärker zum Bewusstsein kommen.

Insgesamt ist der Herbst eine Zeit, in der Pitta übermäßig stark wird und Vata durch zunehmenden Wind und Trockenheit provoziert werden kann – eine Zeit, in der man normalerweise besonders auf die Gesundheit seines Lungen-Qi und darauf achten sollte, wie das Leber-Qi den Wechsel der Jahreszeit verkraftet. Der Übergang vom Spätwinter zum Frühjahr und vom Spätsommer zum Herbst sind die Jahreszeiten, in denen die größten Veränderungen und Schwankungen auftreten. In diesen Zeiten sind wir innerlich besonders aufgewühlt. Jetzt ist es für unsere Gesundheit sehr wichtig, zentriert zu bleiben und alles, was in uns vorgeht, bewusst wahrzunehmen. Genau aus diesen Gründen lehrten die Heilkundigen früherer Zeiten, dass diese Jahreszeiten sich besonders gut für eine Entgiftungskur eignen.

Folgendes können Sie tun, um im Herbst im Gleichgewicht zu bleiben:

- Tragen Sie einen Schal.
- Meiden Sie eisgekühlte Speisen und Getränke.
- Bauen Sie eine Selbstmassage mit Öl in Ihren Tagesablauf ein, falls dies zu Ihrem derzeitigen Konstitutionszustand passt.

- Gewöhnen Sie sich an, bewusst zu atmen.
- Seien Sie in Maßen körperlich aktiv und achten Sie darauf, übermäßigen Wind zu vermeiden.
- Nehmen Sie mehr Kräuter und Gewürze in Ihren Speisezettel auf, zum Beispiel Kurkuma, Ingwer, Kardamom, Muskat, Koriander, Pfeffer und Zimt.

Winter

Der Frühwinter dauert in der Regel von Mitte November bis Mitte Januar. Beim Übergang vom Herbst zum Winter bewirken die kühlere Luft und die vermehrte Mondenergie, dass die Hitze nach innen wandert, wodurch Pitta beruhigt und Agni verstärkt wird. Wenn das Verdauungsfeuer zunimmt, hilft es unserem Körper, die schwerere Kost zu verarbeiten, zu der wir uns in dieser Jahreszeit naturgemäß hingezogen fühlen. Kapha nimmt zu und das gestärkte Agni hilft uns, dieses Dosha im Gleichgewicht zu halten. Die Zunahme von Agni und Kapha gibt uns im Winter mehr Kraft; daher eignet sich diese Jahreszeit besonders gut dazu, ein bisschen mehr Sport zu treiben oder intensiver zu trainieren. Außerdem ist es jetzt wichtig, den Kreislauf in Gang zu halten, da sich dies positiv auf den Lymphfluss und die Herzgesundheit auswirkt.

Aus Sicht der chinesischen Medizin kann das Herz im Winter anfällig für Ungleichgewichte sein. Das ist sehr interessant, da der Februar in den USA als Monat der Herzgesundheit gilt. In der Theorie der chinesischen Medizin ist das Yang-Qi jetzt nach innen gewandert. Die Chinesen warnen davor, sich im Winter zu warm zu halten, da dies das Herz-Qi schädigen kann. Zu viel Hitze von außen – durch Saunabesuche oder Sitzen vor einem heißen Kaminfeuer oder Heizkörper – kann das Herz-Qi aus dem Gleichgewicht bringen und Unruhe verursachen. Während des Übergangs vom Frühwinter zum Spätwinter, der von Mitte Januar bis Mitte März dauert, geht die nasse Yin-Zeit des Jahres in die trockenere Spätwinterzeit über. Feuer ist trocken und da das Herz ein Feuerorgan ist, nimmt es durch übermäßiges Feuer und dessen trockene Qualität leicht Schaden.

Ärzte, die chinesische Medizin praktizieren, halten den Winter auch für eine geeignete Zeit, um das Nieren-Qi zu konservieren. Die Nieren herrschen im Winter naturgemäß vor, vor allem das Nieren-Yang. In diesem Sinn ist es positiv, dass das Yang im Winter nach innen wandert und Agni sich verstärkt. Wenn Agni stark ist und das Nieren-Yin und -Yang ebenfalls kräftig sind und sich in einem ausgewogenen Zustand befinden, sollte das Immunsystem hervorragend funktionieren, sodass wir körperlich sehr belastbar sind. Sind die Nieren jedoch aus irgendeinem Grund erschöpft, so reagieren wir vielleicht besonders empfindlich auf Kälte, Wind und Trockenheit und haben das Gefühl, nicht mehr Kraft zu haben, sondern eher unter einem Vata-Ungleichgewicht zu leiden. Der Winter ist eine gute Zeit, um die Nieren anzuregen und die Essenz oder das Jing sowie das Yin und Yang zu konservieren.

Auch wenn man sich bester Gesundheit erfreut, sollte man kalte Zugluft meiden, vor allem, wenn die Ohren nicht bedeckt sind. Die Nieren öffnen sich zu den Ohren hin. Dadurch werden diese zu einer Schwachstelle und einem Eintrittspunkt ins Nierensystem. Wenn im Winter Wind in die Gehörgänge eindringt, kann das dem Nieren-Qi schaden, vor allem, wenn dieses ohnehin bereits geschwächt ist. Auch den Unterbauch, den Lendenwirbelsäulenbereich und die Füße sollte man im Winter warm und trocken halten. Diese Bereiche werden vom Nieren-Qi regiert und speichern die Essenz. Die Fußsohlen stehen über den Nieren-Energiekanal direkt mit der Erde in Verbindung und wenn der Boden kalt und trocken ist, kann dies das Nieren-Yang belasten. Daher ist es am besten, seine Füße jetzt bedeckt zu halten, damit keine Kälte in den Nierenkanal eindringt und das Yang-Qi erschöpft oder zu Problemen mit Kreuz, Knöcheln oder Knien beiträgt.

Unterbauch und Rücken sind auch anfällig für Windattacken und Kälte, vor allem in den Wintermonaten. In der chinesischen Medizin wird empfohlen, in dieser Jahreszeit keine Miniröcke, Hüfthosen oder kurzen T-Shirts zu tragen, die den Taillenbereich frei lassen, denn dadurch kann wertvolle Nierenenergie aus dem Körper entweichen und Kälte, Feuchtigkeit und Wind können eindringen. Die wichtigsten Speicherpunkte für die tief in unserem Inneren liegenden Reserven befinden sich im unteren Rückenbereich (*Ming Men* oder Tor der Vitalität) und im Bauch (*Guan Yuan* oder Tor des Ursprungs). Wenn diese Bereiche der Kälte ausgesetzt oder anderweitig gefährdet werden, hat man möglicherweise das Gefühl, von der Erde abgekoppelt beziehungsweise nicht geerdet oder abgehoben zu sein, was dazu führt, dass man unter Ängsten oder Nervosität leidet.

Herz und Nieren stehen in enger Beziehung zueinander. Sie sorgen für das wichtige Gleichgewicht zwischen Wasser und Feuer im Körper. Wasser ist Niere, Feuer ist Herz. Im Winter herrscht die Nierenenergie vor. Wenn Yang stark und Yin reichlich vorhanden ist, herrscht ein Gleichgewicht zwischen Wasser und Feuer, das Körper und Geist gesund hält. Sind Wasser und Feuer dagegen aus dem Gleichgewicht geraten, so kann sich das negativ auf das Herzfeuer auswirken. Hier ein Beispiel dafür: Da der Winter in der chinesischen Medizin naturgemäß eine Jahreszeit ist, in der Wasser reichlich vorhanden ist, kann das überschüssige Wasser das Herzfeuer dämpfen. Umgekehrt kann das Nieren-Yang aufsteigen und das Herz bedrängen, wenn es nicht durch das Yin in Schranken gehalten wird. Man muss also sowohl die Organsysteme als auch die Elemente berücksichtigen und sie gesund erhalten. Die chinesische Medizin empfiehlt, in den kalten Wintermonaten täglich medizinische Weine zu trinken. Der Wein extrahiert die Wirkstoffe, die Yang, Yin und Qi anregen, aus den Heilpflanzen und hat außerdem selbst eine medizinische Wirkung: Er erwärmt das Blut, bringt es zum Zirkulieren und unterstützt auf diese Weise das Herz in seiner Aktivität.

Folgendes können Sie tun, um im Winter im Gleichgewicht zu bleiben:

- Essen Sie warme, gegarte Speisen und trinken Sie warme Getränke.
- Ernähren Sie sich bevorzugt von herzhaften Suppen und Eintöpfen.
- Schränken Sie Ihren Koffeinkonsum ein.
- Meiden Sie raffinierten Zucker.
- Achten Sie auf eine sorgfältige Hygiene, um Erkältungen und Grippe vorzubeugen.
- Seien Sie körperlich aktiv.
- Gehen Sie jeden Tag nach draußen, um sich der frischen Luft und dem Sonnenschein auszusetzen.

- Halten Sie Ohren, Lendenwirbelsäulenbereich, Unterbauch und Nacken in kälteren Klimazonen bedeckt, wenn Sie sich im Freien aufhalten.
- Tragen Sie auf kalten Böden Socken oder Hausschuhe.
- Verzichten Sie auf Fasten- und Entgiftungskuren.
- Gewöhnen Sie sich an, regelmäßig zu meditieren.

Entgiftungskur in den eigenen vier Wänden

Es gibt vieles, was wir selbst tun können, um unseren Organismus zu entschlacken und Giftstoffe nicht nur aus unserem Körper, sondern auch aus unserem Leben zu beseitigen. Manchmal kann es hilfreich sein, unsere Wohn- und Arbeitsumgebung für eine gewisse Zeit zu verlassen, weil wir dann leichter Klarheit darüber gewinnen, wovon unser Körper eigentlich gereinigt werden muss. Unsere Umgebung und unsere Lebensweise leisten einen wichtigen Beitrag zu körperlicher, geistiger und emotionaler Unausgewogenheit; und wenn es einem gelingt, sich für eine Zeit lang aus dem Alltagstrott auszuklinken, kann man viel besser zu seinem gewohnten Leben auf Distanz gehen – so unbequem das vielleicht auch sein mag – und über mögliche ursächliche Faktoren im Bereich seiner familiären Beziehungen und seines Lebensstils nachdenken. Es ist wunderbar, sich wenigstens ab und zu einmal einen Tag freizunehmen und irgendwo hinzufahren. Ein Ausflug an einen schönen Ort, ein Wochenende in einem Retreat-Center (und damit ein professioneller Rückzug vom Alltag) oder eine kleine Auszeit in einer Pension (oder vielleicht auch einfach nur auf einem Campingplatz) bieten Ihnen die Gelegenheit, gründlich über sich und ihr Umfeld nachzudenken und zu lernen, das Leben aus einer neuen Perspektive zu betrachten.

Eine Entgiftungskur umfasst – wie alles im Leben – sämtliche Dimensionen unseres Seins: Sie läuft auf spiritueller, emotionaler, geistiger und körperlicher Ebene ab. Eine physische Entschlackung kann in einer Diät bestehen; aber das ist nur ein Aspekt von vielen. Vielleicht ist es am hilfreichsten, mit der Reinigung Ihres häuslichen Umfelds zu beginnen. Ein altes Sprichwort besagt, dass man den Topf erst einmal sauber machen sollte, bevor man ihn mit frischem Trinkwasser füllt. Vor einer Entgiftungskur, während des Purvakarma, sollte man schwer verdauliche und süchtig machende Substanzen von seinem Speisezettel streichen. Dazu gehören Fleisch, Zucker, Alkohol und Koffein. Aber wie wäre es, vorher zunächst einmal unser Wohnumfeld zu reinigen?

Es heißt, dass sich in unserem Umfeld oder Lebensraum unsere innere Verfassung widerspiegelt. Wir alle werden von unserer Umgebung beeinflusst und die jahrhundertealten Praktiken des Feng-Shui und Vastu legen Wert auf eine optimale Lage unseres Hauses und eine optimale Anordnung der darin befindlichen Gegenstände, damit wir in bester geistiger, emotionaler, körperlicher, spiritueller und oft auch finanzieller Gesundheit unser volles Potenzial verwirklichen können. Obwohl es Berater gibt, die dazu ausgebildet worden sind, den Energiefluss im Haus oder Büro zu optimieren, sind das – ebenso wie die chinesische Medizin – umfassende Studiengebiete und manche Menschen möchten das vielleicht auch lieber ohne fremde Hilfe und auf einfachere Weise bewerkstelligen.

Es gibt eine wunderbare japanische Technik namens »KonMari-Methode«, benannt nach den weltweit erfolgreichen Ratgebern zum Aufräumen und zur ordentlicheren Gestaltung von Räumen von Marie Kondo. Die Technik beginnt zunächst mit einer Visualisation. Menschen visualisieren auf unterschiedliche Art und Weise. Manche können tatsächlich die Augen schließen und etwas vor ihrem inneren Auge sehen, während andere einfach nur ein allgemeines Gefühl oder eine Vorstellung davon bekommen, was etwas ist oder sein könnte. Wieder andere Menschen riechen oder hören dabei vielleicht etwas oder stellen sich Symbole für das Objekt ihrer Visualisation vor. Tun Sie einfach das, was bei Ihnen gut funktioniert. Stellen Sie sich vor, wie ein Raum, in dem Sie sich gerne aufhalten, aussehen müsste. Lassen Sie die Klarheit dieses Raums in Ihren Geist eindringen.

Als Nächstes bewegen Sie sich in dem Zimmer physisch von Objekt zu Objekt und halten oder berühren all diese Gegenstände. Nehmen Sie sich Zeit für diesen Prozess! Wenn Ihnen etwas Freude bereitet, behalten Sie es.

Wenn nicht, fragen Sie sich, warum Sie trotzdem immer noch daran festhalten. Vielleicht befürchten Sie, dass Sie es eines Tages brauchen oder sich wünschen könnten, oder es ist mit einer besonderen Erinnerung verknüpft. Werden Sie sich klar darüber, was zu behalten gesund für Sie ist. Was passt zu Ihrer Visualisation von dem Raum, in dem Sie sich gerne aufhalten, und dem Leben, das Sie gerne führen möchten? Auch leblose Objekte sind ein Ausdruck von Qi/Prana/Lebenskraftenergie. Egal ob Sie entscheiden, einen Gegenstand zu behalten oder loszulassen: Ehren Sie ihn für den Platz, den er in Ihrem Leben innehatte, und finden Sie dann eine möglichst originelle, vor allem aber befriedigende Methode, allem, was Sie nicht behalten möchten, ein neues Zuhause zu geben. Vielleicht wollen Sie es spenden? Verschenken? Auf einer Tauschbörse im Internet anbieten? An einem kalten Abend ins Kaminfeuer werfen? Oder ist es jetzt einfach an der Zeit, diesen Gegenstand zu recyceln oder wegzuwerfen? Dieser Prozess kann, genau wie der körperliche Entgiftungsprozess, einige Zeit – manchmal sogar Monate – in Anspruch nehmen.

Drei ayurvedische Entgiftungskuren

Im Frühjahr, dem idealen Zeitpunkt für eine Entgiftung, bedeutet die Aufwärts- und Auswärtsdynamik, dass emotionale Energie, geistige Haltemuster und die sich daraus ergebende Biophysiologie mit weniger großer Wahrscheinlichkeit unterdrückt werden. Es kann eine Unruhe, eine Unzufriedenheit mit der eigenen Bequemlichkeit und mit dem Status quo des eigenen Lebens auftreten. Die Menschen entwickeln jetzt naturgemäß ein Bedürfnis danach, sich physisch mehr zu bewegen, ihre Schränke auszumisten und etwas an ihrer Ernährung zu verändern. Doch das ist etwas anderes als die guten Vorsätze für das neue Jahr. Es hat nichts mit erzwungenem geistigem Streben, mit Vorsätzen aus einem Gefühl der Verpflichtung oder Gewohnheit heraus oder mit dem Erzwingen innerlicher Veränderungen zu tun; es ist einfach nur der natürliche Fluss der Frühlingsenergie. Der Zeitpunkt des chinesischen Neujahrsfests, auch unter dem Namen Frühlingsfest bekannt, ergibt im Hinblick auf den Fluss der Jahreszeiten und darauf, was dieser jahreszeitliche Wandel naturgemäß in uns aufsteigen lässt, durchaus Sinn. Lassen Sie sich davon tragen! Fragen Sie sich, ob jetzt ein guter Zeitpunkt für eine Diät oder Reinigung Ihres häuslichen Umfelds gekommen ist, und entscheiden Sie sich dann für die Maßnahme, die für Sie momentan am besten geeignet ist. Vielleicht ist ein bisschen Entrümpeln in dieser Zeit für Sie genau das Richtige, damit der Sie umgebende Raum zu einer offenen Stütze wird, die Ihnen hilft, voller Elan und mit Leichtigkeit auch eine körperliche Entgiftungskur im Frühjahr oder Herbst erfolgreich umzusetzen.

Es ist wichtig, sich darüber klar zu werden, dass der Körper gut dafür ausgerüstet ist, sich selbst zu reinigen, und dass dafür kein allzu starkes Eingreifen und keine zu große Willenskraft von unserer Seite erforderlich sind. Die Lungen setzen nämlich ohnehin bei jedem Ausatmen Giftstoffe frei und auch Leber und Nieren haben besondere Mechanismen dafür, Giftstoffe aus dem Blut zu filtern. Der Magen-Darm-Trakt reinigt sich ebenfalls selbst, wenn man ihm die Möglichkeit dazu gibt. Wenn wir das Gefühl haben, eine Reinigung oder Entgiftung zu brauchen, müssen wir in Wirklichkeit oft erst einmal auf die »Neustarttaste« drücken und ein paar falsche Lebensgewohnheiten ablegen. Wenn wir uns einfach an die grundlegenden Empfehlungen zur Lebensweise im Abschnitt über *Dinacharya* (Tagesgestaltung; ab Seite 240) halten und ein bisschen Atemarbeit und Bewegung in unseren Alltag integrieren, sollte unser Körper in der Lage sein, den Rest von selbst zu erledigen. Unsere Ernährung so zu verändern, dass die Abstände zwischen den Mahlzeiten größer werden, oder Lebensmittel in unseren Speisezettel aufzunehmen, die wir brauchen, und auf solche, die wir nicht brauchen, zu verzichten, kann für unser körperliches, geistiges und emotionales Wohlbefinden wahre Wunder wirken. Vielleicht reichen ein paar einfache Schritte in Richtung eines ausgewogenen Lebens schon aus, um uns innerlich gereinigt zu fühlen. Wenn Sie sich jedoch zu einem echten Entgiftungsritual hingezogen fühlen, dann lesen Sie bitte weiter. Im Ayurveda gibt es nämlich vielleicht genau das, was Sie suchen.

Man sollte allerdings keine Entgiftungskur durchführen, wenn man schwach oder krank ist, vor Kurzem operiert wurde oder gerade eine lange Krankheit hinter sich hat. Dasselbe gilt auch, wenn man unter Erkrankungen leidet, bei denen eine Entgiftung nicht erlaubt ist, oder wenn man schwanger ist, stillt beziehungsweise versucht, schwanger zu werden. Ich empfehle auch niemandem eine Entgiftung, der gerade Kummer hat oder trauert, vor allem nach dem Tod eines nahen Angehörigen oder in einer Phase körperlichen oder emotionalen Aufruhrs. Wenn Sie gerade umziehen, warten Sie bitte mit der Entgiftungskur, bis Sie sich in Ihrem neuen Zuhause gut eingelebt haben; und wenn Sie Familienzuwachs bekommen haben, warten Sie ebenfalls bitte ab, bis sich in Ihrem Leben ein festes Muster oder eine gewisse Routine eingespielt hat. Zu viel Veränderung kann tatsächlich zu viel für Sie sein. Es ist wichtig, sich verankert zu fühlen, bevor man eine Entgiftungskur beginnt.

Wenn Sie jedoch wissen, dass Sie – oder einer Ihrer Klienten – für eine Entgiftung bereit sind, bietet Ihnen die Weisheit des Ayurveda gleich mehrere Methoden zur Auswahl an. Die erste ist eine einfache dreitägige Entgiftungskur. Sie eignet sich hervorragend, wenn Sie so etwas zum ersten Mal machen, ist aber auch eine gute Option für jemanden, der nicht sicher ist, ob er sich auf eine längere Zeitdauer festlegen kann oder möchte. Außerdem handelt es sich dabei um eine gute Entgiftung »im Schnellverfahren« für Menschen, die einen Energieschub brauchen oder mehr als eine Entgiftungskur pro Jahr durchführen möchten. Die zweite Option dauert eine ganze Woche, die dritte zehn Tage. Außerdem ist es ratsam, dabei professionellen Rat zu suchen.

Das Ziel einer ayurvedischen Entgiftung besteht darin, Giftstoffe – auch fettlösliche – dazu zu bringen, sich zu lösen und den Körper zu verlassen. Außerdem hilft sie Ihnen, auf die »Neustarttaste« zu drücken und Ihren Lebensstil und Ihre Ernährung zu ändern. Beim Saftfasten, das sich heutzutage großer Beliebtheit erfreut, wird wahrscheinlich nur Wasser aus dem Gewebe herausgezogen, sodass Sie sich ein bisschen leichter fühlen und Wassergewicht verlieren. Sobald Sie danach erneut zu essen beginnen, haben Sie das Gewicht allerdings genauso schnell wieder drauf. Bei einer ayurvedischen Entgiftungskur isst man deswegen die ganze Zeit über, damit genau das nicht passiert. Das Essen, die Arzneimittel und Getränke, die man dabei zu sich nimmt, sind tridoshisch oder im Hinblick auf die verschiedenen Konstitutionen ausgewogen und leicht verdaulich und helfen, Toxine aus den Entgiftungskanälen »herauszukratzen«. Leber und Nieren verrichten dabei weiterhin ihre Arbeit, Giftstoffe aus dem Blut herauszufiltern und den Körper durch Wasserlassen davon zu befreien.

Wie beim Panchakarma ist auch hier ein Purvakarma oder eine »Vorentgiftung« wichtig, um Körper und Geist darauf vorzubereiten, alles loszulassen, was in seinem Inneren gespeichert und nicht gesund für ihn ist. Diese Giftstoffe können das Ergebnis einer trägen Verdauung, Nebenprodukte emotionaler Zustände, im Körper festsitzende Stoffwechselabfälle oder Schadstoffe sein, die sich im Organismus ansammeln, weil Leber, Nieren oder Lungen ihre Aufgaben nicht richtig erfüllen können. Sie können aber auch von Umweltgiften herrühren, die durch Ausdünstungen von Polstermöbeln, Kleidungsstücken und Teppichen, Autoabgase und durch die Umweltverschmutzung, die uns in unserem täglichen Leben immer mehr zur Gewohnheit wird, entstehen. Diese Vorentgiftung (Purvakarma), die ein bis zwei Wochen vor Beginn der eigentlichen Entgiftungskur stattfinden sollte, ist bei allen unten beschriebenen Entgiftungsprogrammen gleich und läuft folgendermaßen ab:

- Denken Sie darüber nach, wie Ihr Leben sein sollte, und nehmen Sie sich fest vor, es dementsprechend zu ändern.
- Achten Sie auf Ihre Atmung (siehe die Ausführungen über Atemarbeit in Kapitel 8).
- Gewöhnen Sie sich an, mindestens ein paar Minuten pro Tag zu meditieren.
- Nehmen Sie sich während der Entgiftung mehr Zeit für Kontemplation, schonende körperliche Aktivität, bewusstes Atmen, Spaziergänge in der Natur und Meditation.
- Gönnen Sie sich genügend Zeit zum Ausruhen und gehen Sie spätestens um 22 Uhr ins Bett.
- Fangen Sie an, Koffein, Zucker und Alkohol von Ihrem Speisezettel zu streichen, und zwar schon mindestens eine Woche vor Beginn der Entgiftungskur, damit etwaige Entgiftungsreaktionen bis dahin bereits abgeklungen sind.

- Verzichten Sie mindestens vier Tage vor Beginn der Entgiftungskur auf Fleisch, Geflügel, Käse, weißes/raffiniertes Mehl, gebratene Speisen und Fisch.
- Vermeiden Sie nach Möglichkeit verstörende Situationen und entsprechende Themen im Fernsehen oder Internet (beispielsweise Nachrichten und Meldungen über Politik oder Gewalt).
- Nehmen Sie morgens einen halben Teelöffel Flohsamenschalen in einer Tasse (240 Milliliter) mit zimmerwarmem Wasser ein.
- Bauen Sie mindestens eine der folgenden Aktivitäten in Ihren Tagesablauf ein: Yoga, Qigong, Atemarbeit, Tai-Chi, Meditation, Yoga Nidra.
- Machen Sie täglich Spaziergänge in der Natur.
- Praktizieren Sie täglich Trockenbürstenmassagen und Zungenreinigung.

Für jede der drei Entgiftungskuren benötigen Sie Folgendes:

- Flohsamenschalen,
- weißen und braunen Basmatireis,
- Mung Dal (gelbe Mungbohnen),
- Ghee (vorzugsweise aus Quark),
- wenn Sie einen zu hohen Cholesterinspiegel haben, brauchen Sie auch Leinöl,
- Gewürze (Kreuzkümmel, Koriander, Fenchel, Ingwer, Cayennepfeffer, Senfkörner, Asant [Hing]),
- Garshana (Trockenbürstenmassage): Verwenden Sie dafür eine Bürste und/oder Handschuhe,
- geeignetes Öl für Abhyanga (Vata: Sesamöl, Pitta: Kokosöl, Kapha: Mandel- oder Sonnenblumenöl),
- Brahmi-Öl,
- Yoga-Nidra-CD,
- Sesamöl, falls Sie Öl ziehen möchten,
- Zungenreiniger,

- verjüngendes Nahrungsergänzungsmittel zur Einnahme nach der Entgiftungskur (*Chyawanprash*),
- Triphala.

Üben Sie bereits vor der Entgiftungskur die Zubereitung von *Kitchari*, damit Sie wissen, wie das geht, und auch testen können, ob es Ihnen schmeckt.

Beispiel für ein Kitchari-Rezept

1 Tasse Mung Dal (Dal)	¼ TL Kreuzkümmel
1 Tasse weißer Basmatireis	½ TL frischer Ingwer
2 TL Ghee	1–3 frische Gemüsesorten der Saison
¼ TL Kurkuma	Salz und Pfeffer nach Belieben
¼ TL gelbe Senfkörner	

1. Geben Sie Dal und Reis in einen Topf und spülen Sie diese Zutaten mehrmals ab.
2. Geben Sie sechs bis neun Tassen (circa 1,5–2 Liter) Wasser in den Topf, je nachdem, welche Konsistenz Reis und Dal haben sollen.
3. Bringen Sie die Mischung zum Kochen und schalten Sie die Herdplatte dann auf kleine Flamme.
4. Kurkuma hinzufügen, umrühren und köcheln lassen.
5. In einem zweiten Topf Ghee, Senfkörner, Kreuzkümmel, frischen Ingwer und Gemüse miteinander vermischen und kochen, bis das Gemüse gerade weich ist.
6. Die Gemüse-Gewürz-Mischung zur Reis-Dal-Mischung hinzufügen, umrühren und weitere zehn Minuten kochen lassen.
7. Heiß servieren.

Sie können auch noch etwas Ghee, Salz und Pfeffer nach Belieben und – wenn Sie möchten – ein bisschen frisches Korianderkraut hinzufügen.

Das mengenmäßige Verhältnis zwischen Reis und Dal kann verändert werden, ebenso die Menge an Wasser, die Sie verwenden möchten.

Dreitägige Entgiftungskur

Bauen Sie in diese dreitägige Entgiftungskur alles ein, was Sie aus meinen Empfehlungen zur Vorentgiftung übernommen haben. Außerdem rate ich Ihnen, drei Tage lang Folgendes zu tun: zu jeder Mahlzeit Kitchari zu essen, zwischen den Mahlzeiten Kreuzkümmel-, Koriander- und Fencheltee zu trinken und abends Triphala einzunehmen. Nach dieser Kur befolgen Sie bitte meine Hinweise zur Nachentgiftung (ab Seite 362).

Sieben- bis zehntägige Entgiftungskur

Die sieben- bis zehntägige Entgiftungskur läuft ähnlich ab, nur mit der Ausnahme, dass der mittlere Teil bei der zehntägigen Entgiftung länger dauert. Ich empfehle, sich bereits zwei Wochen oder vielleicht sogar einen Monat im Voraus auf diese Kuren vorzubereiten, damit Sie anfangen können, sich von Produkten zu entwöhnen, die Sie während der Kur nicht in Ihrem Körper haben möchten oder von denen eine Entgiftung zu belastend sein könnte. Für die meisten Menschen kann eine mehrtägige Zucker-Entgiftung sich wie eine Grippe anfühlen. Daher ist es am besten, sich langsam zu entwöhnen, statt bildlich gesprochen »auf kalten Entzug« zu gehen. Am zweitschwierigsten ist die Entwöhnung von Koffein. Das liegt daran, dass Koffein ebenfalls süchtig macht und die Entwöhnung davon bei manchen Menschen Entzugskopfschmerzen verursacht.

Ein Getränk aus gerösteter Gerste ist ein gutes Hilfsmittel für die Kaffeeentwöhnung, da es in seinem Geschmack, seiner Vollmundigkeit und seinem Gefühl an Kaffee erinnert. Kräutertees hingegen sind eine gute Möglichkeit, sich von Mate, grünem, weißem und schwarzem Tee zu entwöhnen. Eine gute Alternative besteht darin, mit dem regelmäßigen Trinken von Kreuzkümmel-, Koriander- und Fencheltee zu beginnen und Tulsi hinzuzufügen, um Ihre Stimmung während dieser Umstellung zu stabilisieren. Organic India beispielsweise stellt einen hervorragenden Tulsi-Tee her, den man in einem Teebeutel zum Kreuzkümmel-, Koriander- und Fencheltee hinzufügen kann.

Bereiten Sie sich mit den Maßnahmen zu Purvakarma (Vorentgiftung) auf diese Entgiftungskur vor. All diese Ernährungsumstellungen und Dinacharya (Lebensstil/Tagesroutine) – zum Beispiel eine für Sie vielleicht neue Meditationspraxis oder Trockenbürstenmassage – in Ihren Alltag einzubauen, kann schon ziemlich viel auf einmal sein. Wenn Sie wissen, dass Sie Ihre Entgiftung im März oder April durchführen werden, sollten Sie deshalb also bereits im Januar oder Februar allmählich mit der Umstellung Ihres Tagesablaufs beginnen. So können Sie im Frühjahr problemlos mit der Entgiftungskur beginnen. Wenn Sie einen Entgiftungs-Crashkurs planen, werden Sie – sofern Sie nicht bereits meditieren, regelmäßig an die frische Luft gehen, Sport treiben, Atemtechniken oder Yoga praktizieren – Ihren gesamten Lebensstil auf einmal komplett umstellen müssen, und das könnte zu viel für Sie werden. Anfänger sollten deshalb vielleicht lieber nur eine einzige Maßnahme auswählen, also beispielsweise nur KonMari, Meditation oder Yoga oder vielleicht Tai-Chi oder Atemübungen praktizieren. Was auch immer Sie tun: Seien Sie konsequent und gehen Sie die Sache langsam an.

Wie bei jedem Trainingsprogramm oder jeder Ernährungsumstellung sollten Sie stets einen Fachmann zurate ziehen, vor allem, wenn Sie wissen, dass Sie bereits gesundheitliche Probleme haben oder sich nicht gesund fühlen. Auch hier gilt, dass eine Entgiftung bei Krankheit und während der Schwangerschaft oder Menstruation nicht durchgeführt werden darf. Bitte denken Sie auch daran, dass es sich hierbei um ein sehr allgemeines, sicheres Entgiftungsprogramm handelt, das für gesunde und aufgeschlossene Menschen konzipiert ist. Eine Entgiftung, die unter persönlicher Überwachung eines qualifizierten Gesundheitsexperten durchgeführt wird, kann dagegen ganz auf die individuellen Bedürfnisse und die Konstitution des jeweiligen Klienten abgestimmt werden.

Kaufen Sie alles Zubehör, das Sie für die Entgiftungskur benötigen. Organic India ist eine hervorragende Bezugsquelle für Tulsi-Tee, Chyawanprash und Triphala. Versuchen Sie bitte, auch die anderen Zutaten in Bioqualität zu bekommen. Bei Lisa Deering Temoshok gibt es eine wunderbare Yoga-Nidra-CD; aber Sie können natürlich auch im Internet oder im Fachhandel nach einer anderen CD suchen, die Ihnen gefällt. Schaffen Sie in Ihrem Terminplan Zeit für eine stressfreie Selbstmassage mit Öl, zusätzliche Ruhephasen, Yoga Nidra und für das Kitchari-Kochen und Teetrinken.

Tag 1 bis Tag 3

Fangen Sie an, die Einnahme von Ölen und das Kochen von Kitchari mit Gemüse in Ihren Tagesablauf zu integrieren. Wählen Sie ein bis drei Gemüse aus Ihrer Dosha-Liste für Ihr Kitchari aus. Ihr Tagesablauf sollte folgendermaßen aussehen:

1. Wachen Sie um 6 Uhr morgens auf.
2. Gehen Sie auf die Toilette.
3. Reinigen Sie Ihre Zunge.
4. Putzen Sie sich die Zähne.
5. Ziehen Sie Öl.
6. Während des Ölziehens können Sie eine Trockenbürstenmassage durchführen.
7. Duschen oder baden Sie.
8. Einnahme von Öl: Erwärmen Sie etwas Ghee und trinken Sie bis zu einen Esslöffel davon (falls Sie bei dem Gedanken daran eine Gänsehaut bekommen oder Ihnen davon übel wird, verzichten Sie lieber darauf). Wenn Sie Probleme mit einem zu hohen Cholesterinspiegel haben, nehmen Sie stattdessen Leinöl. Im Laufe der ersten drei Tage können Sie die Ölmenge auf zwei Esslöffel erhöhen.
9. Trinken Sie ein Glas zimmerwarmes oder warmes Wasser.
10. Gehen Sie spazieren, machen Sie Yoga, meditieren Sie, praktizieren Sie Atemarbeit und so weiter.
11. Essen Sie Kitchari mit Gemüse.
12. Trinken Sie den ganzen Tag über viel Wasser! Eine allgemeine Faustregel lautet, täglich die Hälfte Ihres Körpergewichts in Unzen Wasser zu trinken (eine Unze entspricht ungefähr 30 Millilitern).

13. Wenn Sie Hunger oder Heißhunger verspüren, trinken Sie etwas Tee aus Kreuzkümmel, Koriander, Fenchel und Tulsi (CCFT-Tee).
14. Zwischen 11 und 14 Uhr sollten Sie zu Mittag essen (Kitchari mit Gemüse).
15. Auch hier gilt: Trinken Sie viel Wasser, aber nicht direkt vor oder nach einer Mahlzeit. Während der Mahlzeiten sollten Sie nur schluckweise heißes Wasser, CCF- oder CCFT-Tee trinken.
16. Wenn Sie Heißhunger oder Hunger verspüren, trinken Sie etwas CCF- oder CCFT-Tee.
17. Essen Sie vor 18 Uhr zu Abend (Kitchari mit Gemüse). Trinken Sie danach wieder Tee und Wasser.
18. Nehmen Sie vor dem Schlafengehen Triphala mit warmem Wasser ein wie in der Packungsbeilage empfohlen.
19. Massieren Sie Ihre Füße und Ihre Kopfhaut mit Brahmi-Öl. Für die Haare genügen wenige Tropfen. Geben Sie einfach ein bisschen davon auf Ihre Fingerspitzen und massieren Sie es in die Kopfhaut ein. Achten Sie darauf, auch Fußsohlen und Knöchel gründlich zu massieren.
20. Machen Sie Yoga Nidra.
21. Gehen Sie spätestens um 22 Uhr schlafen.

Tag 4 bis Tag 6 (Tag 4 bis Tag 7 bei zehntägiger Kur)

Die Veränderungen gegenüber der Variante »Tag 1 bis Tag 3« sind: äußerliche statt innerlicher Anwendung von Ölen und Kitchari ohne Gemüse. (An Tag 6 sollten Sie zum Frühstück ein warmes Getreidemüsli – entweder Reisschleim oder ein Müsli aus schwarzen Sesamkörnern oder irgendwelchen anderen einfachen Vollkorngetreideprodukten – mit etwas Ghee zu sich nehmen.) Halten Sie sich bitte an den im Folgenden beschriebenen Tagesablauf:

1. Wachen Sie um 6 Uhr morgens auf.
2. Gehen Sie auf die Toilette.

3. Reinigen Sie Ihre Zunge.
4. Putzen Sie sich die Zähne.
5. Ziehen Sie Öl.
6. Während des Ölziehens können Sie eine Trockenbürstenmassage durchführen. Praktizieren Sie zusätzlich Abhyanga (Selbstmassage mit Öl).
7. Duschen oder baden Sie.
8. Trinken Sie ein Glas zimmerwarmes oder warmes Wasser.
9. Gehen Sie spazieren, machen Sie Yoga, meditieren Sie, praktizieren Sie Atemarbeit und so weiter.
10. Essen Sie Kitchari ohne Gemüse.
11. Trinken Sie den ganzen Tag über viel Wasser (allgemeine Faustregel: die Hälfte Ihres Körpergewichts in Unzen Wasser pro Tag; eine Unze entspricht ungefähr 30 Millilitern).
12. Wenn Sie Hunger oder Heißhunger verspüren, trinken Sie etwas CCF- oder CCFT-Tee.
13. Zwischen 11 und 14 Uhr sollten Sie zu Mittag essen (Kitchari ohne Gemüse).
14. Auch hier gilt: Trinken Sie viel Wasser, aber nicht direkt vor oder nach einer Mahlzeit. Während der Mahlzeiten können Sie schluckweise warmes oder heißes Wasser, CCF- oder CCFT-Tee trinken.
15. Wenn Sie Heißhunger oder Hunger verspüren, trinken Sie etwas CCF- oder CCFT-Tee.
16. Essen Sie vor 18 Uhr zu Abend (Kitchari ohne Gemüse).
17. Trinken Sie danach wieder Tee und Wasser.
18. Nehmen Sie vor dem Schlafengehen Triphala mit warmem Wasser ein.
19. Massieren Sie Ihre Füße und Ihre Kopfhaut mit Brahmi-Öl. Für Haare und Kopfhaut genügen wenige Tropfen, die Sie mit Ihren Fingerspitzen sanft in die Kopfhaut einmassieren. Achten Sie bitte darauf, auch Fußsohlen und Knöchel gründlich zu massieren.
20. Machen Sie Yoga Nidra.
21. Gehen Sie spätestens um 22 Uhr schlafen.

Tag 7 (Tag 8 bis Tag 10 bei zehntägiger Kur)

An Tag 7 oder an den Tagen 8 bis 10 werden Sie Kitchari mit Gemüse essen. Wählen Sie ein bis drei Gemüsesorten aus Ihrer Dosha-Liste aus. (Bei der zehntägigen Entgiftungskur sollten Sie an Tag 10 zum Frühstück ein warmes Getreidemüsli aus schwarzen Sesamkörnern oder irgendwelchen anderen einfachen Vollkorngetreideprodukten mit etwas Ghee zu sich nehmen und sich dann für den Rest des Tages an das Programm vom Vortag halten.) Ihr Tagesprogramm sieht folgendermaßen aus:

1. Wachen Sie um 6 Uhr morgens auf.
2. Gehen Sie auf die Toilette.
3. Reinigen Sie Ihre Zunge.
4. Putzen Sie sich die Zähne.
5. Ziehen Sie Öl.
6. Während des Ölziehens können Sie eine Trockenbürstenmassage durchführen.
7. Duschen oder baden Sie.
8. Trinken Sie ein Glas zimmerwarmes oder warmes Wasser.
9. Gehen Sie spazieren, machen Sie Yoga, meditieren Sie, praktizieren Sie Atemarbeit und so weiter.
10. Essen Sie Kitchari mit Gemüse (wählen Sie ein bis drei Gemüsesorten aus Ihrer Dosha-Liste aus).
11. Trinken Sie den ganzen Tag über viel Wasser (allgemeine Faustregel: Sie sollten die Hälfte Ihres Körpergewichts in Unzen Wasser pro Tag zu sich nehmen, wobei eine Unze ungefähr 30 Millilitern entspricht).
12. Wenn Sie Hunger oder Heißhunger verspüren, trinken Sie etwas CCF- oder CCFT-Tee.
13. Zwischen 11 und 14 Uhr sollten Sie zu Mittag essen (Kitchari mit Gemüse).
14. Auch hier gilt: Trinken Sie viel Wasser, aber nicht direkt vor oder nach einer Mahlzeit. Trinken Sie nur während der Mahlzeiten schluckweise heißes Wasser.

15. Wenn Sie Heißhunger oder Hunger verspüren, trinken Sie etwas CCFT-Tee.
16. Essen Sie vor 18 Uhr zu Abend (Kitchari mit Gemüse).
17. Trinken Sie danach wieder Tee und Wasser.
18. Nehmen Sie vor dem Schlafengehen Triphala mit warmem Wasser ein.
19. Massieren Sie Ihre Füße und Ihre Kopfhaut mit Brahmi-Öl. Für Haare und Kopfhaut genügen wenige Tropfen, die Sie mit Ihren Fingerspitzen sanft in die Kopfhaut einmassieren. Achten Sie darauf, auch Fußsohlen und Knöchel gründlich zu massieren.
20. Machen Sie Yoga Nidra.
21. Gehen Sie spätestens um 22 Uhr schlafen.

Nachentgiftung

Während der Nachentgiftung führen Sie mindestens ein bis zwei Monate lang Verjüngungspraktiken durch. Es ist ratsam, auch weiterhin an mindestens einem Tag pro Woche Abhyanga zu praktizieren. Das kann entweder morgens nach der Trockenbürstenmassage und vor dem Duschen oder auch abends vor dem Schlafengehen geschehen, falls Sie Probleme mit dem Schlafen haben. Nehmen Sie im Laufe der Tage allmählich immer mehr Nahrungsmittel in Ihren Speisezettel auf. In den ersten vier oder fünf Tagen nach der Entgiftung sollten Sie nur gegarte Lebensmittel zu sich nehmen. Zum Frühstück eignen sich am besten Vollkorngetreideprodukte; zum Mittag- oder Abendessen sind zu jeder Jahreszeit Suppen hervorragend geeignet.

Der Körper reagiert jetzt sehr empfindlich auf jegliche Art von Exzess. Außerdem wird für Sie nun alles ein ausgeprägteres Aroma haben als vorher und Ihre Toleranz für Süßigkeiten hat wahrscheinlich abgenommen. Versuchen Sie, auf den Verzehr von verarbeiteten Lebensmitteln und Essensresten zu verzichten und achten Sie darauf, wie Sie sich nach dem Essen fühlen. Achten Sie auch auf die Portionsgrößen, Ihren geistig-seelischen Zustand beim Essen und auf regelmäßige Mahlzeiten. Hören Sie während des

Essens stets in sich hinein, um sicherzugehen, dass Sie darauf achtgeben, was Sie tun, und nicht einfach nur mechanisch irgendetwas in sich hineinstopfen. Das Kapha im Magen besitzt eine eigene Intelligenz. Es weiß, was für Ihren Körper und Geist als Ganzes gut ist und was Ihre Verdauungskapazität problemlos verkraften kann. Dadurch entsteht eine instinktive Neigung zu bestimmten Lebensmitteln und weg von anderen, wie man es beispielsweise bei Menschen an einem Büfett beobachten kann. Selbst wenn das Essen gesund ist, gibt es Lebensmittel, die der Körper an bestimmten Tagen einfach nicht essen möchte. Hören Sie auf diese innere Stimme! Wenn Sie wirklich gut auf Ihren Körper eingestimmt sind, wird er schon allein beim Lesen einer Speisekarte oder bei der Visualisation eines bestimmten Lebensmittels entsprechende Signale aussenden. Oft sind das ganz subtile Reaktionen, aber nicht immer. Es ist die innere Weisheit des Körpers, die auf beinahe unbewusster Ebene mit Ihnen kommuniziert. Üben Sie sich darin, darauf zu hören, denn das ist – abgesehen von gesundem Atmen – eines der besten Dinge, die man für sich selbst tun kann.

Ihre Sensibilität für diese innere Stimme Ihres Körpers wird nach der Entgiftungskur erhöht sein. Nutzen Sie diese Gelegenheit, Ihre Wahrnehmung zu verfeinern und sich von Ihrem Inneren führen zu lassen. Nehmen Sie allmählich wieder mehr Nahrungsmittel in Ihren Speisezettel auf und hören Sie wirklich auf Ihren Körper; dann werden Sie sich leichter und energiegeladener fühlen, denn dann ist das, was Sie zu sich nehmen, hauptsächlich das, was Ihr Körper tatsächlich will und benötigt. Dieses Essen wird eher darauf abgestimmt sein, was Ihr Agni verkraften kann und was Sie an einem bestimmten Tag brauchen, und wird infolgedessen auch zu einer geringeren Ansammlung von Ama führen.

Normalerweise verschreibe ich meinen Patienten ein Verjüngungspräparat oder Tonikum, das nach der Entgiftung mindestens einen Monat lang eingenommen werden muss. Dieses Mittel wird normalerweise der individuellen Konstitution des Patienten entsprechend zusammengestellt. Eine gute Alternative für eine allgemeine, tridoshische Entgiftungskur in den eigenen vier Wänden ist Chyawanprash. Ja, ich weiß, das sieht so aus, als ob alle Kräuter im Garten zusammengemischt worden wären. Und es schmeckt auch so! Chyawanprash ist ein uraltes Kräutertonikum, das zusammen mit Sesamöl, Ghee und Honig zu einer fruchtigen Amalakipaste verarbeitet worden ist. Es wirkt verjüngend und unterstützt das Immunsystem und die Verdauung. Für Pitta-Typen mit hohem Pitta-Anteil ist es vielleicht besser, stattdessen Shakti-Prana-»Marmelade« zu nehmen, die man über die Website des Ayurvedic Institute bestellen kann. Diese Tonika nimmt man am besten gleich morgens ein, da sie energetisierend wirken. Nehmen Sie einen Teelöffel davon und trinken Sie dann ein bisschen warmes Wasser nach. Wie bei allem anderen gilt auch hier: Wenn Sie Fragen oder Bedenken haben oder unter Allergien leiden, ist es am besten, sich von einem qualifizierten Fachmann beraten zu lassen, bevor Sie irgendetwas Neues in Ihren Speisezettel aufnehmen. Denken Sie daran, dass dies nur allgemeine Richtlinien für eine zu Hause durchgeführte Entgiftungskur sind, sodass man dabei weitgehend auf seine eigene innere Stimme hören kann; aber lassen Sie sich bei solchen Unternehmungen am besten stets von den Erkenntnissen eines Arztes oder Therapeuten Ihres Vertrauens leiten.

Hören Sie auf Ihren Körper

Während dieser Entgiftung kann es zu einer Verstopfung oder Verlangsamung Ihrer Verdauung kommen. Bitte hören Sie auf Ihren Körper und ergreifen Sie gegebenenfalls geeignete Maßnahmen – zum Beispiel, die Entgiftungskur langsam auslaufen zu lassen –, wenn Sie sich dabei in irgendeiner Weise unwohl fühlen. Es ist stets wichtiger, auf seinen Körper zu hören und dieser inneren Stimme zu folgen, als zu glauben, dass man eine Entgiftungskur unbedingt um jeden Preis durchziehen muss. Ihr Körper spricht immer mit Ihnen, und zwar über leichte Schmerzen oder Wehwehchen, Blähungen oder ein allgemeines Gefühl, das Ihnen sagt, dass irgendetwas nicht stimmt. Schmerzen und Müdigkeit kommen ebenfalls häufig vor, vor allem in den ersten Tagen, wenn Sie erst vor Kurzem angefangen haben, auf Zucker zu verzichten. Hören Sie auch hier wieder auf Ihren Körper: Wenn es Ihnen zu viel wird, führen Sie diese Entgiftungskur schonend durch und fahren Sie Ihren Konsum von raffiniertem und anderem Zucker ganz langsam zurück. Der Einbau von Meditation und bewusster Atmung in Ihren Tagesablauf dürfte keine unerwünschten Nebenwirkungen verursachen. Doch manchen Menschen fallen vielleicht selbst diese beiden Praktiken schwer. In solchen Fällen würde ich eine Entgiftungskur überhaupt nicht empfehlen; dann sollte man sich lieber von einem qualifizierten Therapeuten beraten und begleiten lassen. Das Gleiche gilt übrigens auch für alle anderen oben genannten Techniken oder Vorschläge. Bei manchen Vikrutis kann Ölziehen kontraindiziert sein. Wenn Sie das Gefühl haben, dass es für Sie nicht das Richtige ist, lassen Sie es weg! Auch die Einnahme von Ölen oder Triphala ist für Sie vielleicht nicht geeignet. Oder vielleicht haben Sie auch eine Familie zu versorgen; dann ist diese Entgiftungskur, vor allem die sieben- bis zehntägige Variante, für Sie überhaupt nicht geeignet. Schließlich will man sich damit ins Gleichgewicht bringen – wenn eine Entgiftung für Sie aber nur mehr Stress, Anspannung oder Unbehagen mit sich bringen würde, bitte ich Sie, darauf zu verzichten und stattdessen einfach nur Ihren Tagesablauf abzuändern.

Wenn Sie unter Blutzuckerproblemen leiden, rate ich ebenfalls grundsätzlich von einer Entgiftung ab. Falls bei Ihnen irgendwelche gesundheitlichen Probleme vorliegen, führen Sie bitte keine Entgiftungskur durch, ohne sich vorher mit Ihrem Arzt abgesprochen zu haben. Wie bereits erwähnt, läuft die Entgiftung auf ganz natürliche Weise ab, wenn wir unserem Körper und Geist den Spielraum und die Freiheit geben, so zu handeln, wie die Natur es vorgesehen hat. Das kann nach einem Leben voller Diäten, Fastenkuren und Ähnlichem vielleicht manchmal schwer zu akzeptieren sein. Aber es ist die Wahrheit und selbst der motivierteste Mensch wird schon allein davon profitieren, dass er einfach nur seinen Tagesablauf ändert. Was ich in der Klinik am häufigsten sehe, sind Menschen, die, um in eine andere Gemütslage zu kommen, einfach nur etwas loslassen müssen, woran sie sich krampfhaft festklammern. Ich begegne aber auch immer wieder Menschen, die aus dem einen oder anderen Grund nicht regelmäßig positive oder aufbauende Praktiken oder Erfahrungen in ihr Leben hineinlassen. Daher empfehle ich Ihnen Selbstreflexionspraktiken, die Ihnen den Spielraum geben, Ihre Energie und Ihre Gedanken frei fließen zu lassen, damit sie verarbeitet werden können und Sie sich innerlich und äußerlich wieder gesünder fühlen.

TEIL III
KLINISCHE PRAXIS

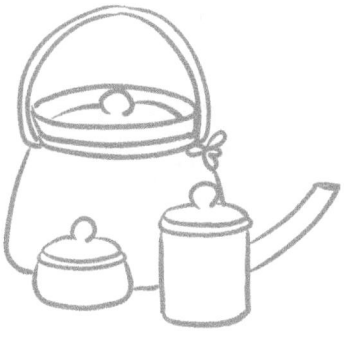

11

Integration von Ayurveda und chinesischer Medizin

Die Idee, chinesische Medizin und Ayurveda miteinander zu kombinieren und beide Medizinsysteme ineinander zu integrieren, erfreut sich immer größerer Beliebtheit, vor allem innerhalb einer kleinen Subkultur von Akupunkteuren in den USA. In Fachzeitschriften, Blogs oder auf Websites stößt man immer wieder auf Artikel über Ähnlichkeiten der beiden Medizinsystemen zugrunde liegenden Theorien und darüber, wie man in der klinischen Praxis beide Disziplinen miteinander kombinieren kann. Ärzte und Therapeuten stellen fest, dass eine Kombination aus chinesischer Medizin und Ayurveda für ihre Praxis und ihre Patienten beziehungsweise Klienten von Vorteil sein kann.

Während ich in den vorigen Kapiteln einen allgemeinen Überblick und Informationen für Ärzte und Patienten, aber auch für medizinische Laien gegeben habe, die diese beiden Medizinsysteme besser verstehen möchten, wende ich mich in diesem Kapitel eher an den Arzt oder Studenten der chinesischen Medizin, und zwar teilweise deshalb, weil Ärzte und Therapeuten, die in der westlichen Welt chinesische Medizin oder Akupunktur praktizieren, mehr Patienten zu sehen bekommen als der durchschnittliche ayurvedische Arzt. Außerdem ist das Konzept der Entgiftung (ein Thema, das die meisten Menschen im Westen interessiert, die sich von jahrtausendealten Weisheitslehren Hilfe für ihre Heilung versprechen) in der chinesischen Medizin nicht so stark etabliert. Dieses Kapitel soll Ärzten und Studenten der chinesischen Medizin aber auch zeigen, wie das

Erlernen der Grundlagen des Ayurveda ihnen vielleicht helfen kann, ihre eigene Medizin besser zu verstehen und ihren Patienten besser dienen zu können.

In zweiter Linie sind die Informationen in diesem Kapitel aber auch für moderne Ayurvedaärzte mit westlicher Ausbildung gedacht – und zwar eher für solche, die eine Ausbildung als Coachs und Körperarbeiter absolviert haben, als für Ärzte mit einem BAMS-Abschluss (Bachelor of Ayurvedic Medicine and Surgery) –, um ihnen ein besseres Verständnis für den inhaltlichen Umfang der Ausbildung und für den Schwerpunkt, den die chinesische Medizin auf klinische Wissenschaft und Pflanzenheilkunde legt, zu vermitteln. Für Therapeuten, die nur ein paar Hundert Stunden Ausbildung auf irgendeinem Gebiet absolviert haben, ist es wichtig zu verstehen, dass eine derartige Ausbildung höchstens an der Oberfläche so tiefgründiger, komplexer Systeme wie der chinesischen und indischen Medizin kratzen kann. Selbst Ärzte, die ein intensives Studium der chinesischen Medizin durchlaufen oder einen BAMS-Abschluss in Indien erworben haben, lernen diese Medizin während ihres ganzen Lebens immer besser kennen und wachsen allmählich in ihre Aufgabe als Therapeut hinein.

Ich glaube, dass es für die meisten im Westen ausgebildeten ayurvedischen Ärzte und Therapeuten besser wäre, Klienten, die eine pflanzenheilkundliche Behandlung benötigen, an entsprechende Ärzte für chinesische Medizin zu verweisen. Außerdem bin ich der Meinung, dass Ärzte und Therapeuten für chinesische Medizin (vor allem viel beschäftigte Akupunkteure) ihren Klienten besser helfen könnten, wenn sie sie für eine kontinuierliche Lebensstilberatung an Ayurvedaärzte weiterempfehlen würden – es sei denn, sie verfügen über eine gute Ausbildung in der ayurvedischen Theorie. Um die Gründe dafür besser zu verstehen, ist es hilfreich, sich mit ein paar aktuellen Trends zu beschäftigen.

Wachsende Popularität der alternativen Medizin

Menschen scheinen sich vor allem aus drei Gründen zu alten Medizinsystemen hingezogen zu fühlen: Erstens haben wir heute Zugang zu einer Fülle von Yogapraktiken und Informationen zur Selbsthilfe. Zweitens werden chronische Krankheiten und Schmerzen immer häufiger und drittens sind die Menschen in zunehmendem Maße unzufrieden mit dem modernen medizinischen System. Ich glaube, dass dazu mehrere Faktoren beitragen: nämlich die Grenzen der Schulmedizin in der Behandlung der Grundursachen chronischer Krankheiten und Schmerzzustände, aber auch ihre Spezialisierung, die langen Wartezeiten auf einen Arzttermin und die in den heutigen Arztpraxen und Krankenhäusern herrschende Hektik, bei der einfach nicht genügend Zeit für den einzelnen Patienten bleibt. Viele Ärzte, mit denen ich gesprochen habe, sind der gleichen Meinung. Ein durchschnittlicher Mensch kann unmöglich 50 Patienten pro Tag in seiner Praxis sehen, einen richtigen Kontakt zu ihnen aufbauen, das innere und äußere Umfeld verstehen, das möglicherweise zu ihrem mangelnden Wohlbefinden oder ihrer Krankheit beiträgt, und seine Patienten dann aufgrund dieses Gesamtbildes behandeln.

Akupunkturärzte verbringen pro Sitzung normalerweise mindestens eine halbe Stunde Zeit mit ihren Klienten. Die erste Sitzung dauert meist sogar noch länger, da sie eine detaillierte Erfassung der Gesundheitsgeschichte und eine Beurteilung des Patienten und seiner Situation aus Sicht der chinesischen Medizin beinhaltet. Das gibt dem Behandler Zeit, Kontakt zu seinem Patienten aufzubauen, mit ihm zu sprechen und ihn zu verstehen. Die Bedeutung dieses Aspekts kann gar nicht hoch genug eingeschätzt werden. Eine ganze Reihe wissenschaftlicher Untersuchungen zeigt, wie wichtig die Kommunikation zwischen Arzt und Patient für den Behandlungserfolg ist. Ich höre jeden Tag Geschichten, die darauf hindeuten, dass die Qualität der Behandlung in der Schulmedizin immer mehr abnimmt und sich somit auch die Lebensqualität der Menschen verschlechtert. Ärzte neigen in zunehmendem Maß dazu, ihren Patienten Arzneimittel zu verschreiben, während immer mehr Menschen solchen Medikamenten mit Skepsis gegenüberstehen oder sie sogar schlichtweg ablehnen. Den Menschen wird immer bewusster, dass sie auf eigene Faust recherchieren und selbst für ihre Interessen eintreten müssen, um eine gute medizinische Versorgung zu bekommen. Daran wird sich in nächster Zukunft wohl auch nichts ändern. Und hier kommen nun die chinesische und die ayurvedische Medizin ins Spiel.

Da immer mehr Versicherungsgesellschaften die Kosten für Akupunkturbehandlungen (die anerkannteste Körperarbeitsdisziplin der chinesischen Medizin) erstatten, erhalten inzwischen auch mehr Menschen Zugang zu dieser Therapie. Die Mundpropaganda über die Vorteile dieser Behandlungsmethode nimmt zu; auch in Talkshows und anderen Medien wird oft darüber berichtet. Ärzte empfehlen Akupunktur bei chronischen Schmerzen und anderen Erkrankungen und auch Kinderwunschkliniken haben normalerweise einen Akupunkteur im Team, ebenso wie viele Krankenhäuser und Einrichtungen für Drogenabhängige. Akupunktur und chinesische Medizin sind inzwischen nicht mehr nur einer elitären Minderheit im Westen vorbehalten. Diese jahrtausendealten Behandlungsmethoden sind mittlerweile vielmehr für Menschen aller Gesellschaftsschichten und Glaubensrichtungen zugänglich.

Und es gibt in der Zwischenzeit auch deutlich mehr Menschen, die einen solchen Beruf ergreifen. Aufgrund ihrer wachsenden Beliebtheit wird die Akupunktur auch als realistische Berufschance immer attraktiver. Wer keinen schulmedizinischen Beruf ergreifen möchte, entscheidet sich stattdessen für eine Ausbildung als Akupunkteur oder Arzt für chinesische Medizin. Die Ausbildung in chinesischer Medizin erfordert ein vierjähriges Bachelorstudium; außerdem muss man gewisse medizinische Vorkenntnisse mitbringen, um sich für ein solches Studium zu qualifizieren. Die Programme dauern drei bis fünf Jahre und umfassen Tausende von Stunden Ausbildung und klinische Erfahrung.

Ärzte dürfen bereits nach wenigen Hundert Ausbildungsstunden Akupunktur praktizieren, ebenso Physiotherapeuten und Tierärzte. Das mag all jenen, die viel Zeit in einen Abschluss in Akupunktur und eine Lizenz investiert haben, unfair erscheinen, zeigt aber, inwieweit die Akupunktur bereits Eingang in die Mainstream-Medizin gefunden hat. Viele Tierärzte entscheiden sich mittlerweile sogar dafür, als Alternative zu ihren bisherigen Behandlungsmethoden schwerpunktmäßig Akupunktur und chinesische Medizin für Tiere anzubieten. Landwirte und Besitzer von Rassepferden wenden sich bei Problemen mit ihren Tieren regelmäßig an Akupunkteure oder Tierärzte mit Akupunkturausbildung, und das mit großem Erfolg.

Ärzte und Therapeuten für chinesische Medizin (darunter auch solche, die ausschließlich Akupunktur praktizieren) und ayurvedische Ärzte schauen sich Gesicht, Nägel, Bauch, Zunge, Augen und Haare ihrer Patienten an und fühlen ihren Puls. Sie wollen wissen, womit der Patient seinen Lebensunterhalt verdient, was ihn begeistert und wovor er Angst hat. Sie interessieren sich dafür, was er isst, wie er schläft, wie es um seine Verdauung bestellt ist und wie viel Stress er hat. Das Wohnumfeld ist wichtig, ebenso das geistige und emotionale Umfeld. All diese Dinge tragen zum Wohlbefinden oder mangelnden Wohlbefinden eines Menschen bei. So ein weites Feld kann man unmöglich innerhalb eines zehnminütigen Gesprächs abdecken.

Menschen, die die Wirkung von Akupunktur gerne am eigenen Leib erleben möchten oder bei den Akupunktursitzungen von Angehörigen oder Haustieren dabei sind, stellen während dieser Behandlung Fragen: Warum wird die Nadel dorthin gesetzt? Was bewirkt sie? Wie funktioniert das? Was kann ich tun, um mir zwischen den Behandlungen selbst zu helfen? Also muss der Therapeut klar und verständlich erklären können, was er tut, und vor allem auch, warum. Über Kenntnisse sowohl in der chinesischen als auch in der ayurvedischen Medizin zu verfügen, kann ihm bei dieser schwierigen Aufgabe eine große Hilfe sein.

Aber nicht nur die chinesische Medizin und ihre Körperarbeitstherapien erfreuen sich immer größerer Beliebtheit, sondern auch der Ayurveda. Heute haben immer mehr Menschen Zugang zu Ausbildungen in ayurvedischer Medizin und ayurvedischen Behandlungsverfahren und Lebensstilempfehlungen. Traditionell umfasst eine Ayurvedaausbildung in Indien ein etwa siebenjähriges Vollzeitstudium. Bei uns im Western reicht eine Ausbildungsdauer von 200 bis etwas mehr als 1000 Stunden. Es gibt keine Regulierungsbehörde und nur wenige Anforderungen, die man für eine Zulassung erfüllen muss, sodass dieser Beruf auch für Menschen, die sich von Natur aus zum Ayurveda hingezogen fühlen, aber aus Zeitgründen kein mehrjähriges Vollzeitstudium absolvieren können, attraktiv ist. Viele Yoga- und Massagetherapeuten haben Interesse an einer Ausbildung in ayurvedischer Medizin, da dies für sie ein leicht zugänglicher Weg ist, um ihren Patienten auf andere oder umfassendere Art und Weise zu helfen. Ayurvedische Körperarbeit ist eine genussvolle und therapeutisch wirksame Ergänzung zu jeder Form von Massagetherapie. Und die dem Ayurveda zugrunde liegende Theorie lässt sich auch leicht in den Yogaunterricht einbauen, sodass immer mehr Menschen eine Einführung in die ayurvedischen Grundkonzepte erhalten.

Yoga ist für den Durchschnittsmenschen ein wichtiger Zugang zum Ayurveda. Yogaschüler werden von ihren Lehrern in großer Zahl in die ayurvedische Terminologie eingeführt. Die Theorie ist ziemlich faszinierend, ergibt einen klar erkennbaren Sinn und bietet Einblick in das, was wir sind. Wer möchte nicht mehr darüber erfahren? Neugierige Menschen fangen dann an, Fragen zu stellen und etwas darüber zu lesen, und geben sich Mühe, die Informationen, auf die sie dabei stoßen, zu verstehen und in ihr bisheriges Wissen zu integrieren. Zwei besonders faszinierende Dinge, die die Menschen beim Ayurveda auf Anhieb ansprechen, sind seine Konstitutionstheorie und das große Gewicht, das dieses Medizinsystem auf die Ernährungstherapie legt. Jeder Mensch hat das Bedürfnis, sich selbst besser zu verstehen und herauszufinden, in welche Konstitutionskategorie er gehört und wie er diese Informationen nutzen kann, um etwas für seine Gesundheit zu tun. Das Problem ist nur, dass es beim Verständnis der Doshas oder Konstitutionen zahlreiche Grauzonen und so viele Informationen zu diesem Thema gibt, dass man sich beim Selbststudium manchmal geradezu »erschlagen« fühlt. Dann suchen die Menschen Rat und Hilfe bei ayurvedischen Ärzten. Tatsächlich ist der Ayurveda mittlerweile zu einer Unterform der Yogaausbildungen geworden, weswegen viele Yogastudios Workshops für ihre Schüler veranstalten, die von ayurvedischen Ärzten geleitet werden.

Es besteht eine natürliche Verbindung zwischen Yoga und Ayurveda. Sankhya – eine der sechs indischen Philosophien, auf denen der Ayurveda beruht – ist die wichtigste philosophische Basis jener Art von Yoga, die heute am häufigsten praktiziert wird. Von der Yoga Alliance (dem selbst auferlegten Standardisierungsgremium der Yogaindustrie in den USA) zertifizierte Yogalehrer müssen die Sankhya-Philosophie studieren. Wie bereits in Kapitel 2 besprochen, erläutert diese Philosophie das Wesen der Existenz und die kosmologischen Grundlagen der Schöpfung, die sowohl dem yogischen als auch dem ayurvedischen Denksystem zugrunde liegen. Die Sankhya-Philosophie hat großen Einfluss darauf, wie ayurvedische Medizin verstanden, den Patienten erklärt und praktiziert wird.

Die ayurvedische und die Yogaphilosophie haben nicht nur historisch gesehen eine gemeinsame grundlegende Theorie über ihre sich wechselseitig bedingende Existenz; auch wir Menschen im Westen haben begonnen, diese beiden Disziplinen vollkommen miteinander zu verschmelzen. Diese Entwicklung begann wahrscheinlich in den 1960er-Jahren mit dem massiven Zustrom von indischer Philosophie, indischen Meditationspraktiken und Yoga und dem Import von Kleidung und anderen Waren aus Indien. Der Ayurveda wird durch die immer beliebter werdende Yogapraxis zunehmend in die westliche Gesellschaft integriert. Die meisten Yogalehrer kennen sich in einigen grundlegenden Ayurvedatheorien aus und geben diese an ihre Schüler weiter. Dadurch wird uns auch die ayurvedische Terminologie immer vertrauter. Sie ist vielleicht nicht ganz so populär wie Yoga selbst; doch auch Yoga war nicht immer so beliebt wie heute: Noch vor zehn Jahren wurde es nur von halb so vielen Menschen praktiziert. Ebenso wie Yoga nimmt auch der Ayurveda eine immer größere Rolle im öffentlichen Bewusstsein ein. Der bekannte Autor, Referent und Arzt Deepak Chopra wirbt in seinen Büchern und Lehren für den Ayurveda. Er ist Mitbegründer einer Klinik für integrative Medizin, die ayurvedische Behandlungen, eine Info-Website, viele Bücher und eine App anbietet. Auch die Verfechter der Transzendentalen Meditation betreiben ein Panchakarma-Zentrum und eine weiterführende Schule in Iowa. Immer mehr neue Ayurvedalehrer und -ausbildungsprogramme schießen wie Pilze aus dem Boden, vor allem online. Der Markt für Ayurveda wächst stetig und wir kommen immer stärker mit diesem Markt in Berührung – auch das vor allem durch Yoga.

Viele Menschen – von kleinen Kindern bis hin zu Senioren – betreiben Yoga. Im Jahr 2012 praktizierten allein in den USA 20 Millionen Menschen

Yoga und 44 Prozent der Bevölkerung betrachteten sich entweder als Anfänger oder als Menschen, die es gern einmal ausprobieren wollten. In Deutschland hatten 2018 bereits 16 Prozent der Bevölkerung Erfahrungen mit Yoga gesammelt, was mehr als elf Millionen Menschen entspricht.[35] Das bedeutet, dass in den USA fast die Hälfte und in Deutschland gut ein Viertel der Bevölkerung entweder aktiv Yoga praktiziert oder zumindest Interesse daran hat. Heute wird Yoga nicht nur als körperliches Trainingsprogramm, sondern auch als physische Therapie des Ayurveda immer bekannter. Wenn man Yoga praktiziert, tritt man in einen Bereich der Selbstwahrnehmung und Selbsterfahrung und des somatischen Bewusstseins ein, den es in anderen Trainingsprogrammen so nicht gibt. Tatsächlich war Yoga ursprünglich eine esoterische Praxis, die Menschen zu einer besseren Selbstwahrnehmung verhelfen sollte. Egal, wie konfessionsgebunden oder nicht konfessionsgebunden eine Yogapraxis ist – sie bewirkt auf jeden Fall eine Entspannung von Körper und Geist und weckt ein stärkeres Gefühl der Verbundenheit mit sich selbst und der Natur in uns Menschen. Sobald wir anfangen, uns zu entspannen und eine Erweiterung unseres Bewusstseins zuzulassen, beginnen wir, Gedanken, Gefühle und Überzeugungen bei uns selbst wahrzunehmen, die zuvor nur im Hintergrund unseres Bewusstseins existierten. Diese Elemente können geistiger, emotionaler oder spiritueller Natur sein.

Sobald ein Problem auftaucht, neigt der Yogi oder die Yogini dazu, es heilen, integrieren, loslassen, verstehen oder durcharbeiten zu wollen. Der nächste logische Schritt besteht darin, sich mit Geist- und Körpertherapien zu befassen; und so fühlen sich solche Menschen naturgemäß zu Informationen über Selbsthilfemaßnahmen, Ernährungsumstellungen, Massage, Entgiftung, Akupunktur und Lebensstiländerungen hingezogen. Anleitungen und Empfehlungen zu diesen Veränderungen erhalten sie in der Regel von anderen Menschen, Fernsehsendungen oder Artikeln in Zeitschriften oder im Internet. Das führt oft zu mehr Wohlbefinden; doch irgendwann können diese vielen Informationen, die uns zur Verfügung stehen, auch verwirrend und erdrückend sein. Es kann auch passieren, dass wir bei uns ein Ungleichgewicht feststellen, von dem wir das Gefühl haben, dass wir es selbst nicht bewältigen können und es sinnvoller ist, bei einem Experten einen Rat einzuholen.

Ayurveda kann die chinesische Medizin vertiefen

Ärzte für chinesische Medizin können sehr davon profitieren, wenn sie sich mit den Konzepten und der Terminologie des Ayurveda und mit der vom Ayurveda empfohlenen Lebensführung vertraut machen. Die meisten Menschen im Westen scheinen sich naturgemäß zu den ayurvedischen Konzepten und Lebensstilempfehlungen hingezogen zu fühlen, was teilweise daran liegt, dass das indische Yoga bei uns heute so weitverbreitet ist. Vor allem die Themen Entgiftung und Konstitution erfreuen sich großer Beliebtheit. Für diese Entwicklung gibt es viele Gründe. Zum einen kommt die westliche Welt aufgrund der britischen Besatzung des indischen Subkontinents, die 1858 im Zuge der Kolonialisierung mit der Gründung Britisch-Indiens einen ihrer Höhepunkte fand, schon seit Jahrhunderten mit Indien in Berührung. Die meisten Inder sprechen zumindest ein bisschen Englisch und beide Kulturen haben sich gegenseitig beeinflusst und vieles voneinander übernommen. Zum anderen haben westliche Lebensmittel und Gerichte größere Ähnlichkeit mit der indischen Küche als mit der chinesischen. Die meisten Patienten, die ich in der Klinik sehe, machen sich viele Gedanken über Ernährung, gesunde Lebensweise, Gewichtsabnahme und über ihre Konstitution. Für mich ist es viel einfacher, mit Patienten über Kartoffeln, Erbsen, Mohrrüben, Blumenkohl, Kichererbsen, Linsen und Gewürze zu sprechen als über Lotoswurzeln, Congee, Pak Choi, Sepia oder andere medizinisch wirksame Grundnahrungsmittel (zu denen aber übrigens auch weniger exotische Lebensmittel wie zum Beispiel Eigelb zählen), die in der chinesischen Küche verwendet werden, dem westlichen Koch, der sich mit chinesischen Kochpraktiken nicht auskennt, aber weitgehend unzugänglich sind.

Somit ist der Ayurveda ein sehr praxisorientiertes Verfahren, das dem Arzt für chinesische Medizin helfen kann, seinen Patienten möglichst klare und verständliche Lebensstilempfehlungen zu geben, denen die Menschen dann naturgemäß auch eher folgen werden. Dazu gehört auch, den Klienten Informationen darüber anzubieten, wie man seinen Körper und Geist ins Gleichgewicht bringen kann, die sie als verständlich empfinden und somit auch eher in ihr Alltagsleben integrieren werden. Das soll natürlich nicht heißen, dass es nicht auch Menschen gibt, die sich von Natur aus zur chinesischen Kultur und Theorie hingezogen fühlen; doch aufgrund meiner klinischen Erfahrung habe ich den Eindruck gewinnen dürfen, dass chinesische Empfehlungen von mehr Klienten als fremder empfunden werden als die indischen. Denjenigen Patienten, auf die das nicht zutrifft, können die Ärzte ja stattdessen eine Lebensstilberatung aus Sicht der chinesischen Medizin anbieten.

Zugänglichkeit von Informationen

So interessant und klinisch wirksam die chinesische Medizin sein mag – wenn meine Klienten sehen, dass ich auch Fortbildungsveranstaltungen in Ayurveda anbiete, weckt das meiner Erfahrung nach stets ihr Interesse und sie stellen viele Fragen darüber, was für ein Dosha-Typ sie sind oder was sie essen sollen. Auf dem Untersuchungstisch interessieren sie sich dafür, was ich an ihrer Zunge beobachtet und an ihrem Puls wahrgenommen habe und welche Meridiane bei ihnen ins Gleichgewicht gebracht werden müssen oder dadurch in Mitleidenschaft gezogen werden, was in ihrem Leben gerade abläuft. Doch wenn es darum geht, was die Patienten zwischen den Behandlungssitzungen für sich selbst tun können, stellen sie fast immer gezielte Fragen nach ayurvedischen Aspekten. Das kann verschiedene Gründe haben. Auf die Popularität von Yoga und seine Rolle bei der Verbreitung ayurvedischen Wissens bin ich bereits ausführlich eingegangen, ebenso auf die Ähnlichkeiten zwischen westlicher und indischer Ernährung, auf die Faszination, die das Thema Entgiftung auf den modernen Menschen ausübt, und die detaillierte Konstitutionstheorie, die der Ayurveda zu bieten hat. Deshalb fühlen sich sowohl medizinische Laien als auch Ärzte und Therapeuten anderer Disziplinen zum Ayurveda hingezogen. Ein weiterer verlockender Anreiz, Ayurveda kennenzulernen, besteht in der leichten Zugänglichkeit und Verständlichkeit der Informationen, die dieses System bietet. Die chinesische Medizin ist zwar eine wahre Fundgrube an Weisheit und Wissen zur Behandlung von Patienten mit Akupunktur und Heilpflanzen; doch in diesem System gibt es keinen so leichten Zugang zu Informationen wie im Ayurveda. Erstens sind die ayurvedischen Lehren sowohl für den Laien als auch für den Arzt oder Therapeuten leichter verständlich. Der Ayurveda bietet einen klaren, nachvollziehbaren Weg, die Natur und uns selbst zu verstehen, der im Laufe der Zeit nicht übermäßig verwässert oder verändert wurde oder verloren gegangen ist. Wenn wir Recherchen zu einem bestimmten Thema anstellen, kostet es uns keine so große Mühe, hinter die Bedeutung der ayurvedischen Erläuterungen zu diesem Thema zu kommen; im Ayurveda ist also alles ziemlich einfach und unkompliziert. Zweitens kann der westliche Geist der ayurvedischen Theorie leichter folgen als der chinesischen Medizintheorie. Selbst wenn sie nicht in Indien aufgewachsen sind, können sich die meisten westlichen Menschen schneller oder leichter in die ayurvedische Logik hineindenken als in die Logik, die Schriften zur chinesischen Medizin zugrunde liegt. Denn diese Texte sind meist mit Verweisen und Andeutungen gespickt, die wir ohne Anleitung durch einen kenntnisreichen Lehrer beim besten Willen nicht verstehen können. Und schließlich geht der Ayurveda sehr ausführlich auf Ernährungsempfehlungen ein, die auf dem individuellen Konstitutionstyp beruhen, und bietet einen klar verständlichen Überblick über Entschlackung und Entgiftung. Diese Themen erfreuen sich im Westen großer Beliebtheit und werden in der chinesischen Medizin nicht in dieser Klarheit erörtert. Wenn die chinesischen Texte, die uns heute noch vorliegen, überhaupt auf dieses Thema eingehen, sind diese Ausführungen entweder unvollständig oder nur schwer deutbar.

Wenn man die chinesische Sprache studiert und lernt, die Klassiker zu übersetzen und zu transkribieren, wird einem klar, wie wenig einfache, leicht verständliche Informationen sie enthalten. Ein guter Freund von mir, der ehemalige *Parabola*-Verleger Joe Kulin, wies darauf hin, dass die grundlegenden Texte des Taoismus und der chinesischen Medizin auf sehr kryptische Art und Weise abgefasst zu sein scheinen, ähnlich wie die alten alchemistischen Schriften. Höchstwahrscheinlich wurden diese Texte absichtlich in diesem Stil geschrieben, damit man sich als Schüler tatsächlich dahinterklemmen und die inneren Übungen sehr sorgfältig durchführen musste – unter Anleitung eines Lehrmeisters, der die in den Texten enthaltenen Rätsel und vagen Andeutungen verstand. Leider haben wir viele der Menschen, die uns diese Informationen hätten weitergeben können, durch die Kulturrevolution verloren. Es gibt immer noch Menschen, die ein auf eigener Erfahrung beruhendes Expertenverständnis für diese Schriften haben, aber sie sind schwer zu finden. Viele betreiben keine Website und schreiben keine Bücher, zumindest nicht auf Englisch, geschweige denn auf Deutsch. Außerdem geben viele Lehrmeister – vor allem in China – die tiefgründigsten Botschaften der chinesischen Medizin aufgrund kultureller Einflüsse nur ungern an Außenstehende oder Menschen aus dem Westen weiter.

Wenn man die grundlegenden Schriften der chinesischen Medizin wirklich aus erster Hand verstehen und interpretieren möchte, muss man nach wie vor Mandarin lernen, nach China oder Taiwan reisen und einen Lehrer finden, der bereit ist, die wertvollsten Schätze dieses Medizinsystems mit einem Außenstehenden zu teilen. Es gibt durchaus einige chinesische Lehrer, die westliche Schüler unterrichten, und auch einige westliche Lehrer, die ihren Schülern aus dem Westen diese Weisheiten vermitteln können.

Die ayurvedischen Konzepte sind eindeutig erklärt und vollständig dargestellt, sodass es einem leichter fällt und viel weniger Stunden, Tage, Wochen oder vielleicht sogar Jahre kostet, sie zu verstehen, als die Texte ihrer chinesischen Kollegen. Außerdem gibt es im Ayurveda auch weniger grundlegende Diskrepanzen als in der chinesischen Medizin. Zum Beispiel lernen die meisten Ärzte für chinesische Medizin während ihrer Ausbildung, dass Qi warm ist. Es wird mit dem Dampf verglichen, der von gekochtem Reis aufsteigt. In den Jahren, in denen ich mich mit chinesischer Medizin beschäftigte, bin ich nur zwei Menschen begegnet, die behaupteten, Qi sei kalt. Einer war ein Akupunkteur, der einen Mentor abseits der ausgetretenen Pfade in den Außenbezirken eines abgelegenen chinesischen Dorfs gefunden hatte, der andere ein Qigong-Lehrer in Nepal. Im Ayurveda ist Prana kalt, weil es sich dabei um eine Form von Wind oder Vata handelt; und Vata, das aus Raum und Luft besteht, ist naturgemäß kalt. Das ergibt alles einen eindeutigen Sinn.

Natürlich gibt es immer einen gewissen Interpretationsspielraum, je nachdem, aus welcher Schule Sie kommen und wie Ihre persönliche

Lebenserfahrung aussieht – egal, ob Sie chinesische Medizin oder Ayurveda studieren. Über manche Sanskrit-Schriften kann man sich ebenfalls streiten. Doch alles in allem würde ich, nachdem ich mir zumindest oberflächliche Kenntnisse im traditionellen und vereinfachten Chinesisch (Mandarin) und Sanskrit angeeignet habe, sagen, dass der Fluss des Sanskrits den westlichen Geist im Allgemeinen eher anspricht und dass die Schriften weniger rätselhaft sind. Aber es gibt auch chinesische Schriften, die nicht ganz so kryptisch sind, zum Beispiel die Behandlungsprotokolle und diagnostischen Kriterien im *Shang Han Lun*. Doch selbst in diesem wichtigen Text über Kältekrankheiten wird nach wie vor heftig darüber diskutiert, ob man Zimtzweige oder Zimtrinde verwenden soll, was zwei vollkommen unterschiedlichen Heilpflanzen entspricht; und beide sind in einem großen Teil der in diesem Text beschriebenen Rezepturen enthalten.

Der Nutzen für manche und der Fluch für andere besteht darin, dass jemand, der sich mehr zum taoistischen Denken und zur Theorie der alten chinesischen Medizin hingezogen fühlt, und auch jeder Student der chinesischen Medizin gezwungen ist, einen Großteil dieser Theorie selbst zu ergründen. Die heutige Ausbildung in chinesischer Medizin ist nämlich nach dem Vorbild der westlichen Medizinausbildung gestaltet, also ziemlich klinisch orientiert und (wenn überhaupt) kaum esoterisch. Das ist schade, denn das Unbekannte oder Mysteriöse gehört ebenso zur Medizin wie zum Leben im Allgemeinen. Wie können wir sagen, dass eine Medizin alle Aspekte des Wesens eines Menschen umfasst, wenn sie nicht sämtliche Aspekte der Realität selbst berücksichtigt? Wer sich hingegen in dieses obskure, fast völlig verloren gegangene Element der chinesischen Medizin vertiefen möchte, muss echtes Engagement, Begeisterung für die Theorie und die innere Bereitschaft zu einem gewissenhaften Prozess der Selbstentdeckung und Bewusstwerdung mitbringen und sich darin auch durch nichts erschüttern lassen. Wie jeder Mensch, der das, was er tut, auch wirklich lebt, kann man dadurch zu einem wahren Meister seiner Kunst werden. Das Problem ist allerdings, dass man dabei vermutlich eher die Erfahrung machen wird, über längere Zeit einfach nicht weiterzukommen, als bei Themengebieten, zu denen es viele Informationsquellen gibt, die Interessenten zu einem schnelleren Verständnis verhelfen. Andererseits können wir unseren Patienten eher ein gewisses Verständnis oder zumindest unverfälschte Informationen vermitteln und ihnen somit von größerem Nutzen sein, wenn wir mehr Zugang zu den Details und ein klareres Verständnis dafür haben, warum sie so sind, wie sie sind.

Entgiftung und Entschlackung

Die Menschen im Westen haben großes Interesse am Thema Entgiftung und Entschlackung. Das zeigt schon die Fülle der auf dem Markt befindlichen Diäten, Fastenkuren und Mode-Entgiftungskuren. Im Ayurveda gibt es für dieses Konzept einen eigenen Zweig, der in der chinesischen Medizin völlig fehlt. Einer meiner Lehrer, der seit 14 Jahren in Taiwan lebt – ein Gelehrter auf dem Gebiet der chinesischen Medizin und des Taoismus, der vereinfachte und traditionelle Schriftzeichen fließend übersetzen konnte –, ärgerte sich beim Unterricht immer sehr, wenn jemand das Konzept der Entgiftung (oder der Giftstoffe, wie wir sie in unserer Kultur nennen) ansprach. Wir taten uns sehr schwer damit zu begreifen, dass es – wie dieser Gelehrte uns mit Nachdruck erklärte – in der chinesischen Medizin oder deren Grundlagentexten keinerlei Konzept der Entgiftung oder Toxizität, so wie wir diese Begriffe heute verwenden, gibt.

Giftstoffe kennt man zwar auch in der chinesischen Medizin; doch das sind die krankheitserregenden Faktoren, die schweres Fieber, Blutungsstörungen und Furunkel verursachen. In der chinesischen Medizin gibt es kein System für ein Verständnis von Giftstoffen, so wie wir sie heute betrachten – als Substanzen, die sich im Körper ansammeln und von denen man sich durch Entgiftung befreien kann. Einer meiner Betreuer in der chinesischen Klinik meinte sogar, man solle den schleimigen Belag auf der Zunge jeden Morgen »essen«, da dieser als Nahrung gelte. Man könnte sagen, dass Feuchtigkeit, feuchte Hitze oder Schleim solche Substanzen sind, und das mag auch stimmen; doch in der chinesischen Medizin gibt es bei Weitem keine so umfassende Theorie über diese Substanzen und deren Beseitigung aus dem Körper-Geist wie im Ayurveda.

Während meines Studiums am Seattle Institute of Oriental Medicine (heute Seattle Institute of East Asian Medicine, kurz SIEAM) habe ich Dr. Daniel Altschuler oft darüber sprechen hören, dass die Chinesen einfach nicht das gleiche Konzept der Entgiftung hatten wie wir heute. Das ist ein Faktor, der uns die Arbeit mit Patienten enorm erschwert: nicht, weil eine Reinigung oder Entgiftung, so wie wir moderne Menschen sie sehen und anstreben, unbedingt notwendig ist, sondern weil die meisten Klienten, die sich zur Alternativmedizin hingezogen fühlen, eben das Gefühl haben, sich irgendwie entgiften zu müssen. Wir können ihnen sagen, dass sie unter Hitze (Entzündung) und/oder Feuchtigkeit (beispielsweise Ama/Giftstoffen oder einer Candida-Überbesiedelung) leiden und dass wir daran arbeiten können, diese durch Ernährung, körperliche Aktivität, Lebensstiländerungen und Anwendung von Heilpflanzen zu beseitigen; doch in der chinesischen Medizin gibt es keine richtige Theorie und auch keinen systematischen, bewährten, umfassenden Wissenschaftszweig mit einer klar definierten Vorgehensweise und Angabe von Kontraindikationen – kein System, das erklärt, wie das ablaufen oder funktionieren soll oder wie man dieses Vorgehen auf den individuellen Patienten abstimmen kann. Im Ayurveda gibt es dagegen ein eigenes Fachgebiet für die Entgiftung: Panchakarma. Sogar in der modernen Medizin existieren gewisse Vorstellungen von Entgiftung oder innerer Reinigung; solche Konzepte werden im Bereich der funktionellen Medizin entwickelt, die sich manchmal auch am Ayurveda orientiert, wenn es darum geht, den ganzen Menschen aus der Perspektive seines Konstitutionstyps zu betrachten und entsprechend zu behandeln.

Klinische Behandlungsprotokolle und praktisches Alltagswissen

Im Westen wird die chinesische Medizin hauptsächlich auf klinischer Ebene betrieben, während der Ayurveda sich zu einer praxis- und alltagsorientierten, allen Menschen zugänglichen Vorgehensweise entwickelt hat. Für manche hat er sogar die Qualitäten eines spirituellen Wegs angenommen. Beide Systeme raten zu Selbstwahrnehmung und Meditation, auch wenn sie sich in ihren Stilen voneinander unterscheiden können. Beide empfehlen, sich um mehr Verbundenheit zu bemühen, und weisen auf den in sich vernetzten Charakter der Realität hin. Die chinesische Medizin scheint sich eher dahingehend entwickelt zu haben, einen Zustand harmonischen Einklangs mit der Natur anzustreben, während der Ayurveda sich stärker auf den Kontakt des einzelnen Menschen zu sich selbst und zu einer höheren Macht konzentriert. Für mich sagen beide letztendlich dasselbe aus, nur auf unterschiedliche Weise. Der Fokus, den der Ayurveda auf die Individualität legt, könnte jedoch ein weiterer Punkt sein, der dazu beiträgt, dass westliche Menschen die indische Medizin als natürlicher empfinden und dadurch auch leichter einen Zugang zu ihr finden.

Beide Medizinsysteme richten ihr Augenmerk auf jahreszeitlich bedingte Schwankungen und darauf, unseren Lebensstil an den Wechsel der Jahreszeiten anzupassen. Das Problem ist, dass die meisten Menschen die chinesische Medizin aus einer ähnlichen Perspektive betrachten wie die Schulmedizin: nämlich als nützliches Instrument zur Behandlung einer akuten Symptomatik. Das war zwar nicht unbedingt beabsichtigt; doch in Praxen für chinesische Medizin ist es mittlerweile tatsächlich zur Realität geworden, dass die meisten Menschen davon ausgehen, sich nur dann einer Behandlung unterziehen zu müssen, wenn irgendetwas schiefläuft – dies trifft zumindest auf ihre ersten Versuche mit dieser Medizin zu. So etwas kann natürlich auch beim Ayurveda vorkommen; doch die meisten Menschen betrachten den Ayurveda eher als langfristiges Verfahren, mit dem man sich tagtäglich befasst. Sie lernen gerne etwas über ihre Konstitution und darüber, wie diese Konstitution mit ihrem Umfeld in Interaktion tritt und von diesem beeinflusst wird – und warum auch nicht? Wer erfährt nicht gerne etwas über das Interessanteste, das es in seinem Universum gibt – nämlich über sich selbst?

12

Klinische Praxis – und darüber hinaus

Chinesische Medizin und Ayurveda haben jeweils spezifische Theorien zur Krankheitsentstehung und -progression. Doch bevor wir in eine Erörterung der Ätiologie (als der Ursachenforschung) von Krankheiten einsteigen, ist es wichtig, darüber nachzudenken, was wir als Arzt oder Therapeut in die Behandlung unserer Patienten einbringen. Bei einer medizinischen Ausbildung durchläuft der Student – unabhängig vom Genre – normalerweise genau festgelegte Programme. Die Ausbildung ist schwierig und mit viel Arbeit und Auswendiglernen verbunden. Wenn dann auch noch ein praktisches Jahr an einer Klinik dazukommt, sind die Anforderungen an die Studenten und Praktikanten enorm. Dies mag zwar auf die Ausbildung von Ärzten in der westlichen Medizin in noch höherem Maß zutreffen; doch auch an Studenten, die Ausbildungsprogramme in ayurvedischer und chinesischer Medizin durchlaufen, werden höhere Anforderungen gestellt, als viele es sich vielleicht vorstellen.

Viele Menschen lassen sich durch die Aussicht auf eine tief gehende alternativmedizinische Ausbildung zu einem solchen Studium verlocken. Doch auch wenn sie über die von ihnen erwartete klinische Erfahrung verfügen, übersteigen die tatsächlichen Anforderungen dieser Medizinsysteme doch ihre Vorstellungskraft oder den Grad ihrer Vorbereitung. Und das scheint für diese Studenten beim besten Willen keinen Sinn zu ergeben, wenn sie mitten in einer solchen Situation stecken: Man bekommt wenig Schlaf, ernährt sich ungesund, führt ganz allgemein ein ziemlich ungesundes Leben, hat viel Stress und wenig Zeit für die Familie, geschweige denn für sich selbst. Das scheint allem zu widersprechen, was der Student und später auch der Arzt in seiner klinischen Praxis tun soll.

Schließlich praktizieren wir als Ärzte den lieben langen Tag nichts anderes, als Menschen in ihrem Heilungsprozess – oder eigentlich ihrem Lebensprozess – zu unterstützen; und doch halten wir uns (zumindest während der Ausbildung) selbst nicht an das, was wir predigen. Warum sollte man in der Ausbildung nicht tatsächlich nach den Grundsätzen der traditionellen Medizin leben, die man studiert? Das ist eine legitime Frage. Wie kann man einen Patienten angemessen auf seinem Weg unterstützen, wenn man selbst etwas ganz anderes tut? Die Antwort ist zunächst ernüchternd, denn sie lautet, dass das nicht möglich ist. Aber dafür tritt ein anderer, entscheidender Prozess in Kraft: Als angehender Arzt oder Therapeut muss man lernen, die verschiedenen Bereiche seines Lebens voneinander getrennt zu halten. Man muss einen inneren Mechanismus finden, um sein eigenes Dilemma beiseitezuschieben und Raum für einen anderen Menschen zu schaffen. Wenn Ihnen das als Medizinstudent inmitten Ihres eigenen chaotischen Lebens gelingt, werden Sie es auch später wieder schaffen, wann immer das Leben Sie dazu zwingt. Und nicht nur das: Sobald wieder etwas Ruhe in Ihr Leben eingekehrt ist, können Sie mehr tun, als einfach nur einen solchen Raum für Ihre Patienten bereitzuhalten. Sobald der Student seine Ausbildung abgeschlossen hat und – zumindest vonseiten dieses Lebensaspekts – weniger Anforderungen an seine Zeit und Energie gestellt werden, kann er mehr Zeit für sein eigenes Ich investieren. Dann können Sie nicht nur den nötigen Raum für Ihre Patienten bereitstellen, sondern auch Ihre Arbeit mit Bravour erledigen!

Wahre Heiler sind nicht einfach nur Menschen, die eine Approbation als Arzt haben, sondern Menschen, die sich unabhängig von ihrem eigenen inneren Chaos – von ihrem Glück, Leid, Kummer und Stress, ihrer Angst, Wut und Frustration, ihren dunklen Nächten und der Versuchung, ihre Probleme in andere Menschen hineinzuprojizieren – mit innerlich gefestigtem Gleichmut dem menschlichen Leben stellen, das sie erwartet. Das bedeutet nicht, dass ein Arzt einen weißen Kittel tragen, kerzengerade dastehen und sich wie ein Erzengel verhalten muss, sondern dass er trotz seiner eigenen inneren Qual einen Raum in sich selbst finden kann, um sich von dort aus zu bewegen, zu sprechen und zu projizieren. Dann kann er – egal, wie gehetzt er sich vielleicht selbst gerade fühlt – einen Behandlungsraum betreten und dafür sorgen, dass der Mensch, der sich seiner Fürsorge und Weisheit anvertraut, sich wohlfühlt.

Wenn Menschen krank und verzweifelt sind, Angst oder Schmerzen haben und das Arsenal der modernen medizinischen Interventionsmöglichkeiten bereits ausgeschöpft ist (was normalerweise der Fall ist, wenn sie zu uns kommen), dann haben sie eine geschärfte Wahrnehmung für das, was wir zur Lösung ihres Problems beitragen können. Für viele Patienten sind wir ihre erste Erfahrung mit der Alternativmedizin. Vielleicht setzen sie all ihre Hoffnungen auf uns. Daher sind wir dafür verantwortlich, ihnen eine möglichst ausgewogene fachliche und menschliche Betreuung zukommen zu lassen. Wenn wir vorher nicht selbst die Hölle einer Zeitnot durchgemacht hätten, in der wir unsere eigenen Belange immer wieder beiseiteschieben mussten, um unseren Patienten beizustehen, wären wir jetzt vielleicht nicht in der Lage, unsere persönlichen Probleme an der Tür zum Behandlungszimmer abzustreifen; und dann würden wir unseren Patienten und unserem Beruf einen schlechten Dienst erweisen. Wenn die medizinische Ausbildung also zu einer utopischen Erfahrung gemacht werden würde, bräuchten wir wahrscheinlich 50 Jahre, um sie zu durchlaufen, und hätten danach immer noch keine richtige Übung darin, mit den Härten des Lebens umzugehen, die jeder durchmacht, der durch unsere Tür kommt. Und das ist (zumindest meiner Überzeugung nach) genau der Grund, warum medizinische Ausbildungsprogramme tatsächlich die reinste Hölle sind: Wir müssen uns darin üben, ein Zufluchtsort für andere Menschen zu sein und klar zu denken, ohne inneren Ablenkungen nachzugeben. Das ist so etwas Ähnliches wie der Aufbau eines Muskels. Ich bin sogar überzeugt davon, dass manche Ärzte durch ihre medizinische Ausbildung zumindest einen gewissen Grad an posttraumatischer Belastungsstörung davongetragen haben. Das ist kein Wunder und das muss auch nicht unbedingt nur von Nachteil sein, denn durch diese Stresserfahrung lernen sie, besser mit Menschen umzugehen, die ebenfalls unter solchen Belastungen leiden, und sie so professionell durch ihren Stress hindurch zu begleiten.

Bevor wir die Theorie in den Behandlungsraum hineinbringen, bringen wir zunächst einmal uns selbst mit hinein. Ich glaube an die heilende Kraft von Schwingung und Resonanz und benutze in meiner Praxis eine Stimmgabel. Die Schwingungen einer Stimmgabel sind auf bestimmte Aspekte des Seins und der materiellen Natur eingestimmt. Wenn man diese Schwingungen an Aku- oder Marma-Punkten anwendet, tut man dies in der Absicht, eine ebenso harmonische Resonanz in dem Gewebe oder Seinsaspekt des Patienten zu erzeugen, den man damit beeinflussen möchte. Ebenso strahlt jeder von uns Schwingungen und Energiewellen aus, die von anderen Menschen auf feinstofflicher Ebene wahrgenommen werden können. Manchmal ist diese Wahrnehmung aber auch gar nicht so feinstofflich. Wenn nämlich jemand vor Ärger oder Wut kocht, nehmen wir das sehr deutlich wahr, und oft löst es eine ähnliche Eskalation in unserer eigenen emotionalen Verfassung aus. Wenn jemand dagegen eine große Ruhe ausstrahlt, so tritt auch das zu dem natürlichen Zustand innerer Ruhe, der uns allen innewohnt, in Resonanz, wodurch insgesamt mehr Ruhe entsteht.

Das meine ich damit, wenn ich sage, dass wir einen Raum schaffen müssen, um einen anderen Menschen zu halten, und dass es wichtig ist, darauf zu achten, was wir in diesen Raum hineinbringen. Wenn wir den Behandlungsraum mit einer Schwingung betreten können, die Ruhe und Weitläufigkeit ausstrahlt, wird der Mensch, mit dem wir zu tun haben, das spüren; und damit hat seine Heilungserfahrung in unserer Klinik oder Praxis bereits begonnen. Das läuft auf subtilerer Ebene ab als Körpersprache und es geschieht, lange bevor die erste Nadel gesetzt oder das erste Wort gesprochen werden. Wenn Vertrauen aufgebaut und die Atmung vertieft wird, ist der Weg für ein tief greifenderes Heilerlebnis frei.

Das Nervensystem ist sehr sensibel und wir sind hochgradig sensorische Wesen und reagieren automatisch auf das, was uns anzieht oder abstößt. Die Wissenschaft hat bewiesen, dass eine chronische Stimulation des sympathischen Nervensystems Körper und Geist belastet. Wenn dagegen das parasympathische Nervensystem eingeschaltet ist, wir uns also nicht in einer Kampf-oder-Flucht-Reaktion, sondern im Ruhe- und Verdauungsmodus befinden, ist die Wahrscheinlichkeit einer Heilung größer. Deshalb ist es für uns als Mediziner wichtig, ein Gefühl der Ruhe auszustrahlen, Vertrauen aufzubauen und eine ruhige, saubere, angenehme Atmosphäre für unsere Klienten oder Patienten zu schaffen. Denn wenn ihr Geist locker und entspannt ist und ihr Körper sich in einem Zustand größerer Ruhe befindet, sind sie offener für eine Heilung, statt an bestimmten Mustern in ihrem Geist und/oder Körper festzuhalten. Kann es auch inmitten von Stress oder innerer Anspannung eine Heilungsreaktion geben? Ja, aber meiner Erfahrung nach passiert das normalerweise nicht so leicht.

Ein Plädoyer für mehr Verbundenheit

In letzter Zeit war überall in den Nachrichten zu lesen und zu hören, dass es wissenschaftliche Belege für die Theorie gibt, dass ein Mangel an Sozialkontakten die Ursache von Suchterkrankungen ist.[56] Höchstwahrscheinlich liegt hier die Hauptursache sämtlicher Krankheitsprozesse; doch auf fachlicher Ebene hat man bisher lediglich nachweisen können, dass dies der wichtigste ursächliche Faktor für die Entstehung von Süchten ist. Der Mensch, der seinem Körper irgendeine Substanz zuführt, damit es ihm wieder besser geht, sucht in Wirklichkeit nach einer Verbindung. Er fühlt sich dann stärker mit anderen verbunden oder verspürt kein Bedürfnis mehr nach einer solchen Verbindung – und genau deshalb nimmt er diese Substanz ein. Das trifft übrigens auf alle Menschen zu. Überlegen Sie doch einmal, was Sie tun, wenn Sie sich einsam fühlen: Versetzen Sie sich dann in einen Zustand der Meditation und denken über die Realität der Einsamkeit und darüber nach, was diese für Sie in Ihrem Leben bedeutet? Wahrscheinlich nicht. Höchstwahrscheinlich rufen Sie stattdessen lieber irgendjemanden an oder loggen sich in einem Ihrer Social-Media-Accounts ein. Wir alle brauchen Verbundenheit. Natürlich haben wir sie; wir stehen ständig über Atome und Prana mit allem in Verbindung, aber wir müssen diesen Kontakt auch *spüren*. Wenn nicht, haben wir das Gefühl, dass er uns fehlt, und müssen dieses Gefühl des Abgekoppeltseins von der Welt dann betäuben, indem wir uns mit Glücks- oder Computerspielen beschäftigen, rauchen, zu viel essen, einkaufen, fernsehen, im Internet surfen, unter Leute gehen, feiern oder Sex haben.

Egal, was für ein Ventil wir uns suchen – mangelnde Verbundenheit ist ein wichtiger ursächlicher Faktor für alle geistigen, emotionalen oder körperlichen Erkrankungen. Das gilt auch für den Kontakt zu unserem eigenen Ich. Es gilt sogar in erster Linie dafür. Wenn wir für den Menschen, dem wir im Behandlungsraum begegnen, innerlich offen und präsent sind, ist die Chance größer, dass diese wichtige heilende Kraft der inneren Verbindung entsteht. Und wenn der Klient sich dann wohlfühlt und entspannen kann, wird ihm auch seine innere Verbindung zu seinem eigenen Ich stärker bewusst. Das ist der Hauptgrund, warum ich meine Patienten gerne einfach mit ihren Nadeln auf dem Tisch liegen lasse, statt ständig mit ihnen zu plaudern. Das gibt ihnen Spielraum zur Entspannung und Zeit, um Kontakt zu sich selbst aufzubauen. Dies ist definitiv die Phase, in der die größte Heilung stattfindet.

Auf unterbewusster Ebene wird auch die innere Kommunikation zwischen Zellen, Geweben und Organen optimiert, wenn wir bestimmte haltende Muster loslassen. Auch das ist eine Form von Verbindung. Kommunikation kann nur in einer Atmosphäre der Verbindung stattfinden. Ich habe einmal an einem Workshop teilgenommen, bei dem der Referent vor allem auf die Rolle der Verbindung zwischen verschiedenen Teilen des Körpers, vor allem den Organen, einging. Dieser Referent postulierte, dass nicht nur wir Menschen ein Gefühl der Trennung, des Verlusts und der Einsamkeit empfinden können, sondern auch unsere inneren Organe. Er ging davon aus, dass auch in jedem Organ ein gewisses Maß an individualisiertem Bewusstsein vorhanden sei. Dies entspricht der Idee des Wu Shen – dem Prinzip der fünf Geister – in der chinesischen Medizin. Der Referent lehrte, dass ein inneres Organ zurückweicht, als wolle es sich in einer Ecke verkriechen, wenn es sich abgekoppelt fühlt. Das bewirkt eine tatsächliche, physische Abnahme der Verbindung zu den anderen Organen. Das betroffene Organ versteift sich dann in seinem natürlichen Bewegungsrhythmus (jener Hin- und Herbewegung, die jedes Organ im Körper naturgemäß ausführt). Das beeinträchtigt den Flüssigkeits- und Energiestrom zu und von dem betreffenden Organ, was sich wiederum nachteilig auf das Bindegewebe und, von dort ausgehend, auf alle anderen Gewebe auswirkt, die mit diesem Organ in Verbindung stehen, aber auch auf alles, was am Meridian dieses Organs liegt – und so entsteht die physische Grundlage für eine Krankheit.

Wenn zum Beispiel irgendetwas passiert, was die Gallenblase dazu bringt, sich zurückzuziehen, kann dies nicht nur die Gallenflüssigkeit, sondern auch die Leber – das Partnerorgan der Gallenblase – in ihrer Funktion beeinträchtigen. Außerdem kann es sich nachteilig auf die Sehnen (deren wichtigstes Einflussgewebe) auswirken, Entscheidungsprozesse behindern und an jeder Stelle des Gallenblasen- und Dreifachen-Erwärmer-Meridians zu einer Stagnation führen. Somit kann sich dieser Prozess auf sämtliche körperliche Funktionen – vom Ohr über die Rippen bis hin zum kleinen Zeh – negativ auswirken. Wenn Sie dieser Logik folgen möchten, ergibt sich daraus, dass dasselbe Phänomen auch in zwischenmenschlichen Beziehungen auftreten kann: Menschen können sich isoliert fühlen und sich infolgedessen isolieren. Von dort aus manifestiert sich das Ungleichgewicht dann immer weiter. Was für eine besondere Gabe müssen Ärzte mitbringen, um einen Raum schaffen zu können, in dem sich dieser Prozess lösen und entwirren lässt!

Pathogenese

In den Theorien zur Ätiologie und Pathogenese (also der Entstehung und Entwicklung) von Krankheiten in der chinesischen Medizin und im Ayurveda gibt es viele gemeinsame ursächliche Faktoren. Verbindung – oder eine Störung von Verbindung – ist die Hauptursache für Krankheiten. In der chinesischen Medizin spricht man in diesem Zusammenhang von einer Störung oder Unterbrechung des Flusses von Qi und/oder Blut. Aus ayurvedischer Sicht liegt die Ursache von Erkrankungen darin, dass man dem Wissen darüber zuwiderhandelt, was uns miteinander verbindet. (Dieses Wissen kann angeboren oder erlernt sein oder auf Intuition oder Instinkt beruhen.) Im Grunde handelt es sich dabei um eine Störung des reibungslosen, geordneten, richtigen Flusses von Prana in Körper und Geist.

Äußere krankheitserregende Faktoren wie Wind, Kälte, Feuchtigkeit, Hitze oder irgendeine Kombination daraus (beispielsweise Erkältung oder Grippe) können nicht in den Körper gelangen, wenn das Wei-Qi, Ojas oder Immunsystem stark sind. Einmal im Körper angekommen, legen Krankheitserreger je nach Stärke und innerem Milieu ihres Wirts ein bestimmtes Verhalten an den Tag. Die Hauptursachen für einen geschwächten Organismus liegen normalerweise in einem geistigen beziehungsweise emotionalen Ungleichgewicht und können sich nach außen hin in falscher Ernährung und Lebensweise manifestieren. Wenn der Verstand und die Emotionen nicht klar sind, wird das Qi dadurch in Mitleidenschaft gezogen. Weitere Krankheitsursachen sind zum Beispiel genetische Faktoren, Umweltfaktoren, Karma, Unfälle und Besessenheit oder Geister. Die ayurvedischen und chinesischen Ärzte früherer Zeiten waren sich darüber einig, dass Krankheit großenteils im Geist beginnt und sich dann, wenn sie nicht eingedämmt wird, im Körper manifestiert. Die Manifestation und das Fortschreiten einer Erkrankung, sobald sie im physischen Körper angekommen ist, wird als Krankheitspathogenese bezeichnet.

Pathogenesemodelle in der chinesischen Medizin

Die in Kapitel 7 besprochenen acht diagnostischen Prinzipien werden zur Beurteilung sämtlicher Patienten, die eine Klinik oder Praxis betreten, herangezogen. Der Arzt untersucht, ob ein Krankheitserreger oder eine Erkrankung innerlich oder äußerlich, heiß oder kalt, auf ein Übermaß oder eine Schwäche zurückzuführen und Yin oder Yang ist. Unabhängig vom Pathogenesemodell und der Behandlungsmethode, für die der Arzt sich entscheidet, werden diese Parameter stets zur Beurteilung des Erscheinungsbilds eines Klienten herangezogen. In der chinesischen Medizin gibt es im Hinblick auf die Pathogenese zwei Hauptdenkschulen: *Shang Han* (Kältekrankheiten) und *Wen Bing* (Wärmekrankheiten).

Shang Han und die sechs Schichten

Shang Han bedeutet so viel wie »Kälteschaden«. Aus Sicht der Shang-Han-Schule kann jeder der sechs schädlichen Einflüsse eine von außen in den Körper eindringende Krankheit verursachen. Diese kann sich in Form von Kälte, Hitze, Wind, Feuchtigkeit, Trockenheit oder Sommerhitze manifestieren. Obwohl dies streng genommen zutrifft, betrachten manche die Shang-Han-Theorie immer noch ausschließlich als Pathogenese kalter Krankheitserreger. Unabhängig davon, ob diese Erreger nur in Form von Kälte oder als mit einem anderen Einfluss vermischte Kälte in den Körper eindringen oder ob sie sich nach ihrem Eintritt in den Körper in etwas anderes verwandeln, hat die Form, die ein äußerer krankheitserregender Einfluss annimmt, viel mit der Jahreszeit zu tun. Außerdem hängt sie damit zusammen, welche inneren Ungleichgewichte zum Zeitpunkt der Krankheitsentstehung bei dem Patienten vorlagen. Die Shang-Han-Theorie lässt sich nicht nur auf akute, von außen in den Körper eingedrungene Krankheiten anwenden, sondern auch auf Erkrankungen, die erst später im Leben auftreten, oder chronische Krankheiten, die sich ursprünglich auf das Eindringen eines äußeren Krankheitserregers zurückführen lassen. Dies ist zum Beispiel manchmal bei Frauen nach der Entbindung der Fall, die nicht in der Lage sind, sich gut genug um sich selbst zu kümmern, wenn ihr Körper noch offen, verletzlich und geschwächt und ihre Psyche sehr empfindlich ist.

Das 1800 Jahre alte *Shang Han Lun* (Abhandlung über Kältekrankheiten) von Zhang Zhongjing ist der Haupttext zur Theorie und Praxis der Kältekrankheiten. Der Arzt Zhang Zhongjing musste zu seinem persönlichen Unglück viel Erfahrung mit den pathogenen Prozessen von Kältekrankheiten sammeln. Zu seinen Lebzeiten brach – was im vormodernen China nicht ungewöhnlich war – eine Epidemie aus, an der der größte Teil der Stadt, in der er lebte, einschließlich seiner engsten Angehörigen erkrankte. Der Arzt bemühte sich nach Kräften, seine Familie und die Mitglieder seiner Gemeinde zu retten, und untersuchte die verschiedenen Eintrittswege eines Krankheitserregers in den Körper und dessen Fortschreiten zu Tod oder Genesung. Sein Text beschreibt die unzähligen verschiedenen Manifestationen von

Kältekrankheiten, die Muster der sechs Kanäle und Behandlungsprotokolle, die Aufschluss über Pflanzenheilkunde und Akupunktur geben.

Aus Sicht Zhang Zhongjings gelangen Krankheitserreger über das Kanalsystem in den Körper und bewegen sich in einigermaßen vorhersehbaren Mustern. Mit den Mustern der sechs Kanäle zu arbeiten, ist aus klinischer Sicht sehr hilfreich und viele Heilpflanzenrezepturen von Zhang Zhongjing sind heute jedem Arzt für chinesische Medizin bekannt. Seine Rezepturen lassen sich bei einer Vielzahl verschiedener Zustände und Erkrankungen anwenden. Viele Ärzte behandeln ihre Patienten sogar nur mit ein paar von seinen Rezepturen, obwohl es in der chinesischen Medizin Tausende von Heilpflanzenpräparaten gibt. Viele seiner Rezepturen sind sogar dafür bekannt, dass man damit bestimmte Konstitutionstypen behandeln kann. Immer mehr Ärzte für chinesische Medizin arbeiten mit Heilpflanzen- und Rezepturen-Konstitutionstypen: So wird beispielsweise jeder Mensch entweder als *Chai Hui-* oder als *Gui Zhi Tang*-Typus eingestuft. Wenn man solchen Patienten Arzneimittel verschreibt, erhalten sie vorwiegend Rezepturen aus diesen Familien. Genau wie alles im Leben sich weiterentwickelt und verändert, so ändern sich auch die Parameter, anhand derer Theorien interpretiert und angewendet werden, genauso wie die entsprechenden Behandlungen.

Auf die zwölf wichtigsten Energiekanäle oder Meridiane sind wir bereits eingegangen. Historisch gesehen wurden diese zwölf Meridiane als sechs längere, zusammenhängende Leitbahnen betrachtet. Nach der Sechs-Schichten-Theorie erfolgt eine Krankheitsprogression über diese Kanäle oder Meridiane und die ihnen zugeordneten Organe. Entsprechend der Reihenfolge der Progression von Kältekrankheiten gibt es drei Yang-Kanäle und drei Yin-Kanäle. Die Yang-Kanäle sind: Großes Yang oder *Tai Yang* (Dünndarm und Harnblase), Helles Yang oder *Yang Ming* (Magen und Dickdarm) und Kleines Yang oder *Shao Yang* (Dreifacher Erwärmer und Gallenblase). Die Yin-Kanäle sind Großes Yin oder *Tai Yin* (Lunge und Milz), Kleines Yin oder *Shao Yin* (Herz und Niere) und Erlöschendes Yin oder *Jue Yin* (Leber und Perikard).

Das Tai Yang gilt als erste Verteidigungslinie gegen äußere krankheitserregende Einflüsse. Wenn ein solcher Einfluss zuerst in den Tai-Yang-Kanal eintritt, wird der Patient normalerweise über Verspannungen im oberen Rückenbereich, Nacken und an der Schädelbasis klagen. Das ist auf eine Kontraktion des Tai-Yang-Kanals und die Stagnation zurückzuführen, die durch den Versuch des krankheitserregenden Einflusses, in den Körper einzudringen, entsteht. Die nächsttiefere Schicht ist der Yang-Ming-Kanal; dieser kann aber auch zuerst betroffen sein, weil der Krankheitserreger direkt in den Mund gelangen kann. Typische Symptome können hohes Fieber, Durst und Schwitzen sein. Auf das Yang-Ming-Stadium folgt das Shao-Yang-Stadium. Zu den Symptomen eines Shao-Yang-Musters gehören: abwechselnd Fieber und Schüttelfrost, hypochondrische Schmerzen, Reizbarkeit, verschwommenes Sehen und ein bitterer Geschmack im Mund.

Das Shao Yang wird auch als Drehpunkt bezeichnet. Es gilt nicht als rein äußerlich wie der Tai-Yang-Kanal, aber auch nicht als rein innerlich wie die Yin-Kanäle. Dahinter steht die Vorstellung, dass ein Krankheitserreger, der ins Yang eindringt und dieses dann wieder verlässt, niemals vollständig in die tieferen Bereiche des Körpers eingetreten ist. Je tiefer ein Krankheitserreger eindringt, umso schwieriger ist er zu behandeln und umso schwerwiegender sind seine Krankheitszeichen und Symptome. Das Shao Yang ist wie ein Scharnier, das die Tür zwischen Körperinnerem und Äußerem hin und her schwingen lässt. Dabei handelt es sich um eine besonders faszinierende Ebene. Hier können sich Krankheitserreger im Ruhestadium oder (aus Sicht der chinesischen Medizin) im Körper verweilende Krankheitserreger aufhalten.

Ein Beispiel für solche Krankheitserreger im Ruhestadium ist ein Retrovirus wie beispielsweise Herpes, Windpocken oder Gürtelrose: Solche Erreger sind zwar immer vorhanden, aber nicht immer aktiv. In der alten Medizin betrachtete man im Körper verweilende Krankheitserreger als äußere krankheitserregende Einflüsse, die in einer bestimmten Jahreszeit in den Körper eindringen, sich im Körper dann möglicherweise verwandeln und in einer anderen Jahreszeit als Krankheit manifestieren. Ein Beispiel dafür wäre jemand, der im Winter von Kälte betroffen ist und im Sommer einen Fall von schwerer Sommerhitze zeigt.

Eine Schädigung des Tai Yin manifestiert sich meist als Milzschwäche. Sie kann das Ergebnis einer falsch behandelten Yang Ming-Krankheit, aber auch eine direkte Auswirkung einer Wind-Kälte-Invasion oder eines inneren Zustands sein, der Kälte erzeugt. Beispiele für Symptome eines Tai Yin-Musters sind Bauchschmerzen und Völlegefühl, Durchfall, Erbrechen und allgemeine Symptome einer Magen-Darm-Verstimmung. Shao-Yin-Muster werden normalerweise von etwas angestoßen, das aus den anderen Kanälen tiefer in den Körper eindringt. Das Shao Yin kann auch direkt von einem äußeren krankheitserregenden Einfluss in Mitleidenschaft gezogen werden; doch dieser Einfluss müsste dann schon sehr stark oder die betreffende Person sehr geschwächt sein. Solche Muster, bei denen es sich auch um tödliche Krankheiten handeln kann, gehen normalerweise mit einer schweren Herz- oder Nierenschwäche einher.

Jue-Yin-Muster sind tief, oft lange anhaltend, komplex und schwer zu behandeln. Bei solchen Mustern gibt es viel Energie, die sich falsch bewegt, sowie Kombinationen aus Kälte und Hitze. Sie können sich als Hitze im Oberkörper und Kälte im Unterkörper, kalte Extremitäten, Durchfall, Erbrechen oder Schluckauf manifestieren.

Wen Bing

Viele glauben, dass die Wen-Bing-Theorie eine Erweiterung oder Weiterentwicklung der Shang-Han-Theorie ist. Wen Bing postuliert, dass von außen in den Körper eingedrungene Krankheiten von ihrem Charakter her warm sind, und sehr allgemein ausgedrückt verfolgt man dabei eine Yin-nährende und kühlende Behandlungsstrategie. Im Allgemeinen würde dies aus der Perspektive der acht Prinzipien bedeuten, dass die Krankheit heiß und Yang ist.

In dieser Denkschule der Wärmekrankheiten gibt es zwei verschiedene Modelle zur Differenzierung der Krankheitsmuster: die vier Schichten und die drei Erwärmer. Das Vier-Schichten-Modell besagt, dass ein Krankheitserreger zuerst in die schützende Ebene, dann in die Qi-Ebene, dann in die Ernährungsebene und zuletzt ins Blut eintritt. Nach der Drei-Erwärmer-Theorie dringen Krankheitserreger von oben in den Körper ein und arbeiten sich dann nach unten vor.

Vier Schichten

Wenn man die Pathogenese von Krankheiten und deren Behandlung aus der Wen-Bing-Perspektive betrachtet, muss man zwei Dinge wissen: um was für eine Art von Krankheitserreger es sich handelt und in welcher Jahreszeit der Patient ihn sich zugezogen hat. Die Jahreszeit kann sogar auf die Art des Krankheitserregers hinweisen. Die krankheitserregenden Faktoren und die diesen entsprechenden krankhaften Zustände sind nach der Wen-Bing-Theorie: Windhitze, die Windwärme erzeugt, Sommerhitze, die Sommerwärme erzeugt, feuchte Hitze, die feuchte Wärme erzeugt, Trockenheit (entweder warme oder kühle), die Herbsttrockenheit erzeugt, und warmes Gift, das warme Hitze erzeugt. Zwei dieser krankheitserregenden Faktoren können sich in »lauernde« Krankheitserreger verwandeln, wie ich oben in meinen Ausführungen zum Shao Yang erwähnt habe. Diese Vorstellung von »lauernden« Krankheitserregern oder Krankheitserregern im Ruhezustand ist faszinierend und die dazu gehörige Theorie und auch manche Symptome haben große Ähnlichkeit mit dem, was bei einer Borreliose und den damit einhergehenden Koinfektionen in epidemischem Ausmaß auftritt. Diese lauernden Erreger sind äußere krankheitserregende Faktoren, die in irgendeiner Jahreszeit in den Körper eindringen, aber nicht wieder abklingen, sondern tief in den Körper eintauchen und sich dort sozusagen »verstecken«, um dann mit unersättlicher Gier wieder an die Oberfläche zu kommen, wenn sie entweder durch eine andere Krankheit, einen chronisch ungesunden Lebensstil oder starken emotionalen Aufruhr ausgelöst werden. Sie sind Frühlingswärme, die warme Hitze erzeugt, und lauernde Sommerhitze, die feuchte Hitze erzeugt.

Im Vier-Schichten-Modell der Krankheitsprogression gelangt einer der oben genannten Erreger – normalerweise durch Nase oder Mund – in den Körper. Diese Krankheit entwickelt sich dann in einem einigermaßen vorhersehbaren Muster weiter. Der Krankheitserreger dringt (von der oberflächlichsten bis zur tiefsten und mit der schwerwiegendsten Erkrankung einhergehenden Schicht) in folgender Reihenfolge in den Körper ein:

1. Schützende Ebene: Das Wei-Qi ist die erste Verteidigungslinie des Körpers gegen eindringende Krankheitserreger. Es umfasst Lungen, Rachen, Nase und Haut. Das Wei-Qi zirkuliert zwischen Gefäßen und Haut, ist also die oberflächlichste Ebene. Die Hauptkrankheitssymptome auf der schützenden Ebene sind Fieber, Durst, leichter Schüttelfrost oder Abneigung gegen Kälte.
2. Qi-Ebene: Wenn der Krankheitserreger aus der oberflächlichen schützenden Ebene nicht wieder herausgedrängt wird, führt er zu einer Qi-Stagnation und diese erzeugt wiederum eine Stauung – fast wie eine Reibung –, welche zur Hitzeentwicklung führt. Dies verursacht höheres Fieber, Abneigung gegen Hitze und einen gelben Zungenbelag, der auf die Hitze hinweist.
3. Nährstoffebene: Auf dieser Ebene, die in der chinesischen Medizin Ying genannt wird, hat der Krankheitserreger die anderen beiden Ebenen entweder durchlaufen oder ist direkt in diese Ebene eingedrungen. Lauernde Krankheitserreger können sich auch in einer Symptomatik auf Ying-Ebene manifestieren. Starkes Schwitzen kann den Herzgeist schädigen und es einem Erreger ermöglichen, in die Ying-Ebene einzudringen. Daher sollten Sie, wenn Sie krank sind, nicht unbedingt an Hot Yoga teilnehmen oder in die Sauna gehen. Fieber auf Ying-Ebene kann sich so anfühlen, als sei es nur subjektiv vorhanden, und nachts schlimmer erscheinen als tagsüber. Krankheitserregende Faktoren auf dieser Ebene können Schlaflosigkeit, Reizbarkeit und Unruhe verursachen. Normalerweise ist die Zunge dann von einem tieferen Rot und vielleicht leidet der Patient auch unter Durst, hat aber kein Bedürfnis nach Flüssigkeitsaufnahme. Auf der Ying-Ebene sind das Yin geschädigt und der Herzgeist gestört.
4. Blutebene: Die Blut- oder *Xue*-Ebene kann eine sehr wichtige Rolle spielen. In diesem diagnostischen System ist sie die tiefste Schicht. Auf der Blutebene kann der Krankheitserreger das Blut aus den Gefäßen herausdrücken, sodass es gerinnt und eine Blutstauung verursacht. Dies kann sich in Schlaganfällen, durch Hitze hervorgerufenen Krämpfen oder epileptischen Anfällen äußern. Auch

zu Bluterbrechen, Nasenbluten, blutigem Stuhl und Urin kann es kommen. Ebola wäre ein Beispiel für einen Krankheitserreger auf der Ebene des Blutes.

Dreifacher-Erwärmer-Theorie

Der Dreifache Erwärmer wurde bereits in Kapitel 5 besprochen; trotzdem möchte ich hier noch einen kurzen Überblick darüber geben. Dabei handelt es sich um ein Yang-Organ, das selbst keine Form besitzt, aber trotzdem Grenzen innerhalb des Körpers definiert. Es besteht aus drei Teilen, die wie die Schneekugeln eines Schneemanns übereinandergeschichtet sind. Jeder Teil erfüllt eine bestimmte Stoffwechselfunktion; gemeinsam tragen die drei Erwärmer dazu bei, Hitze zu erzeugen und diese Hitze und Flüssigkeiten im Körper zu verteilen. Strukturen, die uns heute in der modernen Wissenschaft bekannt sind und die man als physische Aspekte des Dreifacher-Erwärmer-Systems identifizieren kann, sind: Bindegewebe, Mesenterium, Lymphe, endokrine Drüsen, Gewebsflüssigkeit und die Kommunikationsbahnen im Bindegewebe.

Der obere Erwärmer umfasst den Bereich des Brustkorbs oberhalb des Zwerchfells einschließlich Lungen und Herz. Er ist für die Verteilung von Qi, Blut und Nährstoffdünsten verantwortlich. Der mittlere Erwärmer reicht von unterhalb des Zwerchfells bis zum Nabel und umfasst Magen und Milz. Er verwandelt und transportiert den Speisebrei. Der untere Erwärmer liegt unterhalb des Nabels und umfasst Nieren, Blase und Darm. Er ist für die Trennung des Klaren (gesundheitsfördernde Verdauungs- und Stoffwechselprodukte) vom Trüben (Abfallprodukte) und für die Ausscheidung von Abfallstoffen aus dem Körper verantwortlich. Obwohl die Leber im mittleren Erwärmer liegt, gilt sie als Organ des unteren Erwärmers.

Normalerweise wandern Wärmekrankheiten vom oberen zum mittleren und dann zum unteren Erwärmer. Das ist ein weiterer Weg, auf dem traditionelle Ärzte Krankheitserreger, die sich durch den Körper bewegen, und die dadurch entstehenden Zeichen, Symptome und Schäden beobachten. Aufgrund seiner Kenntnis der Tendenzen des Erregers und seiner Fähigkeit, dessen Verlauf vorherzusagen – in Kombination mit einer Einschätzung der Kraft des individuellen Patienten –, kann der Arzt diesem Prozess bereits einen Schritt voraus sein und dem Patienten eine geeignete Behandlung anbieten. Die Strategien für die Behandlung von Erkrankungen des oberen Erwärmers bestehen darin, den Krankheitserreger mithilfe von scharfen, leichten, kühlenden Heilpflanzen und leichtem Schwitzen nach oben und außen zu zerstreuen. Krankheitsmuster des oberen Erwärmers betreffen normalerweise die Lungen und zeichnen sich durch typische Lungensymptome (wie beispielsweise Schleimansammlungen oder Husten) aus, die die anderen Erwärmer in ihrer Funktionsfähigkeit beeinträchtigen können. Solche Krankheitsmuster können auch den Herzbeutel betreffen, was sich sehr negativ auf das Shen auswirkt.

Erkrankungen des mittleren Erwärmers behandelt man, indem man das Qi zirkulieren lässt, um die Verdauungsfunktion zu verbessern und den Erreger abzutöten und/oder aus dem Körper zu beseitigen. Solche Krankheiten umfassen Muster, die den Magen und Dickdarm sowie die Milz betreffen. Diese Muster manifestieren sich in tiefer Hitze, Verstopfung, weichem Stuhl, Blähungen, Völlegefühl, Übelkeit und Shen-Störungen. Es mag seltsam erscheinen, dass der Dickdarm manchmal an der Pathogenese im Bereich des oberen Erwärmers und das Herz-Shen an derjenigen des mittleren Erwärmers beteiligt ist. Doch in beiden Medizinsystemen ist man sich darüber im Klaren, dass ein einziger Weg oder Bereich nur selten allein von einem Problem betroffen ist. Wenn dies der Fall ist, geschieht es bei den meisten Erkrankungen nur zu einem sehr frühen Zeitpunkt des Krankheitsverlaufs, noch bevor ein bekanntes Krankheitsmuster auftritt. Manchmal sind aber auch schon zu Beginn viele Systeme gleichzeitig von einer Erkrankung betroffen. Das liegt daran, dass alles mit allem in Verbindung steht.

Bei den Krankheitsmustern des unteren Erwärmers sind häufig Yin und Blut verletzt. Der Dickdarm liegt zwar im unteren Erwärmer, ist von seinem Charakter her aber doch eher oberflächlich, wenn es um die Frage geht, wie schnell ein Organ durch Hitze in Mitleidenschaft gezogen wird und was für Schäden dadurch entstehen. Wenn Hitze in den Dickdarm eindringt, wie dies bei den Krankheitsmustern des oberen und mittleren Erwärmers der Fall ist, bringen wir das Qi in Bewegung und entleeren unseren Darm. Manchmal leiten wir auch durch vermehrtes Wasserlassen Hitze aus unserem Körper heraus. Wenn Blut und Yin an diesem Muster beteiligt sind, entsteht ein tiefer liegendes, komplizierteres Problem. Die Krankheitsmuster des unteren Erwärmers beeinträchtigen vor allem das Nieren-Yin, und diese Schwäche kann leicht zu Leberwindmustern führen, die sich unter anderem in Herzklopfen, Zittern, Krämpfen und Konvulsionen äußern. Bei übermäßiger Nierenhitze kann ein Teil dieser Hitze über den Urin abgeleitet werden; doch in erster Linie muss man dabei das Yin kühlen und tonisieren.

Obwohl es für jeden der drei Erwärmer mehrere Pathogenesemuster gibt, brauchen wir darauf jetzt noch nicht näher einzugehen. Ein allgemeiner Überblick genügt, um Ihnen einen Eindruck von der Theorie und Methodik zu vermitteln. Es ist wichtig, darauf hinzuweisen, dass diese Theorien zwar ursprünglich vielleicht als Reaktion auf ein Eindringen von Krankheitserregern in den Körper entstanden sind, von Ärzten aber auch für die Behandlung chronischer Erkrankungen herangezogen werden. Die klassischen Texte geben einen Überblick darüber, wie falsche Behandlung einen Krankheitserreger tiefer in den Körper hineintreiben kann und wie andere Ursachen zu einem chronischeren Problem führen können. Häufig entstehen Schäden, wenn ein eingedrungener Krankheitserreger im Körper verbleibt und chronisch wird. Durch eine solche initiale Attacke kann entweder diese Verletzung entstehen oder es kann dazu kommen, dass ein Krankheitserreger im Körper verbleibt. Dies kann beispielsweise durch ein Trauma, etwa einen Autounfall, passieren. Worauf es mir ankommt, ist, dass die Anwendung über die Behandlung akuter Erkrankungen hinausgeht. Ein weiterer wichtiger Punkt ist, dass ein Modell manchmal vielleicht zutreffender ist als die anderen. Vielleicht ist ein Arzt mit einem Fall konfrontiert, der genau dem Muster in seinem Lehrbuch entspricht, welches er zuvor schon einmal studiert oder zusammen mit einem Mentor behandelt hat. In einem solchen Szenario würde man die Krankheit dann nach diesem Muster und Modell behandeln.

Ayurveda und Samprapti

Ebenso wie in der chinesischen Medizin gibt es auch im Ayurveda eine systematische Betrachtung des Krankheitsverlaufs. Im Ayurveda bezeichnet man diesen als *Samprapti*. Mir gefällt die Einfachheit von Samprapti und die Tatsache, dass sich dieses Konzept auf sämtliche Krankheitsverläufe – auf äußere krankheitserregende Einflüsse ebenso wie auf von außen erzeugte Krankheiten – anwenden lässt. Es ist ein nützliches Instrument und bietet eine zusätzliche Perspektive, die Ärzte für chinesische Medizin bei der Diagnosestellung einnehmen können. Sie brauchen lediglich die Begriffe »krankheitserregender Einfluss« oder »Übel« durch das Wort *Dosha* zu ersetzen, und schon ergibt alles einen Sinn.

Beim Samprapti-Prozess manifestiert sich ein Krankheitserreger oder ursächlicher Faktor auf konkrete Art und Weise, wodurch bestimmte Doshas übermäßig zunehmen und sich negativ auf die Dhatus auswirken. Die physischen Wege, über die sich die Krankheit manifestiert, sind die Srotas, also die Hauptsysteme des Körpers, welche Organe, Leitbahnen, Öffnungen, Körperteile und Gewebe umfassen. Ähnlich wie bei den Meridiannetzwerken der chinesischen Medizin sind jedem Srota Organe oder Strukturen zugeordnet. Eine ihrer Hauptfunktionen ist der Transport des Materials beziehungsweise der Materialien, die durch sie hindurchfließen. Eine andere Aufgabe der Srotas besteht darin, das Agni oder die umwandelnde Stoffwechselfunktion aller ihrer Gewebe in sich zu halten. Die Srotas sind die Gesamtheit all dessen, woraus sie bestehen, was sie transportieren und enthalten oder tragen und des dazwischenliegenden Raums. Der physische Körper ist das Srota für die Doshas, den Verstand und den Geist.

Die Krankheitsmanifestation beginnt in den Srotas. Eine Krankheit kann in einem Srota beginnen, doch normalerweise werden im weiteren Verlauf auch noch andere Srotas in den Krankheitsprozess hineingezogen. Aus ayurvedischer Sicht kann ein äußerer Krankheitserreger in einem Körper, der ihm nicht die richtigen Bedingungen dafür bietet, nicht überleben. Wenn die Doshas und Gewebe sich in ausgewogenem Zustand befinden, können Bakterien, Viren, Pilze und Allergene sich dort nicht so leicht einnisten, Reizungen verursachen und sich vermehren, ausbreiten oder wachsen. Es genügt also nicht, einen Krankheitserreger einfach nur durch Abtöten zu beseitigen, wie wir es in der westlichen Medizin üblicherweise mit Antibiotika tun. Die Doshas und Dhatus müssen vielmehr in ein harmonisches Gleichgewicht gebracht werden. Vorbeugenden Maßnahmen wird eine hohe Bedeutung beigemessen, ebenso der Wiederherstellung von Kraft und Immunabwehr nach einer Krankheit. Aus ayurvedischer Sicht richten Krankheitserreger nicht per se Verwüstungen im Körper an, sondern stören die Doshas.

Dies manifestiert sich als eines von vier möglichen Fluktuationsmustern, die ein Srota ins Ungleichgewicht bringen können:

1. Es kann zu viel Bewegung oder Aktivität vorhanden sein.
2. Es kann eine falsche Bewegung vorliegen, wie beispielsweise bei einer Divertikulose, also einer Ausstülpung der Darmwand.
3. Es kann eine akute oder chronische Behinderung der Funktion vorliegen, zum Beispiel beim Eindringen äußerer Krankheitserreger, bei Asthma oder beim Vorhandensein von Schleim.
4. Es können eine Masse oder ein Tumor vorhanden sein, die die Lumina zusammendrücken oder verstopfen.

Srotas

Obwohl die Srotas im Großen und Ganzen mit den verschiedenen Körpersystemen gleichgesetzt werden können, die wir in unserer heutigen Medizin kennen, korrelieren sie doch nicht hundertprozentig mit ihnen. Srotas gehen aus verschiedenen Gewebetypen hervor und ernähren die Dhatus. Für ein gutes Grundverständnis genügt es, ein paar verallgemeinernde Vergleiche zu ziehen.

Die *Pranavaha*-Srotas oder Luftkanäle entsprechen in etwa der Luftröhre, den Lungen, den Lungengefäßen und dem Herzen. Sie transportieren Lebenskraft und Prana in sämtliche Körperregionen und korrelieren auf grobstofflicher, physischer Ebene am ehesten mit dem Atmungs- und Kreislaufsystem unserer heutigen Medizin. Sie werden oft durch Unterdrückung natürlicher Impulse, übermäßigen Verzehr trockener Nahrungsmittel und übermäßige körperliche Anstrengung gestört.

Die *Annavaha*-Srotas transportieren und verwandeln Nahrung und korrelieren am ehesten mit dem Verdauungssystem. Sie haben ihren Ursprung größtenteils im Magen. Die meisten Verdauungsprobleme sind Folge irgendeines Problems in der Funktion der Annavaha-Srotas.

Die *Udakavaha*-Srotas sind die Kanäle des Wasserhaushalts und auch für den osmotischen Druckausgleich zuständig. Zu diesen Srotas gehören sämtliche Kanäle, die Wasser im Körper transportieren; daher kann man sie nicht eindeutig einem bestimmten System in der westlichen Medizin zuordnen. Sie haben ihren Ursprung im Gaumen und im Kloma (einer Rachenregion) und transportieren Wasser und Flüssigkeiten. Interessanterweise nutzen sie die *Rasavaha*- und *Raktavaha-Srotas* (siehe unten) als Vehikel für den Flüssigkeitstransport. Dies hat Ähnlichkeit mit dem Dreifachen Erwärmer in der chinesischen Medizin. Probleme mit dem Wasserhaushalt ziehen den ganzen Körper in Mitleidenschaft und können Schwellungen, vermehrte Hitze und unstillbaren Durst verursachen.

Die Rasavaha-Srotas haben ihren Ursprung im Herzen und in den großen Blutgefäßen. Sie wirken am Transport und an der Umwandlung von Plasma und Chylus (also von fetthaltiger Lymphe aus dem Verdauungstrakt) mit und stehen in direkter Verbindung mit dem Lymphsystem, teilweise auch mit dem Kreislaufsystem. Diese Srotas versorgen den gesamten Körper einschließlich der Leber, in der das Blut hergestellt wird, mit Nährstoffen. Ein Ungleichgewicht im Bereich der Rasavaha-Srotas ist oft auf den Verzehr kalter, schwerer Speisen und auf eine falsche Lebensweise zurückzuführen und äußert sich in Form von Müdigkeit.

Die Raktavaha-Srotas gehen aus Leber und Milz hervor und da sie Blut transportieren, sind sie am engsten mit unserem Kreislaufsystem verwandt. Sie werden durch überschüssiges Öl und Hitze in der Nahrung gestört, was sich in Form von heißen Hauterkrankungen und Blutungszuständen manifestiert.

Die *Mamsavaha*-Srotas versorgen die Muskeln, Bänder und Sehnen, aus denen sie hervorgehen, sowie die Mamsa Dhatu mit Nahrung. Sie werden am leichtesten durch eine sitzende Lebensweise und den Verzehr schwerer, fettiger Speisen verletzt.

Die *Medavaha*-Srotas haben ihren Ursprung in den Nieren und im Mesenterium, speziell im Omentum (einem Teil des Bauchfells), und versorgen das Fettgewebe. Wir wissen, dass ein Übermaß an fettigen Nahrungsmitteln die Medavaha-Srotas überfordern, was früher oder später zur Entstehung von Problemen mit dem Zuckerstoffwechsel beitragen kann.

Die *Asthivaha*-Srotas regulieren das Skelettsystem, haben ihren Ursprung im Fettgewebe und in den Hüftknochen und versorgen Knochen und Knorpel mit Nahrung. Störungen der Asthivaha-Srotas können durch übermäßigen Konsum kalter und trockener Nahrung und durch zu viel Bewegung verursacht werden. Bei Problemen mit diesen Srotas können Gelenk- und Zahnprobleme und übermäßige Angstzustände auftreten.

Die *Majjavaha*-Srotas versorgen Nervengewebe, Knochenmark und Gehirn. Sie korrelieren mit dem Nervensystem und haben ihren Ursprung in den Knochen und Gelenken. Zu den Problemen mit den Majjavaha-Srotas gehören tief sitzende Krankheiten und Beschwerden wie Gedächtnisprobleme, Ohnmachtsanfälle und Nervenerkrankungen.

Die *Shukravaha*-Srotas stehen mit dem Fortpflanzungssystem in Verbindung und haben ihren Ursprung entweder in den Hoden oder in den Eierstöcken. Fruchtbarkeitsprobleme sind das Haupt-Ungleichgewicht im Zusammenhang mit den Shukravaha-Srotas.

Zusätzlich zu diesen zehn Kanälen gibt es bei Frauen noch zwei weitere Kanäle, die die Menstruationsflüssigkeit und während der Stillzeit die Milch transportieren. Außerdem gibt es drei Ausscheidungskanäle: einen für Schweiß, einen für Kot und einen für Urin. Der Schweißkanal geht aus der Haut und dem Fett hervor, der Kotkanal aus dem Dickdarm und Rektum und der Urinkanal aus Blase und Nieren. Die Symptomatik dieser Kanäle ist ziemlich einfach.

Schließlich gibt es noch die *Manovaha*-Srotas oder Geistkanäle. Diese transportieren Gedanken und haben ihren Ursprung in der Herzregion. Es ist wichtig, die strukturellen Grundlagen für die Manifestation von Krankheiten sowohl im Ayurveda als auch in der chinesischen Medizin zu kennen. Im Ayurveda gibt es kein Ungleichgewicht ohne Srota und die Beziehung eines Srotas zu dem, was wir in der heutigen Medizin kennen, hilft uns, besser zu verstehen, warum Krankheiten bestimmte Organe, Organsysteme, Gewebe und Strukturen in Mitleidenschaft ziehen. Im Ayurveda werden Krankheiten sogar nach den Srotas klassifiziert und es gibt Parallelen zwischen dieser Srota-Klassifikation und der Theorie von den äußeren krankheitserregenden Einflüssen, den sechs Kanälen und vier Stadien und vom Dreifachen Erwärmer in der chinesischen Medizin. Obwohl die Srotas nicht genau einer dieser chinesischen Theorien entsprechen, kann man doch Ähnlichkeiten erkennen. Die den Dreifachen Erwärmer betreffenden Korrelationen sind aufgrund der Tridosha-Theorie im Ayurveda, die sehr ähnliche Grenzen und Funktionen innerhalb dieser Bereiche erkennt, auf den ersten Blick am einfachsten sichtbar. Man beobachtet auch Parallelen zwischen den Pranavaha-Srotas (Luftkanälen) und dem oberen Erwärmer, den Annavaha-Srotas (Nahrungskanälen) und dem mittleren Erwärmer sowie den Ausscheidungskanälen und dem unteren Erwärmer. Darüber hinaus hat die Funktion der Udakavaha-Srotas (Wasserkanäle), Rasavaha-Srotas und Raktavaha-Srotas Ähnlichkeit mit der Funktion des Dreifachen Erwärmers insgesamt.

Nidan Panchak ist das, was ayurvedische Ärzte als Identifikation von Krankheitsmustern und Pathologie bezeichnen. Es beginnt mit der Identifikation einer Hauptursache. Diese wird als *Hetu* bezeichnet und sie ist das, was die Doshas überhaupt erst ins Ungleichgewicht gebracht hat, bevor sich eine Krankheit manifestieren konnte. Wie bereits besprochen, kann dies auf eine ganze Reihe von Faktoren zurückzuführen sein: Lebensstil, ungesunde Entscheidungen und so weiter. Als Nächstes werden Krankheitszeichen und Symptomatik untersucht, und zwar sowohl die anfänglichen als auch die derzeitigen Symptome und die Frage, was diese verschlimmern und was sie beruhigen wird. Man schaut nach, ob von irgendetwas zu viel oder zu wenig vorhanden ist, ob ein falscher Fluss oder eine Behinderung des Flusses vorliegt. Dann kann man das Krankheitsmuster benennen und die Pathogenese verstehen.

Die sechs Stadien von Samprapti

Wir kommen nun wieder auf die Erörterung von Samprapti zurück, dem Begriff, der im Ayurveda für den Sechs-Schritte-Prozess der Krankheitsmanifestation verwendet wird. Alle Krankheiten, unabhängig von ihrer

Ursache, laufen in diesen sechs Stadien ab. Die Ursache hängt im Ayurveda normalerweise mit einem von drei Faktoren zusammen: mit schlechten Entscheidungen, damit, dass wir bewusst irgendetwas tun, obwohl uns klar ist, dass wir es eigentlich nicht tun sollten, und mit zeitlichen Faktoren wie beispielsweise jahreszeitlichen Veränderungen. Sobald wir wissen, in welchem Stadium ein Krankheitsprozess sich befindet, können wir eine genauere Prognose stellen. Die sechs Stadien von Samprapti sind:

1. **Akkumulation** (*Sanchaya*): Ein Dosha sammelt sich an. Das ist der Beginn des Ungleichgewichts. In diesem Stadium hat der Körper naturgemäß nach allem Verlangen, was das sich ansammelnde Dosha wieder ins Gleichgewicht bringt.
2. **Provokation** (*Prakopa*): Das Dosha hat sich an dem ihm zugeordneten Ort (beispielsweise Vata im Dickdarm) angesammelt und es treten bereits erste Symptome auf.
3. **Ausbreitung** (*Prasara*): Das übermäßig verstärkte Dosha breitet sich vom Ort seiner Ansammlung weiter aus.
4. **Festsetzung** (*Sthana Samshraya*): Das sich ausbreitende Dosha hat sich in einem Bereich festgesetzt, in dem es nicht sein sollte. Wenn eine Krankheit erst einmal dieses Stadium erreicht hat, ist sie schwieriger zu heilen. Dabei handelt es sich um eine Schwachstelle in der Physiologie des Patienten, die das gestörte Dosha quasi dort hinzieht. Als Nächstes setzt sich das Dosha in diesem Gewebe fest und beginnt, es zu schädigen.
5. **Manifestation** (*Vyakti*): Jetzt sind das Vollbild der Krankheitszeichen und Symptome sowohl vom subjektiven und als auch vom objektiven Standpunkt aus erkennbar. Es liegt eindeutig eine Gewebe- oder Dhatu-Beteiligung vor und oft ist mehr als nur ein Dosha übermäßig verstärkt. An diesem Punkt zeigt sich auch, welche Eigenschaften des Ungleichgewichts am meisten vorherrschen und behandelt werden müssen.
6. **Differenzierung der Krankheit** (*Bheda*): Jetzt tritt deutlich ein spezifisches Krankheitsbild zutage und es ist mehr als ein System oder Dhatu daran beteiligt. In diesem Stadium ist die Krankheit

schwieriger zu heilen oder vielleicht sogar unheilbar. Häufig finden jetzt nur noch eine symptomatische Behandlung und palliative Maßnahmen statt.

Diese sechs Stadien können auf jede Erkrankung angewendet werden, und zwar in beiden Systemen. Lassen Sie uns unser Wissen über chinesische Medizin, Ayurveda, Volksheilmittel und moderne Therapieverfahren nun dazu nutzen, ein paar häufige Krankheiten und Beschwerden zu behandeln!

Häufige Erkrankungen

Wir werden vielfach immer noch von den gleichen körperlichen Beschwerden, pathogenen Prozessen und Ungleichgewichten geplagt wie die Menschen früherer Zeiten. Im Folgenden finden Sie eine moderne Interpretation des richtigen Umgangs mit solchen gesundheitlichen Problemen. Es wird allerdings empfohlen, medizinische und zahnmedizinische Erkrankungen zusätzlich von einem Arzt oder Zahnarzt beurteilen zu lassen. Außerdem sollten Sie sich von dem betreffenden Arzt beraten lassen, bevor Sie die folgenden Empfehlungen umsetzen (auch während der Schwangerschaft).

Erkältungen und Husten

Erkältungen, Schleimbildung und Husten sollte man am besten von vornherein verhindern. Geeignete erste Schritte dazu bestehen in angemessener Hygiene und darin, sich gut um sich selbst zu kümmern. Waschen Sie sich die Hände, nachdem Sie in einem öffentlichen Raum irgendetwas berührt haben. Wischen Sie Ihre Handy- und Computertastatur regelmäßig mit einem alkoholgetränkten Reinigungstuch oder etwas Ähnlichem ab. Husten oder niesen Sie nicht in Ihre Hand, sondern in die Armbeuge. Fassen Sie, nachdem Sie sich die Nase geputzt haben, erst dann wieder etwas an, wenn Sie sich vorher die Hände gewaschen haben, und gewöhnen Sie sich schon vor Beginn der Grippe- und Erkältungszeit an, Ihr Gesicht nicht zu berühren. Und lecken Sie sich beim Essen bitte nicht die Finger ab, wenn Sie außerhalb etwas verzehren!

In der chinesischen Medizin gibt es verschiedene Mittel gegen Erkältungen und den hartnäckigen Husten, der dadurch entstehen kann. Bei Erkältungen wende ich normalerweise eine kombinierte Strategie an. Ja, es stimmt: Erkältungen werden durch einen Krankheitserreger verursacht. Zusätzlich liegt aber auch ein Ungleichgewicht des Kapha-Doshas im oberen Jiao vor. Man weiß, dass Zink dazu beiträgt, Zellen zu binden und dadurch die Ausbreitung des Virus zu verhindern, also nehmen Sie ein Zinkpräparat ein. Zinktropfen gibt es in Reformhäusern und Naturkostgeschäften. Einen Neti-Topf für Nasenspülungen sollten Sie hingegen nur bei Symptomen oder als Erhaltungstherapie anwenden, aber nicht regelmäßig. Neti-Töpfe gibt es in Naturkostgeschäften und manchen Yogastudios zu kaufen. Warmes, gereinigtes, mit Salz vermischtes Wasser wird aus dem Topf durch das eine Nasenloch hinein und aus dem anderen Nasenloch wieder hinaus in den Abfluss geleitet. Danach nimmt man eine Reihe yogaähnlicher Positionen ein, um das ganze Wasser wieder aus seinen Nasengängen herauszubekommen. Für die Anwendung von Neti-Töpfen gibt es eine konkrete Lernkurve. Bitte halten Sie sich an die Anweisungen auf der Verpackung und schauen Sie sich ein kostenloses Onlinevideo dazu an.

Es ist auch sinnvoll, bei einer Erkältung Vitamin C einzunehmen, aber nicht zu viel. Sobald die Dosierung in die Tausende Milligramm geht, kann dieses Vitamin – je nach individueller Veranlagung – Durchfall oder weichen Stuhl verursachen. Manche Menschen nehmen absichtlich hohe Vitamin-C-Dosen ein, um das zu bewirken. Ihnen ist der Zusammenhang zwischen dem, was in den Nebenhöhlen und Lungen geschieht, und der Freisetzung, die durch den Dickdarm erfolgen kann, bewusst. Dies ist jedoch in der Regel nicht die richtige Vorgehensweise und kann dazu führen, dass der Erreger noch tiefer in den Körper hineingetrieben wird. Das Yang-Qi, einschließlich des Milz-Yang, kann dadurch ebenfalls erschöpft werden, was dann im weiteren Verlauf noch größere Probleme verursacht.

Machen Sie eine Dampfinhalation mit ätherischen Ölen. Kapha ist von seinem Charakter her kalt und der Dampf trägt dazu bei, es zu erwärmen und aus dem Körper herauszutreiben. Eine direkte Dampfinhalation kann helfen, die Nasennebenhöhlen zu öffnen, Schleim zu beseitigen und, wenn man ein paar Tropfen eines ätherischen Öls wie beispielsweise Teebaum oder Eukalyptus hinzufügt, sogar zur Vernichtung des Krankheitserregers beitragen. Bringen Sie dazu Wasser in einem Topf auf der Herdplatte zum Kochen. Stellen Sie eine Wärmeplatte auf den Tisch und geben Sie drei bis vier Tropfen von dem ätherischen Öl ins heiße Wasser. Wenn Sie eine Brille tragen, nehmen Sie diese ab, setzen sich hin, halten Ihr Gesicht über den Dampf und legen sich ein Handtuch oder einen Schal über den Kopf. Atmen Sie den Dampf gute fünf Minuten lang vorsichtig ein. Verwenden Sie dafür jedes Mal wieder neues Wasser und neues Öl. Eine solche Dampfinhalation kann man zweimal täglich machen.

Bei einer beginnenden Erkältung, wenn Nacken und oberer Rückenbereich schmerzen, kann das Auslösen eines leichten Schweißausbruchs Wunder wirken. Wenn der Krankheitserreger sich in der äußeren Schicht des Körpers befindet, trägt das sehr leichte Schwitzen dazu bei, die Poren zu öffnen und den Erreger hinauszudrücken. Dazu ungefähr fünf frische Ingwerscheiben mit einem Durchmesser von etwa 25 Millimetern, eine gehackte Knoblauchzehe, zwei bis drei Schalotten, eine Prise Cayennepfeffer, zwei bis drei Radieschen sowie Salz und Pfeffer nach Geschmack zusammen mit einem Dreiviertelliter Wasser in einen Topf geben und zum Kochen bringen, dann die Hitze zurückschalten und das Ganze 20 Minuten lang köcheln lassen. Während des Köchelns sollte der Topf zumindest teilweise zugedeckt sein, denn der Ingwer enthält ätherische Öle, die nicht völlig verdampfen sollten. Wenn Sie möchten, können Sie diesen Sud auch mit Hühnerbrühe zubereiten und Reis hineingeben. Wenn er fertig ist, legen Sie sich ins Bett oder wickeln sich auf der Couch in eine Decke, bis Ihnen sehr warm ist, und nippen an der heißen Brühe. Sobald Sie einen leichten Schweißausbruch zu spüren beginnen, nehmen Sie die Decke ab. Sie können die Brühe gerne ganz austrinken; wenn Sie möchten, gönnen Sie sich ruhig drei- bis viermal pro Tag eine Tasse davon, aber durchlaufen Sie dabei nicht jedes Mal den ganzen Prozess der Schwitzkur. Trinken Sie viel Flüssigkeit und halten Sie Füße und Nacken warm.

In der chinesischen Pharmakologie gibt es zwei häufig angewendete Rezepturen, die ebenfalls gegen den Ausbruch einer Erkältung helfen. Die eine ist zur Behandlung von Windkälte, die andere gegen das Eindringen von Windhitze bestimmt. Zur Windkälte gehören leichter Schüttelfrost beziehungsweise Fieber, Abneigung gegen Kälte und Wind sowie leichte Schmerzen im oberen Rückenbereich, Nacken und ganzen Körper. Früher konnten wir dagegen eine fantastische Rezeptur namens *Ma Huang Tang* verschreiben, vor allem, wenn der Patient nicht unter Fieber mit Schweißausbruch litt. (Leider hat die amerikanische Regierung inzwischen verboten, die Hauptzutat Ma Huang oder Ephedra in den USA auf dem Markt anzubieten.) Diese Substanz wurde früher in manchen Diätpillen und zur Herstellung von Methamphetamin missbraucht. Wegen illegaler Drogenhersteller und -konsumenten ist es Ärzten, die für die richtige Anwendung von Ma Huang Tang ausgebildet sind und damit sehr positive Wirkungen erzielen, nun verboten, mit diesem Präparat zu arbeiten. Als Alternative wird die Anwendung der Brühe in Kombination mit *Gui Zhi Tang* – Zimtzweig-Absud – bevorzugt.

Bei einer Wind-Hitze-Invasion bekommt man häufig Halsschmerzen. Meist beginnt sie spätnachts und äußert sich durch ein Kratzen im Hals. Bei den ersten Anzeichen davon kann *Yin Qiao San* wie auf dem Etikett angegeben eingenommen werden. Das hilft, die Hitze aus dem Körper hinauszutreiben und den Krankheitserreger abzutöten. Wenn man damit wartet, bis sich der Erreger im Körper eingenistet hat, wird diese Rezeptur wahrscheinlich nicht mehr helfen. Sie ist nur zur Behandlung eines Krankheitserregers gedacht, der sich noch in der äußeren Schicht befindet. Auch hier ist es wichtig, viel Flüssigkeit zu trinken. Bei Husten kann man auf den Akupunkturpunkt Lunge (Lu) 5 drücken. Um die richtige Stelle zu finden, schieben Sie den Daumen des gegenüberliegenden Arms entlang der Linie, die vom Radialpuls am Handgelenk (an der Daumenseite des Innenarms) zur Armbeuge verläuft, einen guten Zentimeter in Richtung Mittellinie. Irgendwo zwischen Handgelenk und Ellenbogen, aber näher am Ellenbogen, befindet sich ein straffes Faszien- oder Muskelband. Suchen Sie den »vollsten« oder angespanntesten, berührungsempfindlichsten Punkt und drücken Sie mit dem Daumen ein bis zwei Minuten lang in kreisenden Bewegungen darauf. Dies kann alle paar Stunden wiederholt werden. Auch der Punkt Niere (Ni) 27 wirkt gut gegen Husten. Er liegt direkt unterhalb des Schlüsselbeins, einen guten Zentimeter seitlich von der Mittellinie, und kann bei Husten leicht beklopft werden.

Ein weiterer guter Punkt, der zur Vertreibung eines Krankheitserregers aus der äußeren Schicht beiträgt, ist Dickdarm (Di) 4. Dieser liegt zwischen Daumen und Zeigefinger, an der Innenseite des dem Zeigefinger am nächsten liegenden Knochens. Kneifen Sie mit Daumen und Zeigefinger der anderen Hand auf beiden Seiten der Hand in diese Stelle hinein und drücken Sie fest zu; darauf wird der Punkt schmerzempfindlich reagieren. Halten Sie den Druck ungefähr eine Minute lang und lassen Sie dann wieder los. Das hilft gegen Nasennebenhöhlenprobleme, Kieferverspannungen und Stirnkopfschmerzen oder gegen einen um Auge oder Wange herum auftretenden Kopfschmerz. Das Drücken dieses Punkts trägt allerdings auch zur Einleitung der Wehen bei, also verzichten Sie bitte darauf, wenn Sie schwanger sind.

Aus ayurvedischer Sicht ist es sehr hilfreich herauszufinden, welches Dosha hauptsächlich an dem Geschehen beteiligt ist. Ingwer- und Tulsi-Tee sind ausgezeichnete Vorbeugungsmittel und unterstützen das Immunsystem auch dann noch, wenn ein Krankheitserreger sich bereits festgesetzt hat. Außerdem werden die Aufnahme von viel Flüssigkeit und Ruhe empfohlen. Starke Schleimabsonderung lässt sich durch würzige, Kapha-beseitigende Tees, die beispielsweise Pfeffer enthalten, bekämpfen. Am besten ist es, leicht verdauliche Nahrungsmittel zu essen, da das Agni während der Krankheit beeinträchtigt sein kann. Halsschmerzen aufgrund eines Postnasal-Drip-Syndroms kann man mit einem Teelöffel Honig lindern. Bei leichteren Halsschmerzen gurgeln Sie mit einer Tasse warmem Wasser, in das Sie einen viertel Teelöffel Steinsalz, einen viertel Teelöffel Kurkumapulver und eine Prise Cayennepfeffer gegeben haben. Gurgeln Sie bitte alle vier bis sechs Stunden.

Kopfschmerzen

In neun von zehn Fällen kommen Menschen mit Kopfschmerzen in die Klinik oder Arztpraxis, obwohl sie in Wirklichkeit nur ein bisschen Wasser zu trinken bräuchten. Wenn Sie Kopfschmerzen haben, sollten Sie stets ein Glas Wasser trinken. Oft klingen die Symptome dann innerhalb von zehn Minuten ab. Falls das nicht hilft, achten Sie darauf, wo die Kopfschmerzen lokalisiert sind. Wenn der Schmerz vorne in der Nähe der Stirn sitzt, handelt es sich um einen Yang-Ming-(Magen-Dickdarm)-Meridian-Kopfschmerz. Dann kann eine Akupressur an Di 4, wie im Abschnitt über Erkältungen erwähnt, hilfreich sein. Wenn die Kopfschmerzen an den Schläfen oder Kopfseiten sitzen, handelt es sich dabei um einen Gallenblasenmeridian-Kopfschmerz. In diesem Fall drücken Sie in kreisenden Bewegungen leicht auf Ihre Schläfen. Sie können an jeder Schläfe einen Tropfen des chinesischen Heilmittels »White Flower Oil« (*Hoe Hin Pak Fah Yeow*) anwenden. Massieren Sie dieses drei- bis viermal täglich vorsichtig ein. Bei Gallenblasenmeridian-Kopfschmerzen können Sie auch eine Akupressur am Punkt Gb 41 durchführen. Dieser befindet sich außerhalb der Sehne des kleinen Zehs in der Vertiefung entlang des Knochens (siehe Abbildung unten).

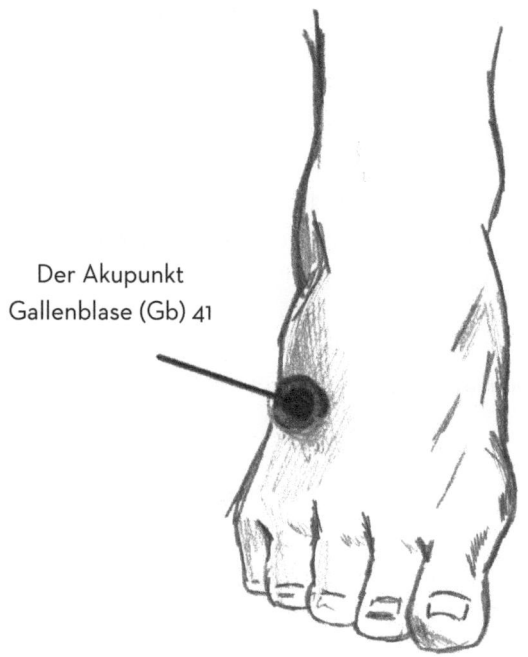

Der Akupunkt Gallenblase (Gb) 41

Wenn der Kopfschmerz an der Oberseite des Kopfes lokalisiert ist, handelt es sich dabei um einen Lebermeridian-Kopfschmerz. Arbeiten Sie an den Akupunkturpunkten Di 4 und Leber (Le) 3. Wenn Sie mit dem Finger über die Haut zwischen großem und zweitem Zeh fahren, liegt Le 3 in der Vertiefung, kurz vor dem Punkt, wo die Knochen zusammentreffen. (Denken Sie aber bitte daran, dass das Drücken von Le 3 während der Schwangerschaft kontraindiziert ist!) Sie können gleichzeitig auch den Punkt Ni 1, der genau gegenüber an der Fußsohle liegt, drücken, um die Energie zum Absteigen zu bringen. Gb 21 hilft ebenfalls gut gegen Kopfschmerzen, vor allem wenn diese sich bei Berührung verschlimmern (siehe Abbildung unten).

Dieser Punkt liegt ganz oben auf dem Muskel, ungefähr in der Mitte zwischen der äußeren Kante der Schulter und der Stelle, wo der Nacken in den Körper übergeht. Shao-Yin-Kopfschmerzen umfassen den ganzen Kopf und schließen den Herz- und Nierenmeridian ein. Sie sind auf einen Mangel zurückzuführen, also trinken Sie Wasser und ruhen Sie sich aus! Denken Sie darüber nach, was in Ihrem Leben gerade passiert, und suchen Sie nach Lebensbereichen, in denen Sie etwas an Ihrer inneren Ruhe, Ihrer Ernährung und Ihrem Schlaf verbessern könnten.

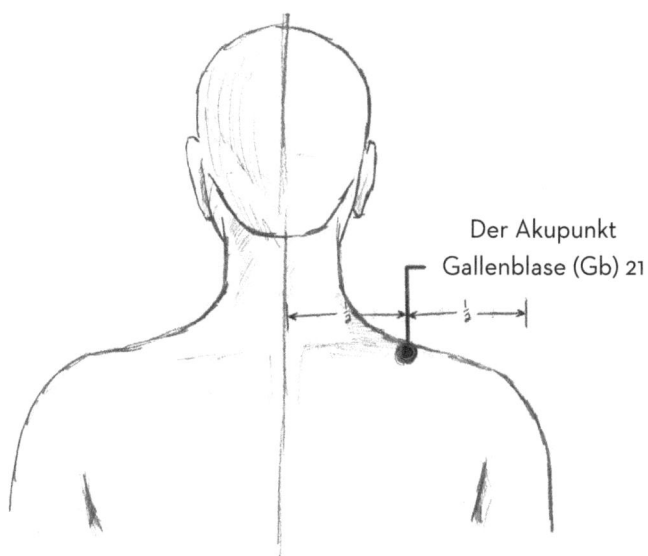

Der Akupunkt Gallenblase (Gb) 21

Bei okzipitalen Kopfschmerzen (also Schmerzen im Bereich des Hinterkopfs) handelt es sich um einen Tai-Yang- oder Blasen-Dünndarm-Meridian-Kopfschmerz. Die Punkte Gb 41 und 21 eignen sich beide gut für eine Behandlung solcher Kopfschmerzen. Oft gehen sie von einer Verspannung im *Musculus trapezius* irgendwo zwischen Schulterblatt und Wirbelsäule aus. Auf einem Tennisball zu rollen, um den Druck zu lindern, oder jemanden zu haben, der diesen Muskel für Sie bearbeitet, kann hilfreich sein. Außerdem kann es helfen, den Punkt Gb 20 an beiden Seiten des Hinterkopfs direkt unterhalb des Schädelknochens zu drücken (siehe Abbildung unten). Wenn keine Probleme mit der Halswirbelsäule – beispielsweise eine abgenutzte Bandscheibe, ein abgenutztes Wirbelgelenk oder ein Bandscheibenvorfall – vorliegen, kann es auch sinnvoll sein, sich auf einen Stillpunkt-Induktor oder auf zwei Tennisbälle in einer Socke zu legen. Verknoten Sie die Socke, damit die Bälle nicht darin herumrutschen, legen Sie sie auf den Boden und legen Sie sich für ein paar Minuten darauf, um die Muskelverspannung zu lösen. Die Bälle wirken nicht direkt auf die Wirbelsäule, sondern auf die Bereiche links und rechts von der Wirbelsäule an der Schädelbasis ein.

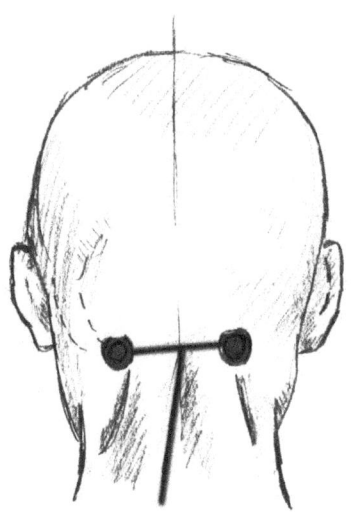

Der Akupunkt Gallenblase (Gb) 20

Übelkeit und Sodbrennen

Übelkeit kann eine Vielzahl verschiedener Ursachen haben – von Schwangerschaftshormonen über Kopfschmerzen bis hin zu Virusinfektionen. Überschüssiger Schleim oder Schleimbildung aufgrund einer Erkältung oder Nasennebenhöhlenentzündung oder eines entzündlichen Pitta-Ungleichgewichts im Verdauungssystem können ebenfalls dahinterstecken – ebenso wie Stress, der dazu führt, dass unverdaute Nahrung zu lange im Magen liegen bleibt.

Ein Ungleichgewicht in der Magensäureproduktion verursacht normalerweise Sodbrennen. Wenn zu wenig oder zu viel Magensäure vorhanden ist, kann es zu Sodbrennen oder Säurereflux kommen. Halten Sie sich an die Empfehlungen für das Entfachen von Agni und für eine Pitta-beruhigende Ernährung! Wenn Sie zu viel Magensäure haben und diese wirklich brennt oder Sie das Gefühl haben, dass sie in Ihren Rachen aufsteigt, sollten Sie eine Pitta-beruhigende oder entzündungshemmende Kost einhalten, außerdem immer nur kleine Mahlzeiten zu sich nehmen, sich nach dem Essen nicht hinlegen und nicht zu viel Flüssigkeit auf einmal in sich hineinkippen. Nippen Sie lieber den ganzen Tag über immer wieder daran. Bei Sodbrennen schwören manche auf Apfelessig, andere auf süße Äpfel. Ich habe festgestellt, dass Äpfel in den letzten Schwangerschaftsmonaten sehr gut helfen. Außerdem sollte man nicht zu viel essen und auch nicht zu viel Zeit zwischen den Mahlzeiten verstreichen lassen. Scharfe, würzige Speisen können Sodbrennen verschlimmern. Meiden Sie Chilis und scharfe Soßen.

Shatavari, Süßholz und Amalaki sind eine wunderbare Heilpflanzenkombination gegen Sodbrennen. Man kann sie zu gleichen Teilen miteinander kombinieren und einen Tee daraus zubereiten. Es ist wichtig, das Qi zum Absteigen zu bringen, damit die Säure nicht mehr nach oben spritzt. Dies kann mithilfe der Akupunkte Gb 21 (siehe Abbildung auf Seite 413, Perikard (Pe) 6 (siehe Abbildung auf Seite 416), Magen (Ma) 44 in der Haut zwischen dem zweiten und dritten Zeh (siehe Abbildung auf Seite 416) und Gb 41 (siehe Abbildung auf Seite 412) geschehen.

Sowohl bei Übelkeit als auch bei Sodbrennen ist es sehr hilfreich, auf den Punkt Pe 6 zu drücken. Er liegt an der Innenseite des Unterarms in

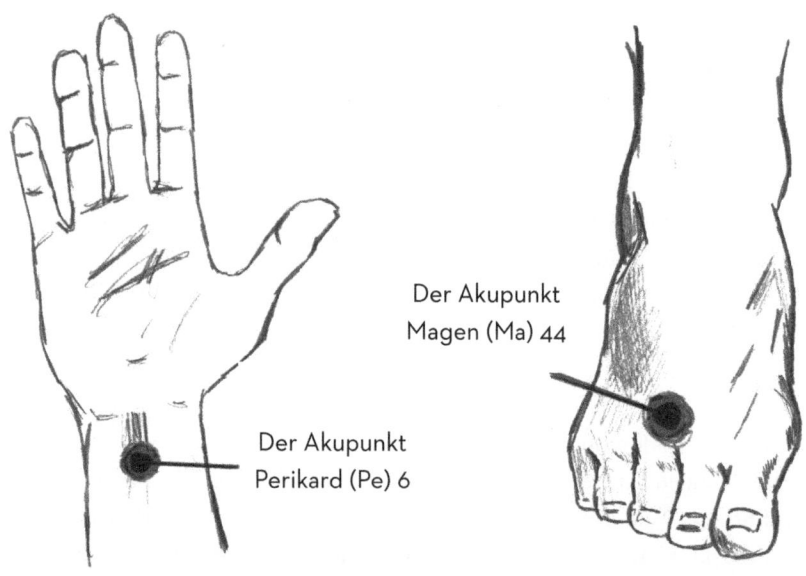

Der Akupunkt
Magen (Ma) 44

Der Akupunkt
Perikard (Pe) 6

der Nähe der Handgelenksfalte. Fahren Sie mit dem Daumen zwischen den beiden großen Sehnen in Richtung Ellenbogen. Ungefähr zweieinhalb Zentimeter vom Handgelenk entfernt sinkt Ihr Daumen tiefer in den Arm hinein. Das ist der Punkt Pe 6. Drücken Sie ihn an jedem Arm ein paar Minuten lang.

Bei Übelkeit kann es helfen, Ingwertee zu trinken oder an einer Ingwerscheibe zu lutschen. Auch Minztee lindert Übelkeit. Das wichtigste chinesische Pflanzenheilmittel gegen vorübergehende Übelkeit (nicht bei Schwangerschaft) ist *Huo Xiang Zheng Qi Wan*. Bei Magenbeschwerden durch übermäßiges Essen verwendet man *Bao He Wan*. Dieses Mittel habe ich während der Feiertage normalerweise immer im Haus!

Zahnschmerzen

Zahnschmerzen können durch eine Vielzahl verschiedener Probleme entstehen. Diese und alle anderen Empfehlungen in meinem Buch gelten nur für leichte Symptome und für Zustände und Erkrankungen, die bereits von einem Arzt oder Zahnarzt beurteilt worden sind. Ein Tropfen Nelkenöl, den man mit einem Trägeröl wie beispielsweise Olivenöl vermischt und in den Zahn und das umliegende Zahnfleisch einmassiert, kann sehr große Linderung bringen. Die Massage des Punktes Di 4 (siehe Abbildung unten links zwischen Zeigefinger und Daumen) ist ebenfalls zu empfehlen, allerdings nicht während der Schwangerschaft. Manchmal leiden Menschen auch infolge eines Drucks an den Nasennebenhöhlen unter Zahnschmerzen. Hierfür ist Di 20 (siehe Abbildung unten rechts) hilfreich. Dieser Punkt liegt einen guten halben Zentimeter seitlich von jedem Nasenloch. Drücken Sie einfach mit den Fingern darauf. Das kann dazu beitragen, die Nasenwege zu befreien, und ist ein guter Punkt zur allgemeinen Linderung von Entzündungszuständen. Oft hängen Zahnfleischprobleme mit Magenhitze zusammen, die sich in Form einer Übersäuerung des Speichels äußert. Eine Veränderung der Ernährung und Ölziehen (sofern dies von Ihrer Konstitution her angemessen ist) kann bei vielen Zahnproblemen helfen.

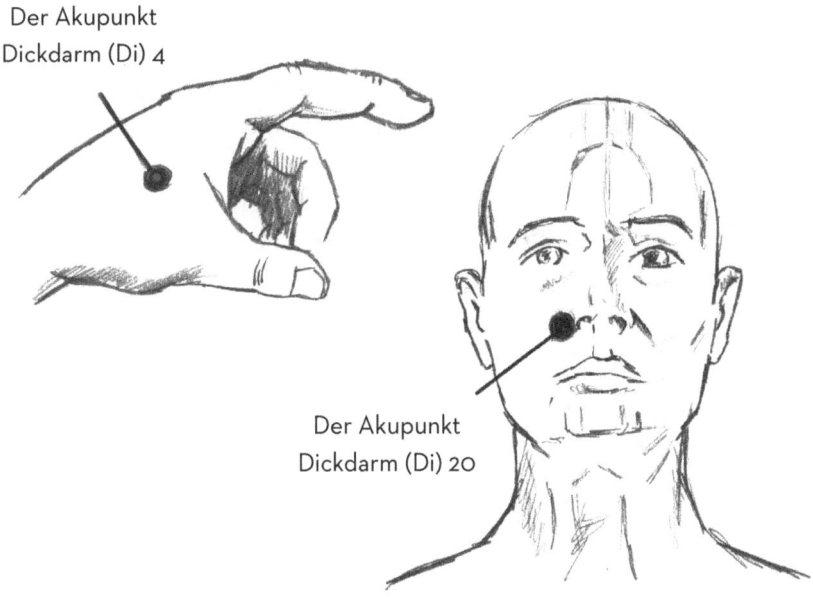

Der Akupunkt Dickdarm (Di) 4

Der Akupunkt Dickdarm (Di) 20

Verstopfung

Verstopfung – vor allem chronische Verstopfung – wird normalerweise als Vata-Störung angesehen. Trockenheit und Apana Vayu, das sich nicht nach unten bewegt, sind die Hauptursachen dafür. Vata ist sehr empfindlich und Stress jeglicher Art kann sich zuerst in einem Halten im Bereich des Dickdarms manifestieren. Angst wäre das grundlegende emotionale Problem, das diese Reaktion im Körper auslöst. In der chinesischen Medizin würde man das als Qi-Stagnation, Hitze, Qi- und Yang-Mangel oder Trockenheit bezeichnen und es gibt eine ganze Reihe von Rezepturen, die unabhängig von der Ursache gegen Verstopfung helfen. Heilpflanzen wie Rou Cong Rong tragen dazu bei, das Yang zu tonisieren und den Stuhl bei einem Mangel in Bewegung zu bringen. Außerdem gibt es verschiedene Samen wie beispielsweise Cannabis-Samen zum Befeuchten und Bewegen. *Chen Pi* und andere Zitrusschalen helfen, das Qi im Dickdarm zu bewegen. In extremen Fällen greift man zu Sennesblättern, *Da Huang* und *Mang Xiao*.

Wenn man zu Verstopfung neigt, kann man diesem Problem auch mit einigen Veränderungen in seinem Alltagsleben entgegenwirken. So kann man zum Beispiel vor dem Schlafengehen ein paar Feigen oder Dörrpflaumen essen oder seine Ernährung kritisch unter die Lupe nehmen und prüfen, wo man mehr Ballaststoffe und Präbiotika einbauen könnte. Manchmal kann auch die Einnahme eines Probiotikums hilfreich sein. Vermeiden Sie trockene Lebensmittel wie beispielsweise verarbeitete Getreideflocken und Trockenobst (mit Ausnahme von Dörrpflaumen) und achten Sie darauf, ob Milchprodukte ein Auslöser für Ihre Verstopfung sind. Außerdem sollten Sie sich etwas mehr bewegen. Ein zügiger Spaziergang mit tiefem Durchatmen (20 Minuten pro Tag) kann für die Verdauung und Stressbewältigung Wunder wirken. Außerdem kann man vor dem Schlafengehen Triphala (ein viertel Teelöffel in heißem Wasser) einnehmen und eine Rizinusölpackung auf den Unterbauch auflegen.

Zusätzlich zu einer guten, tiefen Zwerchfellatmung können spezifische *Kriyas* oder Reinigungstechniken eingesetzt werden, um die Verdauung in Bewegung zu halten. *Kapalabhati* (Schnellatmung oder Feueratem) ist eine wunderbare Technik, um Kopf und Geist zu reinigen und das Qi im

Unterbauch in Bewegung zu bringen. Während der Schwangerschaft oder Menstruation und für Menschen, die an Bluthochdruck oder Glaukom leiden, ist sie jedoch nicht zu empfehlen. Setzen Sie sich mit geradem, aber entspanntem Rücken bequem hin. Atmen Sie dreimal tief durch die Nase ein und aus. Beim vierten Atemzug stoßen Sie die Luft ungefähr nach der Hälfte der Einatemphase mithilfe des Unterbauchs kräftig durch die Nase wieder aus. Dabei fühlt sich der Bauch an, als würde er in Richtung Rücken eingezogen. Pumpen Sie die Luft weiterhin so durch. Sobald der Bauch sich entspannt, atmet der Körper naturgemäß etwa einen halben Atemzug lang ein; anschließend drücken Sie diese Luft mit dem Bauch wieder heraus. Falls Ihnen dabei schwindelig wird oder Sie keine Luft mehr bekommen, setzen Sie diese Atemtechnik bitte nicht fort, sondern lassen Sie sich von einem Yogalehrer beraten. Ein Yogaprogramm, das darauf ausgerichtet ist, chronische Verstopfung zu lindern, ist eine gute Idee. Ein paar Privatstunden bei einem qualifizierten Yogalehrer können Ihr ganzes Leben verändern!

Durchfall oder weicher Stuhl

Auch hierbei ist es sehr wichtig, sich Gedanken über Ihre Ernährung zu machen. Achten Sie bitte darauf, ob bestimmte Lebensmittel einfach durch Ihren Verdauungstrakt »durchlaufen«, und meiden Sie diese. Wenn Sie beim Stuhlgang ein Brennen verspüren oder unter öligen Stühlen leiden, sollten Sie auf eine Pitta-beruhigende Ernährung umsteigen. Falls sich unverdaute Nahrung im Stuhl befindet und Ihre Zunge blass ist und Zahnabdrücke aufweist, nehmen Sie mehr wärmende, leicht verdauliche Gerichte in Ihren Speiseplan auf. In der chinesischen Medizin ist der Hauptgrund für weichen Stuhl ein Milz-Qi-Mangel, was in etwa dem geschädigten Agni im Ayurveda ähnelt. Andere Ursachen sind innere Kälte oder Hitze. Durchfall ist noch extremer als weicher Stuhl und wird durch die oben genannten Probleme und durch äußere Krankheitserreger wie Bakterien, Viren und Parasiten verursacht.

Wenn Durchfall auf eine Infektion zurückzuführen ist, sollte man ihm am besten seinen Lauf lassen. So kann der Körper den Erreger ausscheiden.

Ist der Darm jedoch erst einmal gereizt, bleibt er manchmal überaktiv. Achten Sie darauf, viel zimmerwarme Flüssigkeit zu trinken und Elektrolyte zu ersetzen. Bei Durchfall kann reines *Huang Lian* in Pillenform verabreicht werden. Das ist ein gutes symptomatisches Mittel für Menschen auf Reisen, da es auch hilft, den Erreger abzutöten. Es sollte jedoch mit Vorsicht eingenommen werden, da es sehr kalt ist und dem Milz-Qi schaden kann. Man sollte es nicht regelmäßig einnehmen; auch bei Mangelzuständen oder Kälte ist es nicht angezeigt. Muskat kann den Stuhl binden und bei weichem Stuhl eingenommen werden. Gekochte Äpfel, mit Muskat und Ghee gewürzt, sind nahrhaft und helfen bei Mangelzuständen, bei denen der Verzehr von Fetten kein Problem darstellt, die Verdauung zu verlangsamen. Bei öligen oder fettigen Stühlen sollte man das Ghee weglassen. Auch weißer Reis mit eingerührtem Joghurt ist ein gutes Mittel gegen Durchfall, sofern man keine Probleme mit dem Verzehr von Milchprodukten hat.

Blähungen und aufgetriebener Bauch

Die Hauptursache für Blähungen und einen aufgetriebenen Bauch scheinen ungesunde Ernährung und ein ungesunder Lebensstil – wozu auch starker Stress gehört – zu sein. Sorgen verletzen das Agni oder Milz-Qi und schwächen den Körper in seiner Fähigkeit, Nahrung und Flüssigkeiten optimal umzuwandeln und zu transportieren. Achten Sie darauf, welche Lebensmittel bei Ihnen Blähungen verursachen, und meiden Sie diese so lange, bis Ihr Milz-Qi oder Agni wieder gestärkt ist. Manchmal hilft die vorübergehende Einnahme eines Breitband-Verdauungsenzympräparats, wenn man seine Verdauung stärken möchte. Halten Sie sich an die Empfehlungen in den Abschnitten über Milz-Qi-Mangel und Agni! Essen Sie zu regelmäßigen Zeiten und verzichten Sie auf Essen, wenn Sie aufgeregt sind; versuchen Sie stattdessen, sich zunächst erst einmal zu beruhigen. Vermeiden Sie übermäßiges Essen und nehmen Sie nichts zu sich, solange die vorige Mahlzeit noch nicht durch den Magen und oberen Darmbereich hindurchgewandert ist. Essen Sie grundsätzlich nichts, wenn Sie keinen

Hunger haben – es sei denn, Sie sind nie hungrig. In diesem Fall essen Sie kleine, leicht verdauliche Mahlzeiten und nehmen 20 Minuten davor ein verdauungsförderndes Mittel ein, zum Beispiel eine dünne Scheibe Ingwer mit einem Spritzer Limettensaft und einer Prise Steinsalz oder schwarzem Salz. Man kann aber auch auf Fenchelsamen kauen oder den ganzen Tag über immer wieder CCF-Tee oder Fencheltee trinken.

Wenn Blähungen Sie von Ihrer Arbeit ablenken und unangenehm sind, legen Sie sich auf dem Rücken auf den Boden, ziehen die Knie an die Brust und schlingen die Arme um Ihre Beine (siehe Abbildung unten). Atmen Sie tief in den Bauch hinein, während Sie gleichzeitig Ihre Beine in den Bauch drücken. Ziehen Sie die Beine bei jedem Ausatmen näher an den Körper heran, auch wenn es sich dabei nur um eine ganz kleine Bewegung handelt. Diese Übung trägt zur Linderung von Blähungen bei, die dadurch leichter abgehen. Das geschieht entweder in dieser Position oder ein paar Minuten danach. Bleiben Sie bis zu fünf Minuten lang in dieser Haltung. Dann strecken Sie die Arme seitlich auf dem Boden aus, sodass Ihr Körper ein »T« bildet, und lassen die gebeugten Beine auf eine Seite sinken. In dieser Position entspannen Sie sich zehn Atemzüge lang, legen Ihre Beine dann auf der anderen Seite ab und wiederholen diesen Vorgang.

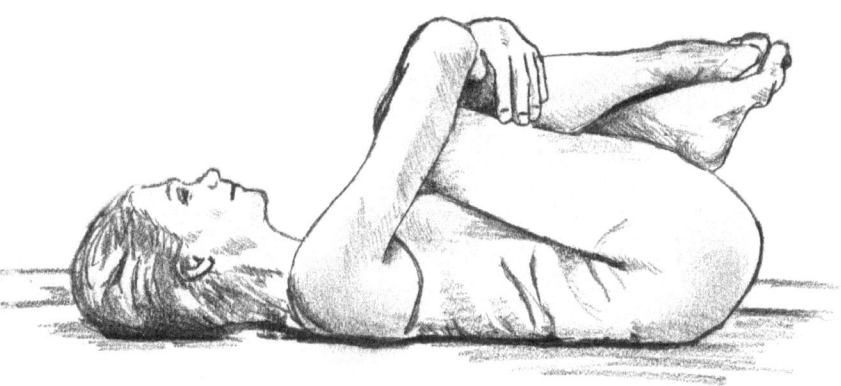

Kniepresse (windbefreiende Haltung bei Blähungen)

Stress und Angst

Wir alle leiden auf die eine oder andere Weise unter Stress und es gibt Zeiten im Leben, in denen er ganz besonders schlimm ist. Es gibt gravierende Stressfaktoren wie beispielsweise das Ende einer Beziehung, einen Umzug, die Gewöhnung an ein neues Familienmitglied, einen Arbeitsplatzwechsel, eine Krankheit oder die Trauer um einen geliebten Menschen. Dazwischen und zusätzlich zu diesen Belastungen werden wir aber auch noch mit weiteren ständigen Ablenkungen konfrontiert und müssen uns auch immer wieder noch nie da gewesenen geistigen, emotionalen und körperlichen Anforderungen stellen. Die meisten Menschen verbringen ihren Alltag von der Natur isoliert und sind gezwungen, in ungesunder Körperhaltung vor Bildschirmen zu sitzen. Die stets gleiche Haltung, die man vor einem Computerbildschirm naturgemäß einnimmt – mit gekrümmtem Rücken, vorgeschobenem Kinn und krummen Schultern – trägt dazu bei, wie (und wie stark) wir Stress empfinden.

Diese Haltung fördert die flache Atmung, auf die ich bereits in Kapitel 8 eingegangen bin und die wiederum das sympathische Nervensystem aktiviert. Außerdem können durch steife Muskeln im Nacken und im äußeren Schlüsselbeinbereich Nerven zusammengedrückt werden. Diese Kompression kann aufgrund des zusätzlichen Drucks der Muskeln auf die Blutgefäße einen Blutdruckanstieg verursachen, was wiederum dazu führt, dass das Herz mehr arbeiten muss, um Blut durch den Körper zu pumpen. Viele Arten von Rücken- und Kopfschmerzen werden genau durch diese Haltung verursacht. Wenn dann auch noch andere negative Faktoren (schlechte Luft, Essen »auf dem Sprung«, Lebensmittel ohne richtigen Nährwert und die familiären Anforderungen zu Hause) hinzukommen, wird der Stress für Körper und Geist chronisch. Und dann gibt es ja auch noch den nicht abreißenden Strom von SMS, sozialen Medien, politischen und sonstigen Nachrichten – und schon ist die Katastrophe vorprogrammiert.

Das Schlimmste daran ist, dass mittlerweile so viele Menschen im Dauerstress versinken, dass es in unserer Gesellschaft inakzeptabel geworden ist, *keinen* Stress zu haben. Das stellt einen zusätzlichen Stressfaktor dar. Manche Menschen können so viel Stress verkraften, dass sie gar nicht mehr merken, wie gestresst sie sind. Oftmals nimmt der Körper

Stressbelastungen auf sich, die der Geist nicht mehr an sich heranlässt. Ich stelle immer wieder fest, dass viele Menschen das Bewusstsein darüber, wie unwohl oder unsicher sie sich fühlen, einfach verdrängen; das ist für sie ein Bewältigungsmechanismus. Doch gerade diese Menschen scheinen den angespanntesten Puls zu haben und oft unter Kopf- und Nackenschmerzen und chronischen Rückenbeschwerden zu leiden. Auf die Frage nach ihrem Stressniveau sagen diese Leute immer, dass sie ihren Stress gut bewältigen. Erst nach ein paar Akupunkturbehandlungen oder nachdem sie mit Yoga oder Meditation angefangen haben und sich zu entspannen beginnen, wird ihnen klar, wie weit diese Aussage von der Wahrheit entfernt ist.

Es gibt mehrere pflanzliche Heilmittel, die eine vorübergehende Erleichterung vom Druck des Lebens schaffen. Doch im Grunde muss man seinen Lebensstil kritisch unter die Lupe nehmen und gegebenenfalls ändern, um zu einem Stressniveau zu gelangen, mit dem man halbwegs umgehen kann; und das kann für Sie ein ganz anderes Ausmaß an Stress sein als für jemand anderen. Auch diese individuellen Unterschiede können wiederum zu Stress beitragen! Wenn Sie sensibler sind und die negativen Auswirkungen von Stress schneller spüren als jemand anders, kann es schwierig sein, dies zu akzeptieren und sich einfach vor diesen Stressfaktoren zurückzuziehen. Das gilt vor allem dann, wenn diese andere Person, die Sie deshalb vielleicht negativ beurteilt oder mit der Sie sich vergleichen, der eigene Ehepartner ist. Wenn Sie sich selbst zu streng beurteilen, wird der Stress erst dann nachlassen, wenn Sie damit aufhören. Und wenn Sie eine andere Person verurteilen, weil Sie der Meinung sind, dass diese eigentlich mehr tun könnte, wird Ihr Stress ebenfalls so lange anhalten, bis Sie damit aufhören. Adaptogene Heilpflanzen, die dem Organismus helfen, sich belastenden Situationen besser anzupassen, können dem Stress seine Schärfe nehmen und auf diese Weise Durchhaltevermögen und Wohlbefinden verbessern. Im Ayurveda empfehlen wir zu diesem Zweck Ashwagandha, Brahmi und Tulsi. In der chinesischen Medizin werden Ginseng und Sibirischer Ginseng empfohlen. Außerdem gibt es in der chinesischen Medizin auch noch eine beliebte Rezeptur zur Stressbewältigung mit dem Namen »Pulver des entspannten Wanderers« (*Xiao Yao Wan*). Der Name dieses Mittels verrät bereits seine gewünschte Wirkung.

Außerdem sollte man sich unbedingt den ganzen Tag über Zeit für richtiges Atmen nehmen und sich auf den jetzigen Augenblick konzentrieren. Eine Möglichkeit dieser inneren Präsenz besteht darin, sich der Tatsache bewusst zu sein, dass man unter Stress und den damit einhergehenden negativen emotionalen Zuständen leidet. Nehmen Sie es ganz bewusst wahr, wenn Sie frustriert, wütend, ängstlich, besorgt oder innerlich angespannt sind! Atmen Sie in diese Gefühle hinein, dann verlieren sie an Kraft. Versuchen Sie bewusst, auf die Nutzung technischer Geräte zu verzichten. Nehmen Sie Ihre Smartwatch ab, lassen Sie Ihr Handy in einem anderen Zimmer, schalten Sie den Computer aus, meiden Sie soziale Medien und schauen Sie sich keine Nachrichten an. Ein Klient und Freund von mir – ein erfolgreicher, achtsamer Finanzberater – rät seinen gestressten Anlegern, ihren Fernseher auszuschalten. Er glaubt, dass das Fernsehen ihnen Angst um ihre finanzielle Sicherheit einjagt und viel unnötigen Stress, Verwirrung und Sorgen verursacht.

Bauen Sie in jeden Tag irgendetwas ein, das Ihnen guttut: Trinken Sie in aller Ruhe eine Tasse Tee, machen Sie einen Spaziergang, gehen Sie ins Fitnessstudio, praktizieren Sie Yoga, Meditation oder Qigong, gönnen Sie sich eine Pediküre – egal, was es ist: Nehmen Sie sich jeden Tag Zeit dafür, und wenn es nur fünf Minuten sind. Sie haben viel mehr zu geben, wenn Sie tatsächlich präsent sind; und man kann nur dann präsent sein, wenn man gut für sich selbst sorgt. Auch wenn das für Sie momentan keinen Sinn zu ergeben scheint – tun Sie trotzdem jeden Tag etwas für sich selbst – und wenn es nur eine Kleinigkeit ist –, und achten Sie darauf, wie Ihre Sichtweise und Ihre Reaktionen auf Ihre Umgebung sich dadurch positiv verändern. Nehmen Sie sich einen Moment Zeit, um an Ihrem Schreibtisch gerade zu sitzen und beim nächsten Atemzug tiefer einzuatmen als beim vorigen, oder machen Sie einen kleinen Spaziergang durch Ihr Büro und nehmen Sie sich Zeit, um die Berührung Ihrer Füße auf dem Boden zu spüren. Massieren Sie sanft den Punkt Ihres Dritten Auges (zwischen den Augenbrauen), ziehen Sie die Atemluft bis unterhalb des Nabels in Ihren Bauch hinein und entspannen Sie Ihre Kieferpartie. All diese Kleinigkeiten tragen enorm dazu bei, dass man sich weniger gestresst fühlt; und jeder Moment der Achtsamkeit, den man sich gönnt, ist eine kleine Auszeit von dem ständigen Druck, dem man ausgesetzt ist.

Rückenschmerzen

Rückenschmerzen sind die Erkrankung Nummer eins, die Menschen in eine Arztpraxis oder Klinik bringt. Sie können muskulär, aber auch durch Arthritis oder Bandscheibenprobleme bedingt sein. Wenn der Rücken uns seinen Dienst verweigert, sind wir völlig handlungsunfähig: Schon einfache Bewegungen wie Aufstehen, Hinsetzen oder Hinlegen und der Gang zur Toilette sind ein Problem. Das ganze Leben kommt zum Stillstand. Die Autorin und spirituelle Lehrerin Louise Hay glaubt, dass Rückenschmerzen (vor allem Schmerzen im Lendenwirbelsäulenbereich) damit zusammenhängen, dass man sich im Leben nicht unterstützt fühlt. Dies trifft sehr oft auf Menschen zu, die wegen akuter Kreuzschmerzen zu uns kommen. Nackenschmerzen dagegen hängen meiner Erfahrung nach damit zusammen, dass man sich durch einen anderen Menschen belastet fühlt. Wie bei jeder Krankheit oder jedem Ungleichgewicht ist die Ursache des Schmerzes vielleicht nicht unbedingt einfach oder rational zu erklären; doch wenn Sie können, sollten Sie in sich hineinhören und versuchen herauszufinden, welche Emotionen oder Empfindungen den Schmerz auslösen könnten. Das kann Ihnen helfen zu verstehen, warum Ihr Körper so reagiert; und dann können Sie anfangen, Veränderungen vorzunehmen, um weiteren Problemen vorzubeugen.

In der chinesischen Medizin ist jeder Schmerz zunächst einmal darauf zurückzuführen, dass das Qi in Unordnung geraten ist. Es muss eine Blockade oder ein Mangel an Fluss vorhanden sein, der zu dem Schmerz führt. Ohne Blockade im Qi kann es keine Schmerzen geben. Beides geht Hand in Hand. Körperarbeit ist die wichtigste Empfehlung, um die Blockade zu lösen, den richtigen Fluss wiederherzustellen und den Schmerz zu lindern. Akupunktur ist dafür hervorragend geeignet. Sie kann Muskeln entspannen, Entzündungen lindern, die Durchblutung anregen und sogar dazu beitragen, Bandscheiben wieder in die richtige Position zu bringen. Denken Sie daran, dass ein falscher Fluss des Qi dazu geführt hat, dass Ihre Bandscheibe nicht mehr korrekt ausgerichtet ist. Schröpfen kann gegen Stagnation helfen, ebenso das Einreiben aromatischer Substanzen in den schmerzhaften Bereich.

Im Ayurveda verwendet man dazu am häufigsten *Mahanarayan*-Öl, in der chinesischen Medizin *Zheng Gu Shui*, *Po Sum On* und *Die Da Jiu*. Es gibt einen ganzen Zweig der chinesischen Medizin, in dem es um die Behandlung von Traumata des Bewegungsapparats geht. Es gibt verschiedene Lotionen, Arzneitränke und Pflaster gegen die vielen Stadien solcher Schäden im Bewegungssystem. Ich habe sogar schon erlebt, wie es Ärzten gelungen ist, mithilfe von chinesischen Heilpflanzen und Akupunktur zertrümmerte Knochen zu reparieren und auf diese Weise eine Operation zu vermeiden. Mehreren Patienten ist dank Akupunktur, chinesischen Einreibemitteln und Schröpfkuren eine Operation im Halswirbelsäulenbereich erspart geblieben. Bei einer dieser Patientinnen verschwanden die Nackenschmerzen fast völlig, nachdem sie sich von ihrem Freund getrennt hatte. (Wochen vor der Trennung hatte man ihr empfohlen, sich einem chirurgischen Eingriff zu unterziehen.)

Es gibt eine wunderbare Rückenübung, die ich von Tom Bisio und Frank Butler, Ärzte für chinesische Medizin und Autoren des Buches *A Tooth from the Tiger's Mouth: How to Treat Your Injuries with Powerful Healing Secrets of the Great Chinese Warriors*, gelernt habe. Sie bezeichnen diese Übung als »Rückendehnung«: Legen Sie sich auf den Boden, auf eine Matte oder einen Teppich und beugen Sie die Knie so, dass Ihre Füße ein paar Zentimeter hinter Ihrem Gesäß flach auf dem Boden stehen (siehe Abbildung rechts). Ihre Beine sind parallel zueinander ausgerichtet, die Füße hüftbreit aufgestellt. Drücken Sie das Kreuz sanft in den Boden hinein. Entspannen Sie alle Muskeln, die nicht an dieser Übung beteiligt sind, und schieben Sie das Kinn leicht nach unten – nicht zu stark, aber weit genug, um den Hals leicht zu dehnen. Strecken Sie Ihre Arme mit einander zugewandten Handflächen in Richtung Decke. Dann verschränken Sie die Arme über der Brust, als wollten Sie sich selbst sanft umarmen, und entspannen sich noch ein bisschen mehr. Bleiben Sie ein paar Minuten lang in dieser Position. Dann strecken Sie die Arme wieder hoch und verschränken sie für ein paar Minuten andersherum über Ihrer Brust. Dehnen Sie diese Übung nach und nach auf eine Dauer von insgesamt 20 Minuten aus.

Das trägt zur Stärkung der Körpermitte bei, die bei Rückenschmerzen oft zu schwach ist, und zwar auf sanfte, behutsame Weise, ohne den Rücken zu belasten. Außerdem kann man mit dieser Übung beginnende Fehlstellungen der Wirbelsäule, beispielsweise eine Hyper- oder Hypolordose oder Kyphose, korrigieren. Das bedeutet, dass das Qi oder Prana wieder richtig fließen kann. Wenn Sie unter akuten krampfartigen Rückenschmerzen leiden, sollten Sie allerdings nicht sofort eine Dehnübung machen, denn das kann dazu führen, dass der Muskel sich als Reaktion darauf noch stärker verspannt. Wenn ein Wirbel verdreht ist oder eine Bandscheibe sich verschoben hat, darf man keine Drehbewegungen mit der Wirbelsäule machen. Je nach Richtung der Fehlstellung kann diese sich durch Vorwärts- oder Rückwärtsbeugen oder durch eine Drehung nach rechts oder links nämlich noch mehr verschlimmern. Halten Sie sich unbedingt an diese Empfehlung, suchen Sie professionelle Hilfe und Beratung und schonen Sie sich vorläufig lieber erst einmal.

Es gibt jede Menge Informationen im Internet und im Buchhandel – für disziplinenübergreifend arbeitende Ärzte und Therapeuten ebenso wie für den interessierten Laien. In sich hineinzuhören und darauf zu achten, wie man sich fühlt und was der Körper einem sagt, ist das Beste, was man für sich tun kann. Richtig zu atmen, genügend reines Wasser zu trinken und sich den Anleitungen Ihres Körpers entsprechend zu ernähren und zu bewegen, ist die ideale Selbsthilfemaßnahme. Bitte nehmen Sie diese Veränderungen langsam und in Ihrem Wohlfühltempo in Angriff, nehmen Sie sich Zeit für sich selbst und wenden Sie sich stets an einen Arzt oder Therapeuten, wenn Sie Fragen haben oder mehr erfahren möchten. Nichts hat eine therapeutischere Wirkung, als auf sich selbst zu hören, seiner eigenen inneren Stimme zu folgen und sich bei seinem Weg zur Heilung der Fürsorge eines seriösen Experten anzuvertrauen.

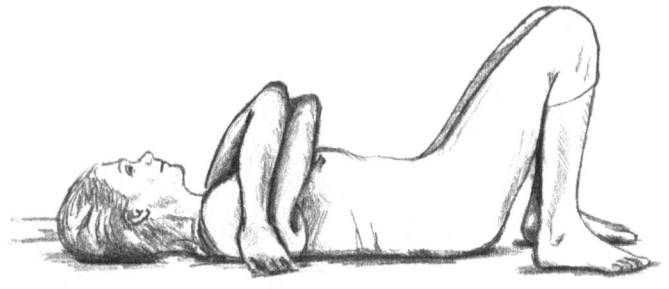

Rückendehnung

Anhang

Glossar

Abhyanga: ayurvedische therapeutische Ölmassage. Es handelt sich hierbei um einen Begriff, der häufig verwendet wird, um eine Selbstmassage mit Öl oder eine von einem oder mehreren Therapeuten durchgeführte Massage (als eigenständige Behandlung oder im Rahmen einer Panchakarma-Kur) zu beschreiben.

Acht Prinzipien: Die acht Prinzipien sind die grundlegenden Beurteilungskriterien, nach denen ein Arzt für chinesische Medizin vorgeht, um ein klareres Bild vom Ungleichgewicht beziehungsweise den Ungleichgewichten eines Klienten zu gewinnen. Diese Prinzipien sind: Yin/Yang, innerlich/äußerlich, kalt/heiß und Mangel beziehungsweise Schwäche/Überschuss.

Agni: das Stoffwechselfeuer in der ayurvedischen Medizin, das Rohmaterialien in Nahrung und Nährstoffe umwandelt. Es umfasst (allerdings nicht nur) Enzymaktivität, Galle und Magensäure.

Ahamkara: individuelle Selbstwahrnehmung, die aus Mahat, der universalen Intelligenz, entsteht; auch als Ich oder Ego bekannt.

Akasha: Raum; in der ayurvedischen Theorie das ursprüngliche Element, von dem sich alle anderen Elemente herleiten.

Akupunkt: Schnittpunkt an einem Akupressurmeridian, der eine Kommunikation zwischen verschiedenen Geweben ermöglicht. Bei der Akupressurtherapie werden Akupunkte manipuliert, um einen reibungslosen Fluss von Qi und Blut durch den Körper zu gewährleisten und den Geist in einen ausgewogenen Zustand zu versetzen.

Akupunkturpunkt: Schnittpunkt an einem Akupunkturmeridian, der eine Kommunikation zwischen verschiedenen Geweben ermöglicht. Bei der Akupunktur werden Akupunkturpunkte genadelt, um einen reibungslosen Fluss von Qi und Blut durch den Körper zu gewährleisten und den Geist in einen ausgewogenen Zustand zu versetzen.

Ama: ayurvedischer Begriff zur Beschreibung von Giftstoffen. Normalerweise handelt es sich dabei um Stoffwechselabfälle, die sich im Körper angesammelt haben, und die Restwirkung von emotionalen Zuständen und Traumata im Gewebe.

Apana Vayu: eine der fünf Unterformen des Vata-Doshas im Ayurveda. Apana Vayu ist für die Abwärts- und Auswärtsbewegung von Prana Vata sowie für Ausscheidung, Menstruation und Geburt zuständig.

Asana: wörtlich (aus dem Sanskrit) übersetzt: »Sitz«. Asanas sind die Posen oder Haltungen, die in den meisten Yogakursen eingeübt werden.

Ashtanga: Auf Sanskrit bedeutet dieses Wort »achtgliedrig« und bezeichnet die in den Yogasutras dokumentierte Yogaphilosophie des Gelehrten/Philosophen Patanjali. Heute wird dieser Begriff auch für mehrere Serien aufeinanderfolgender Yogaposen verwendet, die in Mysore (Indien) entstanden sind.

Aura: das manchmal sichtbare Energiefeld, das sämtliche Lebewesen umgibt.

Bagua: eine kreisförmige Anordnung von acht Trigrammen, die in der taoistischen Kosmologie die acht Grundprinzipien der Realität repräsentieren.

Brahmi: eine ayurvedische Heilpflanze, die zur Beruhigung des Nervensystems dient.

Chakra(s): Energie- und Informationswirbel, die von einer zentralen Achse in der Körpermitte ausgehen, Körper und Geist mit Energie versorgen und gleichzeitig aus ihnen heraus projizieren. Jedem Chakra soll eine Keimsilbe zugeordnet sein, durch deren Klang es aktiviert oder ausgeglichen wird, eine Farbe, eine Gottheit und bestimmte physiologische und geistige/emotionale Funktionen sowie Eigenschaften, die mit ihm assoziiert werden.

Charaka: ein Ayurveda-Vidya, der einen der beiden wichtigsten Grundlagentexte der ayurvedischen Medizin (die *Charaka Samhita*) verfasst hat.

Chyawanprash: eine nahrhafte Marmelade, die aus einer Mischung aus Honig, Ghee, Sesamöl, Kräutern, Gewürzen und anderen Zutaten (unter anderem Amalaki) hergestellt wird.

Dharana: eines der acht Glieder des Ashtanga-Yoga von Patanjali. Dabei handelt es sich um die Stufe vor Dhyana (Meditation) und nach Pratyahara (Rückzug der Sinne). Dharana ist ein Geisteszustand der vollständigen Konzentration auf ein einziges Objekt.

Dhatu: Ein Dhatu ist ein Gewebetyp im Ayurveda. Ein Beispiel dafür wäre Mamsa (Muskelgewebe).

Dhyana: das vorletzte Glied des Ashtanga-Yoga von Patanjali. Dhyana ist der Zustand, der spontan aus Dharana, der vollständigen Konzentration auf ein einziges Objekt, entsteht. Dhyana ist Meditation. Unsere heutigen Meditationspraktiken als Meditation zu bezeichnen, ist irreführend. Meditation oder das, was wir heute damit bezeichnen, ist in Wirklichkeit Dharana. Dhyana ist der letzte Schritt vor Samadhi.

Dinacharya: Dinacharya ist das im Ayurveda empfohlene Tagesprogramm.

Dreifacher Erwärmer: die drei Körperregionen in der chinesischen Medizin, auch als San Jiao bezeichnet, die für die Zirkulation von Flüssigkeiten, Yang-Qi und Transformation verantwortlich sind.

Dreifacher-Erwärmer-Theorie: ein diagnostisches Modell, das die Bewegung von Krankheitserregern im Körper als von oben nach unten verlaufend betrachtet.

Drei Schätze: Die Drei Schätze im chinesischen System sind: Jing/Essenz, Qi/ Lebenskraft-Energie und Shen/Geist.

Energiekanal: Ein Energiekanal (auch Meridian genannt) ist eine Bahn, durch die das Qi oder die Lebensenergie im Körper zirkuliert.

Erwärmer: Eine Körperregion, deren Strukturen zusammen eine allgemeine physiologische Funktion erfüllen. In der chinesischen Medizin gibt es drei Erwärmer, die wie ein einziges Organ zusammenwirken. Dieses wird als Dreifacher Erwärmer oder San Jiao bezeichnet.

Fünf-Phasen-Theorie: in der chinesischen Medizin auch Fünf-Elemente-Theorie genannt, da die Elemente (Holz, Feuer, Metall, Erde und Wasser) die Kräfte sind, die die Aktivität der fünf Phasen steuern. Diese fünf Phasen kann man überall in der Natur erkennen; sie liegen manchen chinesischen Systemen der Konstitutionsanalyse zugrunde. Unabhängig davon, ob sie für Zwecke verwendet werden, die mit der Konstitution zusammenhängen, oder nicht, sind die fünf Phasen ein hilfreiches Instrument für die Diagnostik und Therapie.

Garshana: die Praxis der Trockenmassage im Ayurveda. Dabei wird die Haut mit einem Seidenhandschuh oder einem Luffahandschuh oder -schwamm in einem bestimmten Muster gerieben oder »gebürstet«, um die Durchblutung anzuregen und den Körper in seinen natürlichen Entgiftungsprozessen zu unterstützen.

Gu-Qi: das Qi, das durch den Verdauungsprozess erzeugt wird (ein Ergebnis der Aktivität des Milz-Qi).

Gua Sha: eine Behandlungsmethode der chinesischen Medizin, bei der der Therapeut die Haut des Patienten mit einem stumpfen Instrument – beispielsweise einem chinesischen Suppenlöffel oder (traditionell) einem Stück Wasserbüffelhorn – kräftig reibt oder »schabt«. Diese Behandlung dient dazu, Stagnation zu lindern und die äußere Schicht des Körpers von Giftstoffen zu befreien.

Guna: Ein Guna kann entweder eine materielle Eigenschaft oder eine bestimmte geistige Eigenschaft sein. Die 20 Eigenschaften der Materie sind ein Spektrum, an dem jede Eigenschaft der Natur gemessen werden kann. Das Vorhandensein oder Nichtvorhandensein einer bestimmten Eigenschaft und ihrer Quantität weist auf den Charakter eines Gegenstandes und seine Funktionsweise hin. Ferner gibt es auch noch drei Gunas, die zu den geistigen Eigenschaften gehören. Diese drei Gunas sind Sattva, Rajas und Tamas. Dabei handelt es sich um geistige/emotionale Zustände, die sich grob mit den Begriffen »Ruhe«, »Aktivität« und »Trägheit« übersetzen lassen.

Hun: Das Hun ist einer der Geister in der chinesischen Medizin, der mit dem Organ Leber in Verbindung gebracht wird. Hun ist der Geist, der beim Tod den Körper verlässt und weiterwandert, wie es in anderen Traditionen die Seele oder das Bewusstsein tun.

Ida: einer der wichtigsten Nadis oder Kanäle in der Yogaanatomie. Der Ida Nadi zieht sich durch die linke Körperseite und entspricht in etwa dem weiblichen, lunaren Prinzip in der Natur. Er wird häufig mit passiven Aktivitäten und Kreativität in Verbindung gebracht.

Jiao: siehe »Erwärmer«.

Kapha: eines der drei Doshas im Ayurveda. Kapha wird mit dem Prinzip der Stabilität in der Natur und mit den Elementen Erde und Wasser assoziiert.

Keilschrift: die Schriftsprache der Sumerer. Keilschrift wird von den meisten Wissenschaftlern als die erste Schriftsprache betrachtet.

Kitchari: ein Grundnahrungsmittel der ayurvedischen Küche. Dabei handelt es sich um einen leicht verdaulichen, nahrhaften Reisbrei oder Congee, der normalerweise aus gelben Mungbohnen und Reis zubereitet wird.

Kosha: *Kosha* bedeutet »Hülle«. Es gibt fünf Koshas, aus denen das Individuum besteht und die wie eine russische Matroschkapuppe ineinandergeschichtet sein sollen. Die fünf Koshas sind: Nahrungshülle (physischer Körper), Lebenskrafthülle (Energiekörper oder Prana-Hülle), Geisthülle (geistiger/emotionaler Körper), Intellekthülle (Weisheitskörper) und Glückseligkeitshülle (transzendentes Bewusstsein).

Kundalini: eine starke schöpferische Kraft und Lebenskraft, die im menschlichen Körper an der Wirbelsäulenbasis gespeichert ist. Sie wird normalerweise durch rigorose spirituelle Praktiken, manchmal auch durch halluzinogene Substanzen oder plötzliche lebensverändernde Erfahrungen aktiviert. Ihre Freisetzung bringt eine tief greifende Veränderung des spirituellen Bewusstseins und der Selbsterfahrung mit sich.

Marma: Ein Marma im Ayurveda entspricht in etwa einem Akupunkt in der chinesischen Medizin. Dabei handelt es sich um einen Schnittpunkt mit verstärkter Kommunikation zwischen Geweben, über den man Zugang zu tiefer liegenden Strukturen im Körper gewinnt. Diese Punkte sind Interaktionspunkte zwischen der Innen- und Außenwelt.

Marma-Therapie: eine ayurvedische Körperarbeitsdisziplin. Ähnlich wie bei der Akupressur werden dabei Marmani manipuliert, um einen Heilungsprozess in Körper und Geist zu bewirken. Zusätzlich zu Berührungen können Umschläge, Heilpflanzen und Öle auf Marma-Punkte aufgebracht werden.

Marmani: Plural für Marma oder Marma-Punkte.

Meridian: siehe »Energiekanal«.

Moxa: getrockneter Beifuß, der bei der Moxibustion verwendet wird.

Moxibustion: eine chinesische Behandlungsmethode, bei der Moxa entweder direkt auf der Haut oder über Akupunkten verbrannt wird, um einen Heilungsprozess im Körper zu bewirken. Moxibustion ist besonders hilfreich, um Yang zu tonisieren.

Mudra: Das Wort *Mudra* bedeutet »Siegel«. Dabei handelt es sich um ein feinstoffliches Schloss im Körper, das gehalten wird, um den Fluss von Prana durch Körper und Geist umzuleiten oder zu steuern. Mudras sind aber auch Handpositionen, die dazu dienen, den feinstofflichen Prana-Fluss in unserem Geist zu lenken.

Nadi(s): Sanskrit für »Fluss«, »Kanal« oder »Schwingung«. Ähnlich wie Akupunkturkanäle oder Meridiane sind Nadis Bahnen für den Fluss von Prana.

Niyamas: das zweite Glied des Ashtanga-Yoga von Patanjali. Niyamas sind innere Zustände, die man kultivieren sollte, um ein gesundes Leben zu führen. Die fünf Niyamas sind: Reinheit, Zufriedenheit, Selbstdisziplin, Selbststudium und Ergebung in eine höhere Macht.

Pa-Kua: siehe »Bagua«.

Panchakarma: die therapeutische Disziplin der ayurvedischen Medizin, die sich mit der Entgiftung der Gewebe befasst. Sie ist oft eine Vorstufe zu Rasayana oder Verjüngungstherapien. *Panchakarma* bedeutet »fünf Handlungen«.

Pestilenz-Qi: in der chinesischen Medizin das Qi, das für bestimmte Krankheiten verantwortlich ist, wie ein Krankheitserreger.

Pingala: einer der wichtigsten Nadis oder Kanäle in der Yogaanatomie. Der Pingala Nadi zieht sich durch die rechte Körperseite und entspricht in etwa dem männlichen, solaren Prinzip in der Natur. Er wird häufig mit Hitze und Aktivität in Verbindung gebracht.

Pitta: eines der drei Doshas im Ayurveda. Pitta wird mit dem umwandelnden (transformierenden) Prinzip in der Natur und mit den Elementen Feuer und Wasser assoziiert.

Pneuma: bedeutet auf Griechisch »Atem«; der Begriff wurde zur Bezeichnung von Seele, Geist und Lebenskraft verwendet.

Po: einer der fünf Shen oder Geister in der chinesischen Medizin, der als »körperliche Seele« bezeichnet wird. Er wird mit den Lungen assoziiert und ist für die Bildung und das Wachstum des physischen Körpers zuständig.

Pragya Parad: Sanskrit für »Fehler des Intellekts« oder »fehlgeleiteter Intellekt«; die Grundursache von Krankheit.

Prakriti: in der indischen Philosophie die grundlegende materielle Energie, aus der sich alle Materie manifestiert.

Prakruti: die wahre Konstitution eines Menschen. Diese verändert sich im Laufe des Lebens normalerweise nicht.

Prana: Lebenskraft, Vitalität und eine der fünf Unterformen des Vata-Doshas.

Pranayama: Yogaatemübungen, die den Prana-Fluss kontrollieren sollen; das vierte Glied des Ashtanga-Yoga von Patanjali.

Pratyahara: das fünfte Glied des Ashtanga-Yoga von Patanjali. *Pratyahara* bedeutet, seine Sinne von der Welt zurückzuziehen, seine Aufmerksamkeit nach innen zu lenken oder seinen Sinnen keine Nahrung zu geben, damit man sich ganz auf die Vorbereitung der Meditation konzentrieren kann.

Purusha: das Urbewusstsein, das zusammen mit Prakriti am Beginn der Existenz entsteht.

Purvakarma: vorbereitende Praktiken, die vor einer ayurvedischen Entgiftungskur (Panchakarma) durchgeführt werden sollen.

Rajas: eine der drei geistigen Gunas. Rajas ist ein eher aktiver, turbulenter, leidenschaftlicher Geisteszustand.

Rasa: hat im Sanskrit viele Bedeutungen. Im Ayurveda bedeutet *Rasa* »Geschmack«; außerdem ist es ein flüssiger Gewebetyp (Dhatu), der in etwa dem Blutplasma entspricht.

Ritucharya: jahreszeitliche Zyklen und die damit einhergehenden Empfehlungen für die Lebensführung.

Samadhi: ein Bewusstseinszustand, der als vollständiges Selbstgewahrsein und in späteren Stadien als kosmisches Bewusstsein gilt. Synonyme Begriffe aus anderen Traditionen könnten *Nirvana, Satori, Erleuchtung* oder *Verzückung* sein.

Samana Vayu: die nach innen gerichtete Bewegung von Prana, die mit Vitalität assoziiert wird. Samana Vayu liegt in der Nabelgegend und regiert Agni.

Samprapti: Pathogenese im Ayurveda; der Prozess der Krankheitsmanifestation.

Sankhya: eine der grundlegenden Philosophien der ayurvedischen Medizin.

Sattva: eine der drei geistigen Gunas; ein Zustand ruhiger, friedlicher Gleichmut.

Sechs schädliche Einflüsse: die Eigenschaften von krankheitserregendem Qi, die ein Ungleichgewicht verursachen. Die sechs schädlichen Einflüsse sind: Wind, Kälte, Feuchtigkeit, Hitze, Sommerhitze und Trockenheit.

Shakti: Kraft, Lebenskraft. Wird manchmal als Synonym für den Begriff *Prana* verwendet.

Shen: Geist oder Verstand in der chinesischen Medizin.

Sheng-Zyklus: der Hervorbringungszyklus in der Fünf-Phasen-Theorie.

Sitali Pranayama: eine kühlende Form der Atemarbeit im Yoga.

Srota(s): ein Kanalsystem im Ayurveda, das wichtige physiologische Funktionen im Körper oder Geist erfüllt. Beispiele dafür sind die Arterien im Kreislaufsystem oder die Därme im Magen-Darm-Trakt.

Sushruta: ein berühmter ayurvedischer Arzt; Verfasser einer der beiden bedeutenden medizinischen Abhandlungen, die Informationen über chirurgische Techniken enthält (die *Sushruta Samhita*).

Sushumna: der zentrale Nadi oder Energiekanal im Körper, der durch die Wirbelsäule verläuft. Dies ist der Nadi, durch den Kundalini Shakti aufsteigt; daher wird er mit höheren Bewusstseinszuständen und mit Erleuchtung assoziiert.

Sutra: *Sutra* bedeutet auf Sanskrit »Faden«. Eine Sutra ist eine Sammlung von Weisheitslehren, bei der jeder Gedanke wie eine Perle an einer Kette auf den Faden der Gesamtkomposition aufgefädelt ist.

Tamas: eine der drei geistigen Gunas; der Zustand der Trägheit, der oft mit Unwissenheit assoziiert wird.

Tan Tien(s): im Qigong die drei Hauptenergiezentren im Körper, die Erde, Menschheit und Himmel repräsentieren. Sie sind Orte der Vitalität und Transformation. Das untere Tan Tien (unterhalb des Nabels) speichert Jing/Essenz, das mittlere (im Herzzentrum) speichert und transformiert Shen/Geist und das obere (im Dritten Auge) ist für das höhere Bewusstsein zuständig.

Tridoshisch: ein Zustand, in dem die Prakruti oder ursprüngliche Konstitution eines Menschen zu gleichen Teilen Vata, Pitta und Kapha ist.

Triphala: ein aus drei Früchten bestehendes ayurvedisches Heilmittel, das zur Regulation der Darmfunktion und Entgiftung dient.

Udana Vayu: in der indischen Tradition eine der fünf Formen von Vata. Udana hat seinen Sitz in der Kehle und steuert die Aufwärtsbewegung von Prana. Es reguliert Kommunikation, Ausdruck und Stoffwechsel.

Unani: traditionelle islamische oder arabische Medizin, die (wie Ayurveda und chinesische Medizin) auch heute noch angewendet wird.

Vaidya: ein älterer oder meisterhafter Ayurvedaarzt.

Vamana (Emesis): therapeutisches Erbrechen, das in der ayurvedischen Medizin praktiziert wird, um den Körper von Ama und Ansammlungen des Kapha-Doshas zu befreien.

Vata: das ayurvedische Dosha im Ayurveda, das sich aus Äther und Luft zusammensetzt und die Bewegungen regiert.

Vayu: eine Untergruppe von Vata. Es gibt insgesamt fünf Vayus und jedes ist für eine bestimmte Bewegung von Qi im Körper verantwortlich und an der Steuerung physiologischer Prozesse beteiligt.

Vedanta: eine Philosophie aus Indien, bei der großes Gewicht auf Selbstreflexion gelegt wird. Vedanta erkennt eine ultimative Realität an, die sich als Illusion manifestiert, und vertritt die Auffassung, dass unser Geist eine Reflexion der Illusion ist.

Vier Schichten: Die vier Schichten sind ein diagnostischer Parameter der chinesischen Medizin, anhand dessen ein Arzt die Tiefe und den Schweregrad eines äußeren Krankheitserregers (vor allem von Windwärme) beurteilen kann. Aufgrund dieser Basis kann der Arzt den Patienten richtig behandeln.

Vikruti: erworbene Konstitution; die Konstitutionsmerkmale, die jemand zum jetzigen Zeitpunkt aufweist und die ein Hinweis auf eine Abweichung vom Gleichgewicht oder von der ursprünglichen Konstitution (Prakruti) sind.

Vipaka: die erst nach der Verdauung auftretende Wirkung einer Substanz.

Virya: die thermische Qualität einer Substanz.

Vyana Vayu: eine der fünf Formen von Vata, die für die sich ausbreitende und zerstreuende Bewegung von Prana zuständig ist. Vyana Vayu ist im ganzen Körper vorhanden und für die allgemeine körperliche Kommunikation und Regulation der anderen vier Vayus verantwortlich.

Wei-Qi: das mit dem Immunsystem assoziierte Abwehr-Qi. Es zirkuliert in der Nähe der Körperoberfläche, um uns vor eindringenden äußeren Krankheitserregern zu schützen.

Wen-Bing-Theorie: Schule der chinesischen Medizin von den Wärmekrankheiten, die lehrt, dass übertragbare Krankheiten von ihrem Charakter her in erster Linie warm sind oder sich beim Eindringen in den Körper erwärmen.

Wu-Xing-Theorie: siehe »fünf Phasen«.

Yamas: ethische Praktiken und das erste Glied des Ashtanga-Yoga von Patanjali. Dazu gehört: nicht schaden, nicht stehlen, Wahrhaftigkeit, nicht begehren und Zölibat oder seine Sinne unter Kontrolle halten.

Yi: einer der fünf Shen/Geister des chinesischen Denkens. Yi ist Intellekt und wird mit der Milz und dem Erdelement assoziiert.

Yin Qiao San: eine chinesische Heilpflanzenrezeptur, die, wenn sie zu Beginn des Eindringens von Windhitze in den Körper eingenommen wird, dem Körper helfen kann, den Krankheitserreger wieder hinauszudrängen.

Yoga Nidra: das Yoga des Schlafs. Meist im Liegen praktiziert, versetzt es den Geist in einen Zustand zwischen Schlaf und Wachsein, sodass Blockaden im Unterbewusstsein und Unbewussten gelöst werden können.

Yoga: die indische Philosophie und Praxis, die von Menschen angewendet wird, welche zu Selbsterkenntnis, kosmischem Bewusstsein, Samadhi, Kundalini-Erwachen oder Erleuchtung gelangen möchten. Ferner gibt es auch noch das Yoga, das in Kursen gelehrt wird, sich auf physische und geistige Aspekte konzentriert und – obwohl es unter Anleitung eines Lehrers praktiziert werden sollte – nicht der Führung eines Gurus bedarf.

Yogi: jemand, der Yoga praktiziert. Manche Menschen unterscheiden auch noch zwischen Yogi und der weiblichen Form dieses Wortes *Yogini*.

Yuan-Qi: das pränatale Qi oder ursprüngliche Qi.

Zehntausend Dinge: eine in der chinesischen Tradition gebräuchliche Redewendung, die sich auf alles bezieht, was ist.

Zhi: einer der fünf Shen/Geister in der chinesischen Tradition. Zhi ist der Wille und wird mit den Nieren und dem Element Wasser assoziiert.

Quellenverzeichnis

1. Sharma, *Caraka Samhita*, Bd. 1, S. 19
2. Reeves, *Egyptian Medicine*, S. 51 und S. 53
3. Reeves, *Egyptian Medicine*, S. 49
4. Reeves, *Egyptian Medicine*, S. 53
5. Reeves, *Egyptian Medicine*, S. 26 f.
6. Adams, *On Ancient Medicine*, Teile 5 und 6, S. 8–21
7. Nutton, *Galen of Pergamum: Anatomical and Medical Studies*
8. Nutton, *Galen of Pergamum: Anatomical and Medical Studies*
9. Van Alphen, *Oriental Medicine*, S. 45
10. Van Alphen, *Oriental Medicine*, S. 63
11. Van Alphen, *Oriental Medicine*, S. 63
12. Owen, *Otzi the Iceman*
13. Helmut Kaiser Consultancy, *Traditional Chinese Medicine,* Abschnitt 1, Ausgangssituation
14. Ro, *Enormous Market for Chinese Medicine*
15. Bayer, *Bayer Completes Acquisition of Dihon Pharmaceutical Group*
16. Hatton, *Nobel Prize Winner Tu Youyou*
17. Bloomfield, *Hymns of the Atharva Veda*, Abschnitte 1–2
18. Satake, *India*
19. Association for Traditional Studies, *Evolution of Chinese Medicine: The Nationalist Distrust of Its Own Traditional Medicine*
20. Association for Traditional Studies, *Evolution of Chinese Medicine: The Cultural Revolution and Chinese Medicine*
21. Association for Traditional Studies, *Evolution of Chinese Medicine: The Cultural Revolution and Chinese Medicine*
22. Association for Traditional Studies, *Evolution of Chinese Medicine: Government's Efforts to Document Traditional Medicine*
23. Violatti, *Confucianism: Definition*
24. Chiang, *Historical Epistemology*, S. 25
25. Ranade, *Natural Healing*, S. 29

26 Das, *Ayurveda-Vedanta*, Teil 1 — *Ayurveda as Part of the Vedas*
27 Walia, *Vedic Philosophy: Tesla and Ancient Vedic Philosophy and the Properties of Space*
28 Martino, *Water Has Memory*, Video
29 Emoto, *Hidden Messages*: xxv
30 Palep, *Scientific Foundation of Ayurveda*, S. 65
31 Joshi, *Ayurveda and Panchakarma*, S. 38–42
32 Fountain, *Earth's Hidden Ocean*
33 TrueAyurveda (Blog), *Ritucharya: The 6 seasons and lifestyle, diet, and your Yoga practice*
34 Maciocia, *Diagnosis*, S. 15
35 Maciocia, *Diagnosis*, S. 16
36 Maciocia, *Diagnosis*, S. 19
37 Maciocia, *Diagnosis*, S. 19
38 Maciocia, *Diagnosis*, S. 19 f.
39 Milbradt, *Bonghan Channels*
40 Sharma, *Caraka Samhita*, Bd. 2, S. 387–391
41 Murthy, *Vagbhata's Astanga Hridayam*, S. 422
42 Robertson, *Applied Channel Theory*, S. 422
43 Robertson, *Applied Channel Theory*, S. 423
44 Robertson, *Applied Channel Theory*, S. 423
45 Robertson, *Applied Channel Theory*, S. 423
46 Blackmore, *Consciousness*, S. 5
47 Massar, *Q & A, What are the possible implications for us/for humankind?*
48 Chalmers, *Conscious Mind*, S. xii–xiv
49 Lad, *Marma Points*, S. 32
50 Ins Deutsche übersetzt aus: Sharma, *Caraka Samhita*, Bd. 1, S. 123
51 Elkaim, *Truth: The Uber Simple Hydration Equation*
52 National Association for Holistic Aromatherapy (Website)
53 Bradley Yantzer, E-Mails an die Autorin, 5. und 12. Februar 2017
54 Murthy, *Vagbhata's Astanga Hridayam*, Bd. 1, S. 33
55 www.yoga.de, Stand: Juni 2020
56 Weiss, *Opposite of Addiction: What Causes Addiction?*

Literaturverzeichnis

Association for Traditional Studies, *The Evolution of Chinese Medicine*, 15. Januar 2015, www.traditionalstudies.org/evolution-of-chinese-medicine

Bayer, *Bayer Completes Acquisition of Dihon Pharmaceutical Group Co., Ltd. in China: Transaction Strengthens Consumer Care Business and Moves Bayer HealthCare to a Leading OTC Position in Key Growth Country*, 3. November 2014, www.investor.bayer.com/en/nc/news/archive/investor-news-2014/investor-news-2013/?tx_news_pi1%5 Bnews%5D= 1757&cHash=9b9057878c8eb98706120f25fe607a62

Bhattacharya, Bhaswati, *Everyday Ayurveda: Daily Habits That Can Change Your Life in a Day*, Gurgaon, Indien: Random House, 2014

Blackmore, Susan: *Bewusstsein: Eine sehr kurze Einführung*. Bern: Hogrefe, 2014

Bloomfield, Maurice (Übers.), *Hymns of the Atharva Veda: Together with Extracts from the Ritual Books and the Commentaries*, 2. Februar 2016, http://www.sacred-texts.com/hin/av.htm

Chalmers, David, *The Conscious Mind: In Search of a Fundamental Theory*, Oxford, U.K.: Oxford University Press, 1997

Chiang, Howard, *Historical Epistemology and the Making of Modern Chinese Medicine*, London: Oxford University Press, 2015

Das, Atmatattva, *Ayurveda-Vedanta: The Vedanta of Life Science*, 10. September 2015, http://www.sanskritimagazine.com/ayurveda /ayurveda-vedanta-the-vedanta-of-life-science

Elkaim, Yuri, *The Truth about How Much Water You Should Really Drink*, 8. September 2016, http://health.usnews.com/health-news/blogs/eat-run/2013/09/13/the-truth-about-how-much-water-you-should-really-drink

Emoto, Masaru, *Die Botschaft des Wassers*, Burgrain: Koha, 2010

Fountain, Henry, *The Earth's Hidden Ocean*, 9. September 2015, https://www.nytimes.com/2014/06/17/science/the-earths-hidden-ocean.html?_r=0

Hatton, Celia, *Nobel Prize Winner Tu Youyou Helped by Ancient Chinese Remedy*, 6. Oktober 2015, http://www.bbc.com/news/blogs-china-blog-34451386

Helmut Kaiser Consultancy, *Traditional Chinese Medicine (TCM): In China and Worldwide 2015–2016–2017–2018–2019–2020–2025 with History 2012–2014*, März 2017, http://www.hkc22.com/ChineseMedicine.html

Hippokrates, *On Ancient Medicine* (deutscher Titel: *Über die alte Heilkunst*), übersetzt von Francis Adams, 20. Juli 2015, http://classics.mit.edu/Hippocrates/ancimed.html

Joshi, Sunil, *Ayurveda and Panchakarma: The Science of Healing and Rejuvenation*, Twin Lakes, Wis.: Lotus Press, 1997

Kondo, Marie, *Magic Cleaning: Wie richtiges Aufräumen Ihr Leben verändert*, Hamburg: Rowohlt, 2018

Lad, Vasant und Anisha Durve, *Marmapunkte des Ayurveda: Die Energiebahnen zur Heilung von Körper, Geist und Bewusstsein – mit einem Vergleich zur traditionellen chinesischen Medizin*, Kandern: Narayana, 2015

Liu, Guohui, *Das Praxishandbuch der Wärme-Erkrankungen: Klassische Konzepte und ihre Umsetzung*, Bad Kötzting: Verlag für Ganzheitliche Medizin Dr. Erich Wühr GmbH, 2008

Maciocia, Giovanni, *Diagnostik in der chinesischen Medizin*, München: Urban & Fischer Verlag/Elsevier GmbH 2015

Martino, Joe, *Study Shows Water Has Memory: German Scientists Expand on Dr. Emoto's Work*, 20. Dezember 2015, www.collective-evolution.com/2015/12/20/study-shows-water-has-memory-german-scientists-expand-on-dr-emotos-work

Massar, Patricia und Mareike Gutschner, *Q & A: What are the possible implications for us/for humankind?*, 15. April 2016, www.elsevier.com/connect/q-and-a-2-renowned-physicists-on-the-controversial-theory-of-consciousness,

Milbradt, David, *Bonghan Channels in Acupuncture*, 31. August 2015, http://acupuncturetoday.com/mpacms/at/article.php?id=31918

Mitchell, Craig, Feng Ye und Nigel Wiseman, *Shang Han Lun: On Cold Damage, Translation and Commentaries*, Brookline, Mass.: Paradigm Publications, 1999

Murthy, K. R. Srikantha, *Vagbhata's Astanga Hrdayam: Text, English Translation, Notes, Appendix and Indices* Varanasi: Chowkhamba Krishnadas Academy, 2007

National Association for Holistic Aromatherapy, 3. Oktober 2016, http://naha.org/membership/find-an-aromatherapist

North, Michael: *Greek Medicine: ›I Swear by Apollo Physician ...‹: Greek Medicine from the Gods to Galen*, 30. August 2015, www.nlm.nih.gov/hmd/greek/greek_oath.html

Nutton, Vivian, *Galen of Pergamum: Greek Physician*, 15. Juli 2015, www.britannica.com/biography/Galen-of-Pergamum

Owen, James, *5 Surprising Facts about Otzi the Iceman: Scholars Continue to be Amazed by the Ancient Man Found Frozen in the Alps*, 18. Oktober 2013, http://news.nationalgeographic.com/news/2013/10/131016-otzi-ice-man-mummy-five-facts.

Parcak, Sarah, *Help Discover Ancient Ruins – before It's Too Late*, (TED), 2. Februar 2017, www.ted.com/talks/sarah_parcak_help_discover_ancient_ruins_before_it_s_too_late/transcript?language=en

Palep, H. S., *Scientific Foundation of Ayurveda*, Delhi: Chaukhamba Sanskrit Pratishthan, 2004

Ranade, Subash, *Natural Healing through Ayurveda*. Sandy, New Mexico: Morson, 1992,

Reeves, Carole, *Egyptian Medicine*, Buckinghamshire, U.K.: Shire Publications, 2001

Ro, Sam, *The Enormous Market for Chinese Medicine Is Booming*, 29. November 2012, www.businessinsider.com/chinese-medicine-booming-2012-11

Robertson, Jason und Wang Ju-Yi, *Praktische Meridiantheorie in der Chinesischen Medizin: Wang Ju-Yi's Vorlesungen zur Leitbahntherapie*, Schiedlberg: Bacopa Verlag, 2014

Satake, Alison und Andi McDaniel, *India: A Second Opinion: Ayurveda 101 and Related Links*, 2. Februar 2016, www.pbs.org /frontlineworld/stories/india701/interviews/ayurveda101.html

Sharma, R. K. und Bhagwan Dash, *Caraka Samhita: Text with English Translation and Critical Exposition Based on Cakrapani Datta's Ayurveda Dipika*, Varanasi: Chowkhamba Sanskrit Series Office, 2003

Shoba, Kumudini, *Ayurveda: Ancient Wisdom, Modern Life*, Prag: Service Plants, 2012

Svoboda, Robert und Arnie Lade, *Tao and Dharma: Chinese Medicine and Ayurveda*, Twin Lakes, Wis.: Lotus Press, 1996

TrueAyurveda (Blog), https://trueayurveda.wordpress.com/?s=ritucharya

Van Alphen, Jan und Anthony Aris, *Oriental Medicine: An Illustrated Guide to the Asian Arts of Healing*, Boston: Shambhala, 1996

Violatti, Cristian, *Confucianism: Definition*, 31. August 2013, www.ancient.eu/Confucianism/

Walia, Arjun, *The Influence Vedic Philosophy Had on Nikola Tesla's Idea of Free Energy*, 23. Juli 2014, www.collective-evolution.com/2014/07/23/the-influence-vedic-philosophy-had-on-nikola-teslas-idea-of-free-energy/

Weiss, Robert, *The Opposite of Addiction Is Connection: New Addiction Research Brings Surprising Discoveries*, 30. September 2015, www.psychologytoday.com/blog/love-and-sex-in-the-digital-age/201509/the-opposite-addiction-is-connection

Register

A

Abendprogramm 255
Abhyanga (Ölmassage) 251 f., 257, 287, 362, 421
acht Prinzipien 206, 482
Achtsamkeit 236 f., 240
Adstringenz 302 f.
Agni 92, 210 f., 218 ff., 221, 303, 310 f., 320, 345 f., 428
Akasha – Raum, Äther 56, 84, 89 f., 428
Akupressur 175, 282, 412
Akupunkt 64, 71, 153, 155, 199, 412 ff., 415 ff., 428
Akupunktur 33 f., 138, 199, 279 ff., 282, 371 f.
- Meridiane 86, 140
Akupunkturpunkte 141, 153 ff., 213, 413, 428
altgriechische Medizin 30 ff.
Anandamaya Kosha 200 ff.
Angst 88, 115, 133, 161, 172 f., 178 f., 198, 422
Angstzustände 168, 178, 224, 234, 236, 285
Annamaya Kosha 200
Anziehung, *siehe* Gesetz der Anziehung
Aromatherapie 258
Atemzyklus 82 ff., 85
ätherische Öle 257 ff., 260, 409
Aromatherapie 258
Atmung 82 f., 221, 225, 232
- Heilungsprozess 83
- Praxis 232 f.
- Selbstwahrnehmung 233

Aura 71, 429
Ayurveda 37 ff., 40, 44 f., 48 ff., 51, 54 ff.
- Alltagswissen 382 f.
- Konstitutionstypen 108 ff., 111 ff., 135
- Samprapti 401, 405 f., 433
- Wurzeln 44
- Yoga 271
ayurvedische Entgiftungskuren, *siehe* Entgiftungskuren
ayurvedische fünf Elemente 88,95, 102 f.
- Akasha – Raum/Äther 89 f.
- Jala – Wasser 92 ff.
- Prithvi – Erde 95
- Tejas – Feuer 91 f.
- Vayu – Luft 91
ayurvedischer Konstitutionstyp-Selbsttest 135 f.

B

Basti 289
Bewegungstherapie 269
Bewusstlosigkeit 189
Bewusstsein 137, 186 ff., 198, 238
- Ayurveda 199
- chinesische Medizin 194
- lokales Bewusstsein 190 f., 193
- nicht lokales Bewusstsein 188 f.
Bi-Syndrome 222
Blähungen 420 f.
Blut 84, 100, 121, 159, 166 ff., 178, 182, 281, 391
- Blutarmut 225 f.
- Blut reinigen 301, 353
- Fluss 85, 113, 157, 216, 223

- Yin- und Yang-Aspekt 226 ff.
Blutdruck 129, 133, 298, 422

C

Chakras 147 ff., 150, 200
chinesische Körperuhr 243
chinesische Medizin (*siehe auch* Qi, Wu Xing) 33, 36 f., 41 ff., 55
- klinische Praxis 384
- Konstitutionen 109
- Pathogenesemodelle 391
- Wurzeln der chinesischen Medizin 44
chiropraktische Therapie 289 f.
Craniosacral-Therapie 284 f.

D

Dampfinhalation 261, 409
Dhatus 182 f.
Dickdarm 159 ff., 242, 399
- Dickdarm (Di) 4, Akupunkt 417
- Dickdarm (Di) 20, Akupunkt 417
Doshas (*siehe auch* Kapha, Pitta, Vata) 40, 100 f., 111 ff., 114 ff., 117 ff., 120 ff., 123 ff.
- fünf Elemente 127
- Jahreszeiten 330
- Konstitutionstypen 111 ff., 118
- Selbsttest 135 f.
Dosha-Uhr 241
Dosha-Ungleichgewicht 211, 217
- Bi-Syndrome 222
- Blutarmut 225
- Feuchtigkeit, Schleim und Ama 220 f.
- Leber-Qi-Stagnation 222 ff.
- Milz-Qi-Mangel 217 ff.
- Yang-Mangel 227 ff.
- Yin-Mangel 226 f.
Dreifacher Erwärmer 175, 244, 430
- Dreifacher Erwärmer (3E) 5 141, 177
- Dreifacher-Erwärmer-Theorie 398, 430
- mittlerer Erwärmer 248
- oberer Erwärmer 248
- unterer Erwärmer 248
Drei Schätze 183 f., 430

dreitägige Entgiftungskur 356
Dünndarm 141, 158, 165, 169 f., 197, 243 f., 337
Durchfall, weicher Stuhl 214, 419 f.

E

Elemente 79 ff., 82 f., 88, 95, 98, 102, 109, 118, 122, 126 ff.
Embryogenese 143 f.
Embryologie 143 f.
Energiekanäle, *siehe* Meridiane
Entgiftungskur 348 ff., 351 ff., 364 f.
- dreitägig 356
- Jahreszeitenwechsel 319, 331
- im Frühjahr 331
- im Herbst 341
- im Sommer 336
- im Winter 345
- Panchakarma 322
- sieben- bis zehntägig 356
Entschlackung, *siehe* Entgiftung
Entzündung 120, 132, 236, 301
Erdelement (*siehe auch* Wu Xing) 83
- Erdtyp 131
Erkältungen 407 ff.
Ernährung (*siehe auch* Lebensmittel) 292
- Ernährungsempfehlungen 313 ff., 316 ff.

F

Feuchtigkeit 215
Feuerelement (*siehe auch* Wu Xing) 85
Feuertyp 129 f.
fünf Elemente (*siehe auch* Elemente) 49, 55, 79 ff., 82 f.
- ayurvedische Medizin 88 f.
- chinesische Medizin 81
- Wu Xing 81

G

Gallenblase 141, 177 ff., 180, 244, 390
- Gallenblase (Gb) 20, Akupunkt 213, 414

- Gallenblase (Gb) 21, Akupunkt 413
- Gallenblase (Gb) 41, Akupunkt 177, 412

Garshana (Trockenmassage) 250, 354, 430

Geist 44, 47, 53, 138, 147, 158, 183 ff., 256
- Entgiftung 348 ff., 381
- geistige Klarheit 195, 305 f.
- Qi und Prana 63 ff., 68 ff.
- Rasa 304 ff., 307
- Zustände 190 ff., 193 ff., 196 ff., 199 ff., 202 f.

Geruch 95
- Mundgeruch 249

Geschmacksrichtungen 31, 292, 294 f.
- bitter 301 f.
- Rasa 304 ff.
- salzig 298 ff.
- sauer 297
- scharf, würzig 300 f.
- süß 295 ff.
- Wirkungen nach der Verdauung 303 f.
- zusammenziehend (adstringierend) 302 f.

Gesetz der Anziehung 68

Gewebe 64 f., 138 ff., 143 f., 153, 183, 281, 401
- Bindegewebe 65, 138, 284, 398
- Herzgewebe 294
- Körpergewebe 64, 100, 144, 180 ff., 194
- Nervengewebe 404

Giftstoffe 83, 266 f., 319 f., 323, 351 ff., 381

griechische Medizin, *siehe* altgriechische Medizin

Gua Sha 281, 430

Gunas 53, 89 f., 103 ff., 107, 430

Gu-Qi 62, 66, 430

H

Heilpflanzen 257 f., 263 ff., 293

Herz 141, 158, 165 ff., 168 ff., 195, 244, 294, 301, 337 f., 345, 347
- Herzchakra 149
- Körperuhr 243 f.

Herzbeutel 175, 244

Hiranyagarbha-Yoga 146

Hitze 85, 91, 101, 169, 208 f., 211, 216, 220, 224 f., 337 f., 396 f., 400
- Hitzewallung 88, 167 f., 173
- Sommerhitze 211, 216, 396

Holzelement *(siehe auch* Wu Xing) 129, 332

Hormone 122, 226, 293

Hun 179, 197, 202, 431

Husten 407 f., 410 f.

I

Ida 145, 431

J

Jahreszeiten 319, 325
- Doshas 115 f.
- Frühling 331
- Herbst 341
- Sommer 336
- Winter 345

Jala – Wasser 92 ff.

Jiao 101, 141, 158, 175, 431

Jing 137, 156, 183 ff.

K

Kalaripayattu (Kalari) 152

Kälte 74, 172 f., 213 f., 346, 395
- Kälte-Bi 222

Kältekrankheiten 35, 392 f.

Kapha *(siehe auch* Doshas, Pitta, Vata) 40, 100 ff., 111 ff., 126, 131 f., 431
- Eigenschaften 112, 123 ff., 135 f.
- Ernährungsempfehlungen 317 f.
- Frühling 331 ff.
- fünf Elemente 102
- Jahreszeit 330
- Tageszeit 241 f., 245 f.
- Kapha-Yoga 276 f.

Karma 50 f., 54 f., 58, 144

Kitchari 355 f., 358 ff., 361 f., 431
- Rezept 355

Kleshas 343

Klopftherapie 283 f.
Konfuzianismus 47
Konstitution 108 ff.
Konstitutionstypen (Ayurveda; *siehe auch* Doshas) 111 ff.
Konstitutionstypen (chinesische Medizin) 127 f.
- Erdtyp 131
- Feuertyp 129 ff.
- Holztyp 128 f.
- Metalltyp 132 f.
- Wassertyp 133
Kopfschmerzen 212, 216, 411 ff., 414 f., 422
Körperarbeitstherapien 270 f.
- Akupressur-, Shiatsu-, Marma-Therapie 282 f.
- Akupunktur 279 f.
- Basti 289
- chiropraktische Therapie 289 f.
- Craniosacral-Therapie 284 ff.
- Gua Sha 281
- Klopftherapie 283 f.
- Massage 286 f.
- Moxibustion 280
- neurolinguistisches Programmieren (NLP) 284
- Reiki 290 f.
- Schröpfen 281 f.
- Shirodhara 288 f.
Körperflüssigkeiten 36, 181, 226
Körpergewebe, *siehe* Gewebe
körperliche Aktivität 49 f., 125, 147, 228, 269, 353
Körperuhr 240 ff., 243, 245
Koshas 199 ff., 202 f., 431
- Anandamaya 200
- Annamaya 200
- Hüllen 200, 203
- Manomaya 200 ff.
- Pranamaya 200
- Vijnanamaya 200 ff.
Kosmologie 58 ff.
Kriyas 418

Kundalini Shakti 146

L
Lebensmittel 308
- Kapha 317 f.
- Pitta 315 f.
- Vata 313 f.
- rajasische 307 f.
- sattvische 306 ff.
- tamasische 307 f.
Leber 84, 99, 141, 158, 177 ff., 180, 244, 297, 332 f., 353, 413
- Entgiftung 267
- Holz 84 f.
- Qi 333 ff.
- Qi-Stagnation 222 ff., 225
Lebenskraft 232, 402
Leitbahnen, *siehe* Meridiane
lokales Bewusstsein 190 f.
Luft, *siehe* Vayu
Lunge 100, 141, 158 ff., 160, 242
- Lunge (Lu) 5, Akupunkturpunkt 410
- Metall 87, 132
Luo (Kollateralen) 139 f.

M
Magen 86, 141, 158, 162 ff., 165, 197, 243, 254, 310, 333
- Magen (Ma) 44, Akupunkt 415 f.
Manomaya Kosha 200 ff., 203
Marmani, *siehe* Akupunkte
Marma-Therapie 282, 431
Massagetherapie 286
Meridiane 64, 141, 240, 243
- Bindegewebsbahnen 64
- Hauptmeridiane 141
Meridiantheorie 34
Metall (*siehe auch* Wu Xing) 81 f., 87, 97 ff., 105 f.
Metalltyp 127, 132
Milz 141, 158, 162 ff., 165, 295, 333
- Qi 66, 295, 311, 420
- Qi-Schwäche 217 ff., 220, 244
Mimamsa 50 ff.

Morgenprogrammm 246, 257
Moxibustion 280, 432

N

Nachentgiftung 362
Nackenschmerzen 423, 425 f.
Nadis 63 f., 137, 139, 145 ff.
neurolingistisches Programmieren (NLP) 284
Nidan Panchak 405
Nieren 158, 170 ff., 173 f., 246, 298, 346
- Qi 66, 346
- Nierenschwäche 174, 395
- Zhi 198
Nyaya 52

O

Ölziehen 249 f.
Ojas 137, 184 f
OM-Symbol 191
Organuhr 240 f., 243
Organe 137, 141, 154, 158, 235
- Bewusstsein 154
- Yin und Yang 158

P

Panchakarma 39 f., 321 f., 324 f., 382, 432
Pathogenese 390 f.
- Dreifacher Erwärmer 176, 400
- im Ayurveda 37
- in der chinesischen Medizin 391
- Wen Bing 177, 396
Perikard (siehe auch Herzbeutel) 141, 175
- Perikard (Pe) 6, Akupunkt 415 f.
Pestilenz-Qi 35 f., 339, 432
Philosophie 45
Pingala 145, 199, 432
Pitta (siehe auch Doshas, Kapha, Vata) 40, 100 ff., 111 ff., 119, 224, 432
- Eigenschaften 112, 119 ff., 122 f.
- Ernährungsempfehlungen 315 f.
- fünf Elemente 102, 128 f., 132
- Jahreszeit 330

- Tageszeit 241 f., 245 f.
Pitta-Yoga 274 f.
Pneuma 31 f., 432
Po 195 f., 201, 432
Prakriti 48, 59 f., 62
Pramanus 52
Prana (siehe auch Ayurveda oder Qi oder Prakriti) 62 ff., 65 ff., 186, 193, 432
- Aura 71
- Kommunikator 76 f.
- Matrix 71 f.
- Resonanz 67 ff., 70
Pranayama 49, 130, 228, 253, 272, 276, 432
Pulsdiagnose 141 f.
Purusha 48, 59 f., 62, 433
Purvakarma 322 ff., 353, 433

Q

Quellpunkt 141, 156
Qi (siehe auch Prana) 62 ff., 65 f., 155 ff., 158, 186, 242, 270
- Blut 84 f., 113, 144, 168, 177, 223, 254, 281, 337, 390
- Drei Schätze 137
- Gu-Qi 62, 66, 163, 430
- Pestilenz-Qi 35 f., 339, 432
- Qi-Reaktion 279
- Qi-Resonanz 67 ff.
- Qi-Stagnation 174, 223, 229, 270, 397, 418
- Wei-Qi 62, 66, 112, 159, 177, 300, 391, 397, 435
- Yang-Qi 66, 171, 214, 280, 338, 344
- Yuan-Qi 66, 435
Qigong 270 f.

R

Rajas 48, 60, 198, 307, 433
- rajasische Lebensmittel 307 f.
Rasa 93, 304 f., 433
Reflexzonenmassage 283
Reiki 291 f.
Reinkarnation 54 f., 80

Ren Mai (Empfängnisgefäß)
Ritucharya (*siehe auch* Jahreszeiten) 325 f.,
433
Rückenschmerzen 425 ff.

S

Samanyas 53
Samprapti 401, 405 f., 433
Sankhya 48 f., 59 f., 62 f., 80, 154, 373 f.,
433
Sattva 48, 89, 198, 433
- sattvische Ernährung 306
Schlaf 227, 246, 255 f., 413
Schlafstörung 85, 88, 99, 115, 129 f.,
167 ff., 195, 227, 271, 323, 337
Schleim 124 f., 207 f., 215, 220 f., 247 f.,
319, 407
Schröpfen 281 f.
Schwingung 48, 68 ff., 78, 91, 139, 387
Schwitzen 166 f., 214, 224 f., 322
sechs schädliche Einflüsse 211 f., 231, 433
- Feuchtigkeit 215
- Hitze und Sommerhitze 216
- Kälte 213 ff.
- Trockenheit 216
- Wind 212 f.
Selbstregulation 96
Shabda 90
Shang Han 35, 380, 392, 395
Shao Yang 393 f.
Shiatsu 282
Shintoismus 190
Shirodhara 288 f.
Sommerhitze, *siehe* Hitze
Sport, *siehe* körperliche Aktivität
Srotas
- Annavaha-Srotas 403
- Asthivaha-Srotas 404
- Majjavah-Srotas 404
- Mamsavah-Srotas 403
- Manovaha-Srotas 404
- Medavaha-Srotas 404
- Pranavaha-Srotas 402, 405
- Raktavah-Srotas 403, 405

- Rasavaha-Srotas 403, 405
- Shukravaha-Srotas 404
- Udakavaha-Srotas 403, 405
Stoffwechsel 92, 176, 218 f.
Stress 422 ff.
- lindern 232, 236, 260, 358, 418
Sushumna 145, 199, 434

T

Tagesablauf 240, 365
- Abendprogramm 255
- ayurvedische Organuhr 241
- chinesische Körperuhr 243
- Morgenprogramm 246 f.
Tai-Chi-Symbol 60 f.
Tai Yang 393 f., 414
tamasische Lebensmittel 256, 293, 307 f.
Tan Tiens 137, 147
Tanmatras 49, 88
Taoismus 45 ff., 59 f., 79
Tapping, *siehe* Klopftherapie
Tee 261 ff.
Tejas
- Feuer 91 f.
- Vitalitätsfunke 137, 184 f.
Thai-Massage 288
traditionelle chinesische Medizin (TCM),
siehe chinesische Medizin
Transformation (*siehe auch* Umwandlung)
82, 176, 219
- Pitta 119
Transportpunkte 156
Triggerpunkt-Akupunkteure 280
Trockenheit 116, 178, 216, 225 f., 336 f.
Tuina 287

U

Uhr
- ayurvedische Dosha-Uhr 241
- chinesische Körperuhr 234
Unani 32 f., 434
Ungleichgewicht 70, 81, 110, 130, 179 ff.,
182 f.
- Atmung 232

- acht Prinzipien 206 ff.
- emotionales 56
- inneres 210 f.
- Dosha 217, 223 ff., 227 ff
Unterbewusstsein 189, 191 ff.
Umwandlung 65 ff., 111, 119, 147, 216

V

Vaisheshika 52 f.
Vata (siehe auch Doshas, Kapha, Pitta)
- Eigenschaften 111 ff. 114 ff., 117 f., 122 f., 224 f., 434
- Ernährungsempfehlungen 313 f.
- fünf Elemente 102, 128 f., 132
- Jahreszeit 327 f., 330, 336 f.
- Tageszeit 241 f., 245 f.
Vata-Yoga 272 ff.
Vayu – Luft 91, 434
- Apana Vayu 67, 429
- Prana Vayu 32, 67
- Samana Vayu 67, 433
- Udana Vayu 67, 734
- Vyana Vayu 67, 435
Verstopfung 115, 272, 418
Vijnanamaya Kosha 200 ff.
Vikruti 110, 134, 435
Vipaka 264, 304, 435
Virya 264, 303, 435
Vishesha 53

W

Wärmekrankheiten 35, 395
Wasserelement (siehe auch Wu Xing) 88, 173
Wei-Qi 62, 66, 159, 300, 435
Wen Bing 35, 395 f., 435
Wind 111, 212
- Bi-Syndrom 222
- Qi 62
- schädlicher Einfluss 211 ff.
Wu Chi 60
Wu Shen 194 f., 203
Wu Xing: Fünf Phasen (siehe auch fünf Elemente) 81 ff.
- Atemzyklus 82
- Erde 86 f.
- Feuer 85 f.
- Holz 84 f.
- Hervorbringungszyklus und Kontrollzyklus 98
- Metall 87
- Wasser 87 f.
Wut 179 f.

Y

Yang (siehe auch Yin) 60 ff., 87
- Mangel 209, 217, 227 ff.
- Organe 158, 175
- Qi 66, 171
Yang Ming 394, 412
Yin (siehe auch Yang) 60 ff., 87
- Mangel 209, 217, 226 f.
- Organe 158 f., 225
Yin-Yang-Theorie 34, 60 f., 105
Yoga 49 f., 145 f., 168, 185, 239, 373 ff., 435
- Chakras 147
- Konstitutionsyoga 271 f.
- Schlaf 193
- Kapha-Yoga 276 f.
- Pitta-Yoga 274 ff.
- Vata-Yoga 272 ff.
Yoga Nidra 278, 435
Yuan-Qi 66, 435

Z

Zahnschmerzen 249, 416 f.
Zheng-Qi 66
Zhi 198, 202, 435
Zink 408
Zong-Qi 66
Zunge 215, 247 f.
Zungenreinigung 247

Über die Autorin

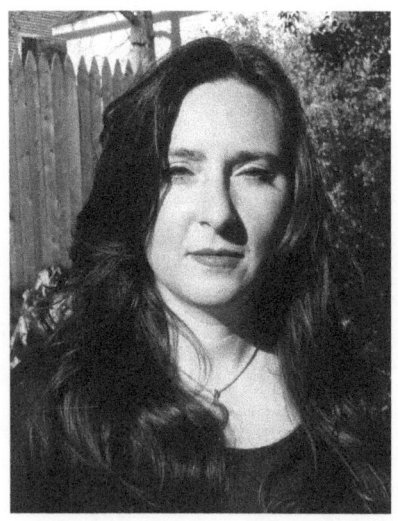

Bridgette Shea (lizenzierte Akupunkteurin, Magister für Akupunktur und fernöstliche Medizin) ist Akupunkteurin, Ärztin für chinesische Medizin und Ayurvedaausbilderin und kombiniert in ihrer Privatpraxis Verfahren der chinesischen und der ayurvedischen Medizin miteinander. Sie leitet und schreibt Workshops über Ayurveda, Energiemedizin und gesunde Atmung. Bridgette lebt mit ihrer Familie in Saratoga Springs (New York).